高等职业教育创新教材

供口腔医学技术专业用

总主编　牛东平

可摘局部义齿工艺技术

主　审　**王新知**

主　编　**张兴明**　副主编　**张京峰**

编　者（以姓氏笔画为序）

吴邵波（北京联袂义齿技术有限公司）

张　波（北京联袂义齿技术有限公司）

张兴明（北京联袂义齿技术有限公司）

张京峰（山西联袂义齿技术有限公司）

张建文（北京东平口腔门诊部）

常　江（北京联袂义齿技术有限公司）

康　洁（山西联袂义齿技术有限公司）

人民卫生出版社

图书在版编目(CIP)数据

可摘局部义齿工艺技术 / 张兴明主编. —北京：人民卫生出版社，2019

ISBN 978-7-117-28765-4

Ⅰ. ①可… Ⅱ. ①张… Ⅲ. ①义齿学－医学院校－教材 Ⅳ. ①R783.6

中国版本图书馆 CIP 数据核字(2019)第 165250 号

可摘局部义齿工艺技术

主　　编：张兴明
出版发行：人民卫生出版社（中继线 010-59780011）
地　　址：北京市朝阳区潘家园南里 19 号
邮　　编：100021
E - mail：pmph @ pmph.com
购书热线：010-59787592　010-59787584　010-65264830
印　　刷：北京瑞禾彩色印刷有限公司
经　　销：新华书店
开　　本：787 × 1092　1/16　　印张：18
字　　数：438 千字
版　　次：2019 年 9 月第 1 版　2024 年 8 月第 1 版第 4 次印刷
标准书号：ISBN 978-7-117-28765-4
定　　价：86.00 元

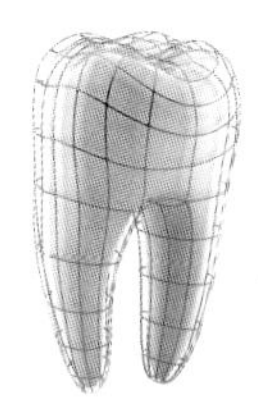

编写说明

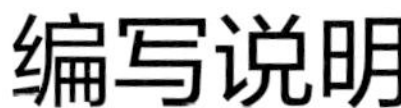

对一个国家来说，完善的教育体系，需要在精英教育与职业教育之间寻找平衡。没有精英教育，就没有“中国创造”；而没有职业教育，高品质的“中国制造”也就成了“空中楼阁”。完善的教育体系让每位学生都有机会去创造出彩的人生，国家也能通过源源不断输入的各类职业技术人才，提高“中国制造”的市场竞争力，这是国家层面对教育的顶层设计。职业教育使命是培养有知识的“能工巧匠”，而教材是知识的载体，也是教学的指导性文件，其重要性不言而喻。

本套创新教材基于我及团队30年来一直从事口腔医学技术专业相关教学、教材编写。创新的力量无可限量，可以突破禁锢，开辟出一片新的天地。对我们既是挑战，更是机遇。30多年来，我国义齿制造业的发展突飞猛进，但我及团队潜心研究我国与世界上几个制造强国在该领域的反差，危机感顿生，这就促使我们编写本套教材时，一定要体现“中国制造”在该领域的态度与担当。

一、专业课程设置

《中国制造2025》是我国政府在新一轮产业革命中做出的积极举措，强调制造业在中国经济中的基础作用，以及如何将制造大国升级为制造强国。

义齿制造是否属于制造业，属于什么样的制造业？与《中国制造2025》有什么关系？是本套教材的编者和师生们首先需要明确的。制造业的定义是将原材料通过制造过程，转化为人们使用的工具、工业品和生活日用品的行业。国家有关部门将“定制式义齿”确定为“医疗器械”，自然属于制造业。不仅如此，目前义齿制作技术领域在很大程度上依赖蓬勃发展、方兴未艾的现代技术支撑，如数字化、网络化、数控机床、3D打印已十分普遍，因此，属于地地道道的现代制造业范畴。而为制造业培养主力军队伍的高等院校，应把培养目标置于这个大背景下，对每位学生来说，更应把国家发展需要与实现自己梦想相结合。

鉴于此，专业课程设置必须服务、服从于这一目标。强化学生的动手能力训练，教育学生牢牢树立“守正笃实、精益求精、久久为功”的工匠精神，把培养千千万万有知识的“能工巧匠”作为不二使命。因此，口腔医学技术专业课程设置时，把与培养目标不密切相关的《口腔内科学》《口腔颌面外科学》《口腔预防医学》等课程删除，增加了对本专业具有基石意义的《牙体形态与功能》《优殆理论与技术》，以及适应产业“互联网 +”需要的《口腔数字化技术》。理论课与实践课之比为 1：2.5（具体见附表）。

专业课程设置取决于培养目标。因此，本套创新教材的**专业课程设置包括**：

1. 牙体形态与功能
2. 优殆理论与技术
3. 口腔工艺材料
4. 口腔美学基础
5. 固定修复体工艺技术
6. 可摘局部义齿工艺技术
7. 全口义齿工艺技术
8. 口腔数字化技术

二、“交叉理论”处理

“交叉理论”是指既涉及口腔医学又涉及口腔医学技术专业的理论。属于这一问题的范围，集中在两门课程：一是口腔解剖学，二是口腔修复学。因此，本套书将涉及解剖学内容的部分，分别在《牙体形态与功能》和《优殆理论与技术》中讲解。例如，牙齿的进化、发育和结构等知识点，放在《牙体形态与功能》中；而有关咀嚼系统的颌骨、肌肉、关节和神经等知识点，则放在《优殆理论与技术》中。涉及修复学内容的部分，主要是有助于对医师设计的理解和对牙体制备及制取的印模是否符合要求进行判断方面的内容，分别在三种义齿制作技术中作为基本理论单列章节讲解。

三、关于殆学

问题的提出是基于殆学对口腔医学技术专业的重要性及其易被忽视的普遍性。殆学被普遍认为是最难教、最难学的一门课程，但义齿是外壳，殆是灵魂。没有对殆学的深刻理解，不可能制作出高质量义齿。

咀嚼系统是一个多元素功能共同体，功能链条的末端是牙齿，其冠的表面虽然覆盖一层人体最硬的组织，但一点不影响其感知度。上、下颌牙齿间的感知度为 7μm，容忍度为 20μm，意味着超过此值可能给器官造成伤害。轻者影响功能，重者会造成“医源性疾病”，给患者带来难以想象的痛苦。

古人云：“天下无难事，在乎人为之，不为易也难，为之难亦易”。万物发展都是一个过程，恩格斯将过程思想称为伟大的哲学思想。俗话说，“台上一分钟，台下十年功”，就是生活中的哲学，过程通常是枯燥的，而结果是丰富的。没有过程就没有结果。因此，想让义齿获得优质咬合，也有一个过程，而且这个过程存在着内在逻辑性联系，概括如下：

1. 重基础　牙齿是构成殆的主体元素，也是殆的基石。从形态到功能、理论到实践，要投入足够精力。学习总时间应达到 450~500 学时。

2. 强主体　牙列是殆的主体功能结构。牙齿、牙周组织与颌骨共同构成牙列，它是牙齿实现功能的形式。要强化对牙列的结构、形态、功能以及上、下颌牙列关系的学习。

3. 保顺畅　上、下颌牙列要行使功能，前提是下颌处于运动状态，即动态殆。如何保持下颌运动顺畅，需要在前面所学知识的基础上，继续学习相关关节、骨骼、肌肉、神经、组织结构的功能，以及下颌各种功能位置。

4. 用信息　像人的面孔、指纹一样，义齿也具有个性化特质。接收和运用医师提供的患者个性化信息，是技师的一项重要基本功，是制作个性化义齿的基础。

四、专业技术

专业技术体现工匠精神，动手能力则是重要的教学目标。教师和学生需了解 2 年在校学习期间，除了理论课程，应初步或基本掌握哪些技术。因此，我们提炼出以下 10 项技术，这些只是基本的概括，例如，数据转移技术是个复杂的过程，既包括医师用面弓、转移台、殆架传递各种与殆相关的信息，也涉及技师通过转移台、殆架对信息的接收和应用；再如失蜡铸造技术既包括金属铸造，也包括树脂和陶瓷铸造技术；而美学技术涉及牙齿的排列、位置、角度、颜色及表面形态细节等，每项技术都有着丰富的内涵，不能将它们孤立地区分开来。

1. 模型代型技术
2. 数据转移技术
3. 失蜡铸造技术
4. 数字化技术
5. 表面加工技术
6. 卡环弯制技术
7. 仿天然牙堆蜡技术
8. 饰面技术（瓷及树脂成形技术）
9. 排牙技术
10. 美学技术

五、质量检测

质量检测是保证产品质量的重要手段。义齿质量检测是一项非常重要的工作，分为阶段性质量检测和最终质量检测。

义齿作为一种产品，它的制造过程是由若干阶段完成的，只有每个阶段的质量达标，才会有产品最终质量的合格。因此，在每个阶段有其相对独立的质量标准，称为阶段质量目标。建立这种检测制度，可防止阶段不合格产品往下游延续和叠加。最终质量检测是在上述各阶段质量检测基础上进行全面的检测。这种理念贯穿于各种义齿制作过程。

六、引领作用

目前，我国处于由制造大国提升为制造强国的大变革时代，即进入产业结构调整、供给侧改革、重质量的新常态。因此，教材必须肩负起引领作用，体现先进性。

经过近 30 年的发展，义齿制作由失蜡技术（属于传统工艺技术，以手工作坊式为主）通过基于印模 / 模型的 CAD/CAM 过渡到半数字化；而由半数字化到用“互联网 +”将临床数字印模通过网络传递给设计制造车间，实现了义齿制造的“全数字化”，只用了不到 10 年时间。谁会设想下个 10 年制造业会发生什么变化？

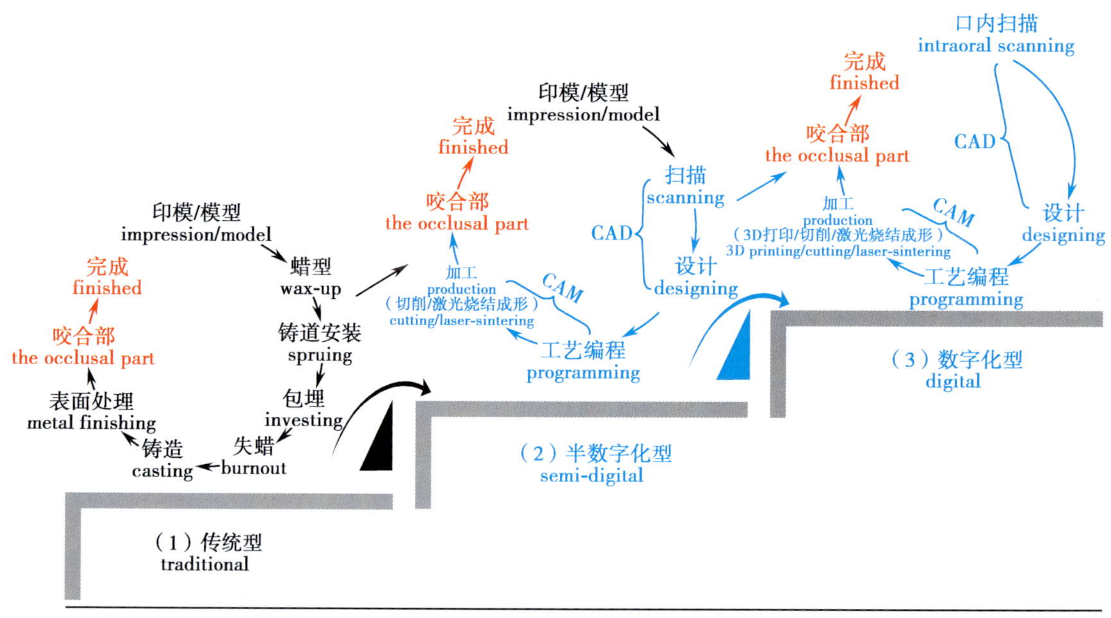

产业结构转型升级示意图

黑色：传统工艺；蓝色：数字化工艺；红色：手工完成

蓝色、黑色均用于制作基底部；红色用于制作咬合部

由传统型到数字化型的发展过程，体现着该行业产业结构的调整：由劳动密集向科技密集、由高耗能向低耗能、由低质量向高质量的转型升级

“互联网 +”提供了一个“共享”的手段，不仅可以提速，更能提质，因为它免除了若干可能造成工作失误的环节，这也无疑给义齿制造业带来了发展先机。

值得说明的是，在本套教材编写过程中，得到了各位专家、各位同事以及出版社领导和编辑的大力支持。感谢易新竹、巢永烈、冯海兰、王新知、赵信义等教授在百忙之中为本套教材担任主审。感谢原双斌医师协助总主编参与并指导了编写的全过程；林文元所长、郭俊秀同事在资料收集方面给予了大力协助；王收年医师完成了全部绘图工作；贺志芳、牛凤娴医师在文字整理等方面做了默默无闻的贡献；山西省职工医学院李海龙老师、河北唐山职业技

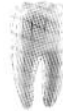

术学院蒋菁、库莉博老师为教材的顺利出版也给予了大力支持,在此一并致谢!

由于编写时间短,编写经验有限,本套教材难免有不妥之处,恳请广大师生及同行提出宝贵意见,以供再版时修改。

牛东平

2018 年 3 月 29 日

附表　专业课程设置及时间分配

(仅供参考)

序号	课程名称	学时数		
		总学时	理论学时	实训学时
1	牙体形态与功能	450	40	410
2	优殆理论与技术	220	56	164
3	口腔工艺材料	58	44	14
4	口腔美学基础	50	50	0
5	固定修复体工艺技术	200	48	152
6	可摘局部义齿工艺技术	156	54	102
7	全口义齿工艺技术	76	40	36
8	口腔数字化技术	40	22	18
合计		1250	354	896

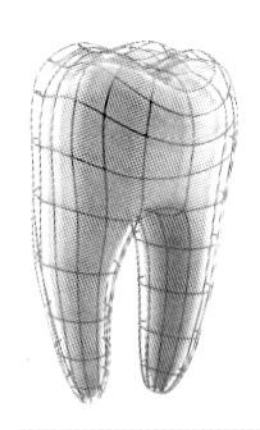

目录

第二篇 固定-可摘义齿

绪　论

鉴往知来　论义齿

在结束专业基础知识学习后，下一步我们开始学习各种修复体的设计和加工技术。修复是对牙、牙列及颌面部其他组织形态完整性受到损坏后的一种恢复，通常用人工材料制作修复体，然后将修复体附着或者固定到缺损部位，以恢复缺损组织的形态和功能。因此，修复体范畴包括修复牙体缺损或牙列缺损及缺失的嵌体、各类冠、义齿等，还包括义耳、义颌等颌面部赝复体。义齿的概念比较局限，仅指用于牙齿缺失的修复体，属于替代缺失牙的人工器官。根据我国2015—2017年第四次全国口腔健康流行病学调查报告，全国65~74岁年龄组平均存留牙数为20.50颗，无牙颌率为4.5%。由此可见，我国口腔修复工作者的任务是非常繁重的。因此，口腔修复体（主要是指义齿，以下为叙述方便，使用义齿表述）的概念、结构、质量等基本问题都需要在系统学习之前有所了解，下面从五个方面来叙述：

一、义齿制造技术发展史

历史固然只能说明过去，但是它能帮助人们深刻地理解现实，科学地预测未来。

笔者年轻时，很少认真学习教材卷首的"发展史"，只把它当作摆设。其实，学习历史是认识世界的科学途径，它是一种特定的社会记忆，是人类社会发展过程的记录。纵观几千年义齿制作发展历程，亦未能违背这一规律。人有一种天性，无论遇到什么困难，都会与之进行顽强地抗争。对牙体缺损或牙列缺损及缺失也不例外，因为牙体缺损或牙列缺损及缺失会导致相应功能的减弱或者丧失。唐代于公元659年颁行的药典《新修本草》（苏恭）中载："以白锡和银薄（即银箔）及水银合成之"，制成银汞合金——汞齐，用以"补牙齿缺落"，"凝硬如银"，可见我国古代的牙科治疗技术已非常先进。这是世界上最早的银汞合金补牙术。宋朝还出现了镶假牙的专业医生，假牙的选材有竹子、木材、象牙、牛骨等，不过当时的"牙桥"就是用金丝线把假牙与口内的天然牙捆扎在一起，只能起到装饰作用，没有咀嚼功能。

据史书记载，国外与上述方法基本类似。巴黎卢浮宫博物馆存放着一个公元前400—公元前300年腓尼基人的下颌骨标本，在这个颌骨上，可看到用金丝将两颗去除牙根的天然中切牙结扎在两侧的两颗邻牙上。1478年法国出版的《外科学》里就有用异体牙或小牛骨雕刻成的人工牙修复患者少量缺失牙的方法；1789年，美国首任总统华盛顿（1732—1799）就任时口内仅剩一颗左下第一前磨牙，曾有七位口腔科医师为他服务。他的牙托由铅、金组成，其上的假牙有的来自动物，有的来自他人；方法是在牙托上钻了一个洞，用金铆钉固定在仅剩的一颗牙上。这副假牙并不实用，只能咀嚼软食，主要是在重要场合起维护形象、日常交流的作用。

19 世纪中叶，人们开始用陶瓷烧制义齿的人工牙部分，用橡胶制作义齿基托，用金、银等金属锤造牙冠和固定桥，使义齿质量发生了质的飞跃。

失蜡铸造技术是一项古老的成形技术，在我国已有 6 000 多年的历史，但直到 1907 年由美国人 W.H.Taggart 将该技术和铸造机引入口腔科后，才在口腔工艺学中得到广泛应用。学界将此视为义齿制造技术发展的第一个里程碑。在此基础上逐渐发展出精密铸造技术。20 世纪 50 年代金瓷结合问题的解决使烤瓷熔附金属（金属烤瓷）修复体得到广泛应用，这种修复将金属与陶瓷的优点结合在一起，实现了功能与美学的统一。20 世纪 60 年代起步的种植义齿，经过几十年的研究和完善，现在被广泛地应用，而且是深受患者欢迎的一种修复体。20 世纪 30—40 年代出现了计算机，20 世纪 80 年代被引入义齿工艺技术行业，产生了计算机辅助设计（CAD）和辅助制作（CAM）的数字化技术。它是义齿制造技术发展的第二个里程碑。

古今异时，穿越时空，在义齿发展史的表象背后探究其规律，会发现早期义齿与余留的天然牙之间采用金线或银线“柔性”连接，这种连接方式不能充分发挥牙齿的功能。而 19 世纪中叶出现的锤造冠、桥，尽管其工艺粗糙，但使义齿与基牙的结合却由“柔”变“刚”，“刚”性结合使颌骨成为其受力载体。这种改变像一缕阳光，让人见微知著，闪耀着智慧阳光，向世人宣告：义齿因有了“载体”而成为真正意义上的义齿，具有划时代意义。至于后来的失蜡铸造技术、数字化技术等则是辉煌的继续。

二、现代义齿

现代义齿可归纳为一个原则、两种结构、三个要素，简称义齿 1、2、3。

（一）一个原则——义齿的载体原则

义齿载体是指承载义齿的物体，主要指颌骨。义齿的作用是替代缺失的天然牙行使功能。天然牙是咀嚼系统中一个不可或缺的重要元素，对食物进行机械性粉碎，是消化系统的第一道关口，并与唾液进行混合至糜状食团。人类是杂食动物，食物不仅有谷物、果蔬，还有肉类，粉碎它们往往需要几十甚至上百千克的咬合力；除此之外，咀嚼过程是动态的，下颌每天需进行数以千计（约 3 000 次 / 天）的复杂运动，天然牙如果没有坚强的载体传导和分散咬合力，何以完成如此艰巨的任务？咀嚼系统中既有与之相匹配的动力源——咀嚼肌群，也有运动枢纽——下颌关节及神经系统。但是与咀嚼肌群和下颌关节直接联系的不是牙齿，而是颌骨。牙齿只有以特定的顺序深深根植于上、下颌骨，并依据功能需要排列成纵向和横向咬合曲线，才能实现咀嚼循环。由此可以看出，颌骨在咀嚼系统中扮演着天然牙载体的角色。义齿既然是替代天然牙的人工器官，前提是必须以颌骨为载体，才能充分发挥其功能。而锤造冠、桥的成功，就在于使义齿与天然牙实现“刚性连接”，实现了以颌骨为载体。义齿与颌骨载体之间联系越紧密，义齿的修复效果越好。例如种植义齿，它的骨内部分与颌骨直接形成骨性结合（没有天然牙的牙周膜），其效果与其他修复体相比最接近天然牙（天然牙有牙周膜，起缓冲作用）。这就是义齿的载体原则，有则是，无则非。这一观点既是对历史实践的总结，也为现实的科学所证明。

（二）两种结构——基底部和咬合部

结构之于人体，小至细胞、大至组织和器官无所不在。义齿作为替代缺失牙的人工器官亦然，结构是功能的物质基础。口腔修复学教材中也有医师论及各种义齿的组成，与结构的提法相比，只是设计者和制作者看问题的角度不同而已，所谓“横看成岭侧成峰，远近高低各不同”。

为了便于技师理解和制作义齿，根据所在部位、功能、作用、使用材料和技术特点的不同，将义齿分为基底部结构和咬合部结构（表 0-1）。

表 0-1　义齿各部分结构与特点

结构＼特点	位置	功能	技术要点
基底部	与颌骨载体相连，位于义齿底部	固位、支持、传导和分散咬合力	外形尺寸的精确度、强度
咬合部	与对颌牙接触，在基底部上方	咀嚼食物、美学、发音	牙齿的个性化功能形态特点

1. 基底部结构　功能类似牙根的基底部，位于义齿的底部，起固位、支持、传导和分散咬合力的作用，它与载体颌骨接触。基底部与载体间结合越牢固，义齿的固位性与稳定性越好，越有利于发挥其功能。基底部制作关键在于坚固性（与所选材料的强度有关）和外形尺寸的精确度。制作方法用成形技术，如失蜡铸造和数字化技术。固定义齿的基底冠、可摘局部义齿的支架及全口义齿的基托等均属基底部结构。

2. 咬合部结构　功能类似牙冠的咬合部，位于基底部之上，主要是恢复缺失牙咀嚼功能。除此以外，前牙还要兼顾美学、发音等功能，因此对每颗牙齿的三维位置、邻接关系、形态、色彩、层次等要求更为个性化。这是咬合部结构制作的突出特点。例如，固定义齿的饰面瓷部分以及可摘局部义齿与全口义齿的人工牙，均属咬合部结构（图 0-1）。

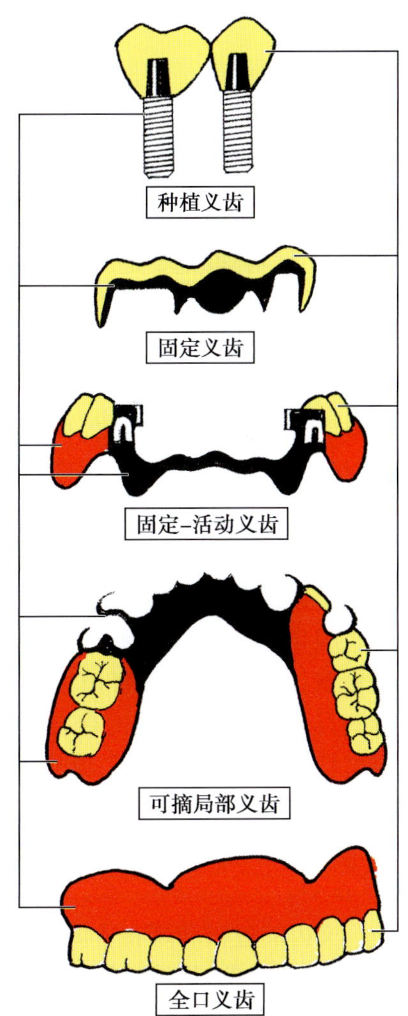

图 0-1　义齿的结构
（图中黄色部分为咬合部，红色与黑色部分为基底部）

（三）三个要素——义齿制作需要的知识、材料和技术

如果对口腔工艺技术专业基础课程和专业课程内容进行系统的梳理、提炼和归类，不难发现义齿的制作依赖于知识、材料和技术三种体系的支撑。其中知识是理论基础，材料是物质基础，技术是实现方法（图 0-2）。

1. 知识　何谓知识？知识是人类在生产、生活实践中的认识成果。初级形态称为经验知识，高级形态是系统的科学理论。结合本专业来讲，知识体现在以下三个方面：

（1）修复学：可以归纳为一个“理解”、两种“判断能力”和一个“接收和应用”。一个“理解”指技师可以看懂并理解医师的义齿设计单；两种“判断能力”指对医师

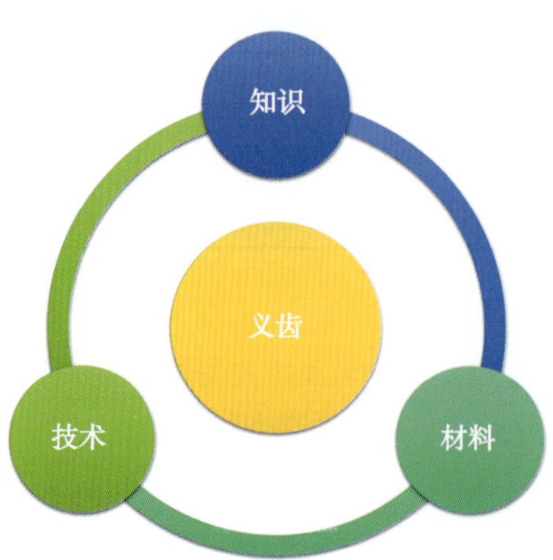

图 0-2　义齿三要素与义齿关系示意图

的牙体预备及制取的印模和模型是否合格的判断;一个“接收和应用”指与𬌗相关的信息的接收和应用。这些均是制作义齿的基础和依据,也是医技沟通的重点。

(2) 𬌗:是体现义齿功能方面的知识,包括优质咬合的概念、三种实现机制和四步法所涉及的内容。各种义齿的制作均应遵循𬌗的基本原则。

(3) 材料学:主要是义齿材料的理化性能及应用。

2. 材料　是义齿的物质基础。制作义齿可能涉及上百种材料,但体现在义齿结构中的仅限三种义齿材料。它们多依据“优势互补”原则相互搭配使用。

3. 技术　即方法,它涵盖了制作义齿所有的技术,是本专业学习的重点。知识、材料固然重要,终极目标是通过各种不同的方法和手段制作出材质、形态和功能各异的义齿。同一种材质制作同一种义齿,质量的优劣彰显技术的重要性。

三、义齿品质与未来

义齿品质指义齿满足患者需要的程度,从稳定性、舒适性、持久性、口腔异物感(对口腔卫生影响)、对基牙的损伤、咀嚼效率等方面进行评价。这些指标都和义齿基底部与颌骨载体的结合方式密切相关。换而言之,义齿基底部与颌骨载体的结合方式决定着义齿的品质。其结合方式有三种:①通过黏膜将咬合力传递给其下方的颌骨,如全口义齿与可摘局部义齿的基托;②借助基牙的牙周膜与颌骨直接相连,如固定义齿的基底冠、可摘局部义齿的卡环、𬌗支托、套筒冠的内冠、附着体等;③与颌骨直接形成骨性结合,如种植义齿的骨内部分。一般而言,与颌骨载体的结合越直接、越紧密,义齿的品质越好(图 0-3)。

义齿的过去和现在告诉我们,科学技术发展已进入快车道,生命科学正在改变着人类的生活,不难想象,超越时代,高质量义齿的希望在于生命科学。

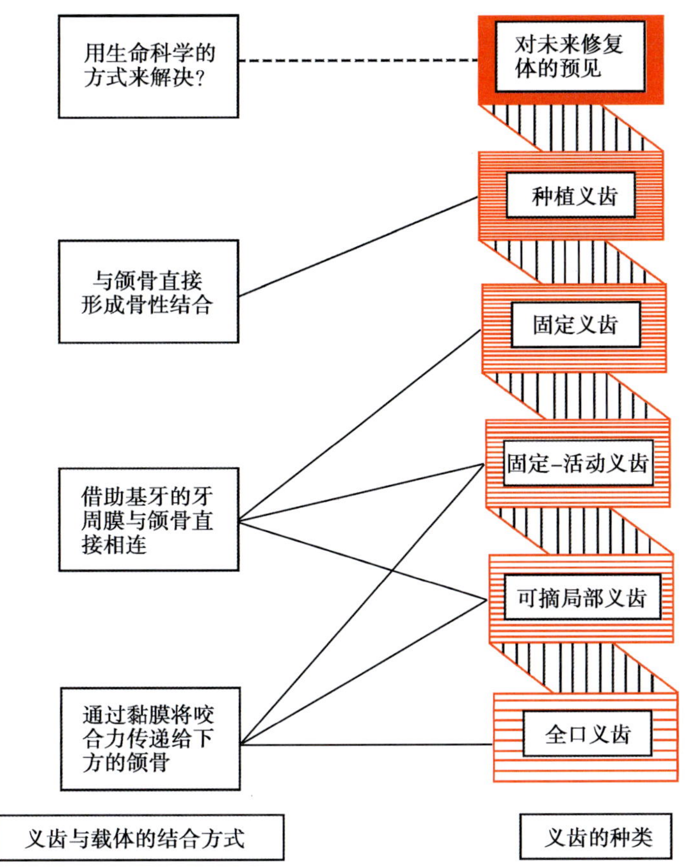

图 0-3　义齿品质的阶梯
（竖向格表示阶梯式进展中需要从理论、材料、工艺各方面进行大量探索，颜色深浅提示从下往上义齿品质越来越好）

（牛东平　原双斌）

附 义齿基底部成形技术

义齿基底部成形技术有以下两种方法：

1. 失蜡法技术(传统技术) 失蜡法也称熔模法，是将义齿基底部蜡型转变为义齿基底部的过程。之所以称为“失蜡法”，是由于该技术中蜡型被包埋材料包埋后，通过失蜡，形成阴模腔，然后将义齿材料铸入其中形成铸件。铸件应与蜡型完全一致，包括形态及边缘适合性。其核心技术是将蜡型转换成义齿材料，即“偷梁换柱”过程形成的材料转换腔尺寸的精准度。在义齿制造行业，这种方法得到广泛应用，例如，金属、树脂和陶瓷均可采用这种方法制作义齿基底部。

这一曾经辉煌过的技术，由于污染、高能耗和产品质量的难以控制性，现在面临着被淘汰的境地。

2. 数字化技术 是把各种信息转换为计算机可识别和传递的信息，输入计算机进行各种处理过程的总称。义齿制作工艺数字化技术是计算机广泛应用的必然产物。对义齿制作而言，是通过对口腔制作义齿部位进行三维扫描，数据经互联网传送至设计生产车间，设计人员利用数据库(不同类型义齿有专门的数据库)等多媒体系统获取有关资源(软件依据制作义齿不同类型有不同内容)，根据设计单要求，完成义齿设计(CAD)。在此基础上，选择加工方式(切削或 3D 打印技术)，以高效、安全和节约材料为原则来编程，进入加工程序(CAM)。数字化技术有以下特点：①精度高，全过程误差小；②速度快；③污染小；④低耗能；⑤质量可控制；⑥适用广。特别是激光熔附成形技术是一种三维“打印”技术，只要能设计出来，即可加工出产品。因此，数字化技术正日益成为义齿加工的主流技术。

第一篇

可摘局部义齿

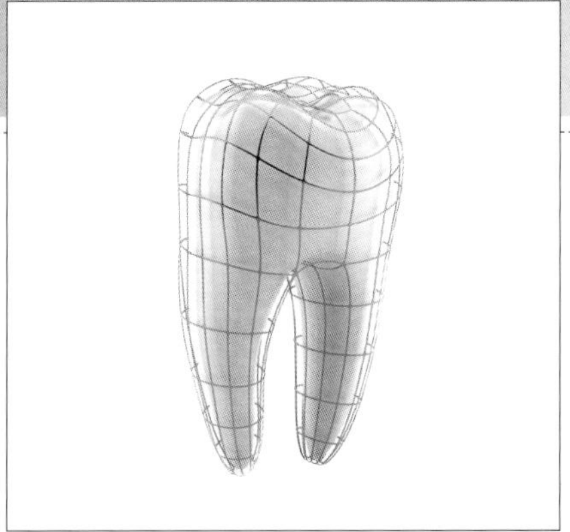

第一章　可摘局部义齿基本理论

口颌系统是消化系统的一个重要组成部分，其功能不仅限于“咀嚼”，还有发音、表情、感觉、美观等功能。牙齿缺失的常见原因有龋齿、牙周病、外伤和疾病（如肿瘤切除）等，牙齿缺失后不仅降低咀嚼效率，加重胃肠道负担，而且对整个口颌系统会产生不良影响，引发多种功能障碍，因此牙齿缺失后要尽快修复。

牙列缺损的修复方法有种植义齿、固定义齿、可摘局部义齿和固定 - 可摘义齿等。选用哪种修复方法，需根据患者的具体情况，综合分析后由口腔科医师确定。可摘局部义齿具有适用范围广、磨除牙体组织少、便于修理等优点。一个设计合理、制作精良的可摘局部义齿不仅可以恢复牙列缺损，还可以对剩余牙周组织起到保健作用，目前仍然是牙列缺损常用的修复方法（图 1-1）。口腔科技师需熟练掌握可摘局部义齿工艺技术。

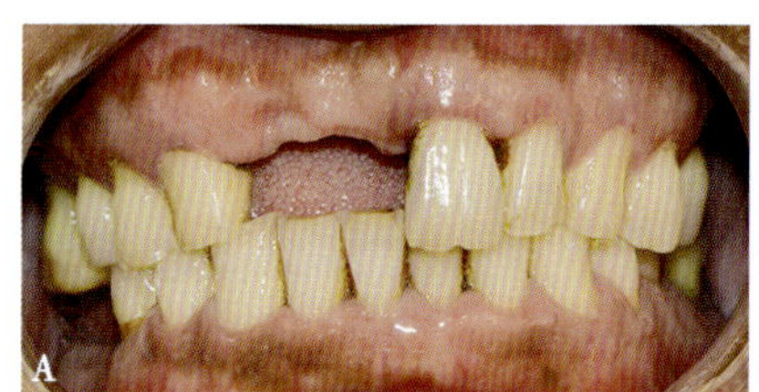

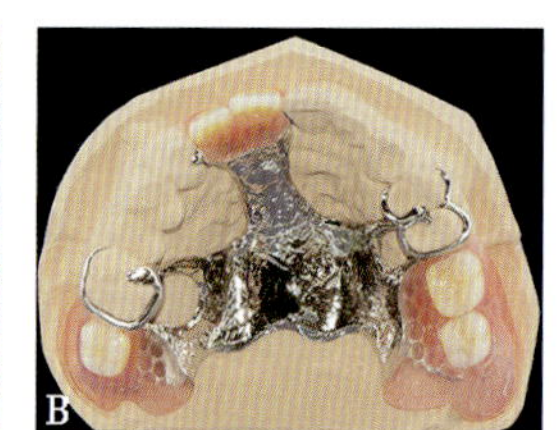

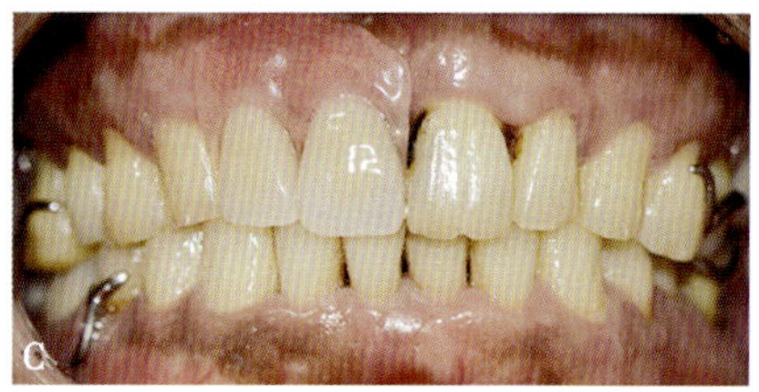

图 1-1　可摘局部义齿修复缺失牙

A. 牙列缺损修复前　B. 义齿完成　C. 牙列缺损修复后

第一节　概　　述

可摘局部义齿（removable dental prosthesis）是利用天然牙、基托下黏膜和骨组织作支持，依靠义齿的固位体和基托来固位，用人工牙恢复缺失牙的形态和功能，用基托恢复缺损的牙槽嵴、颌骨及周围的软组织形态，患者能够自行摘戴的一种修复体。可摘局部义齿工艺技术是根据可摘局部义齿修复学的基础理论和基本原理，研究和应用各种材料，制作符合人体口腔生理要求的可摘局部义齿的一门技术。它是以口腔临床医学（clinical stomatology）、口腔材料学（science of dental materials）、工艺学（methodology）、生物力学（biomechanics）、工程技术学（engineering technology）、计算机（computer technology）以及美学（aesthetics）等知识为基础的专业学科，是可摘局部义齿修复学的重要组成部分，是一门应用性很强的学科。口腔技师只有牢固地掌握相关基础知识，并具有一定的口腔临床医学知识和义齿制作技能，才能深刻理解医师的设计意图，制作出符合患者生理条件的义齿。

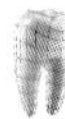

可摘局部义齿工艺技术的任务是在模型上制作可摘局部义齿，以修复各类牙列缺损，预防和治疗口颌系统疾病，从而恢复患者口颌系统的正常形态和生理功能。

一、适应证、禁忌证和优缺点

（一）适应证

可摘局部义齿的适用范围广泛，从一颗牙缺失到上颌或下颌仅余留单颗牙的大范围缺损，甚至伴有软组织缺损时均可采用。其适应证如下：

1. 各种牙列缺损，尤其是游离端缺损者。
2. 牙缺失伴有牙槽骨、颌骨或软组织缺损者。
3. 拔牙创愈合过程中需制作过渡性义齿或青少年缺牙需维持缺牙间隙者。
4. 牙周病需活动夹板固定松动牙者。
5. 𬌗面重度磨损或多个牙缺失等原因造成垂直距离过低，需恢复垂直距离者。
6. 拔牙后需要制作即刻义齿或因其他特殊需要的化妆义齿者。

（二）禁忌证

可摘局部义齿的适用范围虽广，但有以下情况时不宜采用：

1. 因精神疾病生活不能自理者，如痴呆症、癫痫、精神病等。
2. 对义齿材料过敏或对义齿异物感明显又无法克服者。
3. 严重的牙体、牙周或黏膜病变未得到有效治疗控制者。
4. 可摘局部义齿不便摘戴、保管、清洁，甚至有误吞义齿危险的患者。

（三）优缺点

可摘局部义齿是牙列缺损修复中最常采用的方法之一。具有适用范围广、磨除牙体组织少、患者能自行摘戴、便于清洁、费用相对较低、便于修理等优点。

但是，可摘局部义齿的体积大、部件多，有些部分会影响美观。初戴时患者常有异物感，会影响发音，引起恶心；其稳定性和咀嚼效能均不如固定义齿和种植义齿；人工牙和基托材料易着色、老化，5 年左右即需更换新义齿。若义齿设计不合理、制作质量差或患者口腔卫生习惯差，还可能对患者造成基牙损伤、黏膜溃疡、菌斑形成、牙石堆积以及龋病、牙周炎、牙槽骨吸收、颞下颌关节病等不良后果。

故要求医师和技师在设计和制作时，利用所学知识和经验，多与患者协调、沟通，尽量克服和减少其缺点，更好地发挥其功能。

（四）可摘局部义齿与固定义齿的区别

修复牙列缺损的方法，按照固位方式的不同，通常有固定义齿和可摘局部义齿两类。另外，在条件许可的情况下，可以采用固定 - 可摘义齿修复。主要区别见表 1-1。

表 1-1　固定义齿和可摘局部义齿的区别

	固定义齿	可摘局部义齿
1. 支持方式	牙	牙和（或）黏膜（牙槽骨）
2. 固位方式	粘固剂	卡环 + 基托（附着体 / 套筒冠 + 基托）
3. 适应证	缺牙少，无软硬组织缺损	适应范围广，各种牙列缺损都可采用
4. 基牙条件	要求高，须牙周健康，基牙位置和形态正常	要求低

续表

	固定义齿	可摘局部义齿
5. 舒适性	好	差
6. 发音、美观	不影响	影响
7. 咀嚼效率	高	低
8. 牙体预备	量多	量少
9. 制作工艺	复杂	胶连义齿简单，铸造义齿复杂
10. 摘戴方式	不能自行摘戴	能自行摘戴
11. 自洁效果	好	差
12. 修理方式	无法修理，只能重做	可以修理
13. 使用寿命	长（5年以上）	短（5年左右）

二、组成与结构

可摘局部义齿通常由支托（rest）、固位体（retainer）、连接体（connector）、基托（base）和人工牙（artificial teeth）组成（图1-2）。按结构可分为基底部（basal section）和咬合部（occlusion section），其中支托、固位体、连接体、基托为基底部，人工牙为咬合部。

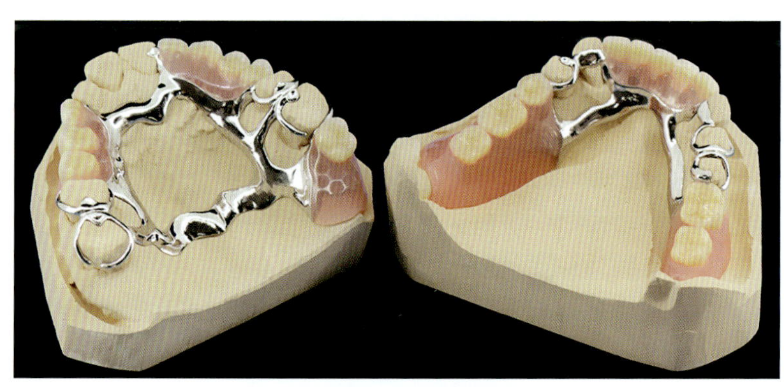

图1-2　可摘局部义齿的组成

1. 支托　由金属制成，一般置于天然牙上，起支持作用，防止义齿龈向移位，并且可将咬合力传递到基牙上。若放置于天然牙 面，称为 支托；放置于前牙舌面称为舌支托或舌隆突支托；放置于前牙切缘称为切支托。其中 支托最为常用。

2. 固位体　是可摘局部义齿安放在基牙上的部分（如卡环），用以抵抗脱位力，获得固位、支持与稳定。按其作用不同可分为直接固位体和间接固位体两大类。

3. 连接体　是可摘局部义齿的重要组成部分，分为大连接体和小连接体两类。将义齿各部分连接在一起，同时还有传递和分散 力的作用。大连接体亦称主连接体或连接杆，如腭杆、舌杆等。小连接体的作用是连接义齿上的各部件，如卡环、支托等，与大连接体、基托相连接（图1-3）。

4. 基托　又称基板，位于缺隙部分的基托因呈马鞍状，又称为鞍基。基托覆盖在缺牙区与相关区域的牙槽嵴唇、颊、舌、腭侧，其主要作用是供人工牙排列附着、传导和分散咬合力到其下的支持组织，并能将义齿各部分连成一个整体。

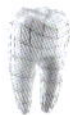

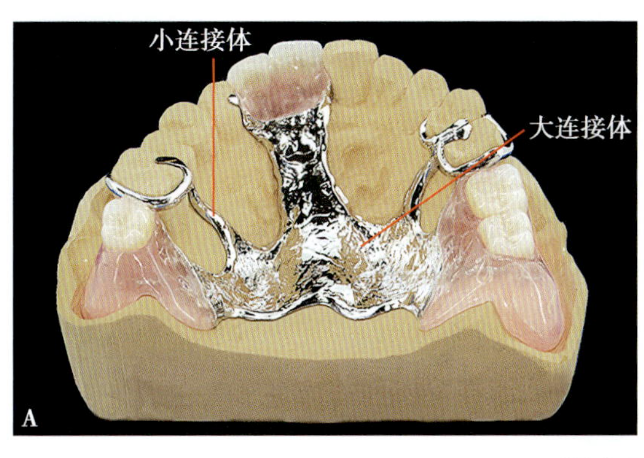

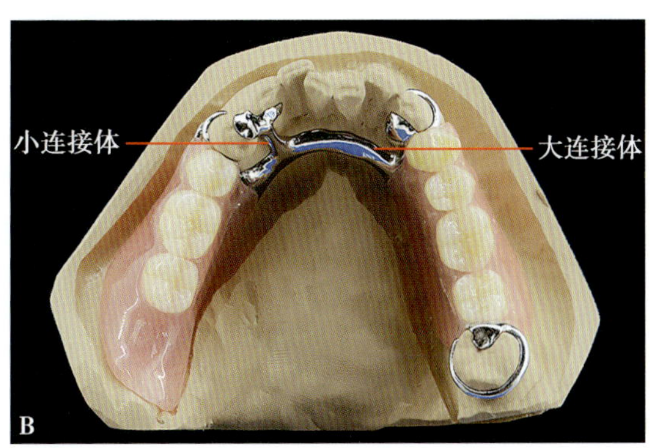

图 1-3　连接体

A. 上颌大、小连接体　B. 下颌大、小连接体

5. 人工牙　人工牙的作用是替代缺失的天然牙，恢复牙冠的形态和功能，多为成品，也可根据需要个别制作。

三、牙列缺损及可摘局部义齿的分类

牙列缺损（partially edentulous）是指上颌（maxillary）或下颌（mandible）从个别牙缺失到仅余留单颗牙的大范围缺损，有数万种缺损类型（图 1-4）。由于缺损的部位及缺牙数量不同，设计出的可摘局部义齿种类繁多，因此有必要进行归纳、分类，使之条理化，便于修复体的设计和制作，也利于临床记录、病历书写、统计分析和医技沟通。

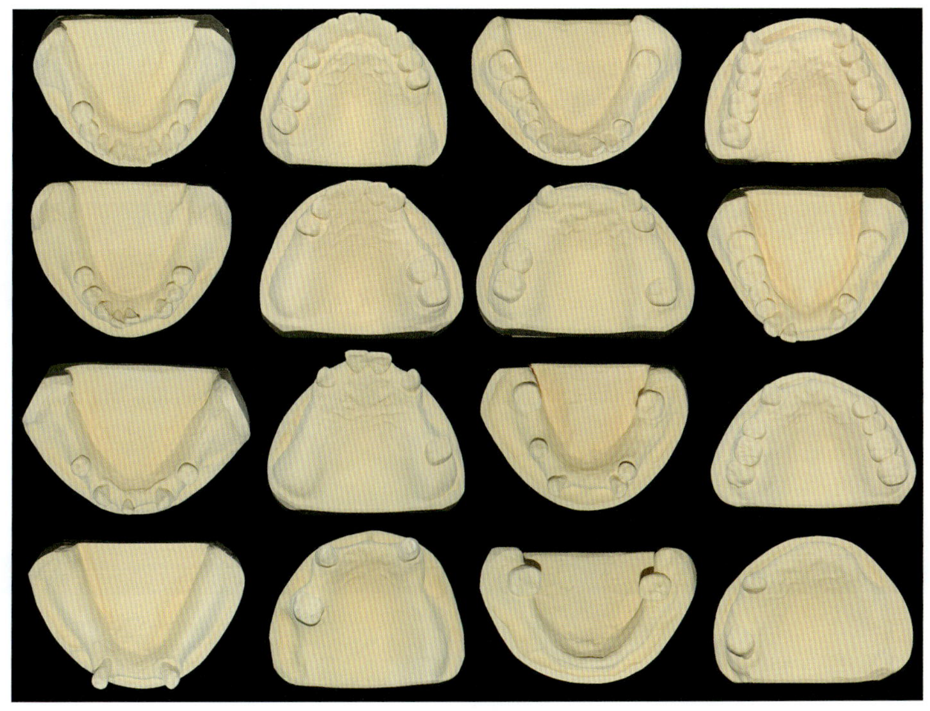

图 1-4　牙列缺损

许多学者从不同的角度提出了多种分类方法。Kennedy 根据缺隙在牙弓上的位置，是否游离端缺损，提出了 Kennedy（肯氏）分类法。王征寿按照缺隙位置、数量及设计的卡环数，以三位数命名，称王征寿六类分类法。

（一）Kennedy 牙列缺损分类法

1. Kennedy 根据缺隙在牙弓上的位置及其与余留牙的关系，将牙列缺损分成以下四个基本类型：

（1）Kennedy Ⅰ类：双侧游离缺失（bilateral free-end edentulous）。牙弓两侧后部牙缺失，缺隙远中无天然牙存在（图 1-5）。

（2）Kennedy Ⅱ类：单侧游离缺失（unilateral distal-extension edentulous）。牙弓单侧后部牙缺失，缺隙远中无天然牙存在（图 1-6）。

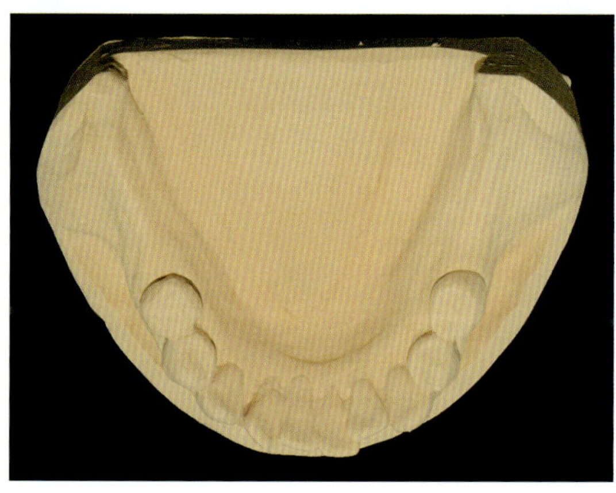

图 1-5 Kennedy Ⅰ类

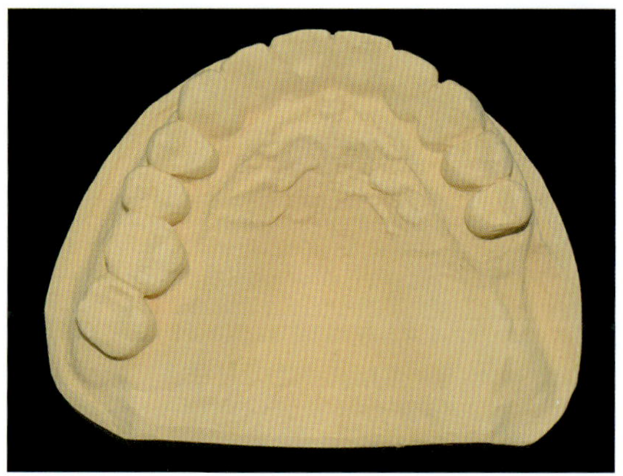

图 1-6 Kennedy Ⅱ类

（3）Kennedy Ⅲ类：缺隙前后都有天然牙的单侧缺牙区（unilateral edentulous）（图 1-7）。

（4）Kennedy Ⅳ类：牙弓前部牙连续缺失并跨过中线，天然牙在缺隙（edentulous space）的远中（图 1-8）。

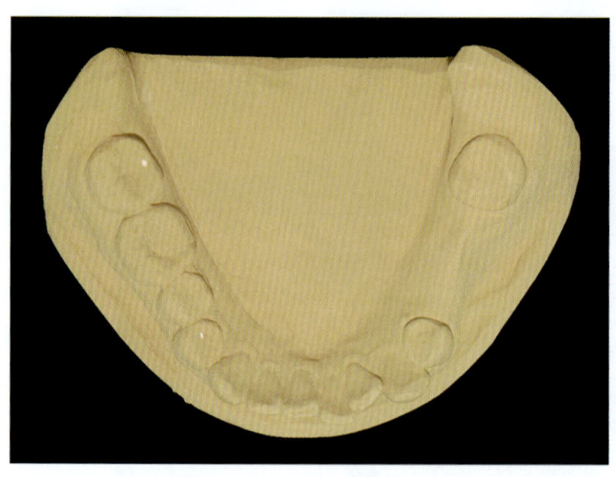

图 1-7 Kennedy Ⅲ类

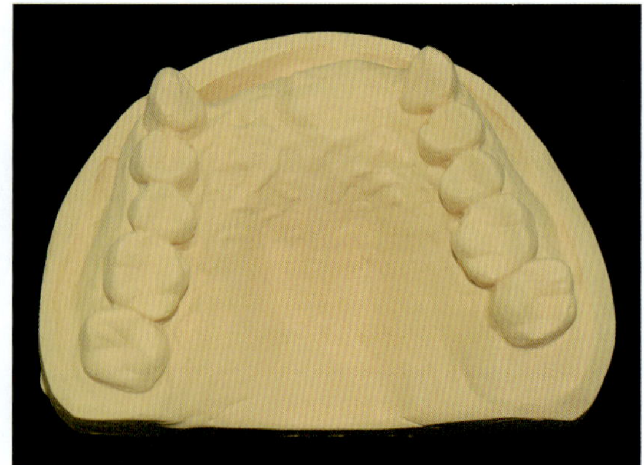

图 1-8 Kennedy Ⅳ类

2. Applegate 提出了应用 Kennedy 分类法的法则，包括以下方面：

（1）应该在可能影响分类结果的牙拔除以后，而不是以前进行分类。

（2）如果第三磨牙缺失但不修复，分类时不考虑在内；如果第三磨牙存在并将用作基牙，则分类时应考虑在内。

（3）如果第二磨牙游离缺失而不修复，则分类时不考虑在内（常见于对颌第二磨牙同时缺失而不修复的情况）。

（4）最后部缺牙区决定分类。

（5）决定分类的缺牙区以外的缺隙称为亚类，按数量命名。

（6）亚类只考虑额外缺隙的数量，而不考虑其范围（图 1-9～图 1-12）。

（7）第Ⅳ类缺损没有亚类。

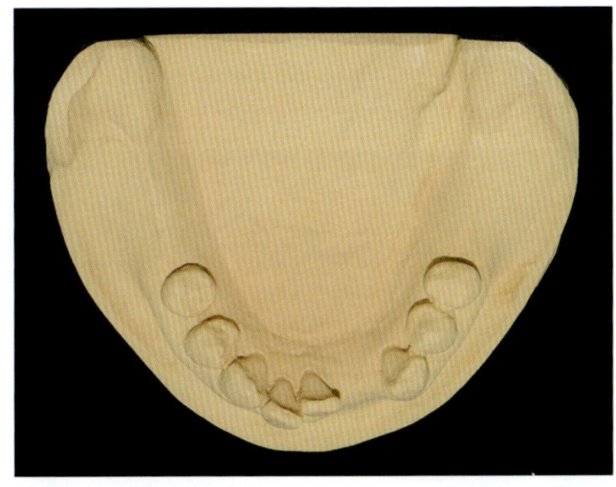

图 1-9 Kennedy Ⅰ类第 1 亚类

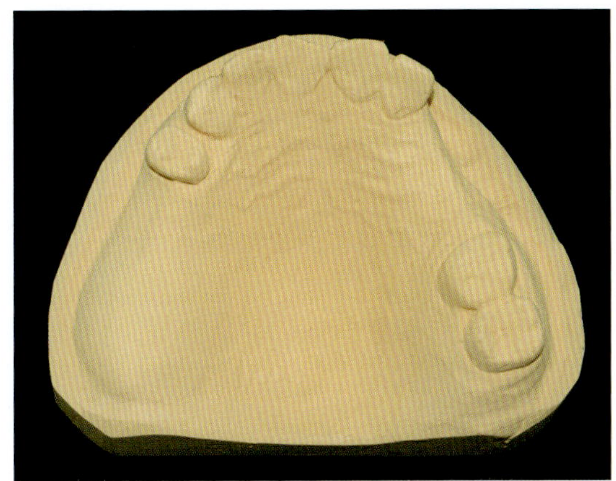

图 1-10 Kennedy Ⅱ类第 1 亚类

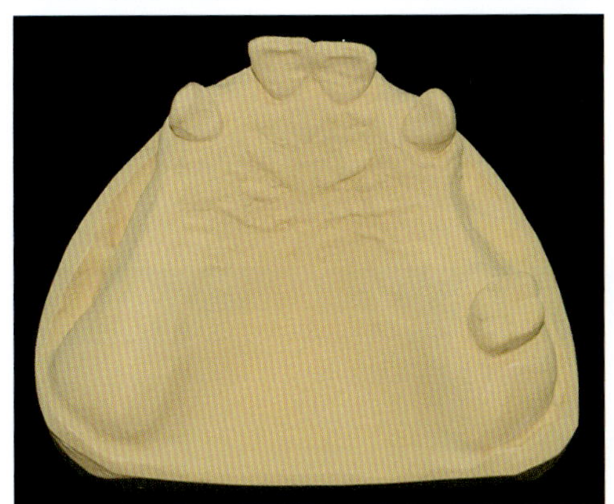

图 1-11 Kennedy Ⅱ类第 3 亚类

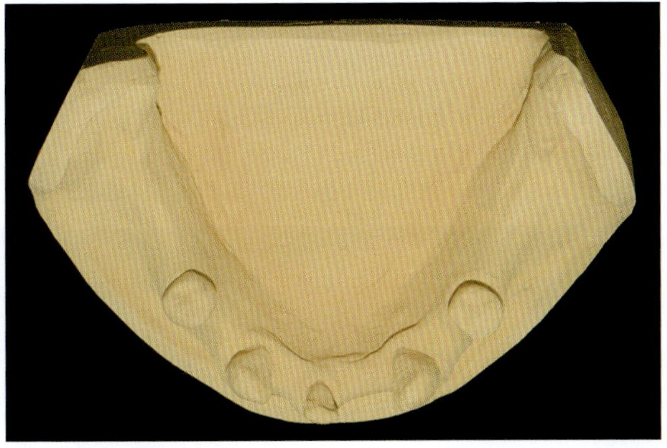

图 1-12 Kennedy Ⅰ类第 4 亚类

Kennedy 分类法表明了缺牙间隙所在的部位，直观反映牙列缺损情况，体现了可摘局部义齿鞍基与基牙的关系，易于区分牙支持式与混合支持式可摘局部义齿。学习此分类法后容易将牙列缺损的类型与义齿设计联系起来，便于应用其设计原则，使设计更为简单。

但如同其他分类法一样，Kennedy 分类法存在一定的局限性：①该分类法虽然表明了缺牙部位、缺牙间隙的数量，但不能直观反映缺牙的个数；②亚类无法表明部位，因此不能反映缺牙对不同口腔生理、患者心理、功能的影响；③此分类法不能反映义齿的支持、固位、大连体结构等信息。尽管存在以上弊端，此种分类法依然是目前国内外普遍应用的一种方法。

记忆顺口溜：

肯氏一类　双游离　肯氏二类　单游离
肯氏三类　中间缺　肯氏四类　前部缺
后部缺牙　定分类　确定亚类　数缺隙

（二）王征寿六类分类法

王征寿（1959年）根据义齿形式把牙列缺损分为六类，并依据缺隙数量和卡环数量，以三位数命名。

第一类：缺牙在一侧，其前后都有基牙，不与对侧相连（图1-13）。

第二类：一侧后牙缺失，基牙在缺隙的一端（前或后），不与对侧相连（图1-14）。

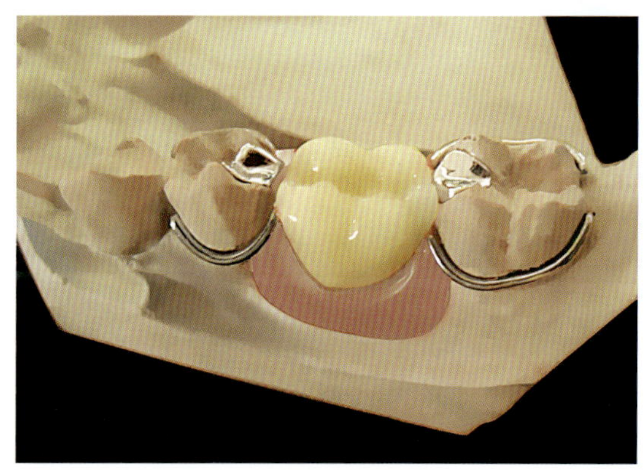
图1-13　王征寿第一类

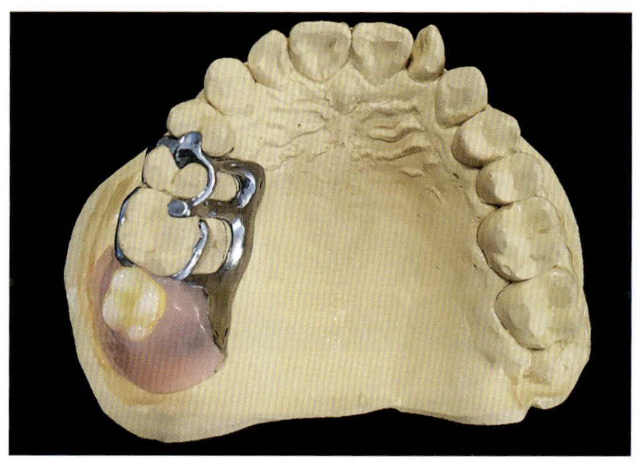
图1-14　王征寿第二类

第三类：一侧后牙缺失，不论义齿末端是否为游离端，但需连到对侧（图1-15）。

第四类：缺牙在两侧基牙的前面（图1-16）。

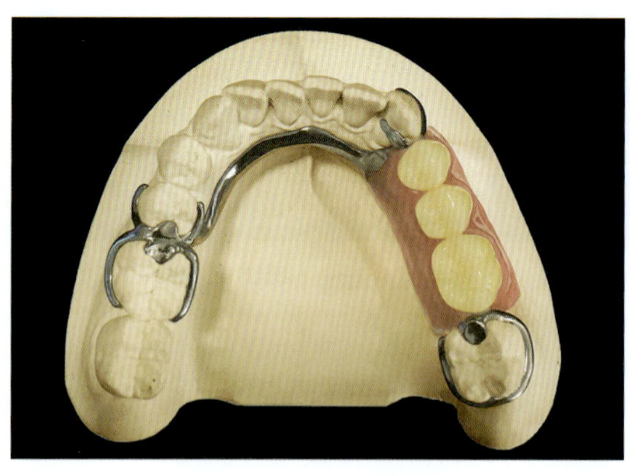
图1-15　王征寿第三类

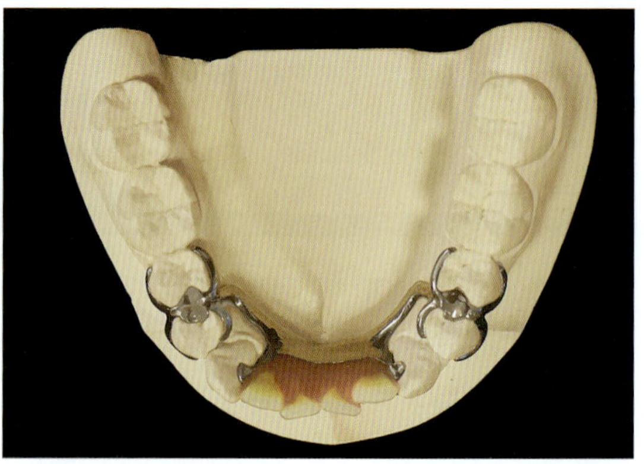
图1-16　王征寿第四类

第五类：两侧后牙缺失，不论义齿末端是否为游离端，但需两侧相连成一整体（图1-17）。

第六类：缺牙超过牙弓的一侧，基牙全部在另一侧（该侧可缺牙亦可不缺牙）（图1-18）。

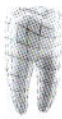

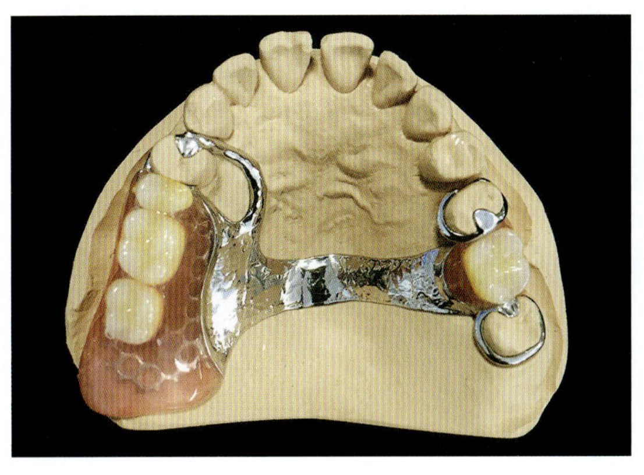

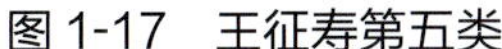
图 1-17　王征寿第五类

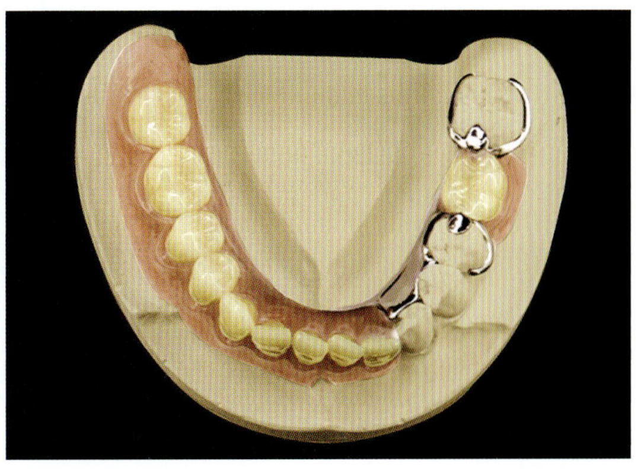

图 1-18　王征寿第六类

义齿按上述分类，再加上卡环和缺隙的数量构成三位数，表示义齿的类型。即百位数代表类别，十位数代表基牙数，个位数代表主要缺隙以外的缺隙数。若前后均有缺隙，分类发生矛盾时，以后部缺隙为主。连续的前后牙缺失，基牙（abutment）在缺隙的远中，仍属第四类。

王征寿六类分类法的优点是以号码命名可摘局部义齿，便于临床应用，在记录、归档、教学、大数据等方面都有实用价值；其缺点是有一定的局限性，只能反映缺牙多少与义齿的设计关系，不能反映是否为游离端缺牙。

（三）按可摘局部义齿支持形式分类

1. 牙支持式（tooth supported）　指缺隙两端均有余留天然牙，两端基牙上均设有𬌗支托，义齿所承受的𬌗力主要由天然牙承担。适用于缺牙数量少、缺牙间隙小，缺隙两端均有健康基牙者。这类义齿咀嚼效率高、修复效果好（图 1-19）。

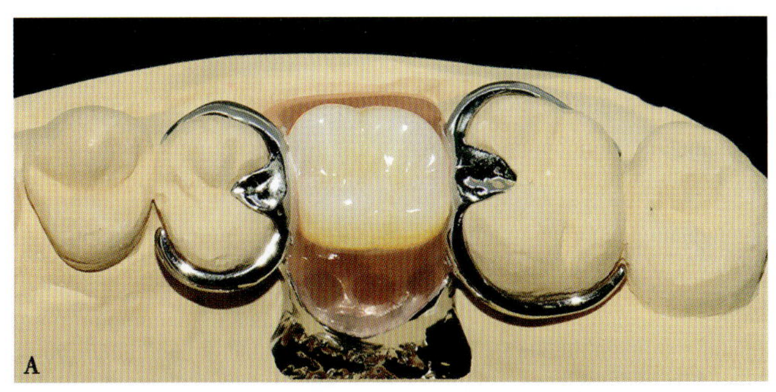

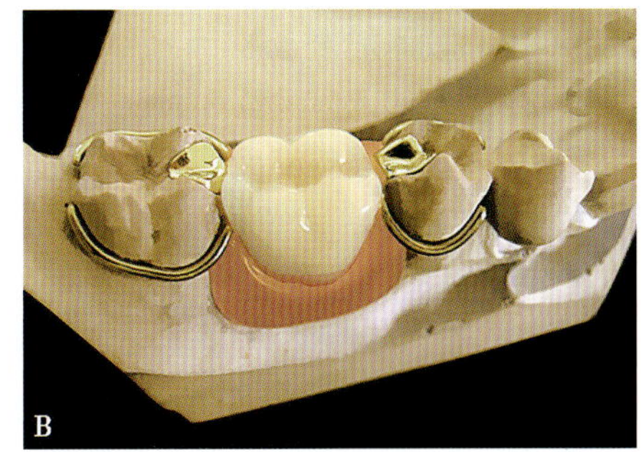

图 1-19　牙支持式义齿

A. 铸造支架义齿　B. 弯制支架义齿

2. 黏膜支持式（mucosal-supported）　指义齿所承受的𬌗力主要通过人工牙、大连接体和基托传递到黏膜及其下方的颌骨上。适用于多数牙缺失，余留牙条件差，或咬合条件差者。义齿由人工牙、大连接体、基托及无𬌗支托的固位体组成。此类义齿缺点是：基托面积大、咀嚼效率低、舒适性差等（图 1-20）。

3. 牙 - 黏膜混合支持式（hybrid supported by tooth and mucosa）　指义齿承受的𬌗力由天然牙和黏膜、颌骨共同承担，其修复效果介于牙支持式和黏膜支持式之间，咀嚼效率较高。适用于各类牙列缺损，尤其是游离端缺失者，为临床上最常用的义齿支持形式（图 1-21）。

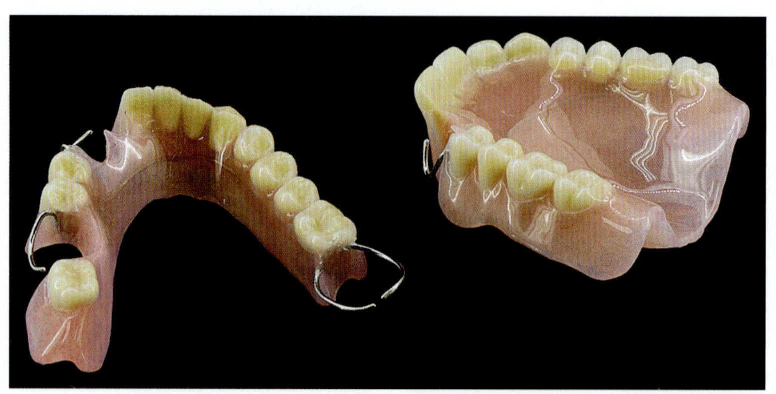

图 1-20　黏膜支持式义齿

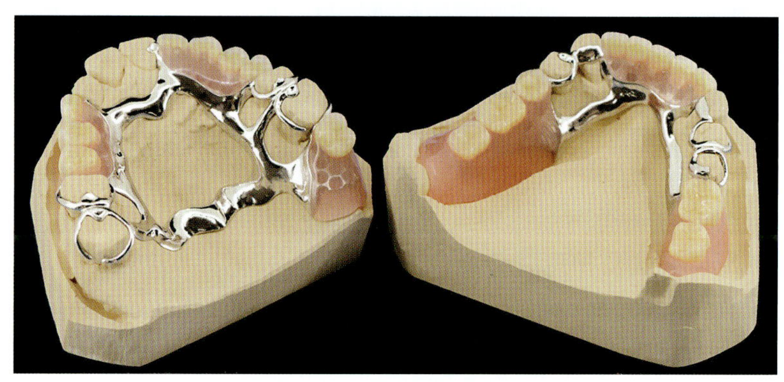

图 1-21　混合支持式义齿

（四）按可摘局部义齿制作材料分类

1. 非金属义齿（non-metal based prosthesis）　包括：树脂胶连式义齿、弹性义齿、BioHPP-PEEK 材料义齿。

（1）树脂胶连式义齿（composite-base prosthesis）：多以弯制钢丝卡环固位，利用聚甲基丙烯酸甲酯类树脂基托将义齿的各部分连接成整体。由于树脂的强度相对金属较差，故基托体积较大，异物感较强，自洁效果差，易老化折断。但是𬌗力分散好，价格低廉，多用于缺牙较多，基牙条件较差的患者或用做暂时性、过渡性修复（图 1-22）。

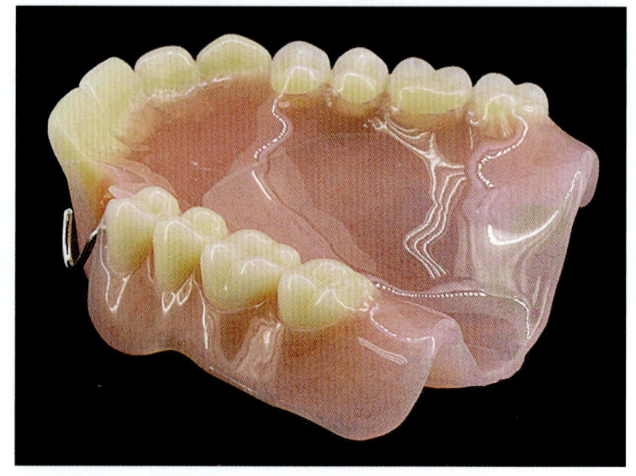

图 1-22　树脂胶连式义齿

（2）弹性义齿（elastic resin denture）：美国 Valplast 公司的 Arpad F.Nagy 和 Tibor F.Nagy 在 20 世纪 50 年代早期发明了一种新型口腔科树脂材料，这种材料具有高弹性、超强韧性、无毒无味等特点。与传统的树脂基托材料相比，该材料所制作的义齿柔韧性好、隐蔽性强，不需要金属卡环。树脂卡环可进入基牙的有利倒凹，尤其是在湿润的状态下，看起来就像天然牙龈组织，戴入口内

不易被察觉，因此又形象地称为“隐形义齿”(图 1-23)。

弹性义齿设计时可以设置金属支托或树脂支托，咀嚼压力通过基牙和颌骨共同承担。基托可以制作的很薄，弯曲、扭转时不易断裂；卡环与基牙可实现紧密贴合，有效防止食物嵌塞，利于保持口腔组织的健康；美观性优于传统可摘局部义齿。患者戴用弹性义齿，不必担心微笑时露出金属卡环。缺点是无支托设计的义齿易下沉，对牙龈和黏膜造成创伤。

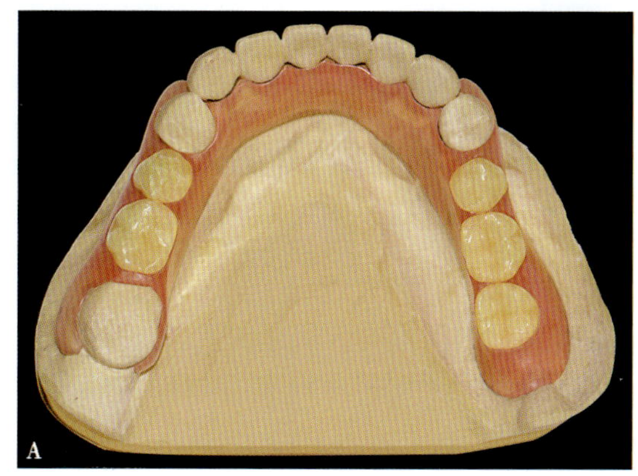

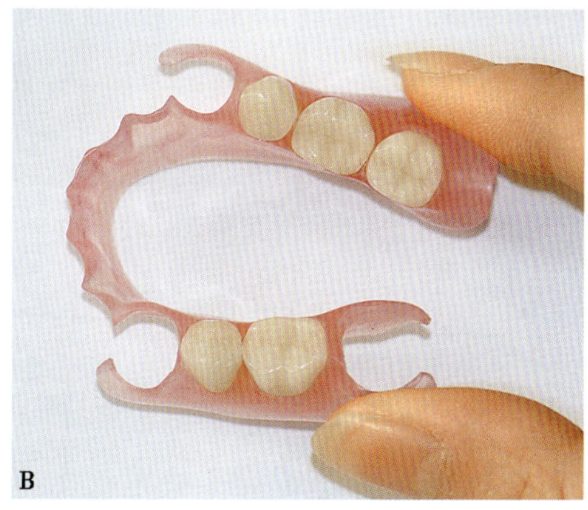

图 1-23　弹性义齿
A. 下颌弹性义齿　B. 下颌义齿的弹性

(3) BioHPP-PEEK 材料义齿 (PEEK-based prosthesis)：主要成分为 PEEK(聚醚醚酮)基陶瓷增强型高性能聚合材料，生物相容性好、重量轻、吸水率低、强度和弹性集合了金属和弹性义齿材料的优点，抛光性能良好，其最大的特点是可以采用 CAD/CAM 的方法制作，尤其适用于对金属过敏者(图 1-24，图 1-25)。

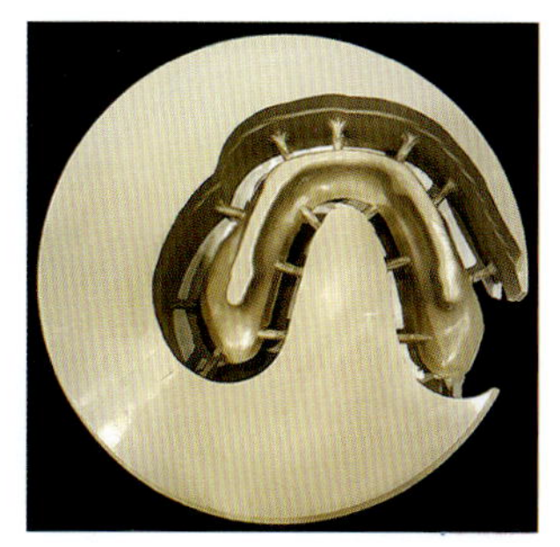

图 1-24　BioHPP-PEEK 材料

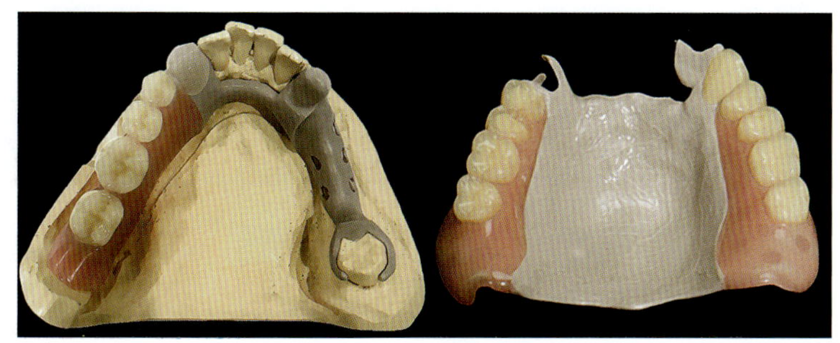

图 1-25　BioHPP-PEEK 支架义齿

2. 金属义齿 (metal-framework prosthesis)　主要是金属整铸支架式义齿，用金属取代树脂基托、人工牙及固位体整体铸造而成(图 1-26)。多用于后牙缺牙间隙过小、𬌗龈距离过低者。相对树脂胶连式义齿而言，坚固耐用，但工艺复杂。

3. 金属 - 非金属混合义齿 (hybrid metal and non-metal denture)　兼具非金属与金属的优点，在缺牙区牙槽嵴顶上设计金属网、固位钉等辅助固位装置，以利于人工牙与基托附着。一般在上颌腭侧和下颌舌侧设计金属板或金属杆，唇、颊侧设计树脂基托，不仅强度大，自洁性好，还舒适美观，是目前临床上应用较多的一种义齿(图 1-27)。

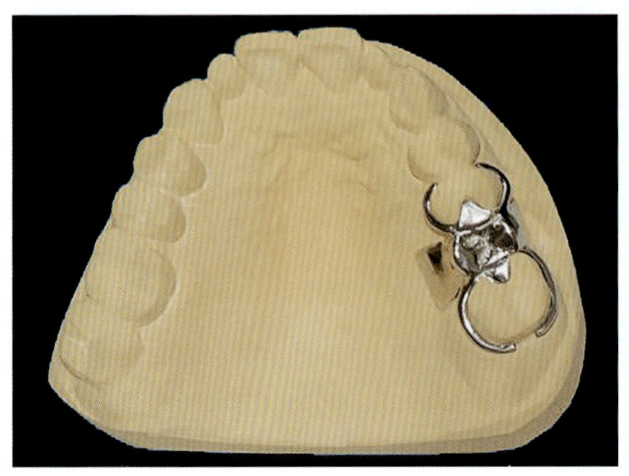

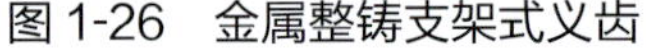
图 1-26　金属整铸支架式义齿

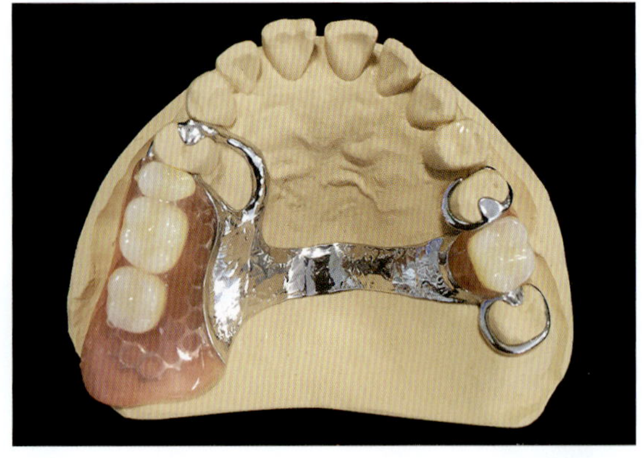

图 1-27　金属 - 非金属混合义齿

（五）按可摘局部义齿使用目的分类

1. 即刻义齿（immediate denture）　在拔除患者无法保留的天然牙前制取口腔印模，根据牙列缺损情况预测、设计和制作可摘局部义齿，拔牙后即刻戴入口内，以解决缺牙期间的美观、发音等问题。

2. 临时义齿（interim denture）　在拔牙创完全愈合前，为恢复美观和部分咀嚼功能所制作的可摘局部义齿。3 个月后应重新制作。

3. 咬合板或牙周病治疗性义齿（splint or treatment denture for periodontal disease）　在最终修复治疗开始前，为了调整患者的垂直距离、改善咬合关系、治疗牙周疾病、颞下颌关节疾病等制作的可摘局部义齿（图 1-28）。

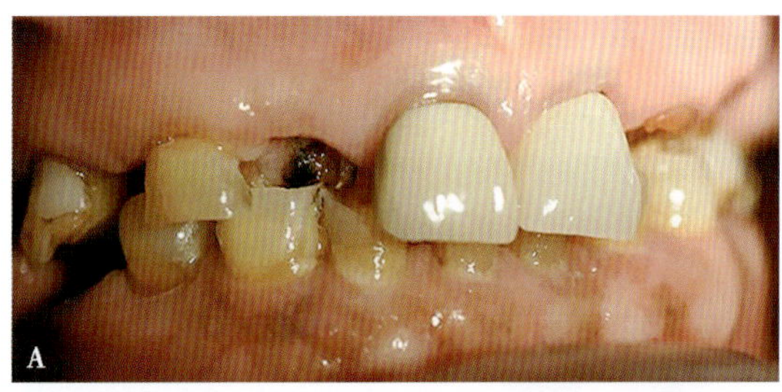

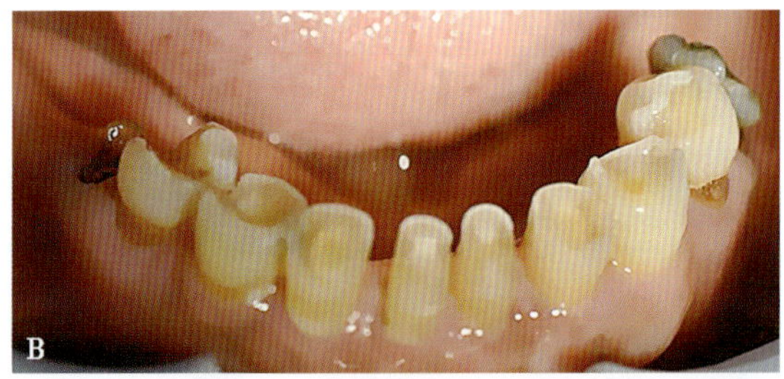

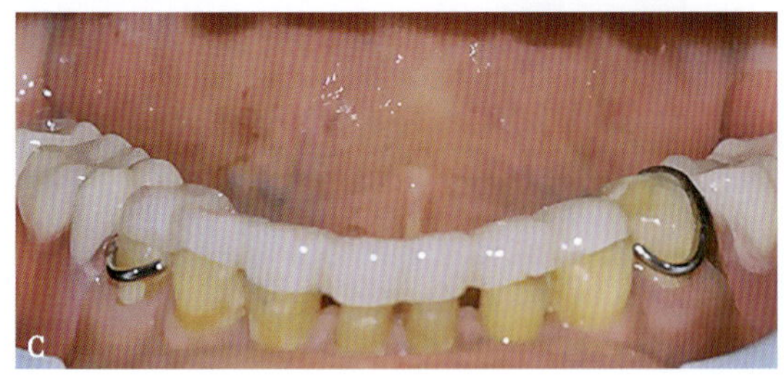

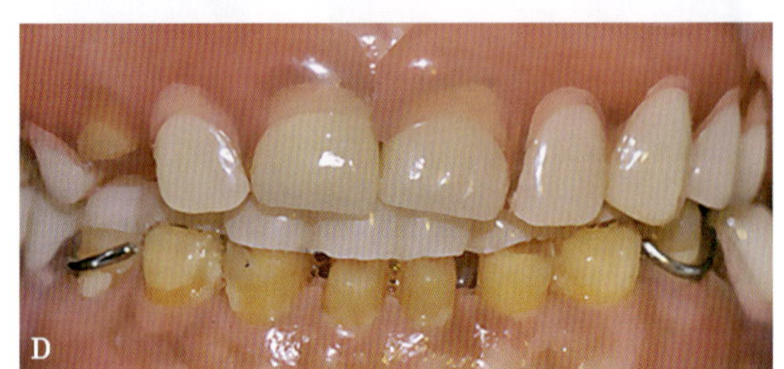

图 1-28　治疗性义齿

A. 修复前牙尖交错位　B. 下颌牙列磨耗情况　C. 下颌咬合板修复　D. 修复后牙尖交错位

四、制作设计单

可摘局部义齿制作时，医师与技师的交流沟通主要靠可摘局部义齿制作设计单（dental

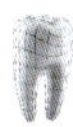

design sheet)。设计单是技师操作过程的书面指导依据。填写完整、良好的设计单可控制和提高可摘局部义齿修复的质量和满意度。

设计单相当于委托书或协议书，它授权技师按照设计单所描述的内容进行工作。

制作设计单也叫义齿加工单或义齿加工订单，是技师制作义齿的依据。技师可以根据设计单了解患者的性别、年龄、义齿所使用的材料和医师的设计意图等。设计单可以用较少的文字为技师提供大量的信息。设计单应一式两份，医师和技师各持一份，是区分医师和技师责任的法律文书、书面文件。

可摘局部义齿设计单需包括以下内容（图 1-29）：

1. 义齿加工企业的单位名称、地址和联系电话等。

可摘局部义齿设计单

医院＿＿＿＿ 电话＿＿＿＿ 接模日期＿＿＿ 试戴日期＿＿＿ 完成日期＿＿＿

医生＿＿＿＿ 电话＿＿＿＿ 附带物品 □对颌模型 □𬌗记录 □托盘 □参考模型 □𬌗架

患者＿＿＿＿ □男 □女 年龄＿＿＿＿ 其他＿＿＿＿

材料选择：金属种类＿＿＿ 人工牙种类＿＿＿ 基托种类＿＿＿ 比色＿＿＿

设计方案：

设计图：

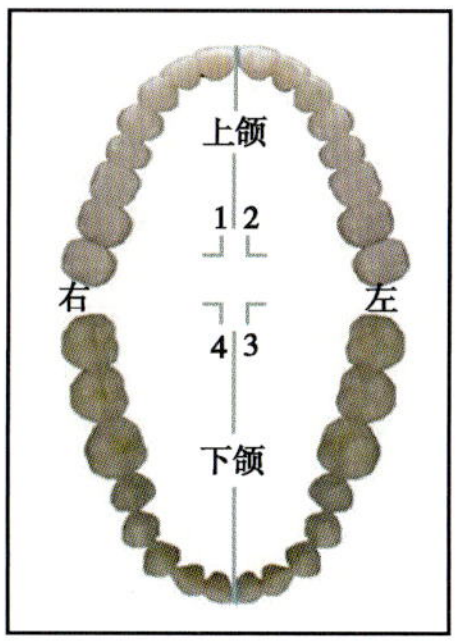

上颌 1 2 右 左 4 3 下颌

医生＿＿＿＿

医技沟通：

工　序	材料批次	制作技师	接件时间	出件时间	结　论	质　检	返工原因	质　检
复　模								
蜡　型								
铸　造								
金属打磨								
排　牙								
精密件								
装　盒								

备注：

厂址：
厂名：
电话：
邮箱：

图 1-29　可摘局部义齿设计单

2. 委托加工医院或诊所的名称、地址和医师姓名、联系电话等。

3. 患者的姓名、性别、年龄等。

4. 日期 包括取模日期、试戴日期、义齿完成日期等。

5. 可摘局部义齿加工的内容 包括义齿的结构要求、所用材料要求和义齿设计示意图等。

6. 义齿制作工序、时间，制作技师、质检签字等。

7. 特殊情况说明等。

第二节 力学基础

可摘局部义齿行使咀嚼功能时产生的咬合力通过义齿传递到天然牙、颌骨等相关组织。靠卡环固位的可摘局部义齿受力后产生的移位会对相邻的组织产生不利的影响，因此如何控制义齿在功能状态下可能发生的移位对于口腔组织的健康至关重要。临床修复后出现的基牙龋坏、松动、牙周炎症、黏膜病变、颌骨吸收、义齿变形、折断等现象都与义齿的受力变化密切相关。分析可摘局部义齿与相关组织的力学特点，对于理解义齿的设计原理、提高义齿的制作质量和临床应用效果评估有很大的帮助。掌握力学原理是制作优狢义齿的前提。

一、生物力学分析

天然牙对抗功能性外力并长期保持稳定是通过其牙周组织实现的。天然牙受力后移位、复位的能力远优于口腔黏膜。因此，设计和制作可摘局部义齿时正确利用天然牙来对抗非轴向力，是控制义齿移位、保持稳定的必然选择。

合理的设计包括正确选择和放置义齿各部件以及协调的咬合关系，使得义齿在功能状态下所受的作用力及时传导、分散，从而减少移位，设计时必须考虑力学和生物学因素。

应用力学原理来设计可摘局部义齿，有利于牙周组织的健康。否则可摘局部义齿有可能被设计成一种慢性拔牙器。

（一）机械的分类及受力分析

机械可分为两大类：简单和复杂。杠杆、楔子、斜面、螺旋、滑轮和轮轴为六种简单机械（图 1-30）。复杂机械是两种或两种以上简单机械的组合。可摘局部义齿设计中应避免出现杠杆、楔子和斜面。

最简单的杠杆是一根被支撑起来的硬杆。它可以支在支撑点上或被从上方压住。杠杆上的支撑点称为支点，杠杆可以绕支点转动。根据支点 F 的位置、阻力 R 和动力 E 的方向，杠杆可分为三种类型。在可摘局部义齿中，狢力或重力为动力 E；狢支托是支点 F；R 是由直接固位体或导平面提供的阻力（图 1-31）。

可摘局部义齿游离端基托受力时，由于基牙牙周膜和覆盖剩余牙槽嵴的软组织的弹性不同，义齿会发生旋转、摆动和下沉。义齿可沿三个轴旋转。即使义齿的实际移位很小，基牙也会受到杠杆力的作用，这对基牙非常有害。可摘局部义齿游离端可能发生以下三种移位：①翘动：义齿基托朝向或脱离支持组织时，义齿以末端基牙连线为支点线发生的旋转；②摆动：义齿沿水平面左右摆动；③旋转：沿靠近牙弓中心处的垂直轴发生的旋转（图 1-32）。

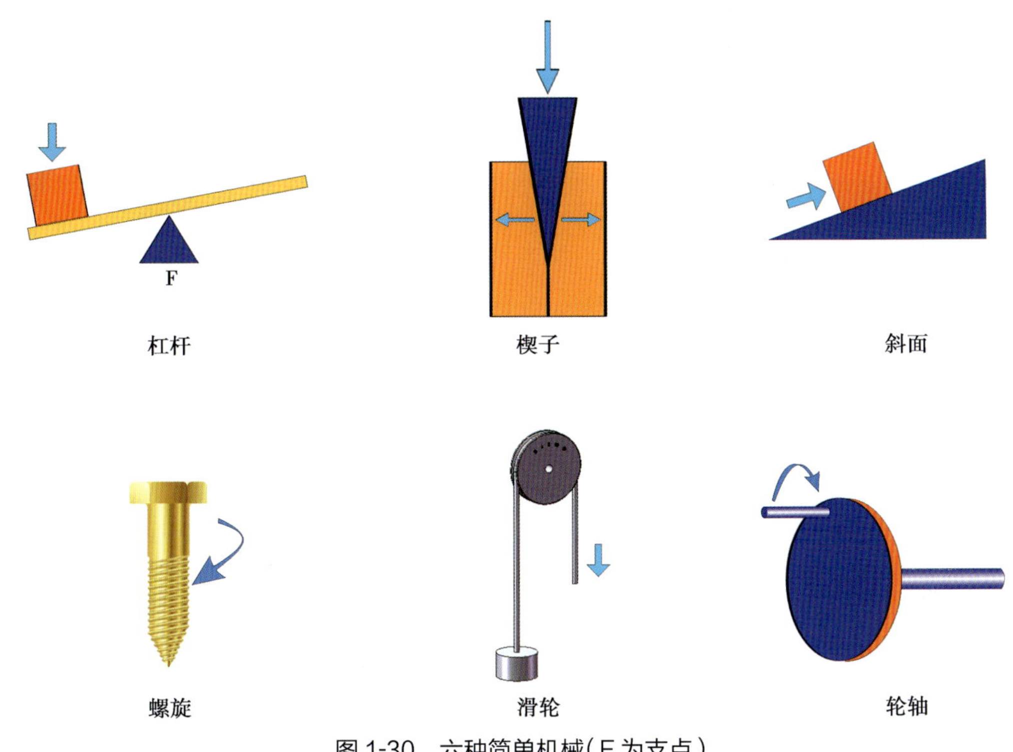

图 1-30　六种简单机械（F 为支点）

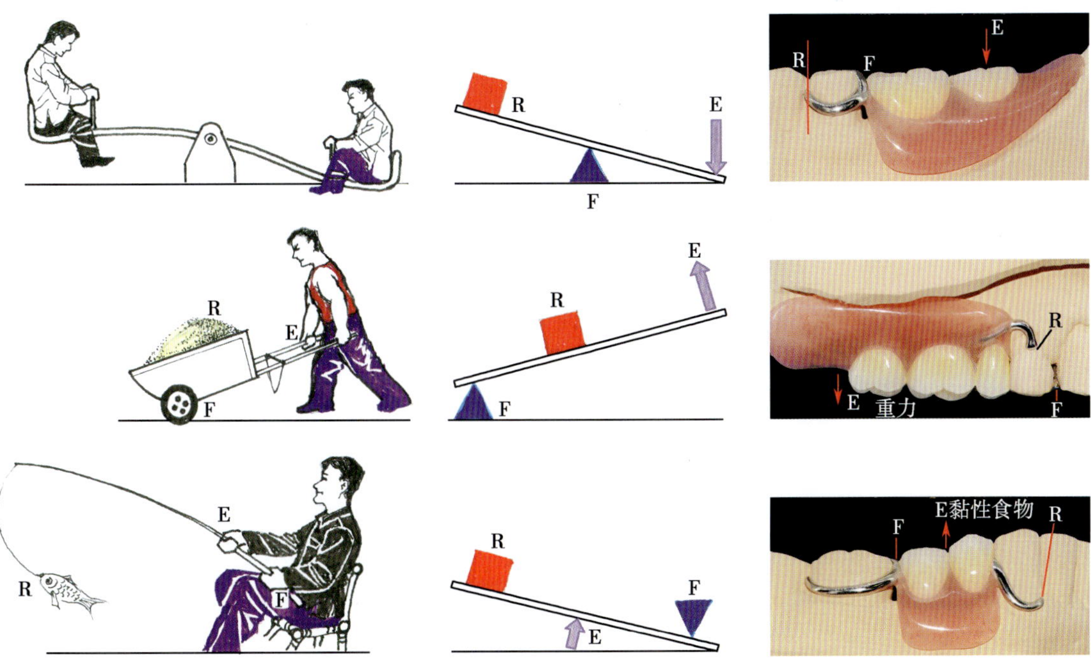

图 1-31　杠杆的三种类型

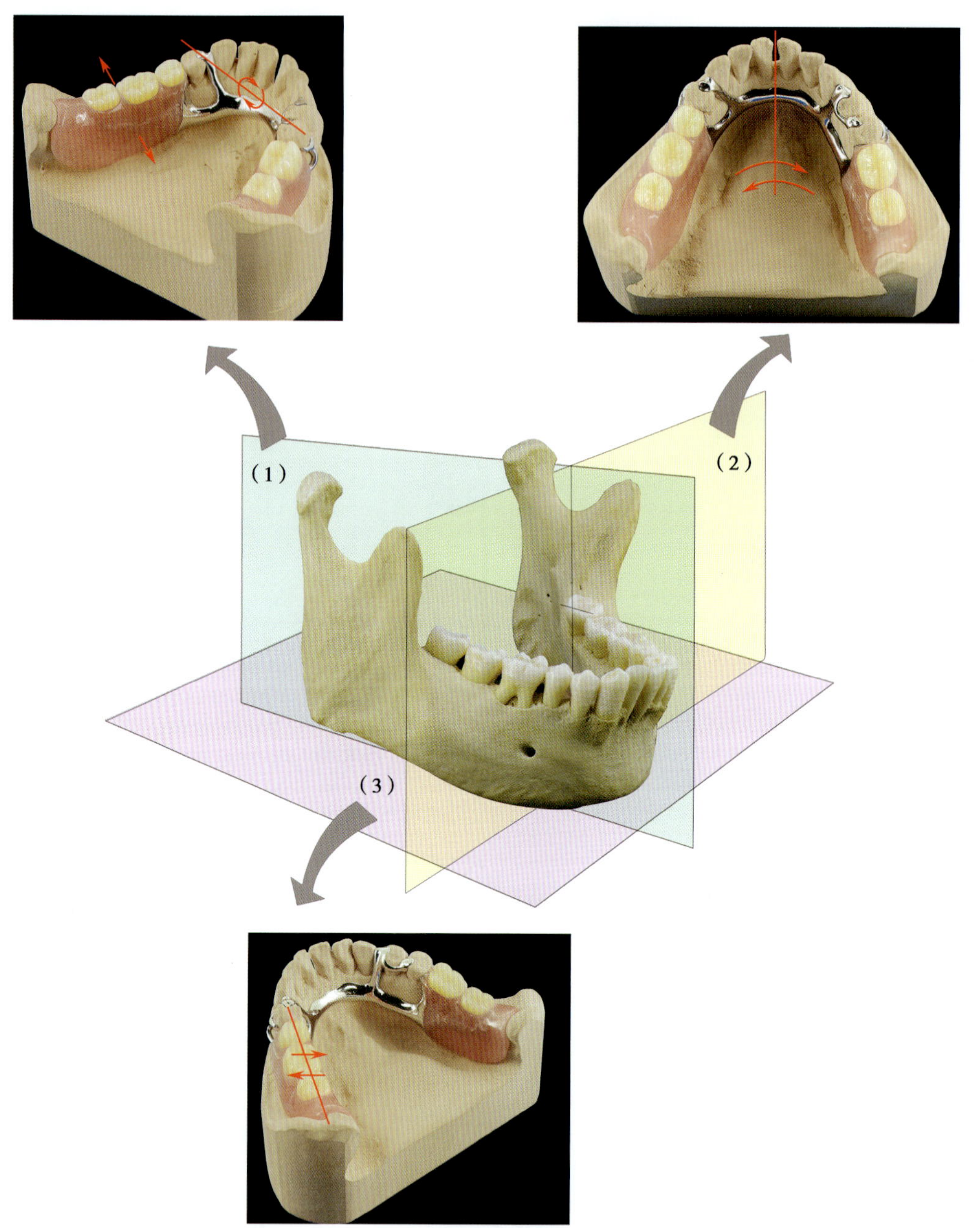

图 1-32　可摘局部义齿的三种移位
(1) 翘动　(2) 摆动　(3) 旋转

图 1-33 显示的是杠杆对力的放大作用。杠杆上从支点 F 到阻力作用点 R 的部分称为阻力臂，从支点到动力作用点 E 的部分称为动力臂。当动力臂长于阻力臂时，机械效率有利于动力臂，与两臂长度比成正比。也就是说，如果动力臂是阻力臂的 2 倍，动力臂(11.25kg)的力量可以平衡阻力臂(22.50kg)的力量，反之亦然。这可以帮助解释肯氏Ⅱ类缺损设计要点，当阻力臂加长时(将牙弓对侧的卡环置于第二磨牙而不是第二前磨牙)能更有效地对抗动力臂。

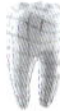

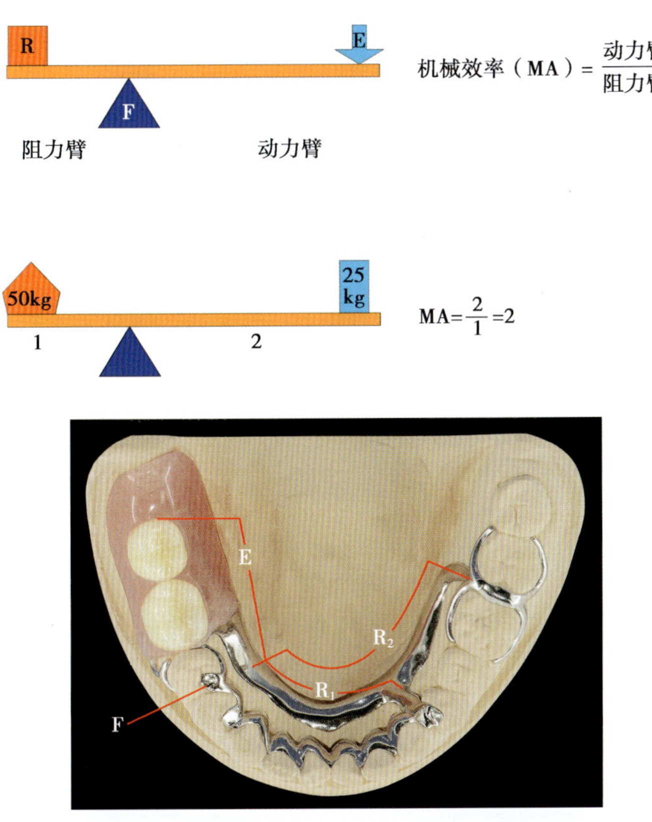

图 1-33　杠杆原理应用于肯氏Ⅱ类缺损设计

悬臂梁一端为不产生轴向、垂直移位和转动的固定支座，另一端为自由端。当力量作用于自由端时，如在单端桥体上放置的支托产生一类杠杆作用，固位稳定支持作用差，应避免这种设计（图 1-34）。

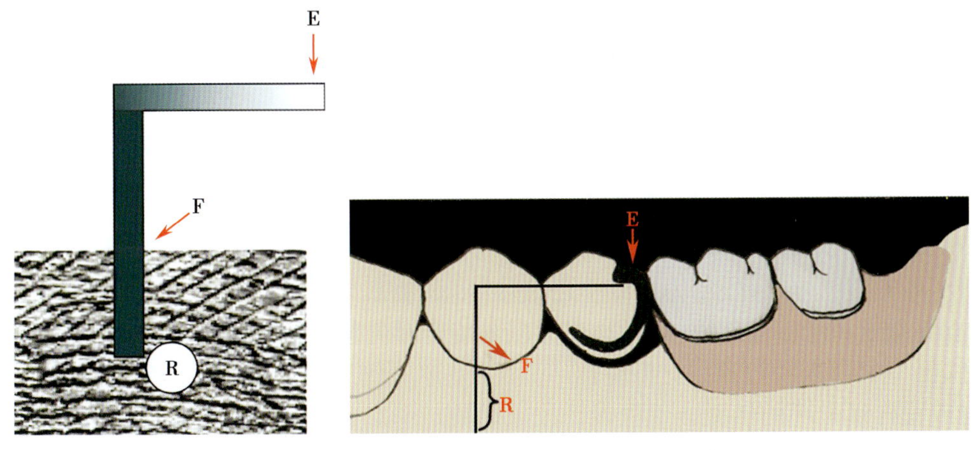

图 1-34　义齿设计应避免出现一类杠杆现象

Kennedy Ⅰ类的支架设计时，直接固位体的铸造圆环形卡环臂进入基牙颊侧近中倒凹，远中船支托支持。如果与基牙连接紧密，这可以被看作是一种悬臂梁设计。如果游离基托过度下沉，会对基牙产生有害的远中扭力，实际情况是游离端口腔黏膜在𬌗力作用下都有下沉，所以通常把𬌗支托设置在近中，有利于基牙健康（图 1-35）。

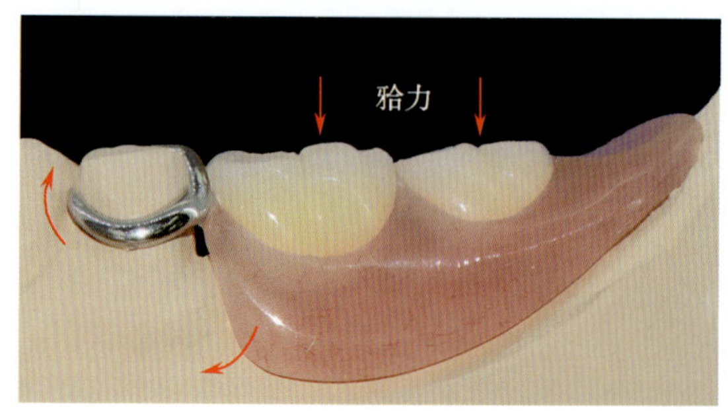

图 1-35　Kennedy Ⅰ类的支架设计中存在的一类杠杆作用

KennedyⅡ类第 1 亚类的支架设计中也存在如图 1-36 所示的一类杠杆作用。如果右侧尖牙采用铸造圆环形卡环臂进入颊侧近中倒凹，义齿会产生使基牙向上、向后移动的作用力，导致基牙与侧切牙邻接不紧密。此时，游离基托下的组织支持对减小卡环的杠杆作用非常重要，支持作用强，基托下沉量少，杠杆作用小。图 1-37 中右侧尖牙固位体的设计可以在义齿基托旋转时产生向前的作用力，以保持牙齿的邻接关系。其他的设计方法包括采用Ⅲ型钢丝弯制卡环固位臂进入颊侧近中倒凹，或只作为颊侧稳定臂不进入倒凹。

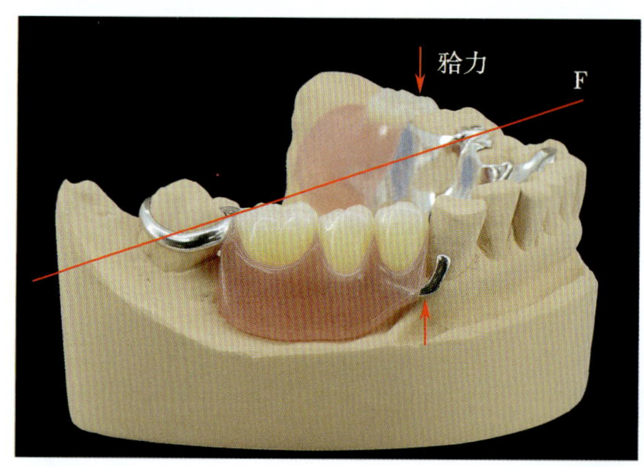

图 1-36　KennedyⅡ类第 1 亚类的支架设计中存在的一类杠杆作用

Kennedy Ⅰ类、Ⅱ类的支架末端基牙设计近中𬌗支托，其主要目的是改变支点位置，从而改变卡环的移位方向，使𬌗力向近中牙弓传导，避免基牙损伤。末端基牙采用 I 型杆式卡环、远中邻面板和近中𬌗支托，以减小义齿龈向旋转时的悬梁臂或一类杠杆作用力。Ⅲ型弯制卡环、远中邻面板和近中𬌗支托组合，可用于基牙颊侧远中无倒凹，或者因为存在组织倒凹不能放置杆形卡环的情况。这种设计比采用铸造卡环对基牙的损伤小。同样，游离基托下的黏膜组织是减小卡环臂的杠杆作用的关键因素。注意：支点位置会因为邻面板与导平面接触面积而改变，面积较小，则邻面板成为新的支点（图 1-37）。

另外，可摘局部义齿游离端基托上的人工牙受力时也会旋转。这种旋转主要产生非轴向力，因此，放置抵抗基牙沿水平轴旋转的间接固位体就很重要。当非轴向力作用位置越

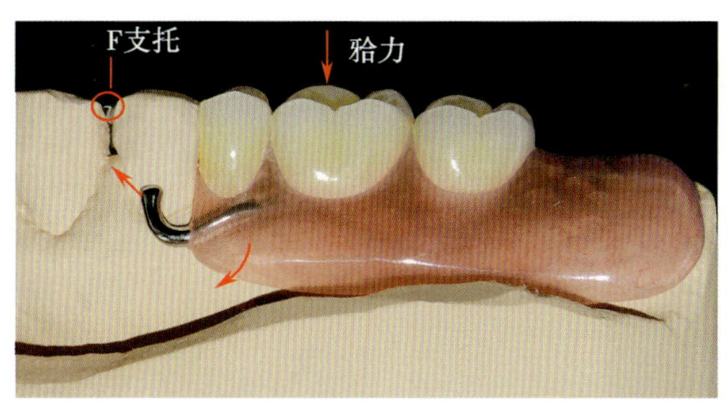

图 1-37 Kennedy Ⅰ类、Ⅱ类的支架末端基牙设计近中𬌗支托

接近于基牙水平旋转轴时，基牙对其耐受能力越强。图 1-38 中，A 显示的是在上端用力比在靠近地面处用力更容易将木桩摇动。力量近支点缩短了动力臂。B 显示的是卡环臂位置越靠近𬌗面 / 切端，对基牙产生的非轴向力越大，会产生与图 A 中上图相同的效果，所以在设计卡环时位置尽量靠近牙颈部。所以，必须调整基牙的轴面外形，使卡环的放置更接近基牙水平旋转轴牙颈部，更有利于保护基牙（图 1-39）。

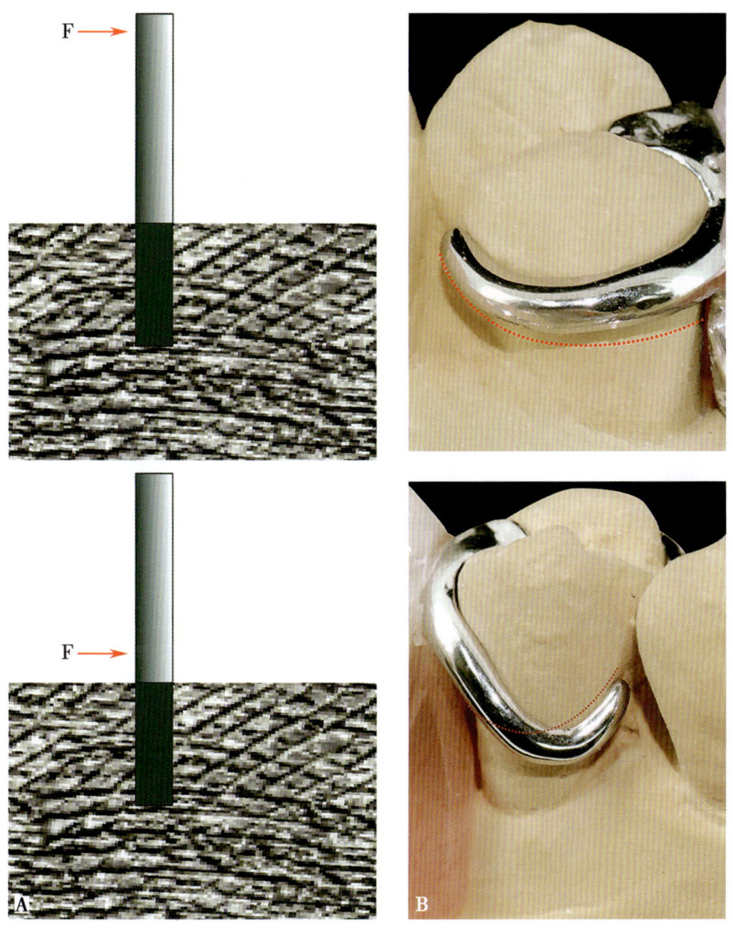

图 1-38 杠杆原理应用于卡环位置设计

A. 力量近支点缩短了动力臂 B. 卡环臂位置尽量靠近牙颈部

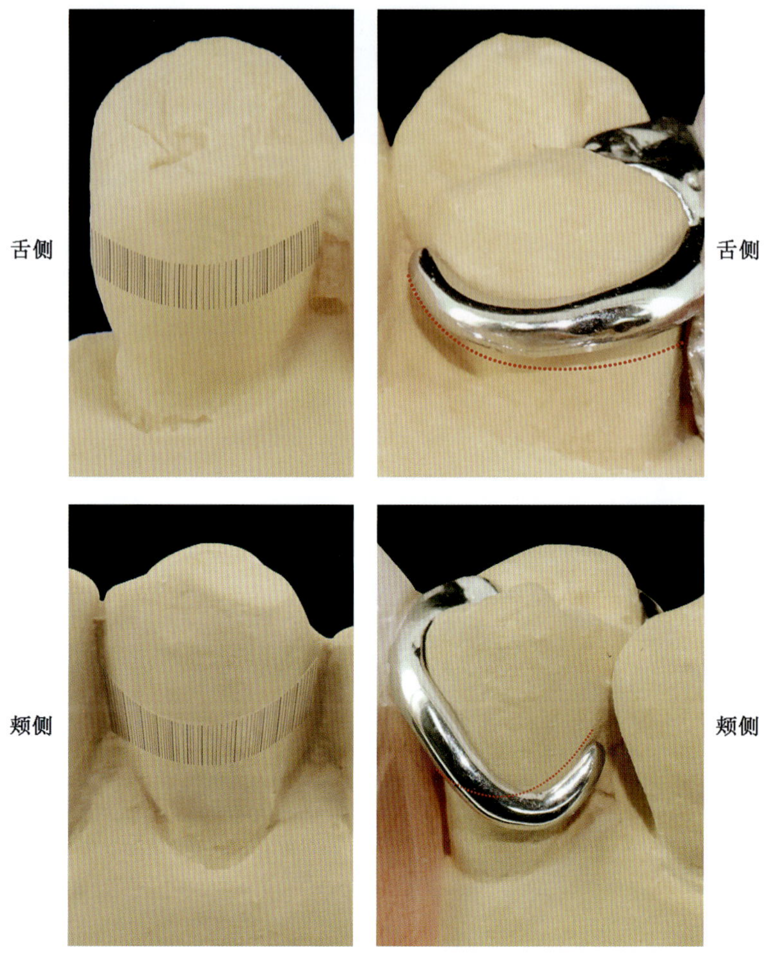

图 1-39 调整基牙外形，改变卡环臂的位置

（二）固位力的组成

1. 约束力 固位臂尖端进入倒凹的弹性力。

2. 摩擦力 义齿各部件与天然牙之间接触摩擦产生的作用力。

3. 吸附力 包括基托与唾液、唾液与黏膜间的附着力，以及唾液分子间的内聚力。

4. 表面张力 基托与黏膜间的唾液薄膜层的表面张力。

5. 大气压力 当基托与黏膜紧密贴合、边缘封闭时，在大气压力作用下，两者间可形成功能性负压腔，使义齿获得固位。

在5种固位力（retention forces）中，对可摘局部义齿来说，最主要的是约束力和摩擦力。

（三）摩擦固位力及其影响因素

摩擦固位力（friction forces）是指义齿各部件与天然牙摩擦而产生的力。包括卡环臂部分基托、邻面板等与基牙接触产生的摩擦力。

1. 弹性卡抱力（elastic enclasp forces） 有脱位力作用时，卡环臂对基牙产生的卡抱作用力。进入基牙倒凹区的卡环臂，在受脱位力作用而向脱位方向移动或有移动趋势时，脱位摩擦力 F 会分解为沿牙面方向的脱位作用力 F_1 和垂直作用于牙面的正压力 F_2（图 1-40）。

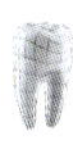

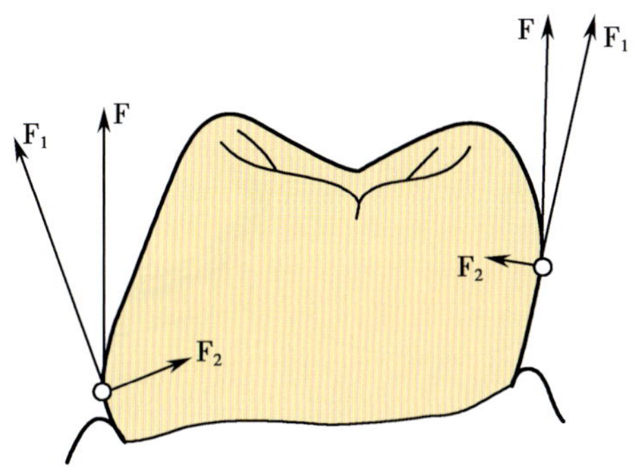

图 1-40　卡环臂对基牙的作用力分解

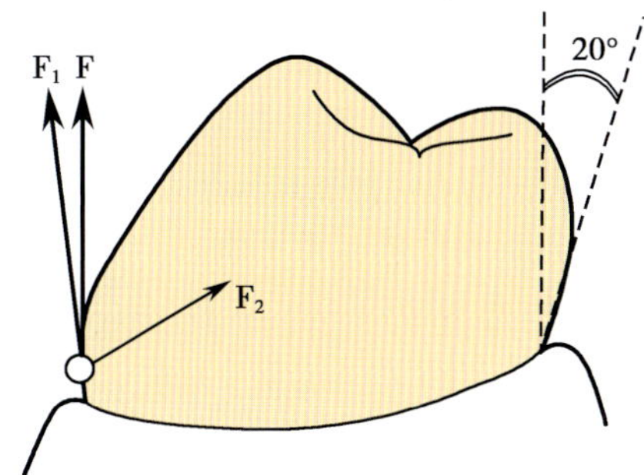

图 1-41　正压力的方向与倒凹坡度

根据摩擦力 = 正压力 × 摩擦系数，由于金属卡环与牙齿的表面大多很光滑，摩擦系数相对较小（在考虑固位时甚至可忽略不计）；因此正压力成为影响弹性卡抱力进而影响固位力的主要因素。正压力对固位力的影响与以下因素有关：

（1）卡环臂的弹性（elasticity of the clasp arm）：作用于基牙的正压力 F_2，其反作用力是使弹性卡环臂撑开的力。因此，卡环臂对基牙的弹性作用力越大，则正压力越大。

（2）正压力的方向（direction of positive pressure）：由于牙齿的表面是曲面，卡环臂在牙面的作用点可以理解为圆上的一段截弧，（如果卡环臂作用点位置变了，圆心和弧形也变），正压力的方向与这段截弧的切线垂直。正压力的方向与基牙的倒凹坡度有关。倒凹坡度是指倒凹区牙面与共同就位道方向之间构成的角度。在倒凹深度相同时，坡度越大，正压力的反作用力与脱位力的方向越一致，脱位分力 F_1 越小，固位力越大（图 1-41）。但由于受到倒凹水平深度的限制，倒凹坡度一般控制在 20° 为宜。

（3）卡环系统的对抗设计（reciprocal design of the clasps）：卡环固位臂和对抗臂（包括高基托、小连接体等）形成相对的作用于基牙的两个正压力（F_2），两个 F_2 构成的夹角越小，固位力越大（图 1-42）。

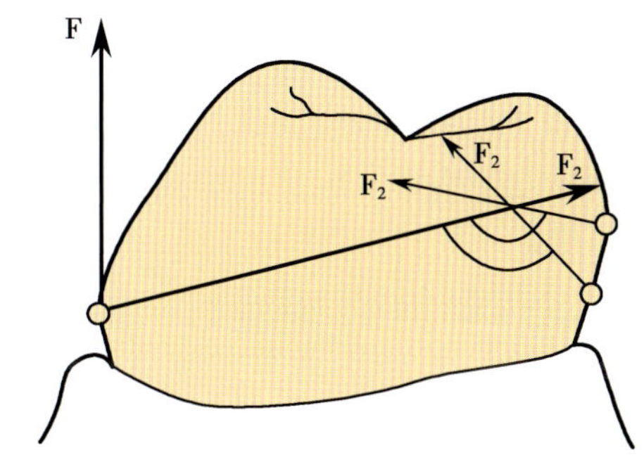

图 1-42　卡环固位臂和对抗臂正压力方向的夹角

比如，下颌向舌侧倾斜的磨牙作为基牙时，颊侧固位臂因倒凹过小产生的正压力方向趋于水平向，如果舌侧对抗臂的位置过高，两卡环臂压力方向产生的夹角过大，卡环的整个固位力会降低，义齿戴入时会产生弹跳现象。反之，如果两卡环臂的夹角过小，使固位力大于脱位力太多，在义齿摘出时对基牙产生拔出力，而影响基牙的健康。

（4）脱位力的方向与角度（the direction and angle of the displacing forces）：在脱位力相等的条件下，脱位力的方向与牙面间构成的角度越大，对牙面的正压力越大，固位力越大。因此，调整义齿就位道与脱位道的方向可改变卡环的固位力。

2. 制锁摩擦力（locking friction forces）　制锁状态是指义齿由于设计的就位道与功能状

态下义齿的实际脱位力方向不一致而造成的约束状态。就位道与脱位方向形成的夹角称为制锁角。制锁摩擦力的大小取决于脱位力的大小以及进入制锁角内义齿部件的强度(图1-43)。

3. 其他摩擦力(other friction forces) 指义齿的导平面板、基托、小连接体等部件与基牙的紧密接触,在脱位时产生的摩擦力。其大小主要由这些部件的数量、与基牙的接触面积、相互间的平行度等因素决定。

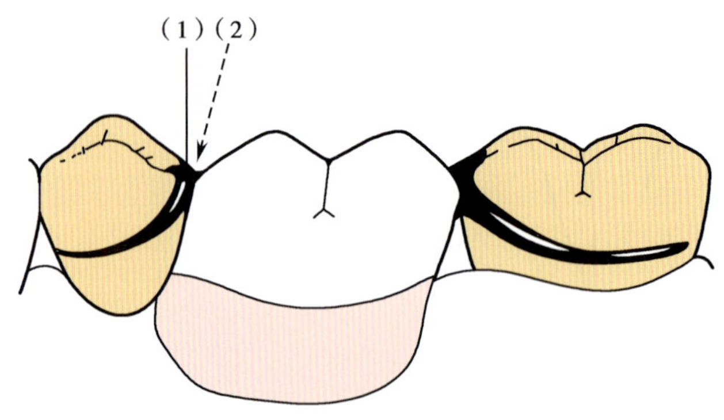

图1-43 制锁原理
(1)脱位力 (2)义齿就位方向

二、义齿材料的力学性能

可摘局部义齿行使功能时,在外力作用下义齿材料可能出现变形或断裂,从而影响义齿的使用寿命。只有通过合理的设计和制作,才能为义齿提供足够的强度、刚性和稳定性。金属、树脂是可摘局部义齿的常用材料,了解义齿材料的性能与使用特点对制作优验义齿至关重要。

(一)金属材料的力学性能与应用

1. 金属材料的机械性能 详见《口腔工艺材料》第二章。

2. 金属材料的性能对可摘局部义齿的意义

(1) 可摘局部义齿的卡环断裂是临床常见问题。固位卡环臂通过弹性形变产生固位力,其弹性形变程度应设计在弹性极限范围内,否则卡环就会发生永久变形,甚至断裂。在卡环设计和制作中要根据牙列缺损类型、基牙条件和材料性能灵活应用。

(2) 不同金属材料,其刚性不同。制作可摘局部义齿支架的金属材料有钴铬合金、纯钛、贵金属合金、锻造合金等。即使是同种材料,组成成分比例不同也会表现出不同的弹性和刚性。义齿的刚性除与材料的弹性模量有关外,还与义齿的横截面积有关。同种材料的可摘局部义齿卡环或连接体,弹性模量虽然相同,但横截面积大的不易发生变形,横截面积小的则易发生变形。因此可摘局部义齿金属支架在设计和制作时要考虑卡环或连接体的宽度与厚度。

(二)树脂的疲劳与断裂

树脂是制作基托、连接金属支架、人工牙的主要材料,具有较高的机械强度,能够承受一定的咀嚼压力,而且韧性较好,但受力过大或设计不合理时,在临床也常出现断裂。

疲劳(fatigue)是指材料在循环应力作用下发生的破坏。材料在疲劳后受到远小于其极限强度甚至小于其弹性极限的应力,就可能发生断裂。可摘局部义齿的疲劳源于每天承受重复应力,表现为咬合力产生的冲击疲劳、口腔环境下产生的循环热应力疲劳和唾液腐蚀疲劳等。在义齿制作过程中,改善树脂的加工工艺及树脂的防腐和耐老化性能、改善基托的结构、提高树脂与金属的结合力是防止树脂疲劳断裂的具体方法。

疲劳断裂常发生于材料应力高度集中的部位或强度较低的部位。可摘局部义齿容易断裂的部位具有一定的规律性(图1-44)。在义齿制作过程中,应注意这些部位的加强。

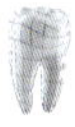

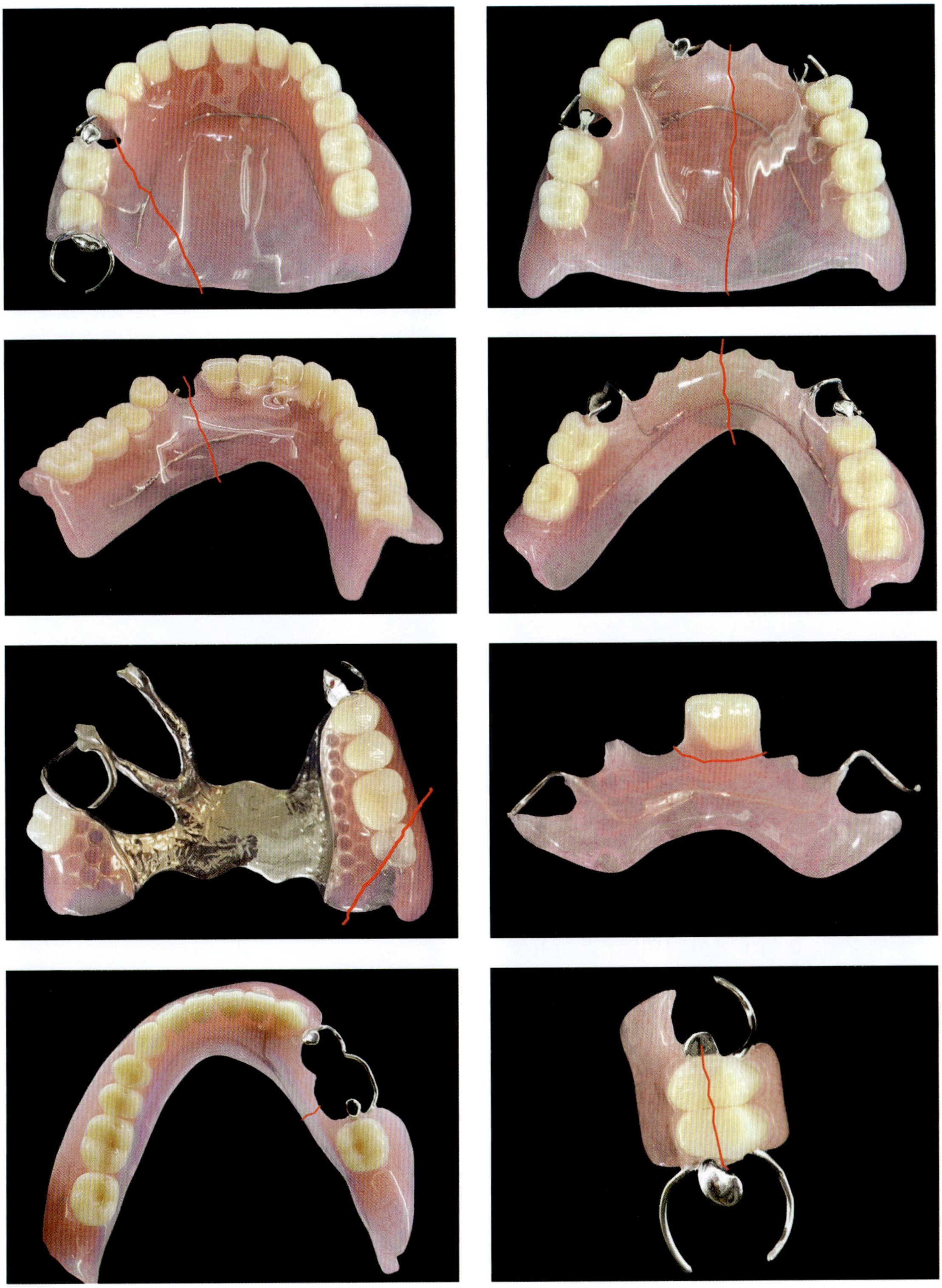

图 1-44　可摘局部义齿容易断裂部位

第三节　𬌗学原则

𬌗(occlusion)是义齿的灵魂，义齿质量的高低主要取决于咬合质量。技师应深刻理解𬌗学知识，并把它运用于修复体制作的各个环节。可摘局部义齿基底部与颌骨载体间结合不像固定义齿那么紧密，再加上黏膜有一定的压缩性，咀嚼食物时义齿存在一定的动度，因此可摘局部义齿对咬合精度的要求不像固定修复体那么高，但仍需遵循𬌗学的基本原则。

一、保证准确的牙尖交错位

准确的牙尖交错位(accurate intercuspal position)是决定义齿咬合质量的基础。上下颌模型应借助余留牙或颌位记录准确对位于牙尖交错位，并安装于𬌗架。牙尖交错位是一切下颌运动的起点和终点，错误的牙尖交错位常常导致义齿修复失败。

1. 牙尖交错𬌗(intercuspal occlusion)　上下牙之间应建立一对二、尖窝交错的咬合接触关系。准确、稳定的牙尖交错𬌗既有利于磨碎食物也有利于下颌吞咽时动作稳定，可保持口颌系统的长期健康。

2. 避免早接触(avoid premature contact)　在牙尖交错位时，人工牙与余留牙应尽可能实现同时接触，避免早接触，以保证𬌗力均匀分散。如果人工牙存在早接触点，会导致局部受力过大，造成黏膜压痛；如果𬌗支托或卡环体存在早接触点，可影响基牙与对颌牙的牙周组织健康。

3. 建立协调的覆𬌗、覆盖(establish harmonious overbite/overjet)

(1) 个别牙缺失时，应参考邻牙恢复其原有覆𬌗、覆盖。

(2) 咬合重建时，应尽量建立正常的覆𬌗、覆盖。前牙覆𬌗、覆盖与发音功能关系密切。

二、控制𬌗力大小与方向，实现轴向受力

应根据患者基牙和牙槽嵴的条件设计义齿所受𬌗力的大小与方向，尽可能实现轴向受力。

1. 轴向受力(axial load)　人工牙的功能尖应排在牙槽嵴顶上，使𬌗力沿牙体长轴传导至牙槽嵴顶，有利于义齿的稳定，提高咀嚼效率。

2. 建立协调的𬌗曲线(establish harmonious occlusion curve)

(1) 个别牙缺失时，应参考邻牙及对颌牙恢复其原有的𬌗曲线。

(2) 咬合重建时应建立正常的纵𬌗曲线与横𬌗曲线，使其静态与动态时受到的力都接近轴向。

3. 减小𬌗力(reduce occlusion load)　牙槽嵴严重吸收的患者，可减少排牙数量、减少𬌗接触点或者选择牙尖斜度较小的人工牙。

三、建立适宜的动态𬌗

从义齿结构的角度来看，义齿基底部与颌骨载体间结合越牢固，义齿的固位性与稳定性越好。应根据功能状态下义齿的稳定性来设计动态𬌗。自然牙列多采用双侧交替咀嚼的方式，这是人类进化的结果。因此，可摘局部义齿稳定性较好时，应设计为前牙导向𬌗或组

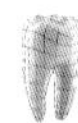

牙功能𬌗；稳定性较差时，则应设计为平衡𬌗。

1．前牙导向𬌗与组牙功能𬌗（anterior guidance occlusion and group function occlusion） 对于牙支持式义齿，应恢复前牙的导向功能。前伸运动时，应建立前牙导向𬌗，切牙尽可能起均匀的导向作用，后牙脱离咬合接触；侧方运动时，设计为尖牙保护𬌗或组牙功能𬌗，平衡侧的牙齿脱离咬合接触，避免𬌗干扰。

混合支持式义齿，如果前牙无缺失或已被稳定修复，可设计为前牙导向𬌗；否则，应根据义齿的稳定性设计为组牙功能𬌗或平衡𬌗。

2．平衡𬌗（balanced occlusion） 黏膜支持式义齿通常稳定性较差，义齿的制作在前伸、侧方咀嚼过程中保证有3点以上的咬合接触，达到平衡𬌗。

（张兴明 张建文）

思 考 题

1．简述可摘局部义齿的定义。

2．简述可摘局部义齿的适应证、禁忌证。

3．简述可摘局部义齿的组成与结构。

4．简述Kennedy牙列缺损分类法。

5．简述王征寿（1959年）六类分类法。

6．简述按可摘局部义齿支持形式的分类。

7．简述可摘局部义齿游离端可能发生的三种移位。

8．简述Kennedy Ⅰ类、Ⅱ类的支架末端基牙设计近中𬌗支托的主要目的。

9．简述可摘局部义齿的固位力主要有哪两种？

10．混合支持式义齿排牙时，如何设计𬌗接触？

第二章　印模与模型技术

精准的印模、高质量的模型、准确的颌位记录是制作可摘局部义齿的基础，必须将这些基础逐步做好，就像“盖房子，先要打好地基”一样。本章按照可摘局部义齿工艺流程介绍印模、模型与颌位关系转移操作的步骤和技术要点。

第一节　印　　模

口腔印模（dental impressions）是口腔科医师使用托盘和印模材料从患者的口内制取的阴模。此阴模应准确反映患者口腔内软、硬组织的形态和细节。印模越准确、完整、细节再现性越好，灌注的模型就越精准。高质量印模和模型是制作优殆义齿的前提（图 2-1）。

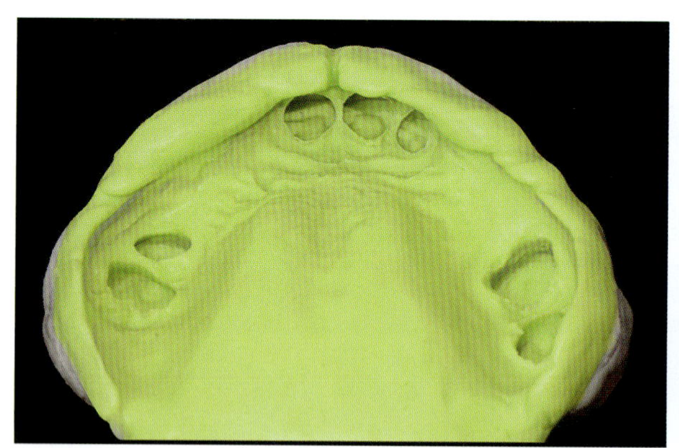
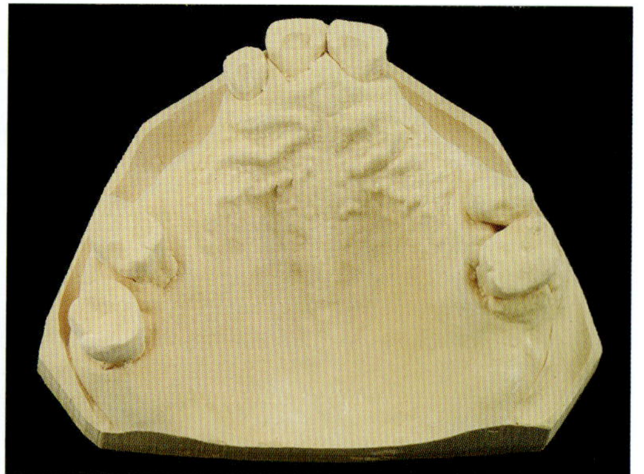

图 2-1　印模与模型

一、托盘的选择

托盘（tray）是承载印模材料在口内制取印模的一种工具。选取一副适合患者口内情况的托盘是制取高质量印模的前提。

（一）托盘的类型

按托盘的材质分为金属托盘（metal tray）（图 2-2）、树脂托盘（resin tray）（图 2-3）、金属树脂联合托盘（metal-resin tray）（图 2-4）；按托盘的结构和使用目的分为全牙列托盘（full dentition tray）和部分牙列托盘（partial dentition tray）（图 2-5）；按托盘的精确度分为标准托盘（standard tray）（图 2-2）、闭口托盘（closed tray）（图 2-6）和个别托盘（individualized tray）（图 2-7）。

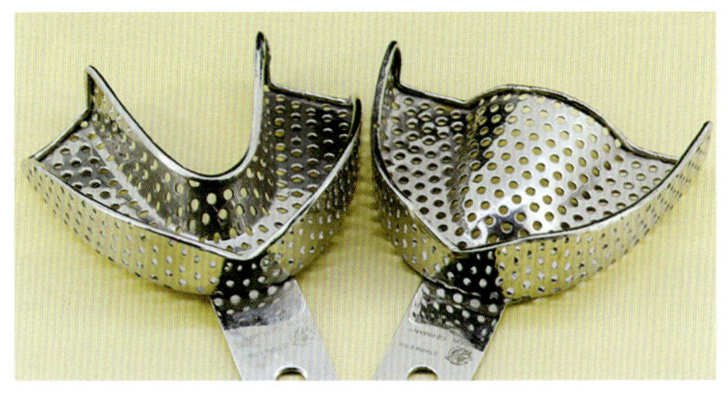

图 2-2　金属托盘

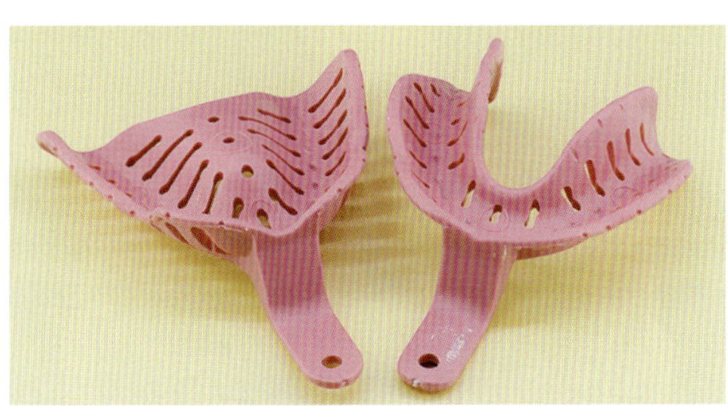

图 2-3　树脂托盘

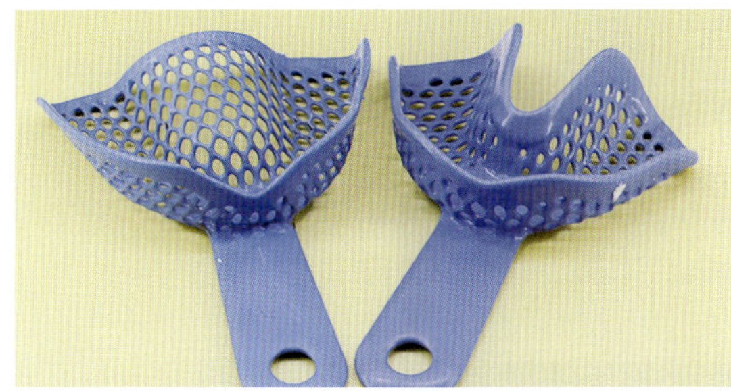

图 2-4　金属树脂联合托盘

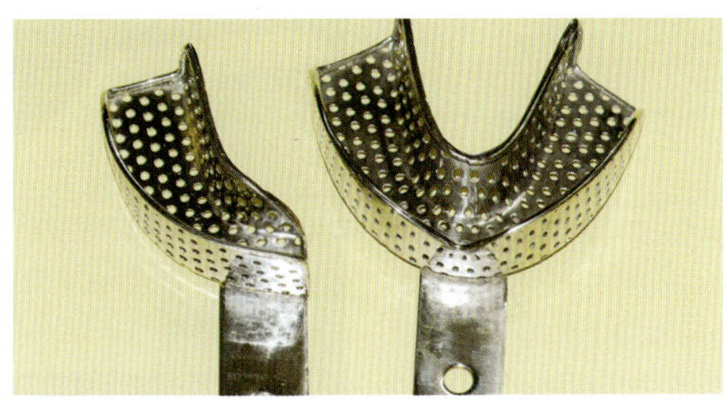

图 2-5　部分牙列托盘和全牙列托盘

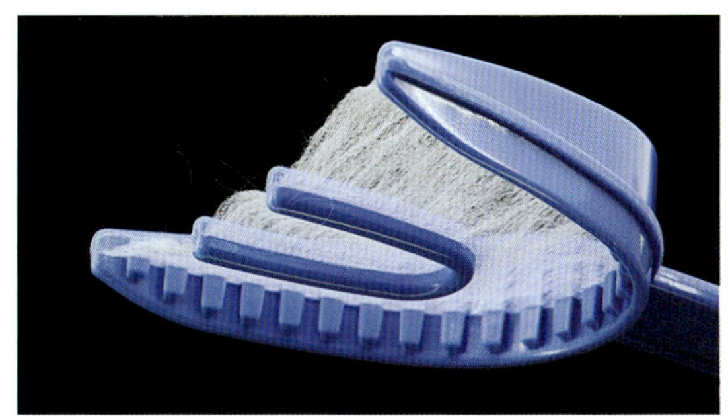

图 2-6　闭口托盘

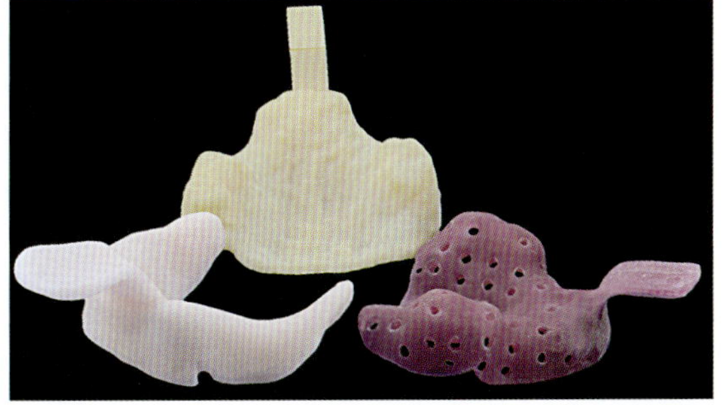

图 2-7　个别托盘

（二）托盘的要求

托盘的形状和大小应根据牙弓的形状和大小来选择，托盘与牙弓内外侧应有 3～4mm 间隙，以容纳印模材料；其翼缘应距黏膜转折处 2～3mm，不能妨碍唇、颊侧软组织及舌的活动；上颌托盘后缘应盖过上颌结节和颤动线，下颌托盘后缘应盖过磨牙后垫。若成品托盘不能满足需要，可制作个别托盘，通常制作复杂的可摘局部义齿及全口义齿需使用个别托盘（图 2-8）。

（三）制作个别托盘

根据患者口腔情况量身定制的托盘称为个别托盘。

1. 优点

（1）用个别托盘制取的印模，托盘内各部分印模材料的厚度均匀，因此印模更精准。

（2）对黏膜的压力均匀，完成的义齿不易产生压痛。

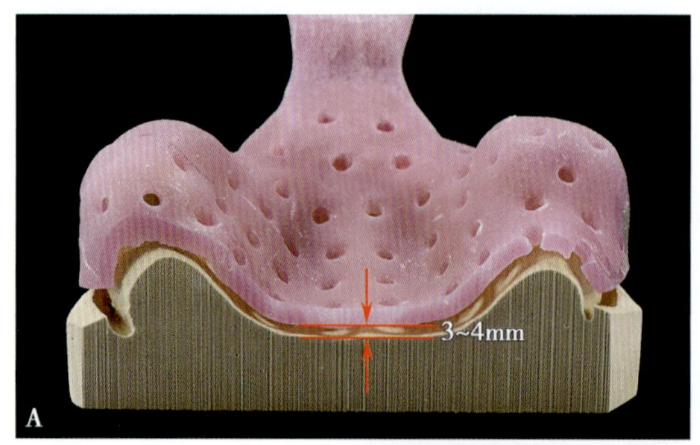

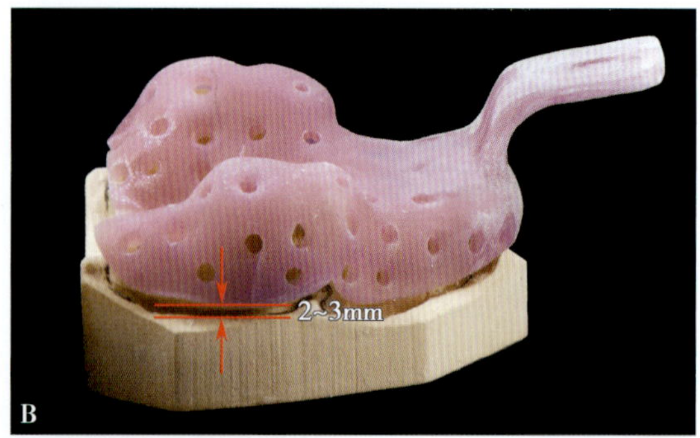

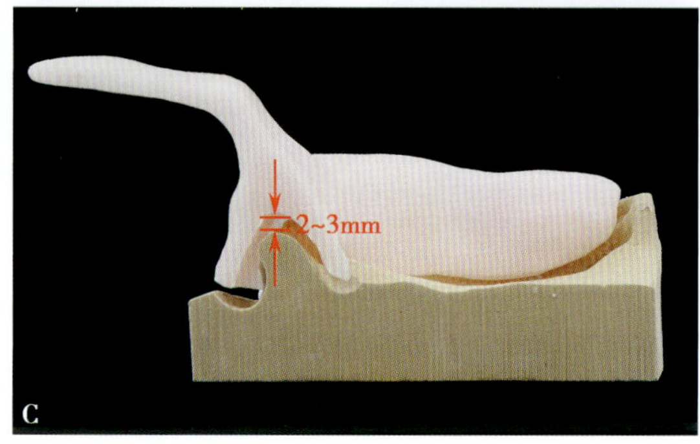

图 2-8　个别托盘与口内组织的关系

A. 上颌后面观　B. 上颌侧面观　C. 下颌截面观

（3）可完整反映患者口内组织的解剖形态特点。

（4）易于进行肌功能修整，正确记录口腔功能状态下修复体边缘的伸展范围。

（5）托盘与患者口内组织形态相吻合，节约印模材料。

2. 材料与器械

（1）材料：画线笔、基托蜡、分离剂、毛笔、光固化树脂片、自凝树脂粉与液、砂石、钨钢磨头。

（2）器械：雕刻刀、磨头、金属调刀、小瓷碗、电蜡刀、观测仪。

3. 步骤与方法

（1）光固化树脂制作（fabrication from light-curing resin）

1）画线：用铅笔在模型上画出托盘的边缘线，距离前庭沟底 2～3mm，唇、颊、舌系带处充分避让，两侧上颌结节、下颌磨牙后垫区要完全覆盖（图 2-9）。

2）填倒凹（undercuts filling）、缓冲（relieving）：用模型观测仪观测，标记出余留牙及牙槽嵴的倒凹区并用蜡填补倒凹。在余留牙、牙槽嵴等组织上覆盖一层基托蜡，在前牙区和后牙区分别切除直径约 5mm 圆形窗口作为托盘就位时的支点，按托盘边缘线切除多余的蜡片，并用电蜡刀将边缘封闭（图 2-10）。

3）涂布分离剂（separating agent application）：在模型与光固化树脂接触的表面涂布分离剂，以便固化后的托盘易于从模型上取下。

4）铺设光固化树脂（light-curing resin layout）：从避光盒中取出成品光固化树脂片，用雕刻刀修整成所需的形状，先将圆形窗口处填平；上颌从腭穹隆开始向四周铺设，下颌从

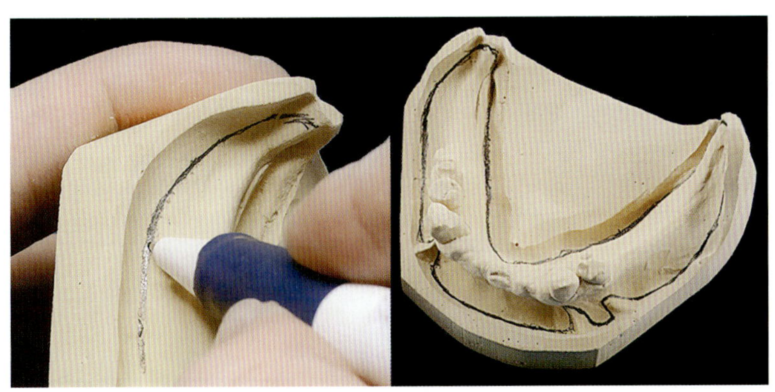

图 2-9　确定个别托盘边缘线

牙槽嵴顶开始向四周铺设。按压时压力勿过大，以免压薄。树脂片应与模型吻合、无皱褶。用雕刻刀切除超过边缘线的部分（图 2-11）。

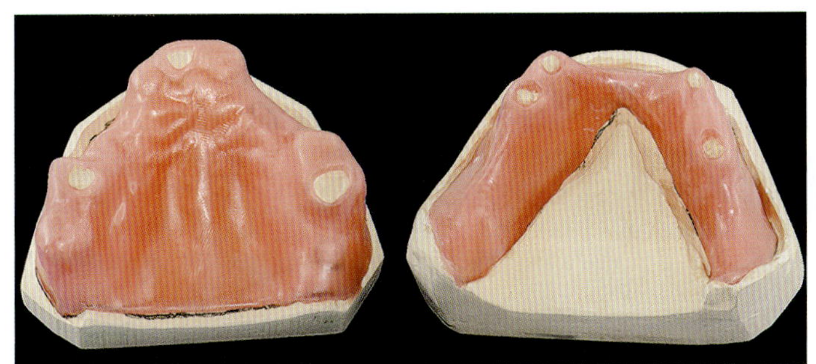

图 2-10　基托蜡缓冲

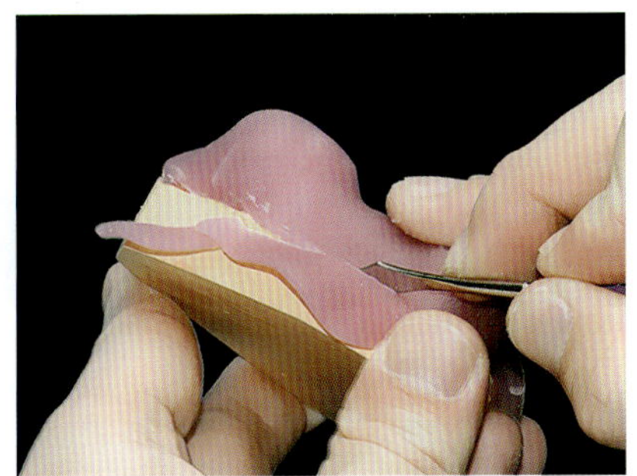

图 2-11　切除托盘边缘多余材料

5）制作托盘柄（tray handle fabrication）：将剩余材料收集在一起揉捏成托盘柄，厚度 3～4mm，宽度 18～25mm，高度 10～15mm，长度 20～25mm（图 2-12）。注意托盘柄应位于前牙区正中部牙槽嵴顶唇侧，不得干扰和妨碍患者口唇的运动，同时方便医师操作。

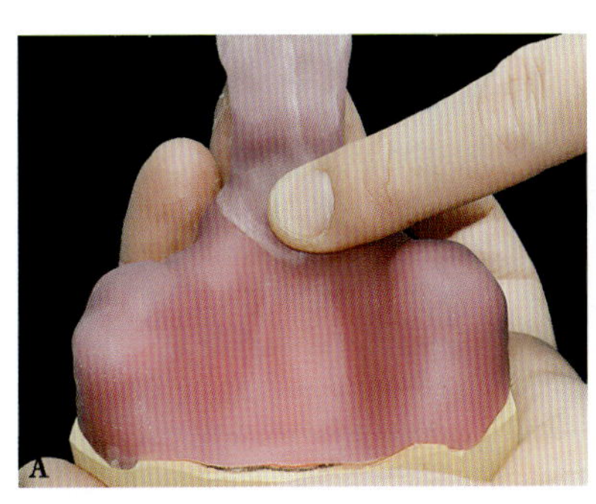

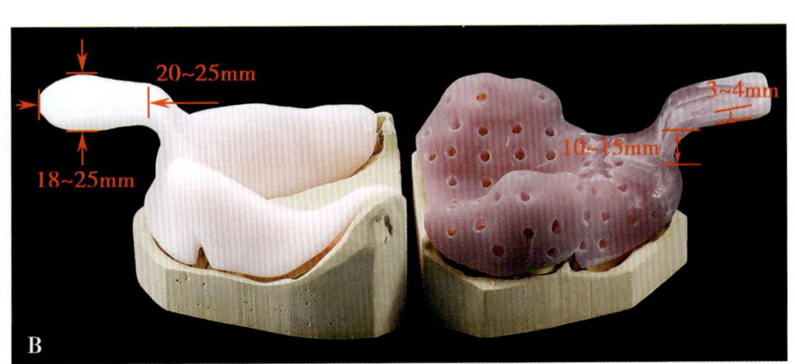

图 2-12　制作托盘柄

A. 连接托盘柄　B. 托盘柄位置与大小

6）固化（light-curing）：将个别托盘与模型放入光固化机（图 2-13），按说明书要求调整光照时间，进行初步固化，然后从模型上取下个别托盘，组织面朝上光照，达到最终固化。

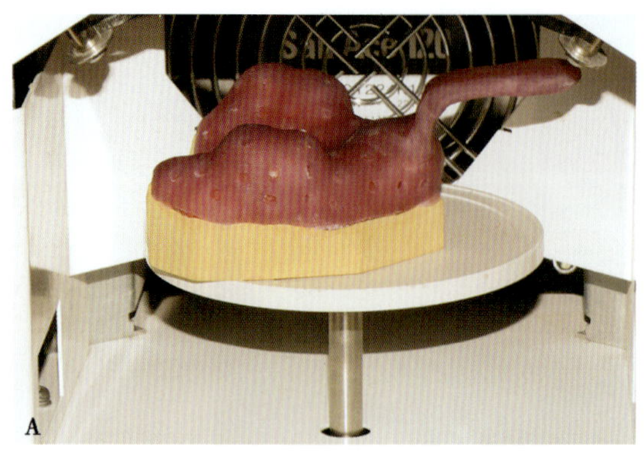
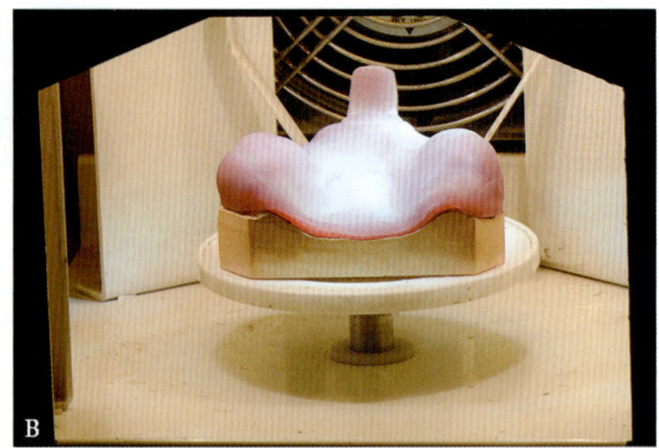

图 2-13 个别托盘光照固化
A. 模型放入光固化机 B. 光照固化

7）打磨（grinding）：用砂石或钨钢磨头修整托盘边缘及唇、颊、舌系带区（图 2-14），注意系带部位的形态和走向。打磨托盘表面的毛刺等不平处，并在托盘上每间隔 5～8mm 打孔，以增加托盘与印模材的结合力，孔的直径约 2mm。进行初步抛光，并用蒸汽清洗机清洗个别托盘及模型。若用硅橡胶取印模可不打孔，但应使用专用托盘粘接剂（图 2-15）。

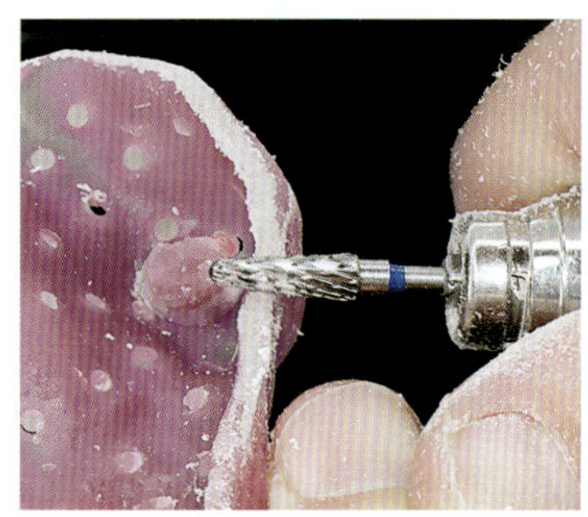
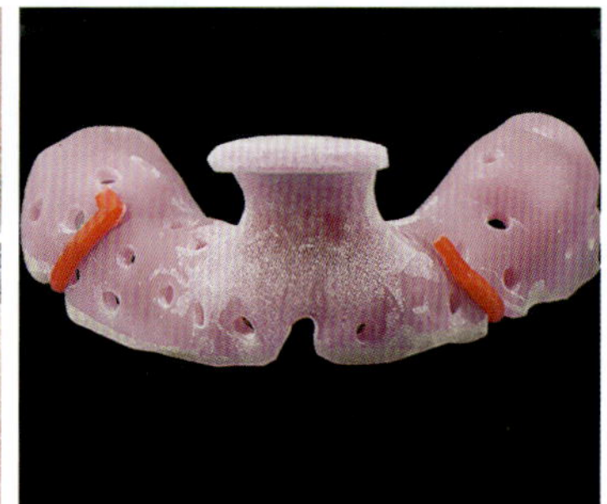

图 2-14 修整系带区

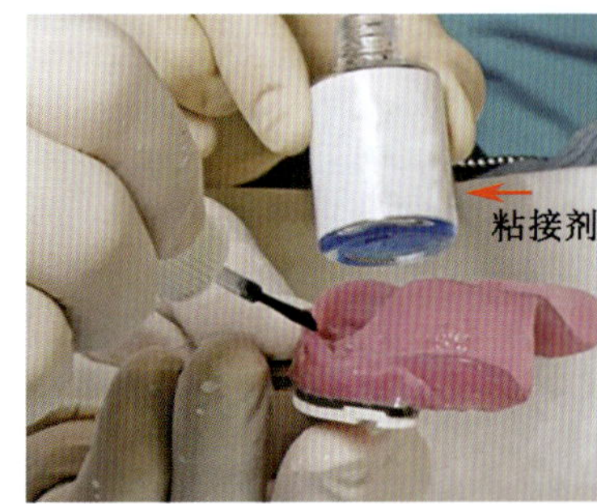

图 2-15 粘接剂

8）完成（finishing）：将个别托盘就位于模型，检查边缘与设计线一致，消毒后交付医师（图 2-16）。

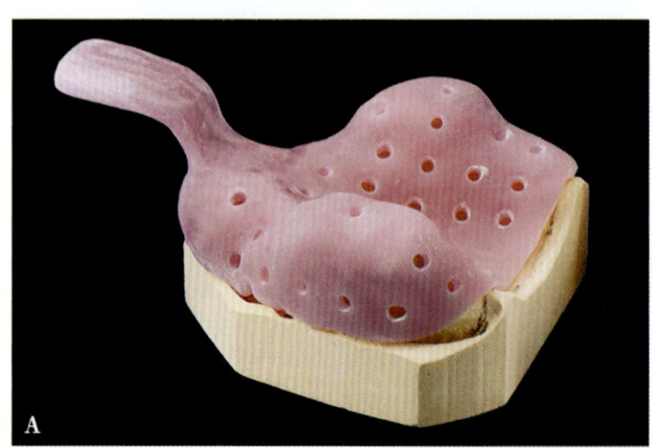
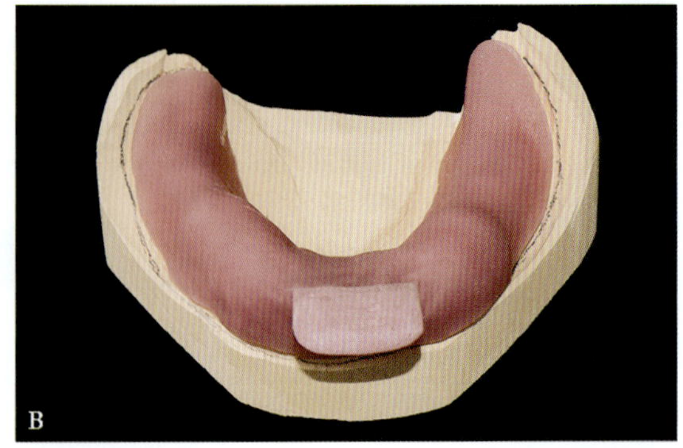

图 2-16 个别托盘完成
A. 上颌有孔托盘 B. 下颌无孔托盘

（2）自凝树脂制作（fabrication from self-curing resin）：自凝树脂是由粉、液组成。粉、液混合成面团状，可以揉捏成型。常用的有普通型和延长型，普通型凝固时间约 5 分钟，延长型凝固时间约 10 分钟（图 2-17）。

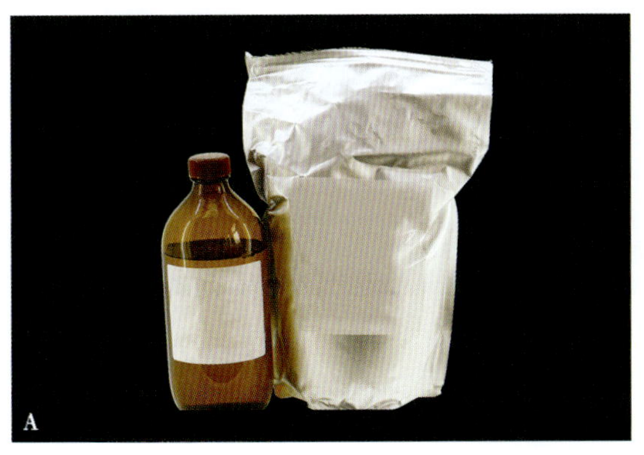

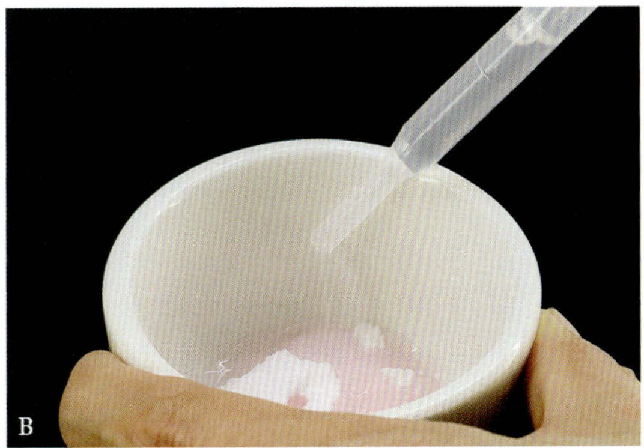

图 2-17　自凝树脂材料

A. 自凝树脂粉与液　B. 自凝树脂粉液混合

制作步骤、方法基本同光固化树脂，不同点在于：①需要调拌自凝树脂，调拌时严格按说明书操作；②调好的材料用手掌或专用器械碾压成厚度约 2mm 的薄片；③室温固化（图 2-18）。

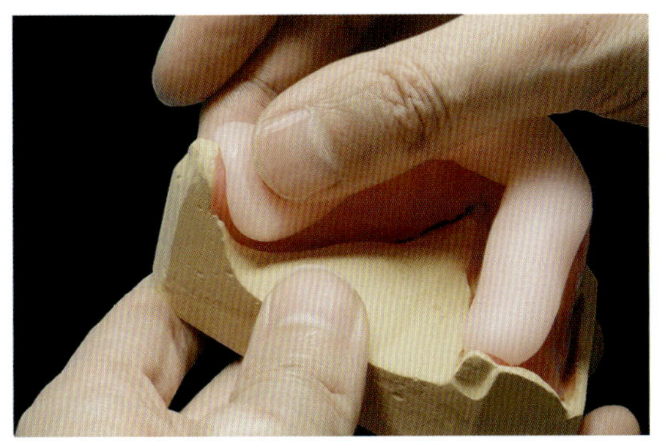
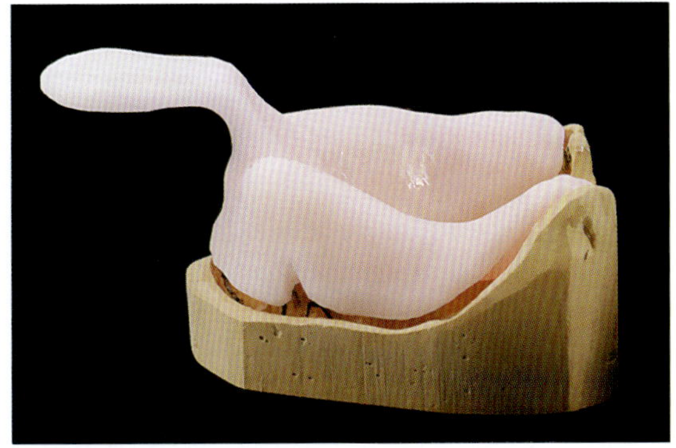

图 2-18　制作自凝树脂托盘

（3）3D 打印制作（fabrication from 3D-printing）

1）将模型放入扫描仪，扫描后生成三维的虚拟模型。

2）在计算机上对虚拟模型进行观测、填倒凹、缓冲，设计个别托盘。

3）将设计完成的托盘数据上传到 CAM 数据编程的计算机进行编程，输出程序代码到 3D 打印机完成打印。

4）将完成的托盘消毒备用（图 2-19）。

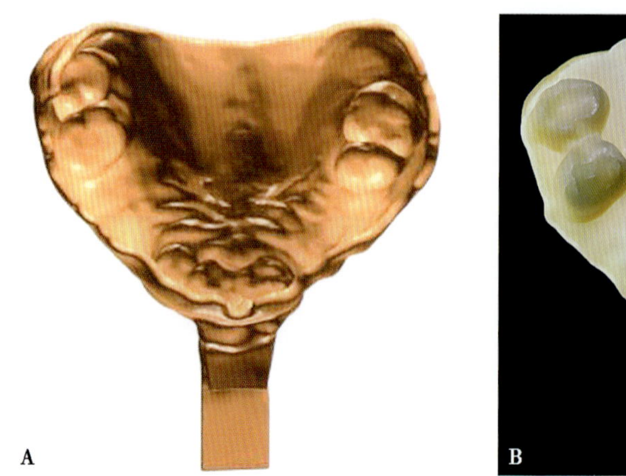
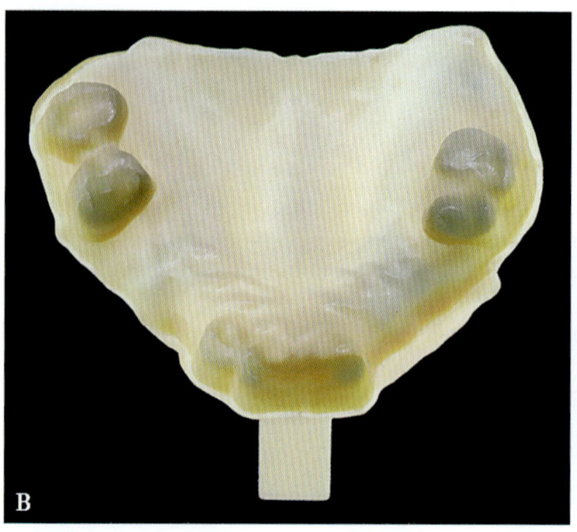

图 2-19 3D 打印托盘
A. 三维虚拟托盘 B. 打印完成的托盘

二、印模的种类

（一）解剖式印模

解剖式印模（anatomical impression）是在承托区的软硬组织处于非功能状态下取得的无压力印模。采用流动性好的印模材料制取。可以准确反映牙和牙槽嵴的解剖形态，适合牙支持式与黏膜支持式义齿。

图 2-20（A）中印模边缘伸展合适、宽窄均匀；二次硅橡胶厚薄均匀、颜色一致；唇、颊系带清晰完整。图 2-20（B）中印模有如下问题：印模边缘过长、过宽；二次硅橡胶不均匀；唇、颊、舌系带不明显。

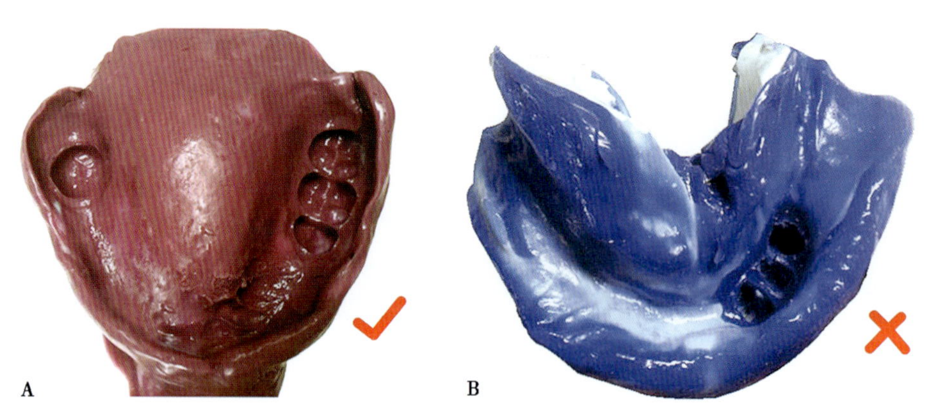

图 2-20 解剖式印模
A. 合格的解剖式印模 B. 不合格的解剖式印模

（二）功能性印模

功能性印模（functional impression）是在功能状态下组织受力时制取的印模，灌制的模型反映患者在功能运动时黏膜的位置和形态。适用于牙 - 黏膜混合支持式义齿，如 Kennedy Ⅰ类或Ⅱ类牙列缺损的义齿修复。

三、质量目标

1. 印模无脱模，边缘光滑圆钝，印模材料 4～5mm 厚度均匀一致，无气泡、无咬穿现象。

2. 印模完整，无变形，口内软、硬组织解剖形态准确清晰无压痕。

3. 上颌游离端缺失的病例，印模边缘覆盖过双侧的上颌结节与腭小凹，下颌游离端缺失的病例，印模远中覆盖过双侧的整个磨牙后垫、颊侧盖过外斜线、舌侧盖过内斜线。

第二节　模　　型

口腔模型是由口腔印模（阴模）灌注成的阳模。目前，除了口内直接法修复、计算机辅助设计与制作（CAD/CAM）和预成的修复体外，其他各类修复体都要在模型上制作完成。因此，口腔科技师灌制模型时要十分仔细，需具有高度的责任心。

一、模型的分类

（一）工作模型

工作模型（master model）是指用来制作各种修复体的模型，包括在可摘局部义齿制作过程中用不同材料翻制而成的模型（图 2-21）。模型是口腔修复工作成败的基础。

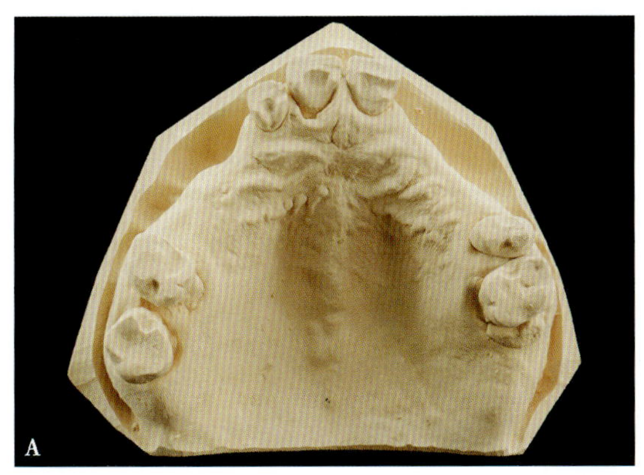

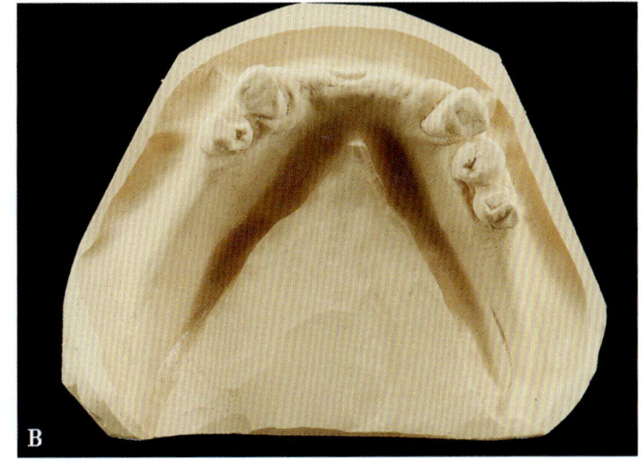

图 2-21　工作模型

A. 上颌　B. 下颌

（二）研究模型

对缺牙情况较复杂的患者，为更好的制订诊疗计划和设计修复体所制取的分析模型称为研究模型（study model）（图 2-22）。通过对研究模型进行观测分析，可确定患者的咬合类型，有无咬合障碍，确定合理的基牙导平面和义齿就位道，也可分析基牙的固位条件、牙体预备的部位及调磨量，辅助制订义齿的最终设计方案。

设计方案记录在研究模型上，用观测仪的刀具削除需要在口内磨改的部位，如伸长牙、倾斜牙、基牙过大的倒凹区，支托位置等，可用不同的彩色铅笔标记口内磨改的部位，以供临床牙体预备时参考。另外，研究模型还可用于制作个别托盘。

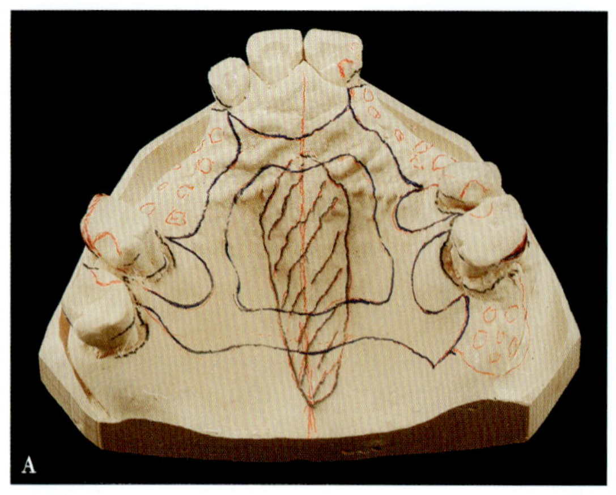
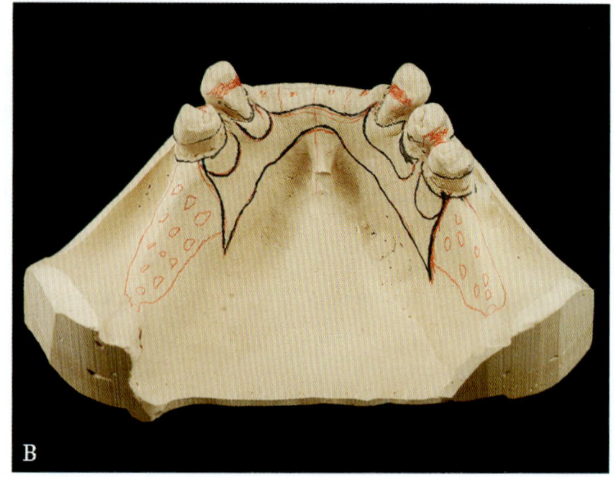

图 2-22　研究模型
A. 上颌　B. 下颌

（三）记存模型

记存模型（record model）是指在治疗前后用来对比治疗效果的模型，是正畸矫治过程中不可缺少的记录资料（图 2-23）。用于确定矫治计划、矫治前的原始记录以及治疗过程中的疗效观察、对照、评估。对于口腔修复学，记存模型可作为咬合分析治疗、颌位关系记录和牙列缺失后的参考模型等，也作为研究资料保存。

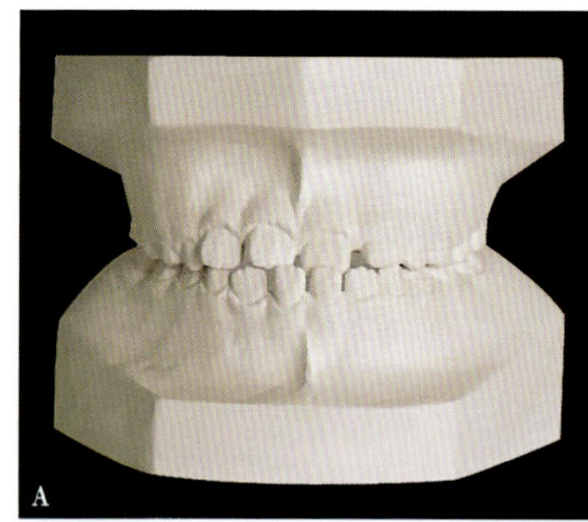
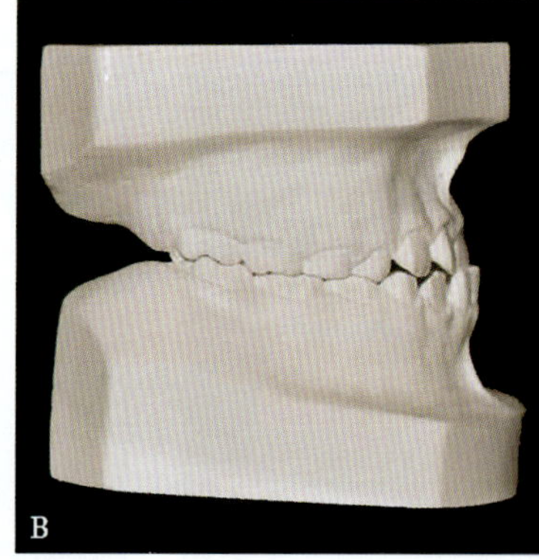
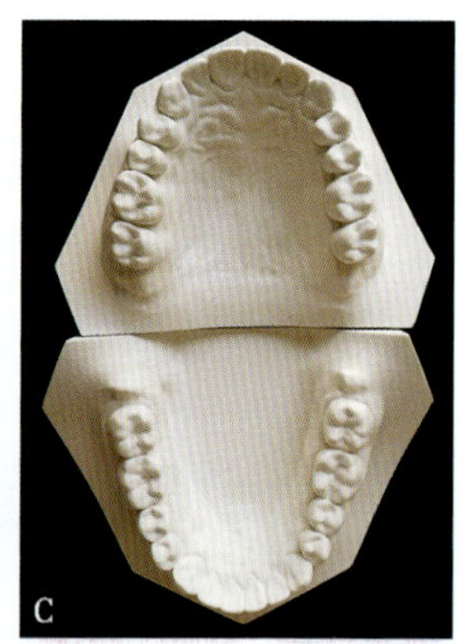

图 2-23　记存模型
A. 正面观　B. 侧面观　C. 𬌗面观

（四）复制模型

复制模型是指用于蜡型带模铸造或是用于制作过程中试戴就位，以检测义齿的精确性的模型（图 2-24）。

二、灌注模型

取得准确印模后，应及时用硬石膏或超硬石膏等模型材料灌注模型（model pouring）。

（一）印模处理

1. 清洁（cleaning）　印模中会残留有血液和唾液，有时甚至有食物残渣，这些东西会影

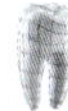

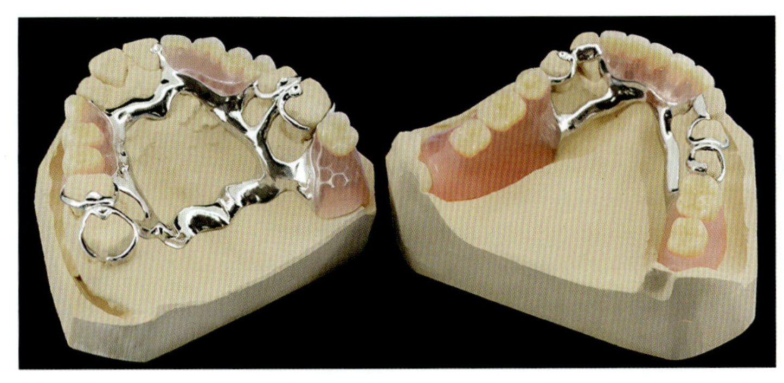
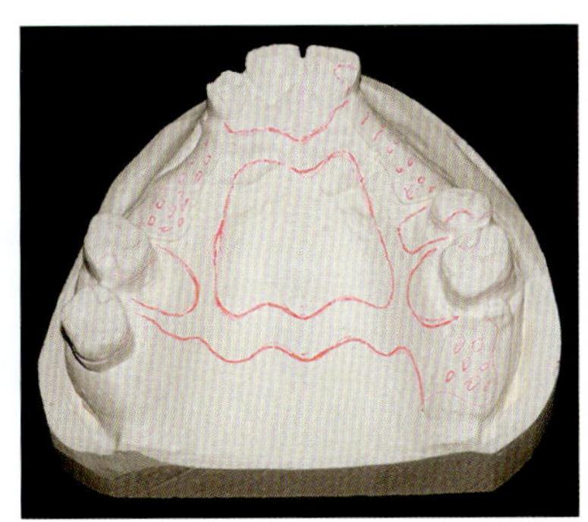

图 2-24　复制模型

响模型的凝固和精度。首先应在流水下把印模冲洗干净（图 2-25），然后用气枪轻轻吹干。

2．消毒（disinfection）　印模不能耐受高温、高压的处理，常采用化学消毒法，主要包括：浸泡法、喷雾法等。用于印模消毒的消毒剂主要有：戊二醛、次氯酸钠、碘伏等，戊二醛使用较多。不同种类的印模应采用与之相匹配的消毒方法，以保证印模在消毒后的精确性和稳定性（详见《口腔工艺材料》第十章第一节）。

3．修整（trimming）　用手术刀或手术剪去除印模工作区以外的不利倒凹和多余的材料，以利于模型与印模的分离，防止印模变形，增加模型强度。

4．去除表面张力（remove surface tension）　有些硅橡胶是疏水性材料，灌注石膏前需要在其表面喷表面张力去除剂，以改善石膏在印模表面的浸润性，避免气泡的形成（图 2-26）。

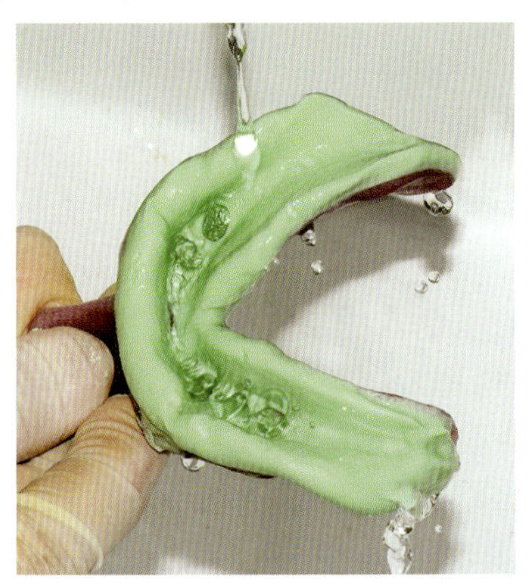

图 2-25　流水冲洗藻酸盐印模

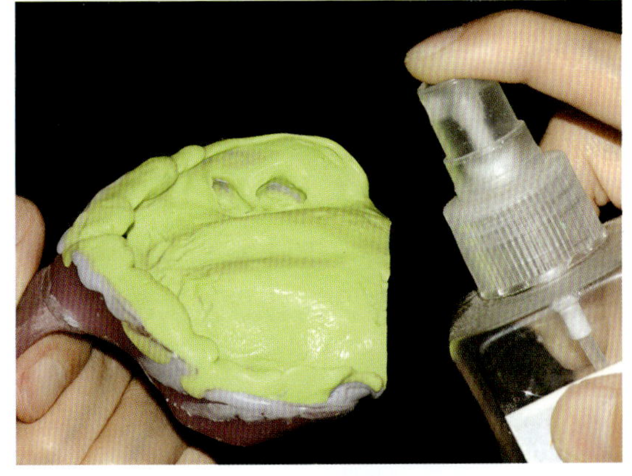

图 2-26　喷表面张力去除剂

（二）材料与器械

1．材料　可摘局部义齿常用模型材料为Ⅲ型和Ⅳ型石膏。Ⅲ型即硬质石膏，水粉比为（30～35）ml∶100g；Ⅳ型即超硬石膏，水粉比为（20～22）ml∶100g。

2．器械　调拌刀、橡皮碗、搅拌杯、量杯、电子秤、底座成型器、振荡器、真空搅拌机、模型修整机（图 2-27）。

（三）调拌石膏

调拌石膏（mixing plaster）的工具应保持清洁，否则会对石膏的性能产生直接影响。石膏的等级越高，工具的清洁度对其影响越大。石膏的混水率越小，强度越高，灌注完成的模型硬度越大。

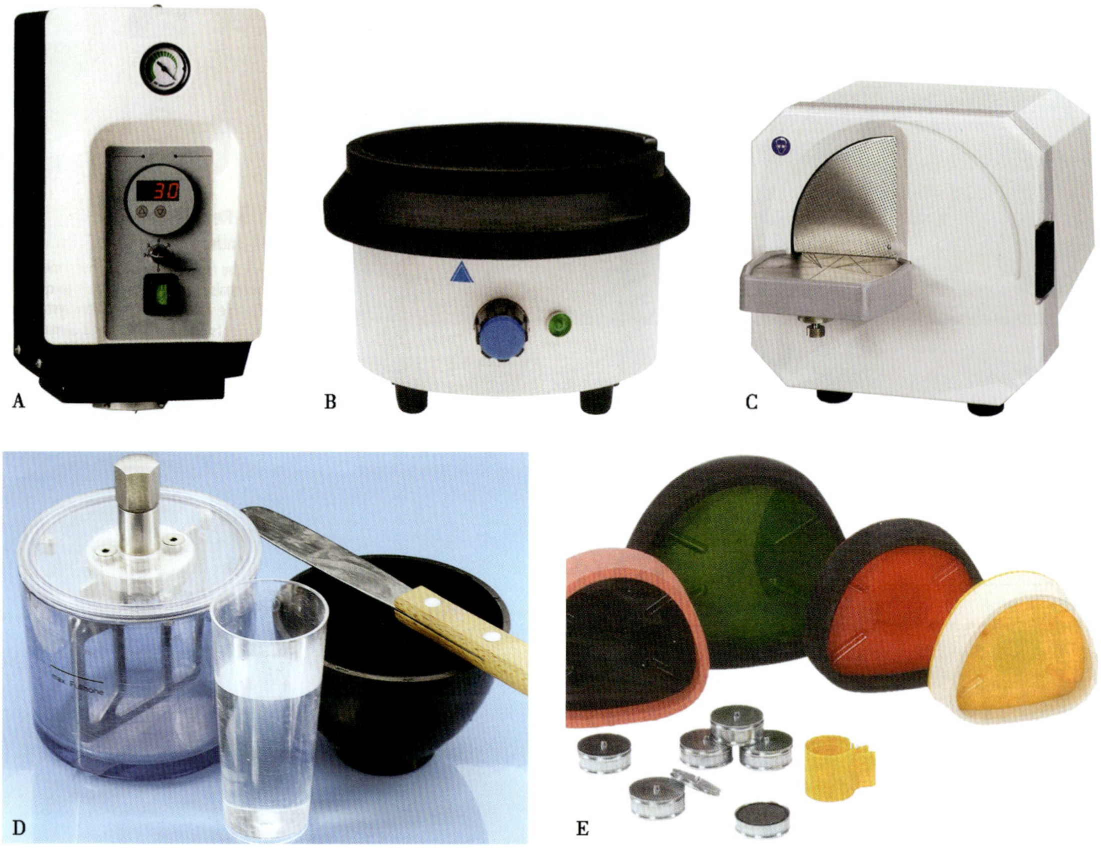

图 2-27　调拌工具

A. 真空搅拌机　B. 振荡器　C. 模型修整机　D. 调拌刀、橡皮碗、搅拌杯、量杯　E. 底座成型器

应根据厂家提供的说明书操作。先用量杯量取所需的水倒入橡皮碗，然后将称量好的石膏粉撒入水中（图 2-28），以手工方式调拌。调拌刀紧贴碗壁，沿一个方向调拌约 1 分钟，呈稠酸奶状即可（图 2-29）。如果用真空搅拌机搅拌，先将量好的水倒入专用搅拌杯，再将石膏粉慢慢地撒入水中，静置约 20 秒，用调拌刀搅拌至无干粉存在，然后用真空搅拌机搅

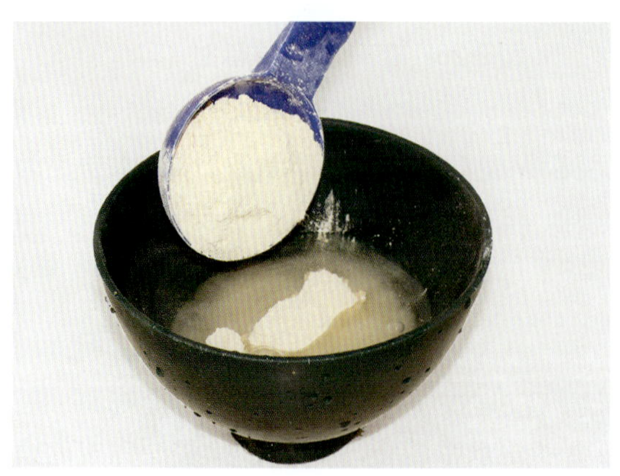

图 2-28　将石膏粉撒入水中

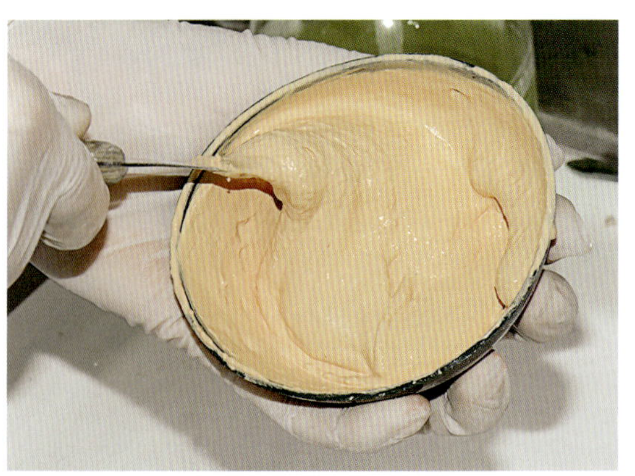

图 2-29　手工调拌

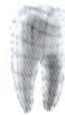

拌 30～40 秒。搅拌时间太短，石膏混合不均匀；搅拌时间太长，破坏了石膏的结晶核，影响石膏的性能。

（四）灌注模型

要求印模的边缘画约 3mm 的高度线，使石膏模型的边缘终止在此线上，移行沟完整。

将调拌好的石膏从印模的高处缓慢灌入，上颌从腭顶处灌入（图 2-30），下颌从舌侧缘灌入（图 2-31）。每次添加少量石膏，借助振荡器增加其流动性，避免形成气泡（图 2-32）。孤立的余留牙可插一小竹签以增加其强度，避免分离模型时石膏牙折断。石膏充满印模的各个部位后静置约 30 分钟。

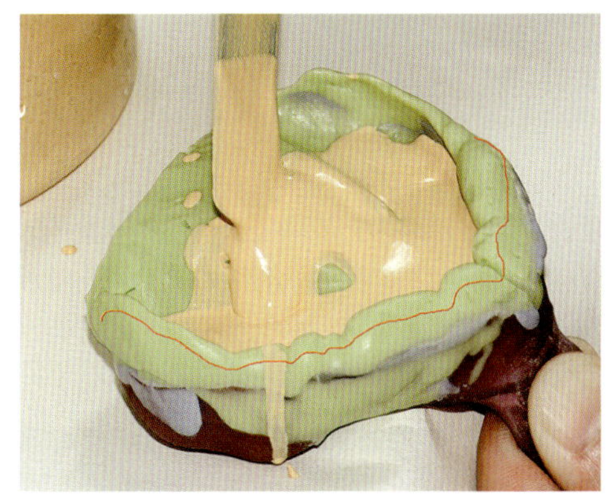

图 2-30　上颌从腭顶处灌入

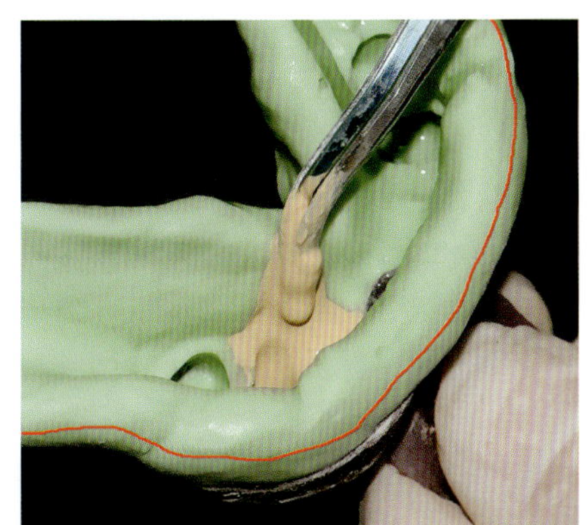

图 2-31　下颌从舌侧缘灌入

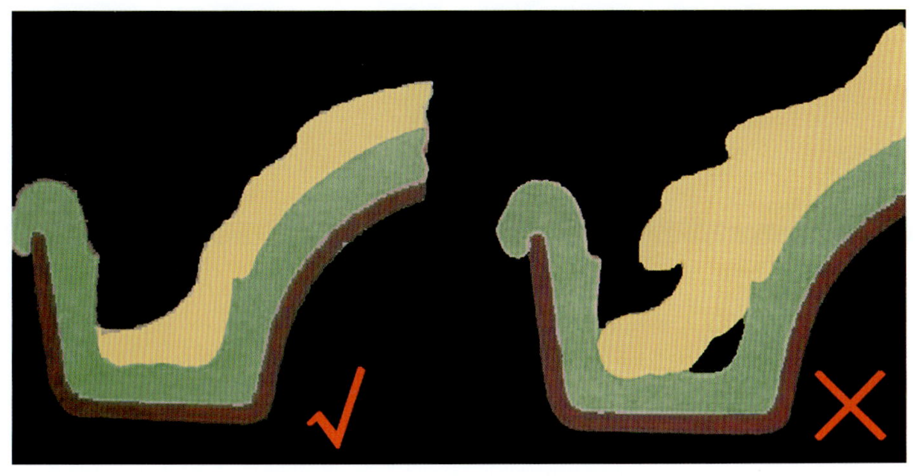

图 2-32　灌注石膏时避免形成气泡

待模型初凝后，重新调拌同类型石膏并堆放在工作台面上，以备形成模型底座。将印模倒置于其上，要求托盘底与工作台面平行，并保证模型底座厚度不少于 10mm，将底座周围修整光滑，去除过多石膏。建议使用底座成型器（图 2-33），有利于模型和殆架的拆分，可提高工作效率和质量。

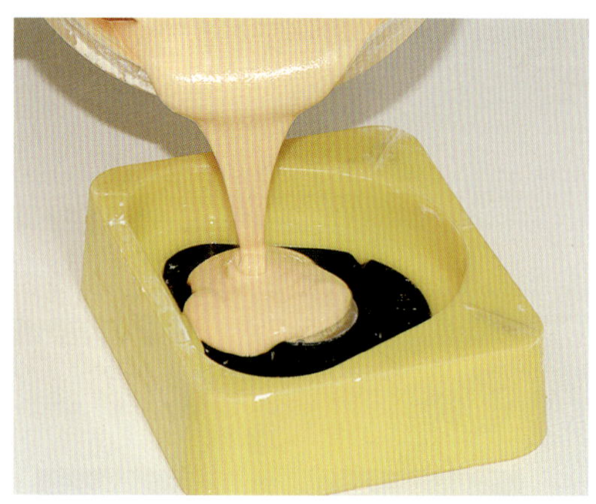
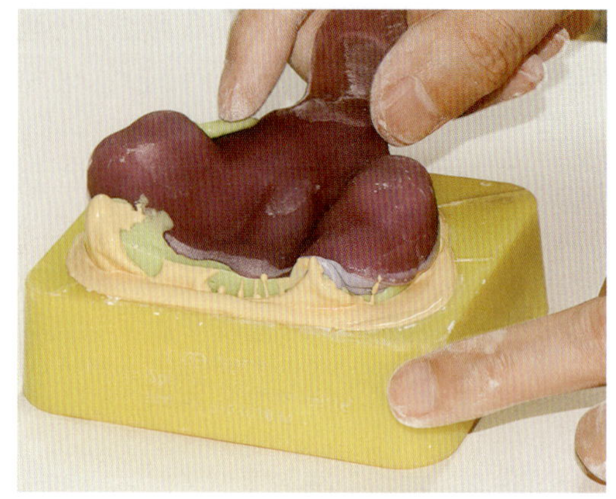

图 2-33　底座成型

（五）模型分离

待模型材料凝固后，将模型从印模中顺着前牙牙体长轴的方向取出，防止模型损坏。如遇牙齿倾斜或孤立牙等，先将托盘和印模分开，可用石膏刀将托盘周围多余的印模材料切除并去掉托盘，然后将印模材料分段后小心地取下（图 2-34）。

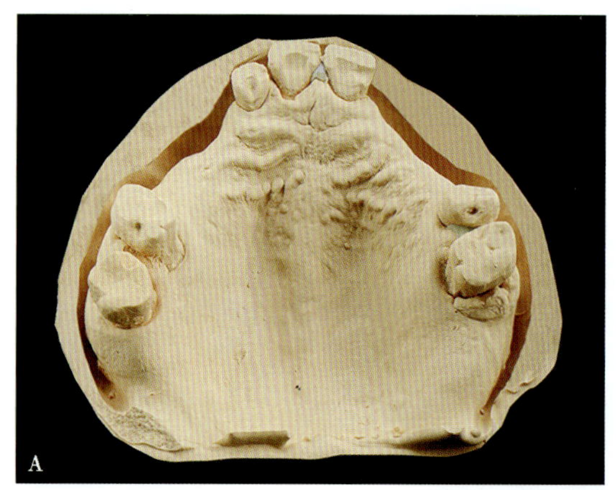

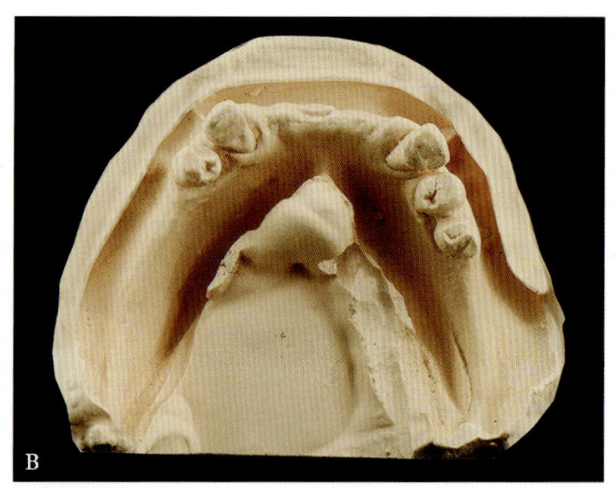

图 2-34　灌注好的模型
A. 上颌　B. 下颌

三、修整模型

使用干磨机修整模型（model trimming）。模型的底面应平行于𬌗平面，侧壁与底面呈直角（图 2-35，图 2-36），模型的后壁与底面及中线垂直。上颌模型底座呈七边形，下颌模型底座呈六边形，在实际工作中也常常将模型修整成椭圆形或抛物线形状，与牙弓的形状一致。模型底座的厚度约占模型总高度的 1/3，模型最薄处不少于 10mm（图 2-37）。

修整模型时必须双手握紧模型侧壁，以防伤到自己，也防止因抖动而将模型损坏。修整完成后，用石膏磨头去除模型边缘锐棱，使边缘宽约 2mm、前庭沟深约 3mm（图 2-38），最后将表面的石膏残渣清理干净（图 2-39）。

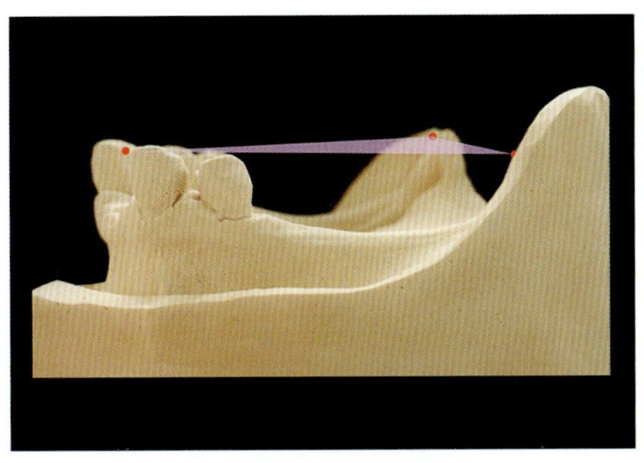

图 2-35　模型底面平行于殆平面

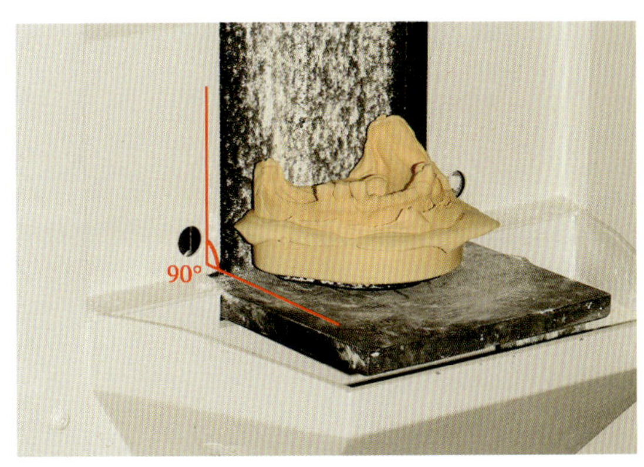

图 2-36　后壁与底面垂直

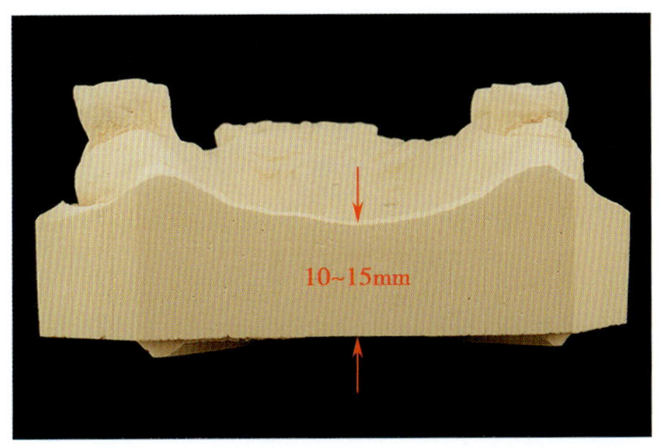

图 2-37　模型最薄处不少于 10mm

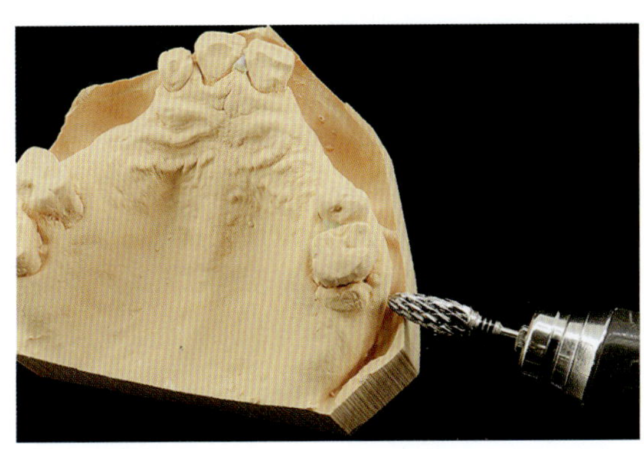

图 2-38　修整边缘

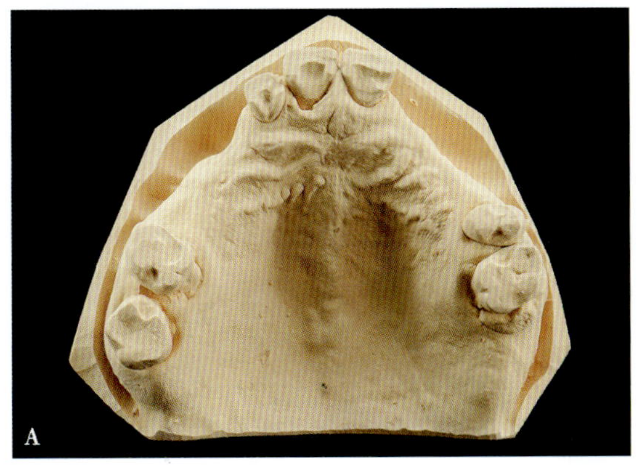

B

图 2-39　修整完成的上下颌模型
A. 上颌　B. 下颌

四、检查模型

1. 修整后的模型是否完整清晰，有无变形、缺陷。
2. 具备一定的形状和厚度（详见本节“修整模型”）。
3. 殆曲线是否正常，有无伸长牙、倾斜牙。

4. 支托窝、隙卡沟在静态殆与动态殆时与对颌牙的预备间隙应为 1～1.5mm。

五、注意事项

1. 灌注模型之前，将印模彻底清洁和消毒，然后将残留的水甩干或者吹干。

2. 藻酸盐印模应在取出后及时灌注模型，如不及时灌注，印模就会失水变形，不可放置时间过长，也不可浸泡在水中。

3. 硅橡胶印模应在取出后 3～6 小时灌注模型，以便材料充分反应，释放出的副产物彻底挥发干净。

4. 灌注模型使用的容器、器械和工具应保持清洁。

5. 所有模型材料应该准确按照说明书进行水粉配比，尽量用真空搅拌机搅拌。真空搅拌机搅拌好的石膏不能再放到振荡器上振动，以免把外界的空气带入。

6. 禁止混合使用不同种类的石膏灌注模型；底座石膏与模型石膏相同，零膨胀石膏除外。

7. 石膏在凝固反应期间不得移动和触碰。

8. 建议把已灌注了石膏的藻酸盐印模用湿毛巾覆盖防止印模失水，以增加石膏最终的强度。

9. 避免使用暴力分离模型。

10. 模型在分离和修整加工之前，保证模型材料彻底凝固。

11. 模型分离之后，避免用湿磨机修整石膏模型，以防模型吸水膨胀。

12. 修整模型底座时，不得损伤模型表面的解剖结构及制作义齿的重要部位。

13. 制作好的模型应清洁并用防水笔标记编号，标记要避开工作区。

六、质量目标

1. 模型与设计单编号一致。

2. 模型采用Ⅲ型或Ⅳ型石膏灌注，不易磨损。上颌底座呈七边形，下颌底座呈六边形，最薄处大于 10mm。

3. 模型完整清晰，游离端缺失者上颌包括双侧的上颌结节（maxilla tubercle），下颌包括双侧的磨牙后垫。

4. 模型正确的反映唇、颊、舌系带等软硬组织形态，边缘连续整齐，基牙、牙槽嵴形态清晰完整，无变形、缺损、气泡或瘤状物。

5. 基牙上支托窝、隙卡沟在静态殆与动态殆时与对颌牙的预备间隙应为 1～1.5mm。

（张兴明）

思　考　题

1. 简述印模的定义。

2. 简要说明托盘按精确度分为哪三种？

3. 简述个别托盘的优点。

4. 简述用光固化树脂制作个别托盘的步骤。

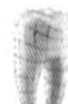

5. 简述印模质量目标。
6. 简述模型的定义。
7. 简述灌注模型的步骤。
8. 简述灌注模型的注意事项。
9. 简述模型的质量目标。

第三章　颌位关系转移技术

制作优殆义齿需要将口腔科医师确定的颌位关系准确地转移到殆架上。颌位关系记录着患者的重要信息，如上下颌位置关系、殆平面、中线、覆殆、覆盖等。颌位关系的精确转移是可摘局部义齿制作成功的重要基础。

第一节　确定颌位关系

颌位关系包括上颌相对于颅底（颞下颌关节）的位置关系（又称颅颌关系）与下颌相对于上颌的位置关系，应根据缺失牙数量和位置、余留牙的咬合状况等来确定。

一、颅颌关系

临床常利用快速面弓转移颅颌位置关系（cranio-mandibular relationship）。操作步骤包括：

1. 加热殆叉（bite fork）将殆叉浸泡于55～60℃的热水中至红膏变软（图3-1）。

2. 形成咬合印迹（occlusalgram）殆叉放入患者口内，放置时切牙区正对殆叉前面的红膏片，双侧磨牙区对准左右侧红膏片，控制好按压殆叉的力度，不可过大，以免树脂殆叉变形。最好选择金属殆叉（图3-2）。

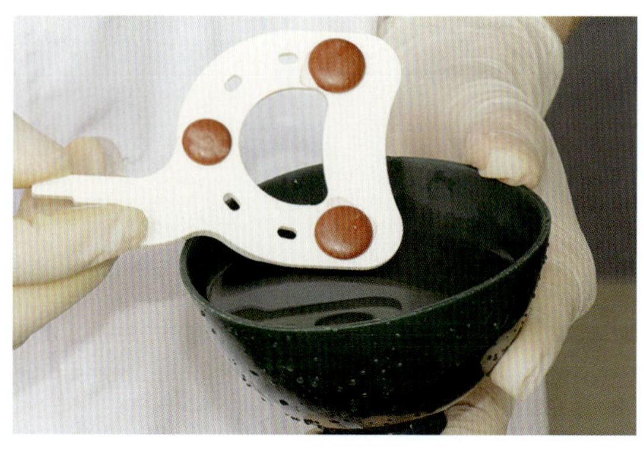

图3-1　浸泡殆叉

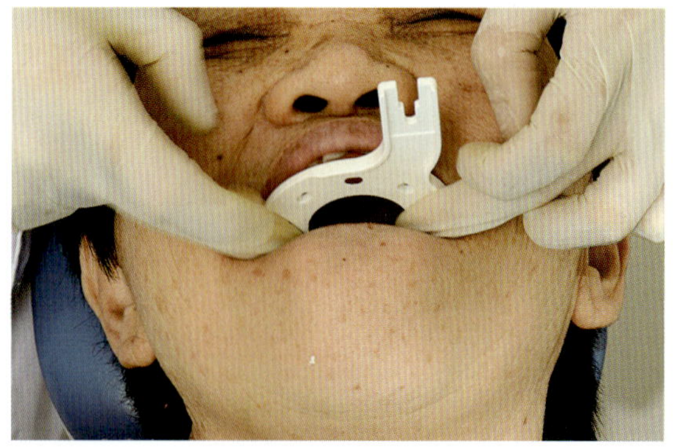

图3-2　形成咬合印迹

3. 检查咬合印迹并在口内复位，装配面弓弓体（face bow）、鼻托（nasal support）（图3-3，图3-4）。

4. 用万向关节（universal joint）连接面弓与殆叉（图3-5）。

5. 取下面弓安装于转移台（transfer table）（图3-6，图3-7）。

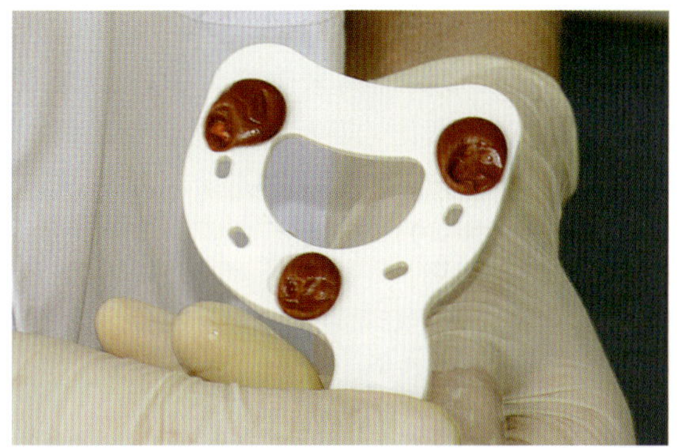

图 3-3　检查咬合印迹

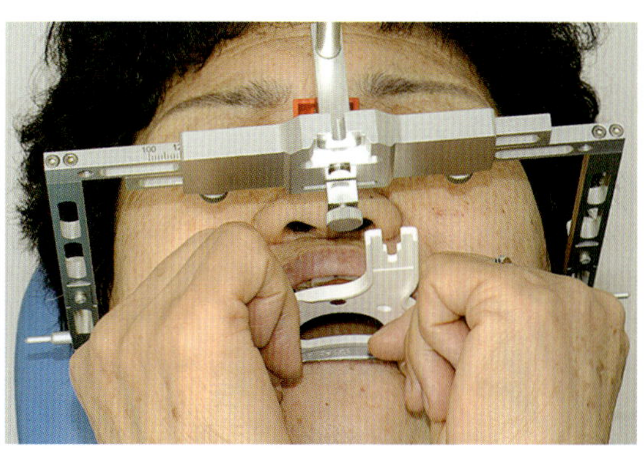

图 3-4　复位殆叉、安装面弓

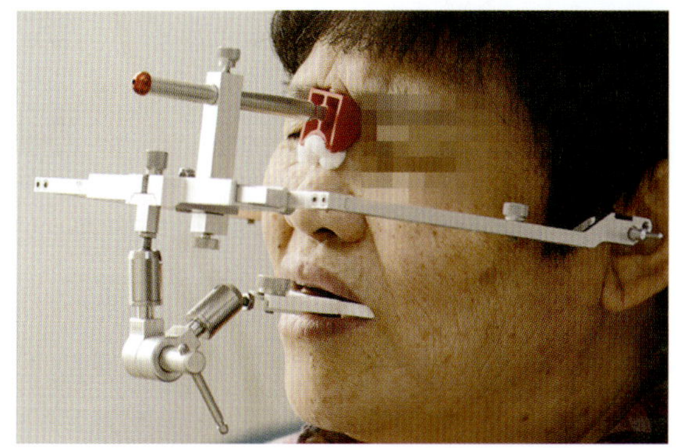

图 3-5　用万向关节连接面弓与殆叉

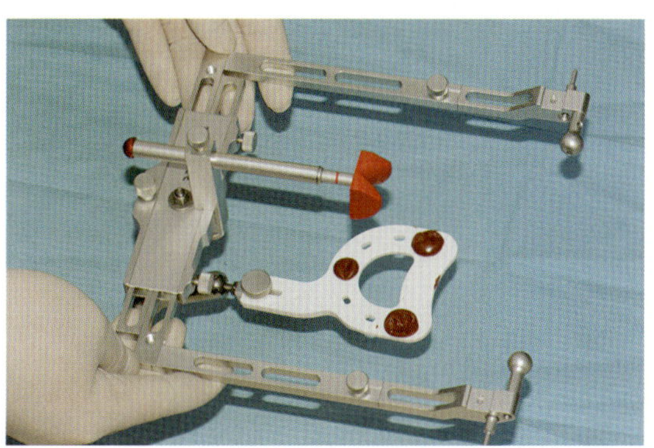

图 3-6　取下面弓

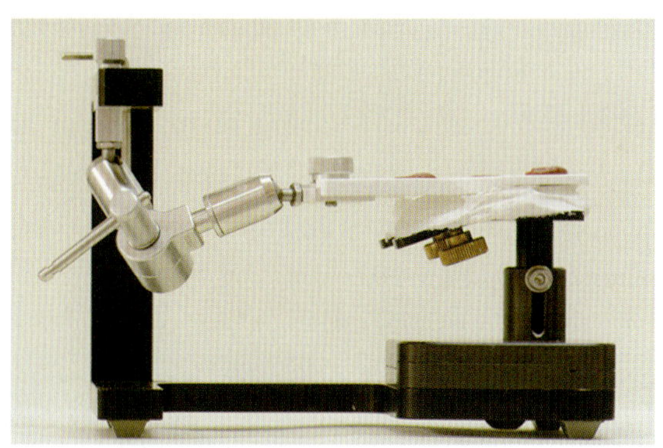

图 3-7　安装于转移台

二、上、下颌位关系

（一）利用余留牙确定颌位关系

当缺失牙较少，牙列中余留牙可保持稳定的牙尖交错位，此时只需将上下颌模型直接对位于牙尖交错位，用粘蜡固定并安装至殆架。

（二）利用颌位记录确定颌位关系

当余留牙在口内能稳定的咬合于牙尖交错位，但上下颌模型不能稳定的对位于此，则需采取颌位记录(bite registration)(图 3-8)。

将红蜡片烤软，折叠成数层宽约 10mm 的蜡条，厚度视殆龈距离来确定。放置于缺隙区，引导患者咬合于牙尖交错位。待蜡条冷却硬固后，从口内取出，即为蜡颌位记录。稍加修整后放于模型上，根据咬合印迹对位上下颌模型，即可获得正确的颌位关系。此方法易受蜡变形和软组织移位的影响，建议使用专用硅橡胶记录(图 3-9)。

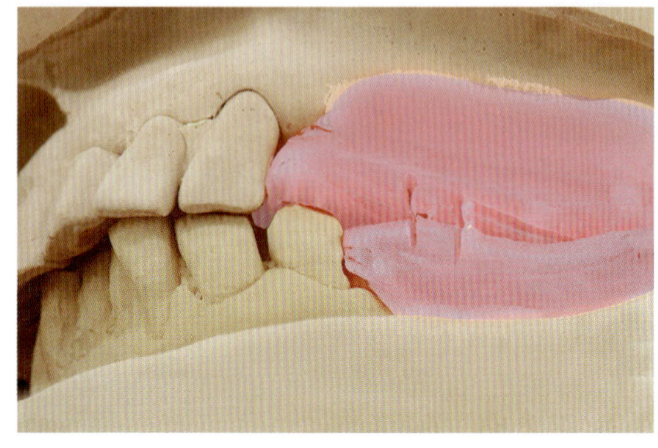

图 3-8 利用蜡颌位记录确定颌位关系

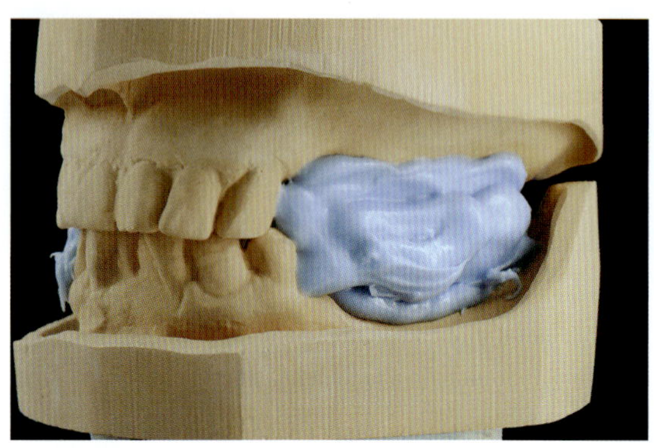

图 3-9 利用硅橡胶颌位记录确定颌位关系

(三)利用殆托记录颌位关系

带有蜡堤的基托称为殆托(wax base with bite block)。口内缺牙较多，余留牙可保持牙尖交错位，但上下颌模型无法确定稳定的殆关系，可使用殆托记录；若口内已丧失牙尖交错位，可使用殆托辅以吞咽法或卷舌法等来记录正中关系位。

殆托的制作方法有自凝树脂铺设法、光固化树脂片铺设法、3D 打印成型法等。无论采用何种方法只是用材有所区别，制作流程基本相同，下面以自凝树脂铺设法为例介绍殆托的制作。

1. 材料与器械　自凝树脂粉与液(self-curing resin powder and liquid)、石膏分离剂(plaster separating agent)、基托蜡(base wax)、铅笔(pencil)、毛笔(brush)、酒精灯(alcohol burner)、雕刻刀(scalpel)、电蜡刀(electronic wax knife)、小瓷碗(ceramic bowl)、金属调拌刀(metal spatula)、喷火枪(flame gun)(图 3-10)。

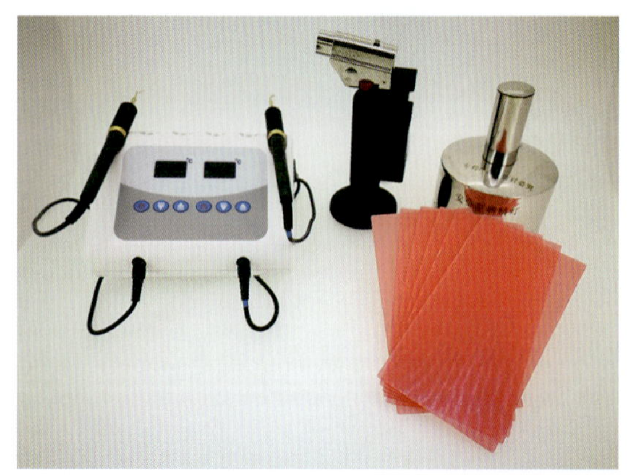

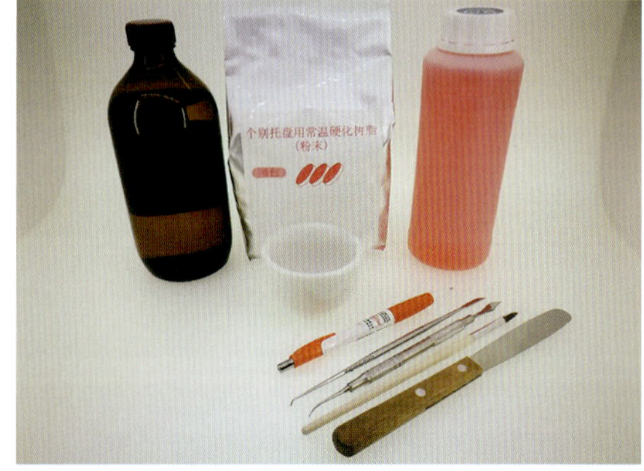

图 3-10 材料与器械

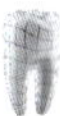

2. 步骤与方法

（1）画线、填倒凹（draw lines and fill up undercuts）：画出殆托边缘线，缺隙区边缘伸展至黏膜转折处，上颌后缘为翼上颌切迹与腭小凹后 2～3mm 的连线，下颌后缘为磨牙后垫（retro-molar pad），避让开唇颊舌系带。余留牙舌侧止于龈缘下 2mm 或填倒凹后止于外形高点。加蜡填补模型的倒凹区及需要缓冲的区域（图 3-11，图 3-12）。

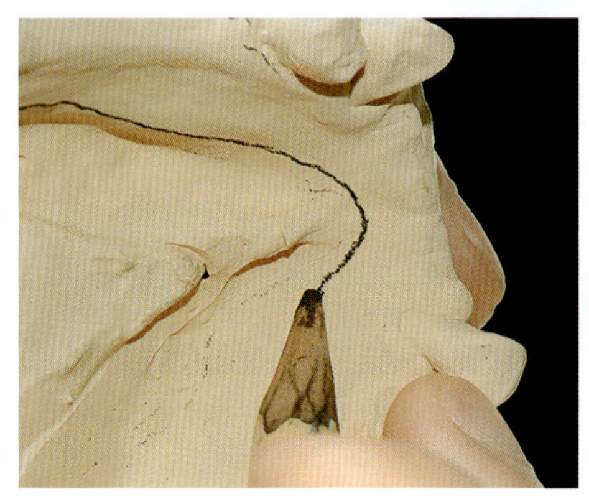

图 3-11　画线

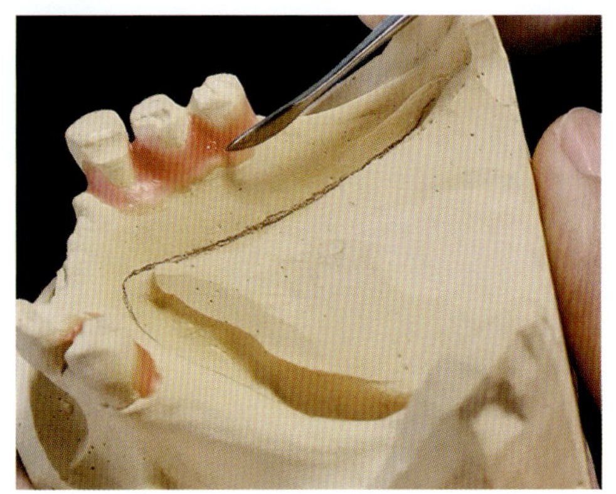

图 3-12　填倒凹

（2）涂布分离剂（apply separating agent）：均匀涂布分离剂，应超过画线范围，余留牙也需涂布，否则会发生石膏与树脂粘连的情况，导致模型或殆托断裂（图 3-13）。

（3）调拌自凝树脂（mixing self-curing resin）：根据基托大小取适量的粉与液，严格按照说明书的操作要求进行调拌（图 3-14）。

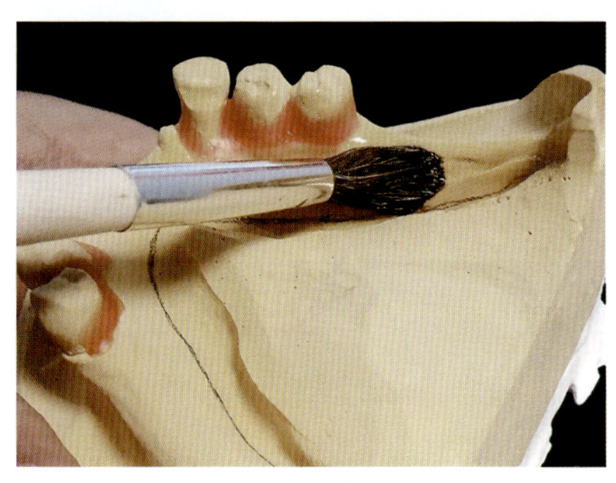

图 3-13　涂布分离剂

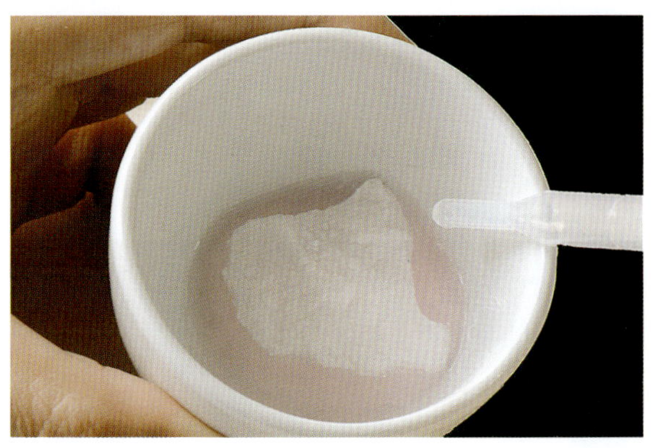

图 3-14　量取粉液

（4）成型基托（base molding）：将面团期的自凝树脂揉捏均匀，上颌捏成圆球状，置于上颌腭顶处，用大拇指向四周均匀按压。下颌捏成长条状，置于牙槽嵴顶处，用大拇指和中指向牙槽嵴顶颊舌侧按压，待凝固后从模型上取下打磨修整。按压时要注意控制好力度，不可用力过大，否则会压得过薄，强度不足，最终厚度控制在 2～2.5mm（图 3-15，图 3-16）。

（5）成型蜡堤（wax rim molding）：采用强度大、黏性大、牙龈色的蜡片，在酒精灯上烤软，折叠成与余留牙宽度和高度近似的蜡条，置于牙槽嵴顶的缺隙处（图 3-17），用电蜡刀将蜡条固定于基托（图 3-18），形态修整规则，前牙蜡堤宽 4～6mm、高 8～10mm，后牙蜡堤宽 8～

10mm、高 4～6mm，不可盖过天然牙𬌗面。上颌游离缺失时，在上颌结节处形成斜面，防止咬合时与磨牙后垫产生接触干扰；下颌游离缺失时，磨牙后垫处也形成斜面，最后用喷火枪喷光滑（图 3-19）。从唇颊面观察，蜡堤的高度应与基牙平齐或略高，形态与𬌗曲线一致（图 3-20）。

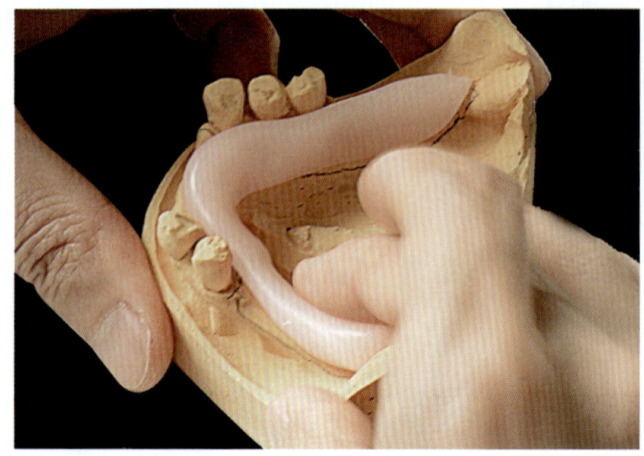
图 3-15　铺设下颌基托

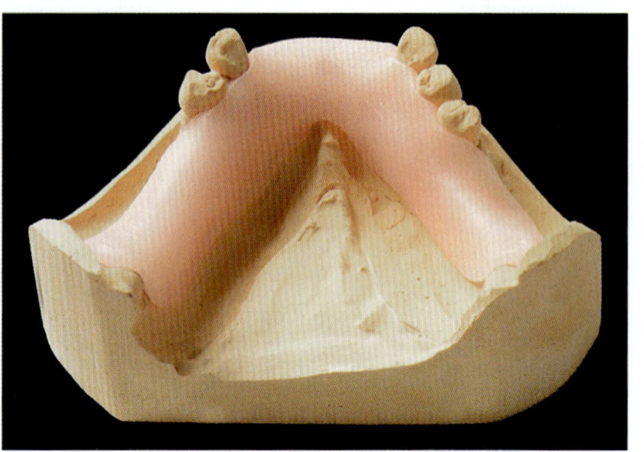
图 3-16　下颌基托成型后

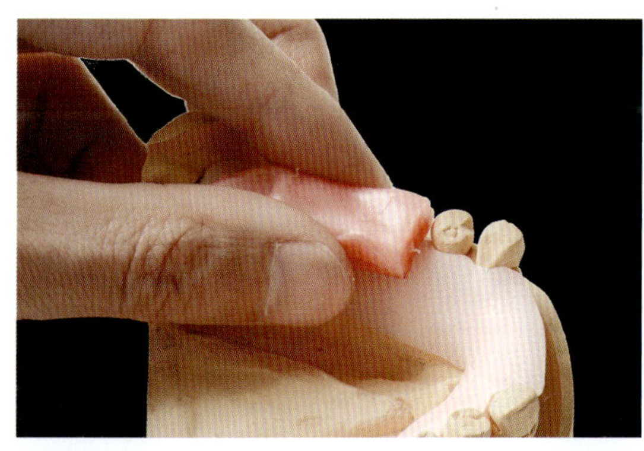
图 3-17　放置蜡条

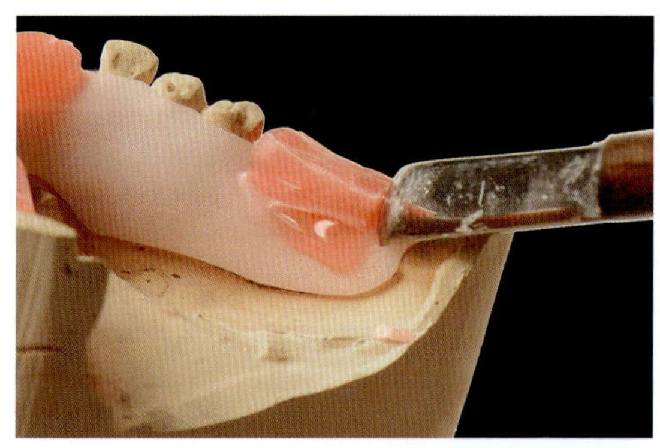
图 3-18　固定下颌蜡条

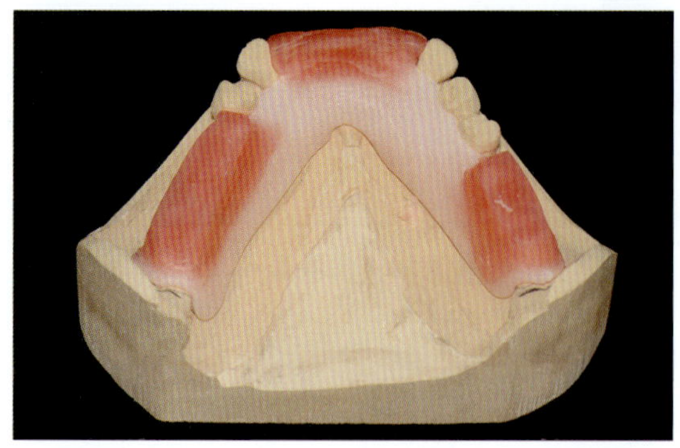
图 3-19　蜡堤的宽度

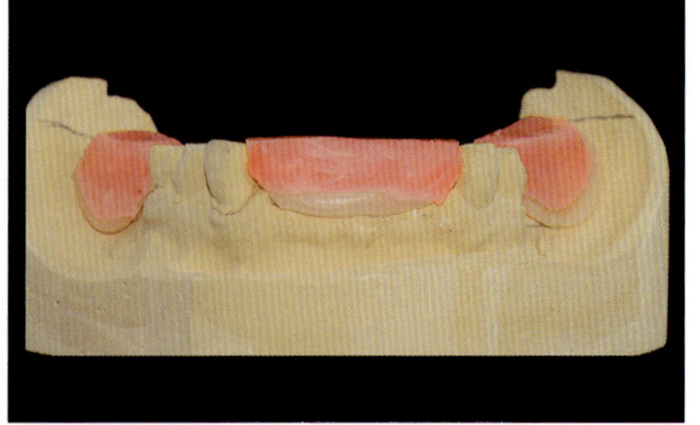
图 3-20　下颌𬌗托唇颊面观

3．记录颌位关系（record the maxilla-mandibular relationship）　烫软蜡堤，将𬌗托放入患者口内，嘱其作正中咬合，待蜡堤冷却硬固后取出，放于模型上，根据𬌗托的咬合印迹，对位上下颌模型，安装于𬌗架（图 3-21）。

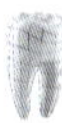

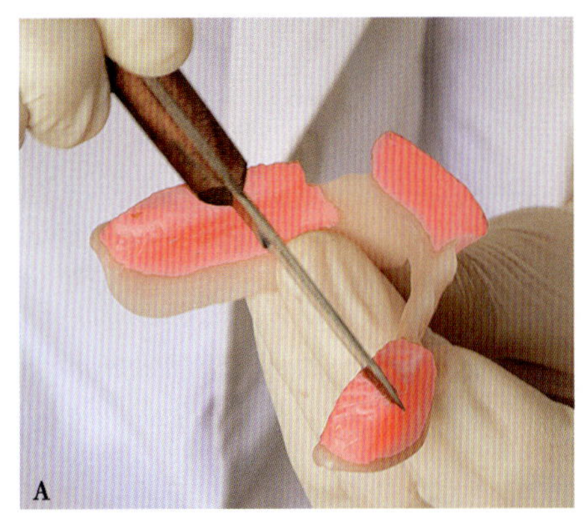

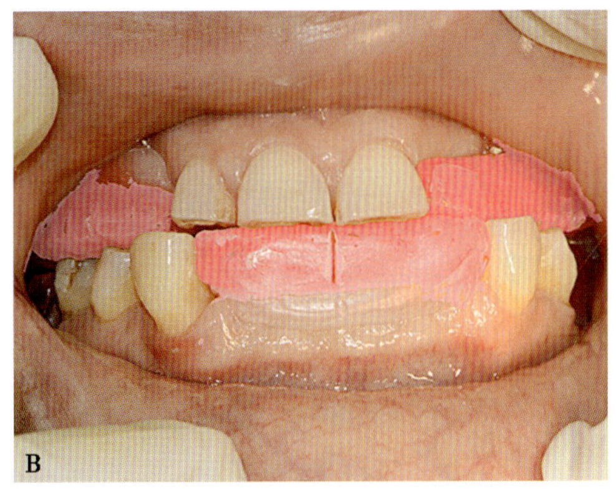

图 3-21　利用殆托记录颌位关系
A. 用热蜡刀烫软蜡堤　B. 记录颌位关系

（四）哥特式弓描记法记录颌位关系

当患者全口牙缺失或余留牙过少，无法确定牙尖交错位时，可以借助哥特式弓描记确定正中关系位（详见《全口义齿工艺技术》第四章第四节）。

第二节　模 型 安 装

将患者的颌位关系转移到殆架上，称为模型安装。将带有颌位记录的上下模型用石膏固定在殆架上，以便保持上下模型间的高度和颌位关系。殆架具备与人体口颌系统相对应的部件和结构，是一种能在一定程度上模拟下颌运动的机械装置，同时也是口腔医师和口腔技师之间信息传递的载体。

一、殆架的种类

殆架（articulator）的种类较多，大致可分为简易殆架（simple articulator）、平均值殆架（average articulator）和可调式殆架（adjustable articulator）三大类。

（一）简易殆架

简易殆架仅能固定上下颌模型，并且只能模拟人的开闭口运动，不能模拟下颌的前伸及侧方运动，一般用于牙体缺损修复。在简易殆架上完成的义齿咬合关系与患者口内偏差较大，医师戴牙时浪费大量时间来调殆，导致技师精雕细刻的殆面形态被调改得面目全非，患者的咀嚼效率大大降低，因此在实际工作中应用较少。

（二）平均值殆架

平均值殆架具有固定的髁道斜度（平均值），可在一定程度上模拟下颌的前伸及侧方运动，操作简便。在平均值殆架上制作的义齿咬合关系与患者口内相对接近，医师戴牙时间大大缩短，是技工室常用的殆架。

（三）可调式殆架

可调式殆架包括半可调殆架和全可调殆架。半可调殆架可根据患者的实际情况调节前伸髁导斜度及侧方髁导斜度，能在很大程度上模拟患者的下颌前伸及侧方运动。全可调殆架配合运用快速面弓或电子面弓采集到的相关数据，可体现患者几乎所有口颌系统的参数（前伸髁导斜度、侧方髁导斜度、后退运动、即刻侧移运动、髁突间距等)，这样就可最大程度模拟患者的下颌运动，制作完成的义齿咬合稳定、准确，医师只需很少的时间去调𬌗，是目前最受欢迎的𬌗架。

二、模型安装

(一)平均值模型安装

如果医师没有提供面弓转移(facebow transfer)，技师就需要根据均值𬌗架的设计原理，将模型以平均值的位置安装于𬌗架内，使上颌与铰链轴(hinge axis)的位置关系和患者实际情况接近。这种方法适用于个别牙齿缺失的修复。

1. 安装前准备

(1) 𬌗架准备：将𬌗架上的石膏残渣、污物等清洗干净，以免影响𬌗架精度。确认𬌗架部件完整，准确性良好，无松动。

(2) 安装配件

1) 在𬌗架的切导针和侧柱凹槽内放置橡皮筋形成假想𬌗平面(图 3-22)。

2) 插入切点指针，注意应将指针插到底(图 3-23)。

3) 在𬌗架下颌体后部标记出中线(图 3-24)。

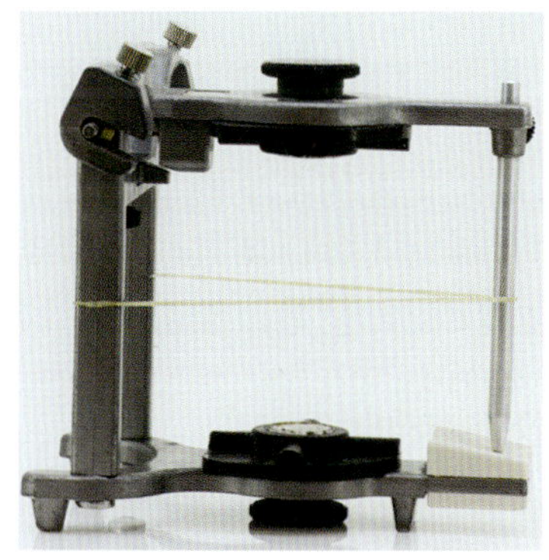

图 3-22　放置橡皮筋

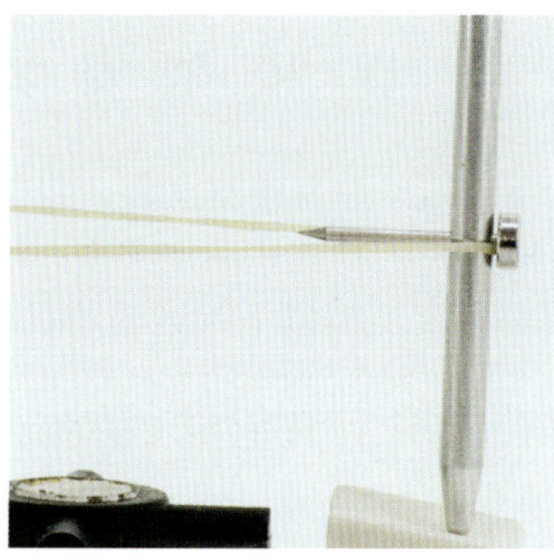

图 3-23　插入切点指针

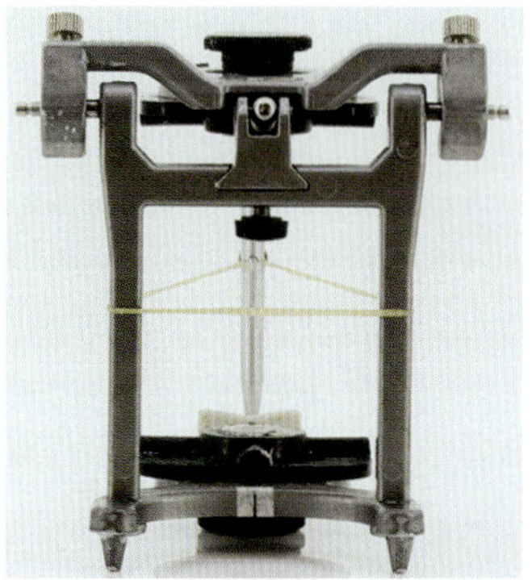

图 3-24　标记𬌗架后部中线

(3) 模型准备：确定上颌模型的中线后，在牙尖交错位用标记笔将中线延长至下颌模型(图 3-25)。两侧磨牙后垫中心连线的中点标记为模型后部中点(图 3-26)，确保模型在𬌗架安装过程中左右位置准确。

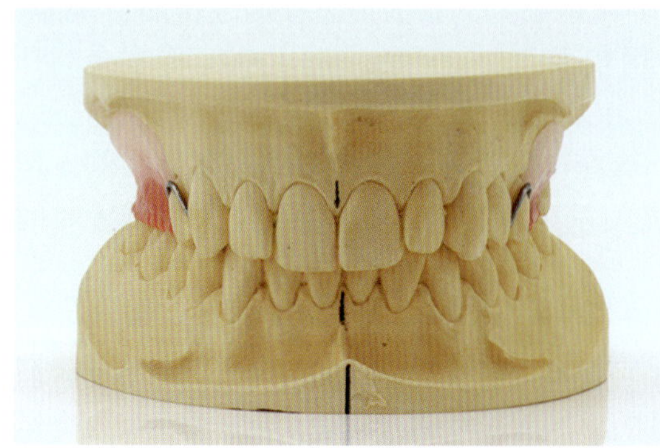

图 3-25　转移上颌中线至下颌模型上

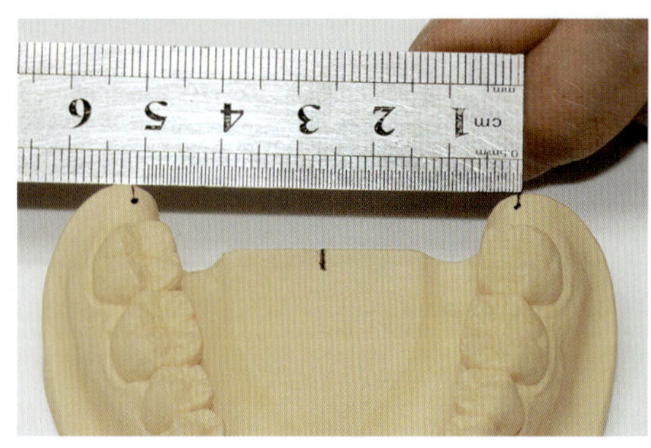

图 3-26　测量模型后部中点

2. 安装下颌模型　观察下颌模型与下颌体之间的距离（图 3-27），根据距离大小，按比例调拌适量零膨胀石膏放置于下颌体上，将下颌模型置于其上，调整模型位置。要求：切点与下颌第二磨牙的远中颊尖或磨牙后垫 1/2 处连线构成的平面或者是蜡堤构成的𬌗平面与橡皮筋形成的平面重合（图 3-28）。切点指针尖端指向中线所在牙的切缘处，模型后部中点与𬌗架后部中线一致（图 3-29）。

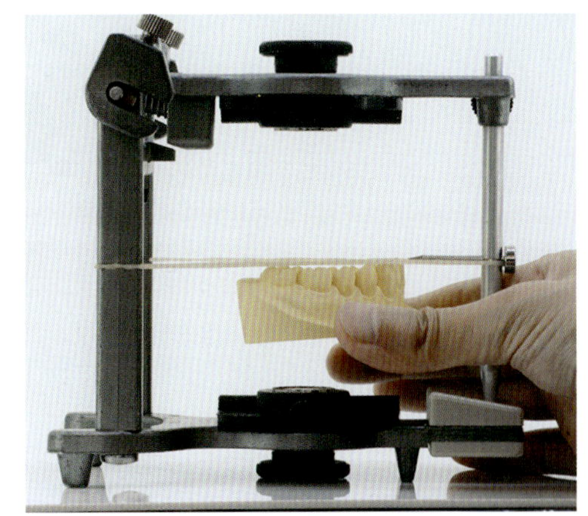

图 3-27　观察下颌模型和下颌体之间的距离

3. 安装上颌模型　待石膏完全凝固后，从𬌗架上取下下颌模型，把上下颌模型对位于牙尖交错位（图 3-30）。检查模型上下颌牙列间及牙槽嵴顶与颌位记录对位是否紧密、稳定，确认无误后，用熔胶固定上下颌模型。

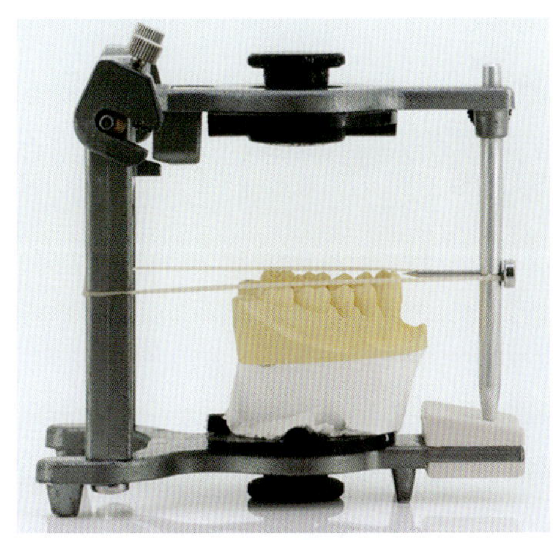

图 3-28　模型𬌗平面与橡皮筋形成的平面重合

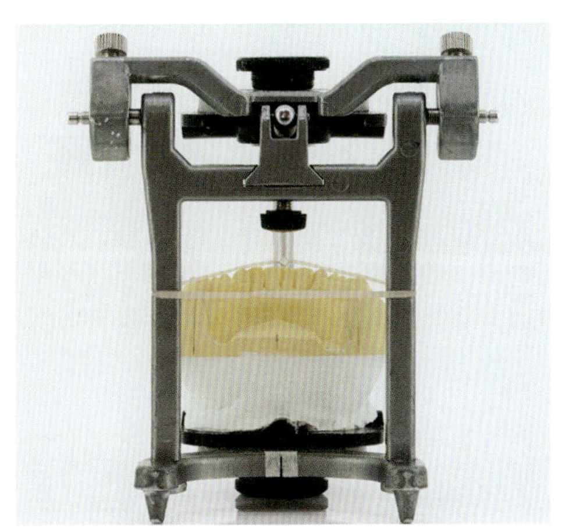

图 3-29　模型后部中点与𬌗架后部中线一致

观察上颌模型与上颌体之间的距离（图 3-31），按比例调拌适量零膨胀石膏放入上颌模型与上颌体之间，轻轻关闭𬌗架，直至切导针接触切导盘（图 3-32）。

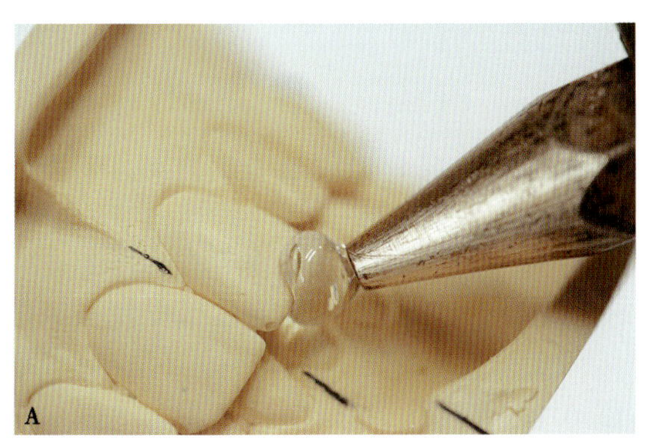

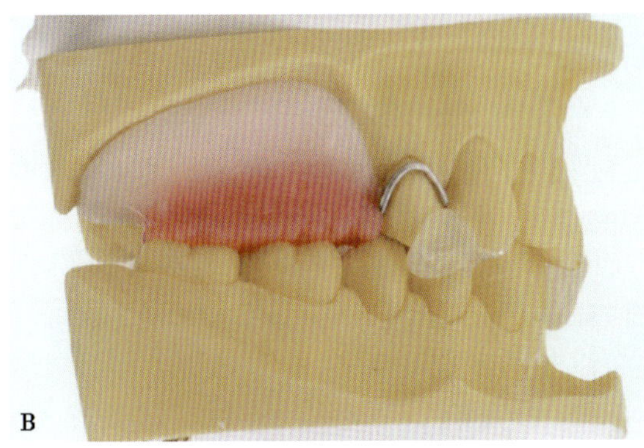

图 3-30　用熔胶固定上下颌模型

A. 熔胶固定前牙区　B. 熔胶固定后牙区

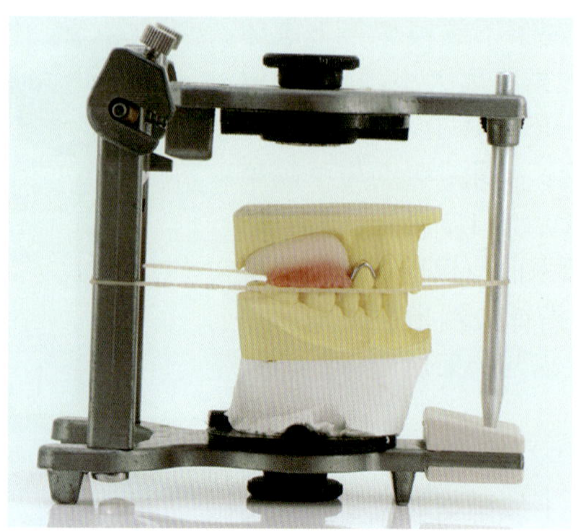

图 3-31　观察上颌模型与殆架上颌体之间的距离

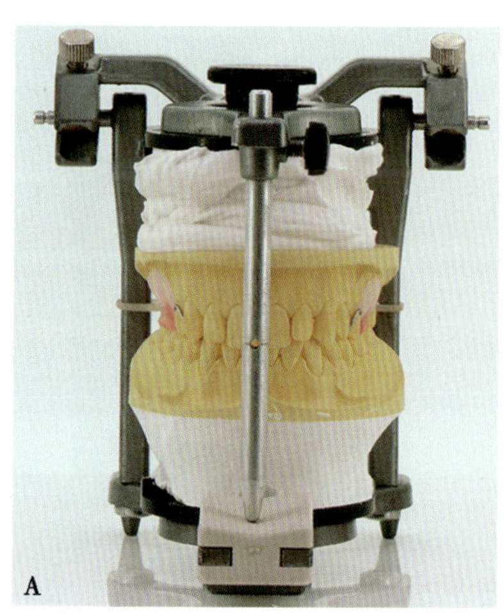

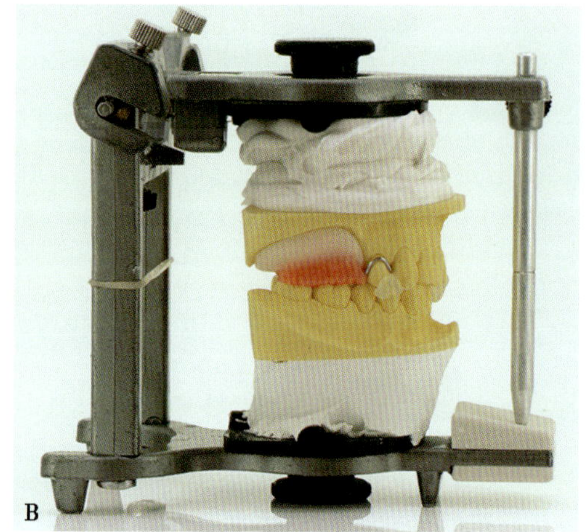

图 3-32　安装上颌模型

A. 正面观　B. 侧面观

待石膏凝固后检查殆架有无晃动，切导针与切导盘是否有间隙等；如有问题则应该重新安装模型，以免影响修复体制作质量。

（二）个性化模型安装

如果临床医师提供了面弓转移记录，模型安装时可选择模型安装专用殆架。下面以 Artex 殆架为例，介绍其模型安装方法。

1. 检查、清洁殆架　模型安装前，确认殆架部件完整，准确性良好。将殆架上的石膏残渣、蜡等污物清洁干净，仔细检查上颌体、下颌体、切导针固定槽内、殆架底部支撑点等部位，以免影响殆架精度（图 3-33）。

2. 检查殆叉　常规用面弓转移颅颌关系，但 Artex 殆架配有转移台，它是为了减少面弓在传送过程中的误差而设计的一种装置。临床医师只需要将转移台上的转移座及殆叉送到技工室，即可将颅颌关系转移到殆架上（图 3-34）。模型安装前需检查殆叉的稳定性。

如果𬌗叉与转移座分离，能准确复位时，可用粘接剂固定；否则，应返还医师重新进行面弓转移。

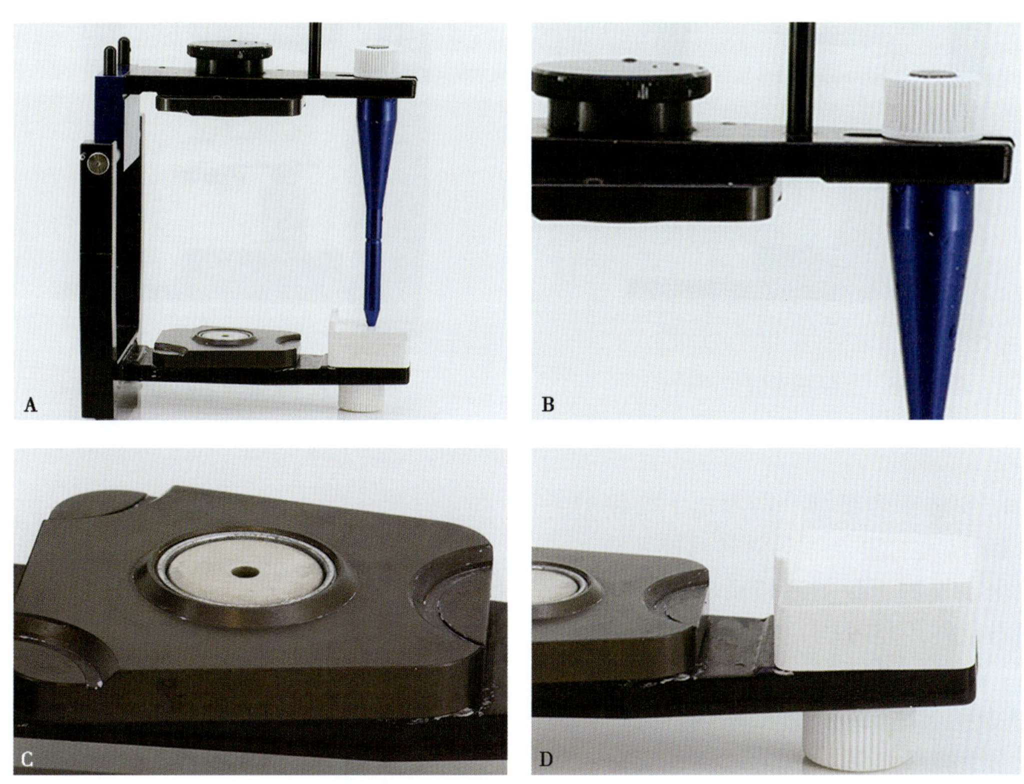

图 3-33　𬌗架各部件应保持清洁

A. 模型安装专用𬌗架　B. 切导杆的固定槽　C. 下颌体　D. 切导盘

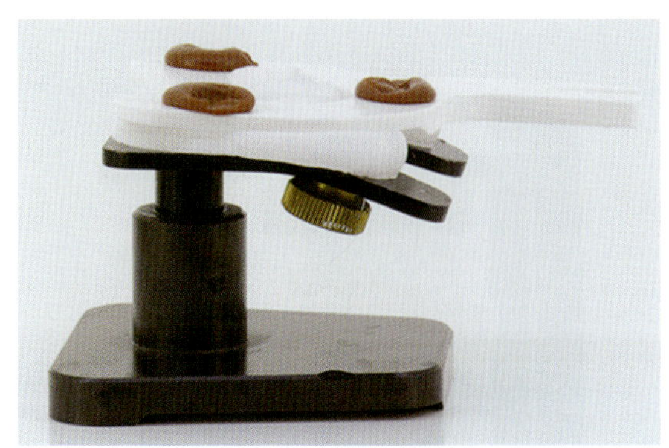

图 3-34　转移座与𬌗叉

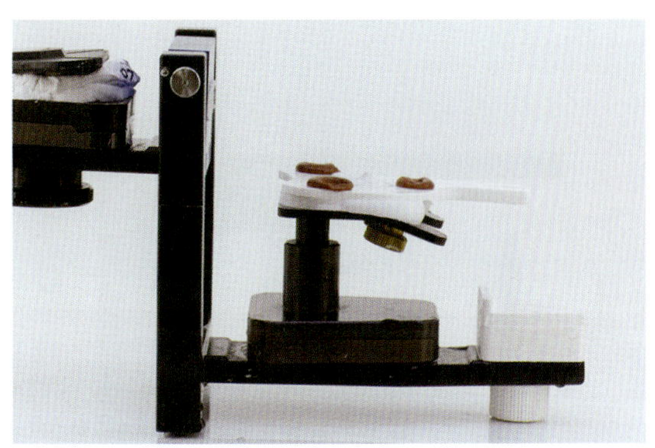

图 3-35　转移座与𬌗叉安装于𬌗架下颌体

3. 安装上颌模型　将带有𬌗叉的转移座放置于𬌗架下颌体（图 3-35），修整𬌗叉上咬合印迹的阻挡部位，将上颌模型按咬合印迹准确复位（图 3-36）。关闭𬌗架并观察模型与上颌体之间的距离，按比例调拌适量零膨胀石膏。将石膏涂抹在模型和上颌体之间，一只手固定模型，另一只手闭合𬌗架，用手指轻轻敲击上颌体，使切导针与切导盘接触（图 3-37）。

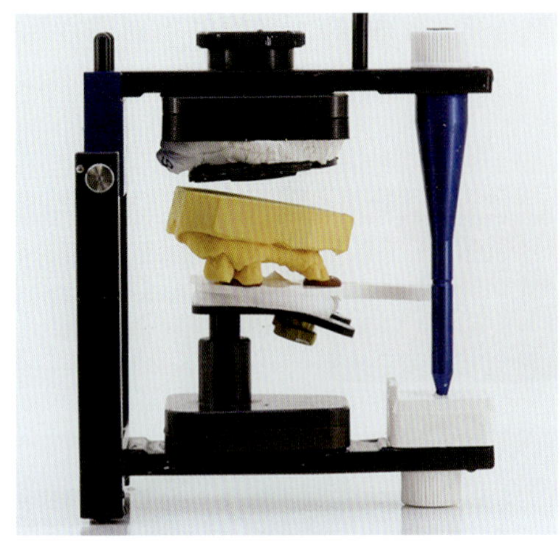
图 3-36　上颌模型复位于𬌗叉

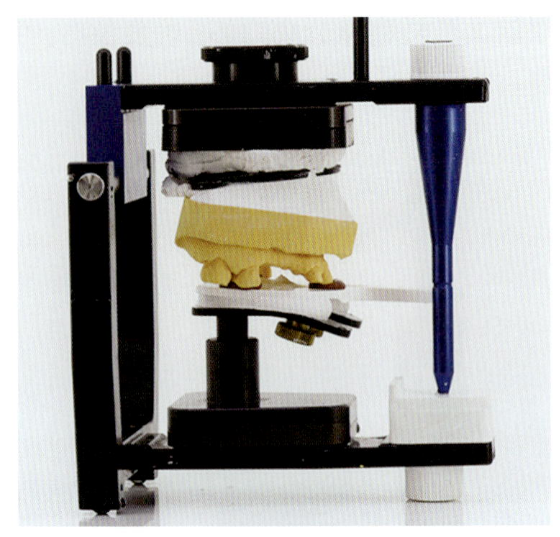
图 3-37　上颌模型安装于𬌗架

4. 安装下颌模型　待固定上颌模型的石膏凝固后，打开上颌体将转移座及𬌗叉一起取出。根据颌位关系记录将上下颌模型准确对位并用熔胶固定（图 3-38）。将𬌗架倒置，观察下颌模型与下颌体之间的距离（图 3-39），调拌适量石膏，用调拌刀涂抹于模型与下颌体之间，闭合𬌗架，使切导针与切导盘接触（图 3-40）。待石膏凝固后完成模型安装（图 3-41）。将上下颌模型转移至半可调𬌗架进行下一步操作（图 3-42）。

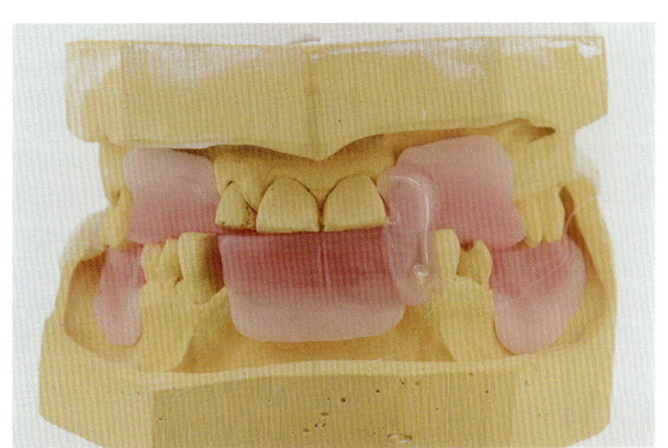
图 3-38　用熔胶固定上下颌模型

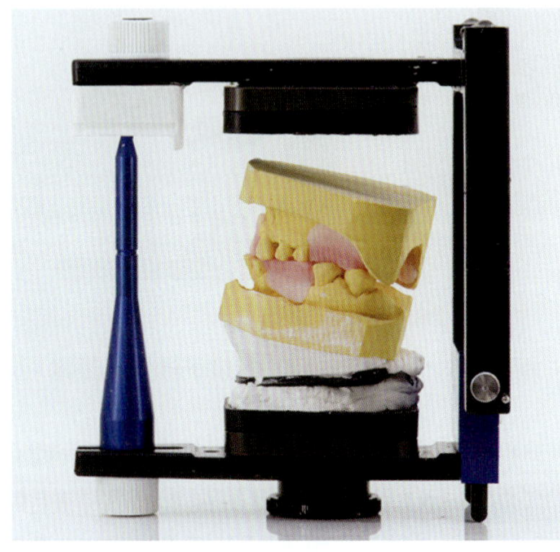
图 3-39　观察下颌模型与下颌体之间的距离

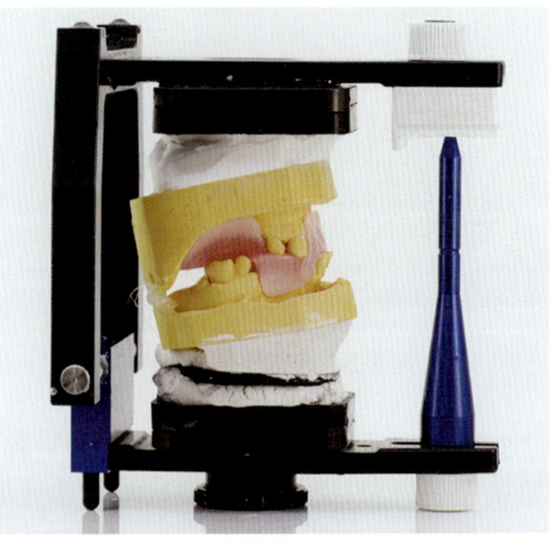
图 3-40　将下颌模型准确安装于𬌗架

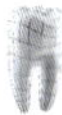

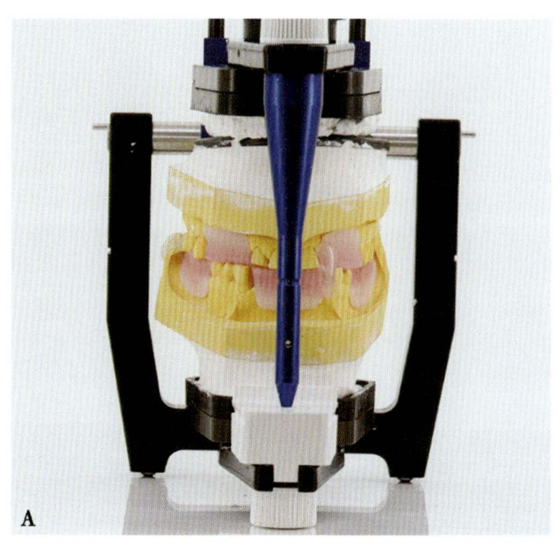
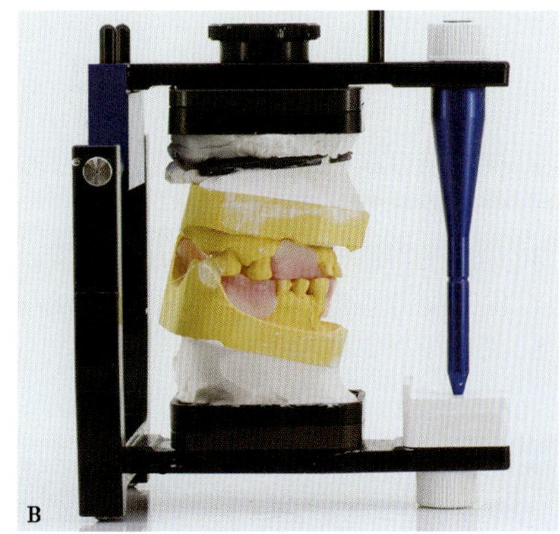

图 3-41　模型安装完成
A. 正面观　B. 侧面观

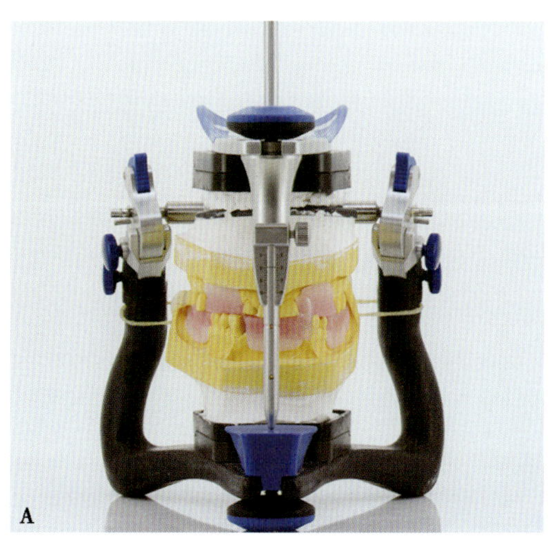
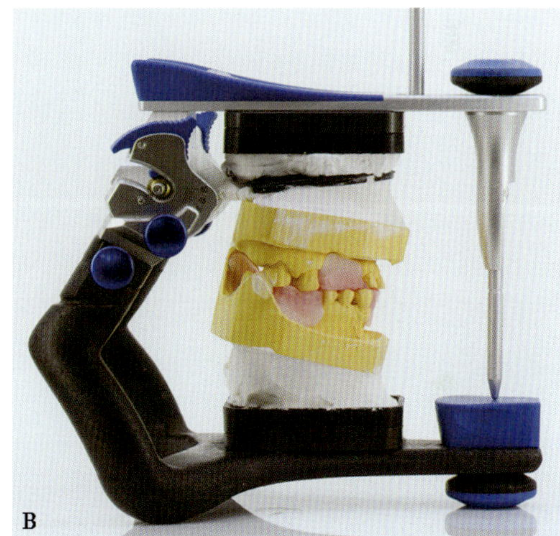

图 3-42　模型转移至可调式𬌗架
A. 正面观　B. 侧面观

三、质量目标

1. 𬌗架配件完整、干净整洁，𬌗架各部位的螺丝紧固。切导针处于零位，切导针与切导盘接触，操作无障碍。

2. 平均值模型安装

(1) 切点指针对准下颌切点，模型后部中点与𬌗架后部中线一致。

(2) 下颌牙列𬌗平面与𬌗架设计的𬌗平面一致。

3. 个性化模型安装　上颌模型与𬌗叉上的咬合印迹完全吻合。

4. 上下颌牙列与颌位记录密合。上下余留牙咬合面对应的磨耗面密贴、稳定。

5. 上、下颌模型与𬌗架上、下颌体结合牢固。

（张兴明）

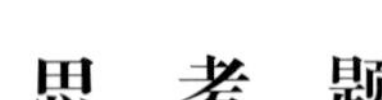

思　考　题

1. 简述用自凝树脂铺设法殆托的制作方法。
2. 简述殆架的常见种类。
3. 简述平均值模型安装的方法与步骤。
4. 简述面弓转移记录模型安装的方法与步骤。
5. 简述模型安装的质量目标。

第四章　铸造支架技术

铸造支架式义齿是目前可摘局部义齿最常见的形式。铸造支架的制作工艺与临床结合非常紧密，技师不仅需要与医师有充分的沟通，还需要有一定的义齿设计理论基础，这样才能制作出符合临床要求的义齿。

第一节　铸造支架的结构

铸造支架（cast framework）一般由支托、固位体和连接体组成。固位体包括卡环（clasp）、附着体（attachment）、套筒冠（telescope crown）等多种形式。连接体包括大、小连接体和网状连接体等（图 4-1）。

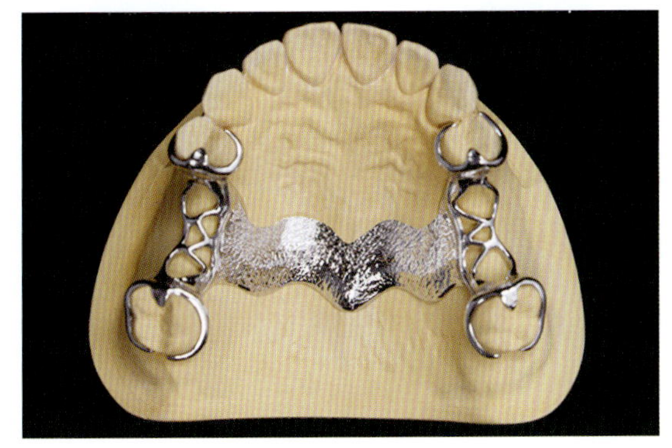

图 4-1　铸造支架

一、支托

支托位于天然牙上，用来防止义齿龈向移位并能传递𬌗力，是可摘局部义齿的重要部件。

（一）支托的作用

1. 支持、传导𬌗力　支托将义齿受到的咬合力传递到天然牙，基牙对义齿的支持作用也是通过支托实现的。

2. 稳定义齿　通过支托与基牙上预备好的支托凹紧密接触，可阻止义齿在功能状态时游离端翘起、下沉或摆动，起到稳定义齿的作用。

3. 防止食物嵌塞，恢复咬合关系　将支托设计在有间隙的相邻余留牙之间可防止食物嵌塞，支托也可恢复部分缺损或低位的后牙𬌗面形态，建立正常的咬合关系。

（二）支托的要求

支托一般采用铸造合金制作，其刚性、密合性、支持作用和力的传导性能良好；并可根据临床设计要求有一定的形态变化。树脂胶连式可摘局部义齿也曾用扁的不锈钢丝弯制而成，相对于铸造支托，各项性能差，应用范围小，且易使基牙发生龋坏，临床已少用。

1. 𬌗支托（occlusal rest）　一般位于𬌗面近远中边缘嵴上，尤其是靠近缺隙侧的边缘嵴上（图 4-2）。也有的放在磨牙的颊（舌）沟处。

支托连接体不应进入基牙倒凹区，以免影响就位；与黏膜间保持一定的距离，从而有足够的树脂包绕，使之与基托牢固连接（图 4-3）。

𬌗支托从𬌗面观呈圆三角形，边缘嵴处最宽，顶点朝向𬌗面中央。近远中面观呈匙形，近𬌗缘处变宽变厚，厚度 1～1.5mm，向𬌗面中央移行变薄，其长度约为磨牙近远中径的 1/4 或前磨牙的 1/3，宽度约为磨牙颊舌径的 1/3 或前磨牙的 1/2。𬌗支托必须恢复临床制备前的𬌗面形态，这是因为：①边缘嵴分布有咬合接触点，制作时必须恢复与对颌牙的咬合功能；②恢复良好的边缘嵴形态，咀嚼时可将食物局限于𬌗面窝内，限制食物溢出，实现省力高效。

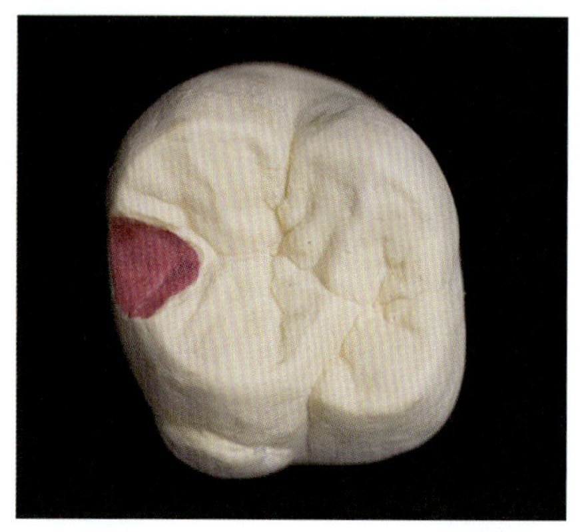

图 4-2 𬌗支托在磨牙的位置

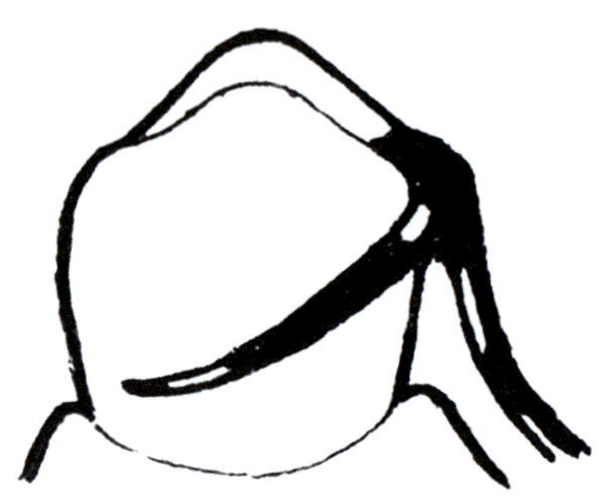

图 4-3 𬌗支托连接体与基牙的关系

2．舌隆突支托（舌支托）和切支托（cingulum rest and incisal rest） 舌支托多设计于尖牙，一般在基牙舌面的龈 1/3 与中 1/3 交界处，以舌隆突上方为中心，形成稍圆钝的 V 字形沟（图 4-4），V 字形的顶点指向牙尖，凹底垂直于牙体长轴，以保证𬌗力沿基牙长轴方向传递。

切支托放置在经过预备的前牙切缘近切角处，为减小对美观的影响，多用于远离缺隙的下颌尖牙或切牙的近中或远中一侧；尖牙上的切支托凹宽约 2.5mm，深约 1.5mm（图 4-5），切牙根据条件适当减小。

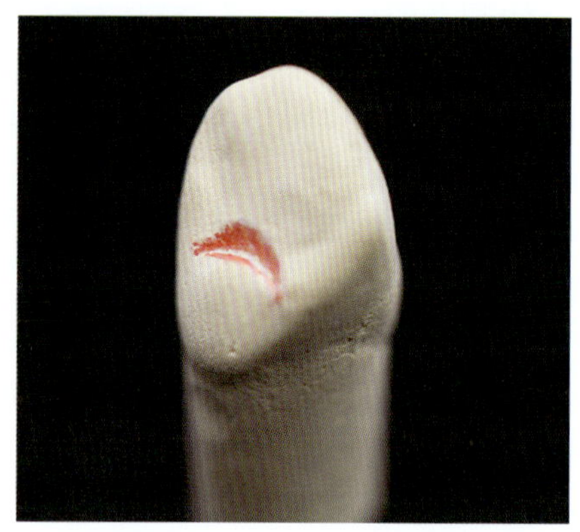

图 4-4 舌支托窝的形态

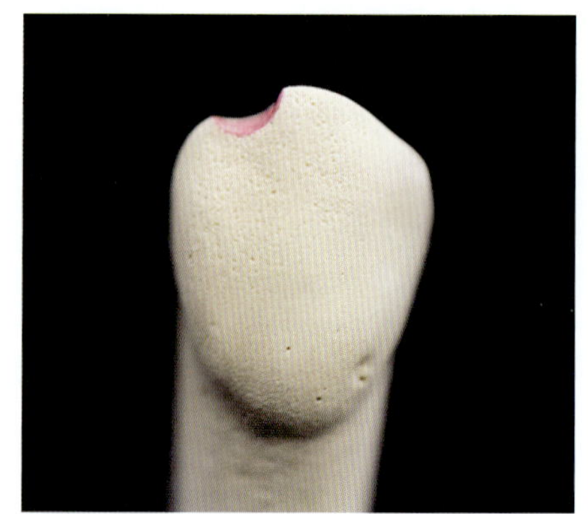

图 4-5 切支托窝的形态

（三）支托与基牙的关系

𬌗支托将义齿产生的咬合力传导至基牙时，作用在基牙上的力与牙长轴方向应基本一致。这样义齿在长期使用过程中，才不会对基牙及其牙周组织产生损伤。𬌗支托或𬌗支托的凹面与基牙的长轴形成等于或小于 90° 的夹角，使𬌗力沿基牙长轴方向传递（图 4-6），从而减小对基牙损伤，保护基牙。

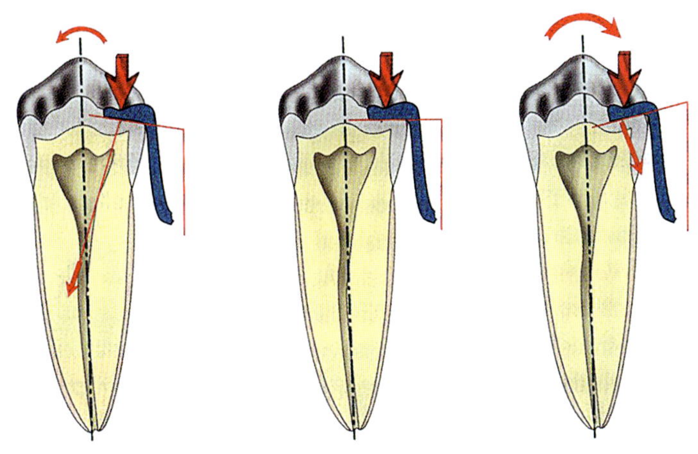

图 4-6　𬌗支托与基牙的关系

二、卡环

固位体是可摘局部义齿用以抵抗脱位力，获得固位、支持与稳定的重要部件。卡环是最常见的固位体形式。

（一）卡环的基本结构及要求

以典型铸造三臂卡环为例，卡环由卡环臂、卡环体和支托组成（图 4-7）。

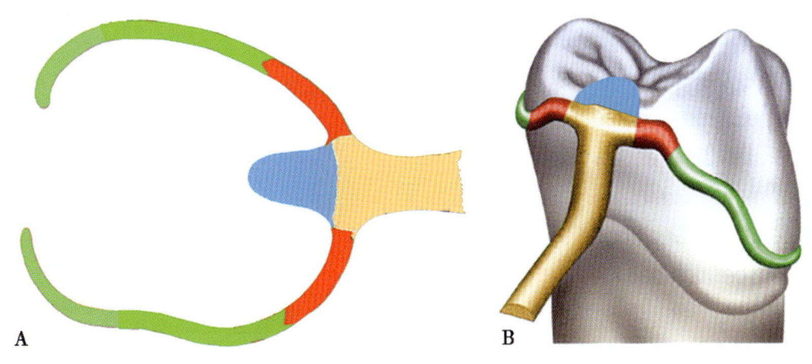

图 4-7　三臂卡环示意图
A. 𬌗面观　B. 邻面观

绿色部分为卡环臂；红色部分为卡环体；蓝色部分为𬌗支托；金色部分为连接体

1. 卡环臂（clasp arm）　是卡环的游离部分，富有弹性。卡环固位臂尖位于基牙的倒凹区，是卡环产生固位作用的主要部分。当义齿受到脱位力时，可阻止义齿𬌗向脱位。

根据作用和位置的不同，卡环臂可分为固位臂和对抗臂。

（1）固位臂（retention arm）：多位于基牙的颊侧（也可在舌侧），固位臂的体部 2/3 在观测线以上，起到支持和稳定作用，尖部1/3进入倒凹区。固位臂是产生固位作用的部分。

（2）对抗臂（reciprocal arm）：一般在固位臂的对侧，是与固位臂形成对抗作用的卡环臂。对抗臂大多位于基牙观测线附近，可比固位臂稍粗大，具有刚性，对义齿起着很好的支持和稳定作用。

2. 卡环体（clasp body）　是连接卡环臂、支托和小连接体的坚硬部分，无弹性。位于基牙的非倒凹区，起稳定和支持作用。

3. 𬌗支托　位于后牙𬌗面或前牙舌侧、切端，起稳定和支持作用，常与卡环整体铸造而成。

（二）卡环对基牙的保护原则

卡环位于基牙上，对义齿起固位、稳定和支持作用，不合理的卡环设计会使基牙受到各种损伤，甚至导致松动脱落。因此，卡环设计与制作时要符合以下原则：

1. 被动性（passivity）　当卡环完全就位于基牙时应对基牙无作用力，只有义齿脱位时卡环才对基牙产生作用力，从而起固位作用。

2. 对抗性（reciprocality）　当可摘局部义齿戴入或摘出时，对抗臂应在固位臂通过基牙最大周径之前接触牙齿，这将抵消固位臂通过基牙最大周径时对基牙所施加的压力。这种侧向压力虽然是瞬时发生的，但如果力量过大，加上反复多次摘取，也会对基牙产生不良影响（图4-8）。

3. 卡抱原则（enclasp principles）　要求卡环（组）整个结构围绕基牙牙冠半周以上（>180°），如环形卡环以连续接触的形式作用于基牙。如果卡环臂过短，固位臂与对抗臂不能形成相互作用，则固位效果欠佳并对基牙产生不良的侧向力。杆形卡环以𬌗支托、对抗臂、固位臂三个不同面的接触区包绕基牙周径一半以上，同样也符合卡抱原则（图4-9）。

4. 位置合理（proper position）　义齿在行使功能时，会对基牙产生不同程度的扭力，有可能损伤基牙牙周组织，甚至造成基牙折断。卡环作用于基牙的位置是决定对基牙扭力大小的一个因素。固位臂应位于牙冠颊面的龈1/3区，对抗臂在舌面龈1/3和中1/3交界处。

5. 密合性（fitness）　卡环与基牙的大面积接触影响了基牙的自洁作用，特别是𬌗支托部位，是龋病的好发部位。适当减小卡环与基牙的接触面积、加强卡环各部件与基牙的密合性，可防止基牙龋坏。

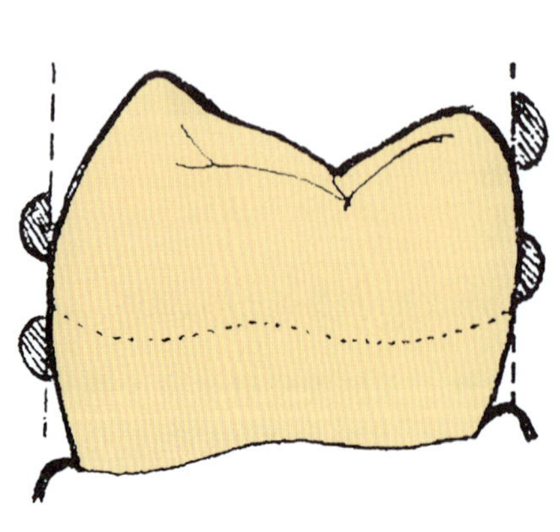

图4-8　卡环的对抗性

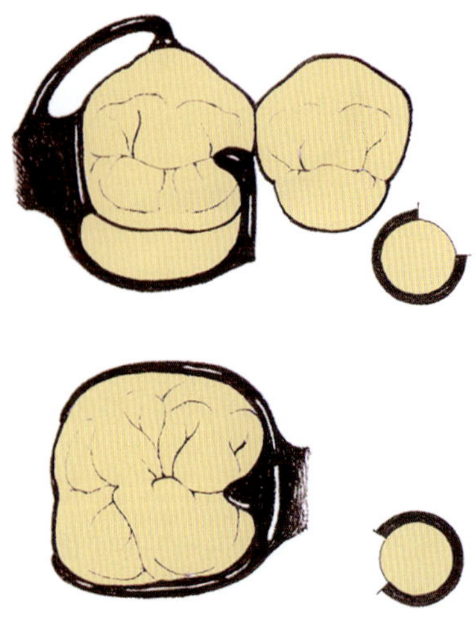

图4-9　卡环组包绕基牙>180°

（三）卡环臂与观测线的关系

1. 模型观测仪（model surveyor）　也称为平行观测仪，是用于确定义齿就位道和观测线的精密仪器。观测仪一般由主体仪器和分析工具两部分组成。主体仪器包括基座、观测台和分析杆；分析工具包括倒凹测量尺、铅芯夹持杆、成形刮刀（铲）和锥度杆等（图 4-10）。

（1）基座（support）：观测台位于其上。

（2）观测台（surveying platform）：用以放置和固定模型，分为可动型和固定型两种。可动型在基座上可水平移动，固定型固定在基座上。观测台可作各个方向的倾斜，并通过底部的球形铰链轴控制。

（3）分析杆（analyzing rod）：与水平面垂直，通过水平臂、垂直臂与基座连接。分析杆能多方向运动，夹持各种分析工具。

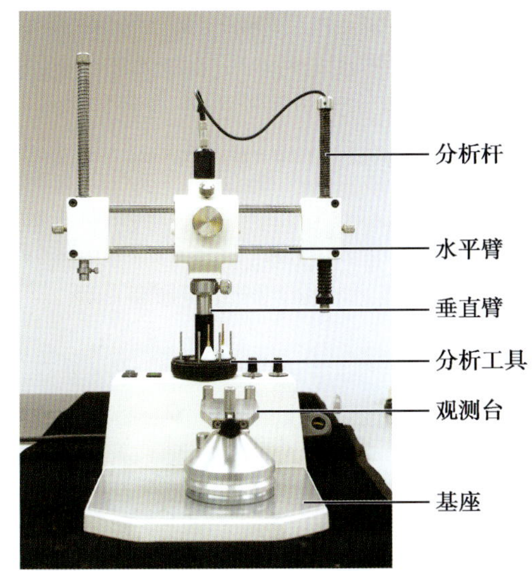

图 4-10　模型观测仪

（4）分析工具（analyzing instruments）：倒凹测量尺、铅芯夹持杆、成形刮刀（铲）和锥度杆是模型分析与制备的工具。锥度杆常用 2°、4° 两种。倒凹测量尺是测量基牙水平倒凹深度的工具，通常有 0.25mm、0.5mm 和 0.75mm 三种规格（图 4-11）。

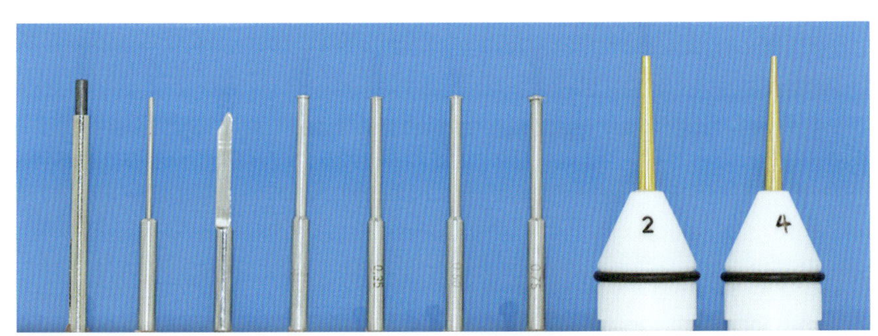

图 4-11　分析工具

2. 观测线与倒凹（survey line and undercuts）　各个基牙的牙体外形、牙体倾斜方向、倾斜程度可使基牙的倒凹各不相同。基牙倒凹区的位置和大小均与义齿设计密切相关。观测线是按义齿就位道方向，在基牙及组织区描画的外形高点线，用以区分倒凹区与非倒凹区，又称为导线。观测线用以指导卡环的设计，指明义齿基托边缘伸展的范围，可使义齿沿共同就位道（common insertion）方向顺利取戴。

观测线不同于解剖外形高点线，后者是当牙体长轴与水平面垂直时各轴面外形最突点的连线，只有一条；而观测线是随观察方向改变而变化的外形高点线，在共同就位道没确定以前，在基牙上可描画出无数条观测线（图 4-12）。

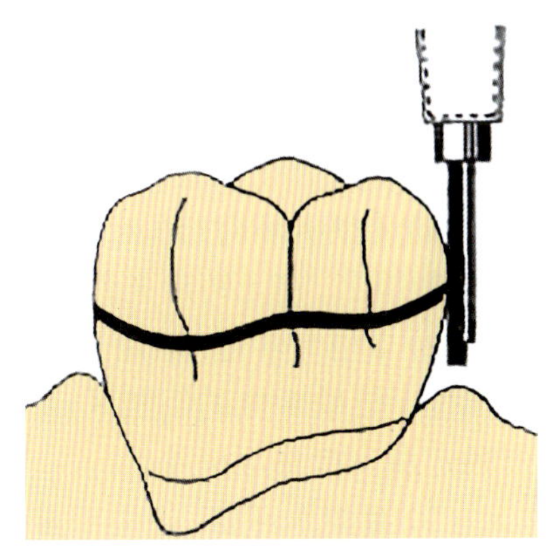

图 4-12　观测线

3．观测线的类型　有以下三种类型（图 4-13）：

（1）Ⅰ型观测线：基牙向缺隙的相反方向倾斜所画出的观测线，倒凹主要分布在基牙颊舌面的远缺隙侧。

（2）Ⅱ型观测线：基牙向缺隙方向倾斜所画出的观测线，倒凹主要分布在基牙颊舌面的近缺隙侧。

（3）Ⅲ型观测线：基牙的外形高点接近𬌗面，或基牙向颊舌侧倾斜时所画的观测线，观测线整体接近𬌗缘，倒凹区分布广泛。

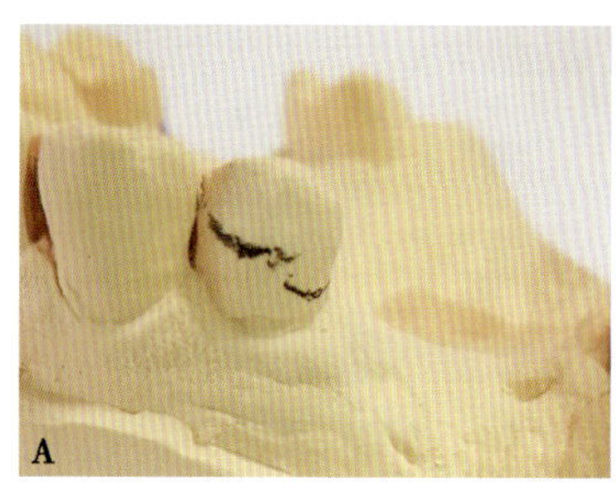
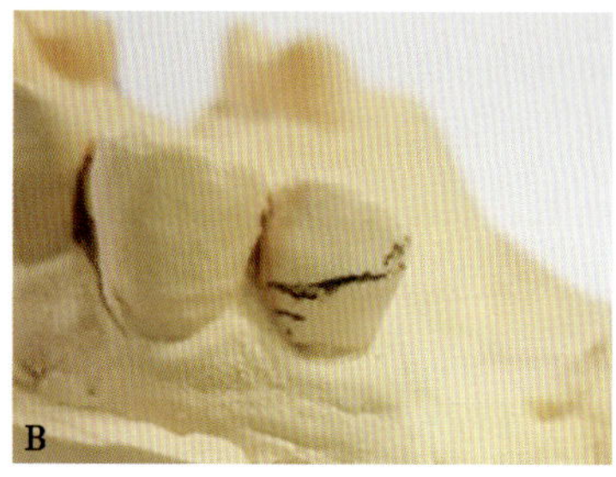
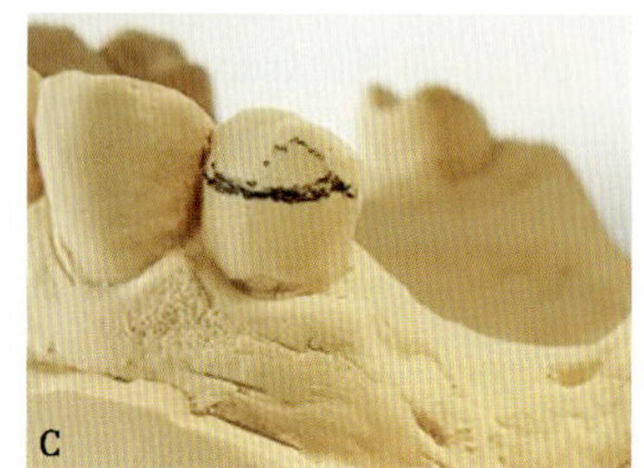

图 4-13　观测线的类型
A．Ⅰ型观测线　B．Ⅱ型观测线　C．Ⅲ型观测线

4．观测线类型与卡环臂的关系　卡环的类型及卡环各部分在基牙上的位置都要依据观测线来确定。卡环的弹性部分进入倒凹区产生固位作用，非弹性部分不能进入倒凹区，否则影响义齿就位。通过调整就位道或将基牙适当磨改修整，可改变观测线的类型，达到优化设计的目的。

根据三种观测线可以选择相应的固位卡环臂（图 4-14）。

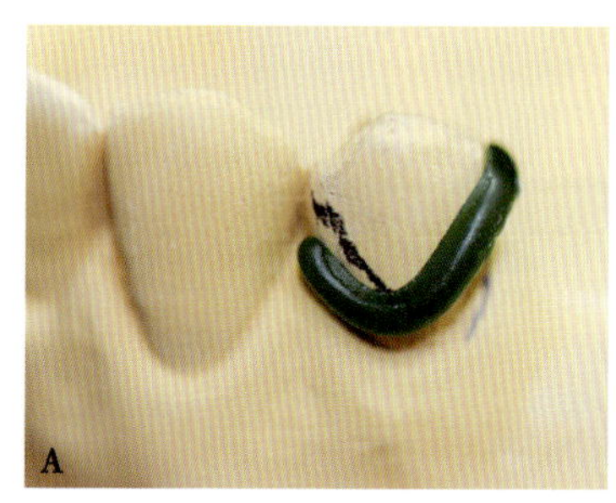
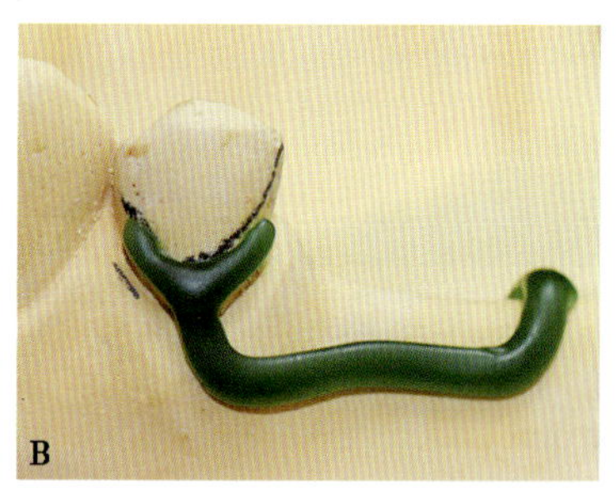
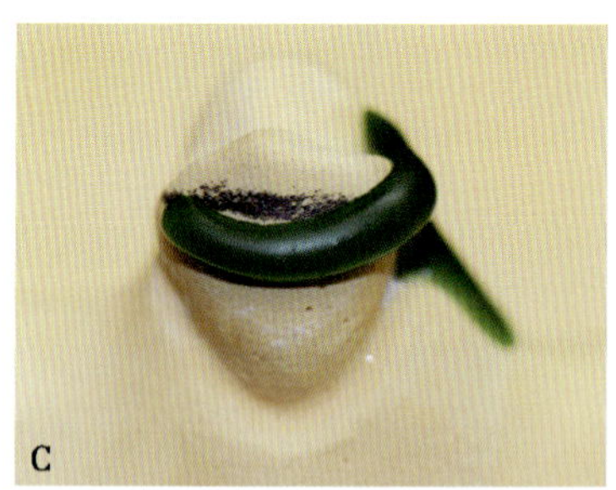

图 4-14　三种观测线与相应的卡环臂
A．Ⅰ型卡环臂　B．Ⅱ型卡环臂　C．Ⅲ型卡环臂

（1）Ⅰ型卡环臂：适用于Ⅰ型观测线，通常铸造而成。Ⅰ型卡环臂具有良好的固位、稳定和支持作用。在无铸造条件时，也可采用钢丝弯制而成。

（2）Ⅱ型卡环臂：适用于Ⅱ型观测线。最常用的设计为 U 型和 T 型卡环，卡环臂的一个尖端位于近缺隙侧的倒凹区，而另一个尖端则位于非倒凹区。该型卡环臂的固位作用较好，但稳定和支持作用稍差。

（3）Ⅲ型卡环臂：适用于Ⅲ型观测线。当卡环臂具有良好的弹性时，才能通过基牙的外形高点进入倒凹区，常采用钢丝弯制而成。

（四）卡环臂弹性的影响因素及相互关系

卡环的固位要求义齿脱位力小于卡环臂弹性形变的力，卡环臂的弹性是影响卡环固位及其对基牙影响的重要因素，了解卡环臂的弹性影响因素对义齿设计与制作有重要指导意义。

1. 影响因素

（1）卡环材料的弹性（elasticity of clasp materials）：材料的弹性用弹性模量（E）或弹性系数来表达，不同的金属材料弹性模量不同。制作卡环的金属材料包括钴铬合金、金合金、钛、钛合金及不锈钢丝等。钴铬合金是最常用于制作铸造卡环的合金，其弹性模量最高而弹性最低，不锈钢丝弹性模量最小而弹性最高，金合金性能居于两者之间。

（2）基牙的水平倒凹深度（horizontal depth of abutment undercut）（T）：水平倒凹深度代表卡环弹性变形（位移）的大小，根据虎克定律，倒凹水平深度越大，卡环变形的位移越大，反作用于基牙的力就越大。水平倒凹深度一般用观测仪的倒凹测量尺来测量（图 4-15）。

（3）卡环固位臂的绝对长度（absolute length of clasp arm）（L）：相同粗细和形状的金属材料，弹性与长度的立方成正比例关系，即卡环的长度越大，卡环尖部的弹性也越大。操作时，一般测量卡环起始部到卡环尖端之间的绝对长度可计算出卡环的长度，国外一般用专用的卡环测长仪来准确测量，而国内用细的金属丝测长法。

（4）卡环臂的形状和截面（shape and cross-section of clasp）（Q）：铸造卡环从卡环体部到尖端逐渐均匀变细，截面呈半圆形，其高度与宽度之比为 8∶10（图 4-16）。形态均匀的卡环越粗，弹性越小。

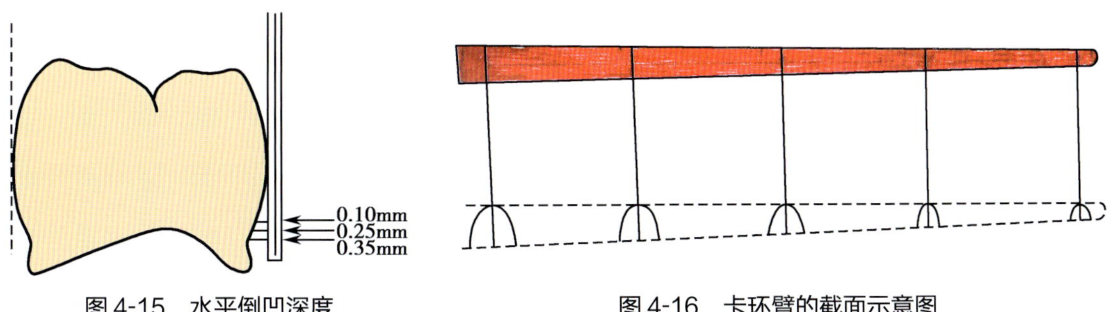

图 4-15 水平倒凹深度　　图 4-16 卡环臂的截面示意图

2. 各因素之间的关系　影响卡环固位力各因素的相互关系可以用以下公式来表达：

$$卡环固位力（K）=\frac{弹性模量（E）\times 截面积（Q）\times 水平倒凹深度（T）}{长度（L）}$$

（1）材料的弹性模量在使用相同金属时是不变的，基本是固定量。只有在选择不同金属加工时才考虑差别，如弯制卡环和铸造卡环。

（2）在材料、形态与长度不变的条件下，进入水平倒凹深度越大，固位力就越大。但并不是固位力越大越好，因为固位力大，义齿摘戴时引起基牙损伤的危险性就加大；水平倒凹深度过大，如果超过材料的弹性极限，会使卡环臂发生永久性变形，甚至因疲劳而折断。

水平倒凹深度在临床上可通过调整就位道、基牙调磨而适当改变，在共同就位道已确定的情况下一般不变，而且铸造卡环臂尖进入基牙水平倒凹的深度要限制在卡环弹性极限范围内（表 4-1），因此水平倒凹深度是相对固定量。

表 4-1　不同材料的卡环尖部进入不同基牙的水平倒凹深度

	前磨牙 /mm	磨牙 /mm
钴铬合金	0.25	0.25～0.50
金合金 / 钛	0.50	0.5～0.75
不锈钢丝	0.75	0.75

（3）在上述其他因素不变时，卡环臂的长度越大，弹性越大，固位力就越小（呈反比关系）（图 4-17）。磨牙与前磨牙相比，卡环长度大，一般采用加大倒凹深度的方式增强固位力；反之，对于倒凹深度大的前磨牙，可采用弧形卡环臂来增大长度，使其处于弹性极限范围内。

（4）在其他因素不变时，卡环臂的截面变大，弹性变小，固位力就变大（图 4-18）。卡环长度与倒凹深度不变时，可通过加大截面积提高固位力，如果能改变卡环长度与倒凹深度，一般不改变截面积。

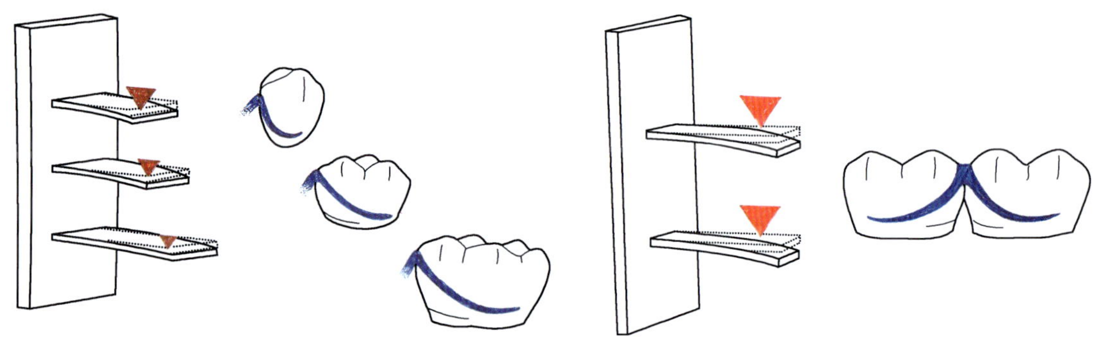

图 4-17　长度对卡环固位力的影响　　图 4-18　截面对卡环固位力的影响

影响卡环固位的其他因素还包括正压力（positive pressure）、倒凹坡度（undercut inclination）、材料的摩擦系数（friction coefficient）等（详见第一章第二节）。

（五）卡环的分类

卡环种类繁多，通常根据制作方法、卡环臂的数量以及卡环的形态结构进行分类。

1. 根据制作方法分类　分为钢丝弯制卡环、铸造卡环和组合卡环。

（1）钢丝弯制卡环（wrought wire clasp）：采用铬镍不锈钢丝通过手工弯制而成。钢丝弹性好，可进入较深的倒凹以增强固位力，可调改而不易断裂，对基牙及牙周组织影响小，直径较小，适用于前牙或前磨牙。

（2）铸造卡环（cast clasp）：采用铸造工艺制作的卡环。卡环臂刚性大而弹性差，进入基牙的倒凹深度要严格控制，不能调改、易折断；对基牙及牙周组织影响大；支持和稳定性好；设计灵活，类型多样，是目前临床应用最多的卡环类型。常用的铸造金属有钴铬合金、纯钛等。

（3）组合卡环（combination clasp）：对于牙周条件差、基牙颊舌向倾斜过大的基牙，可将对抗臂与支托采用铸造工艺，固位臂采用弯制卡环。此卡环综合上述两种卡环的优点，在临床也较常用。

2. 根据卡环臂的数量分类（图 4-19）

（1）单臂卡环（one-arm clasp）：只有一个弹性卡环臂，位于基牙唇、颊侧，舌侧采用高基

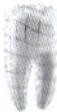

托，起对抗臂的作用。

（2）双臂卡环（two-arm clasp）：有颊、舌两个卡环臂，无𬌗支托。

（3）三臂卡环（tri-arm clasp）：由颊、舌两个卡环臂和𬌗支托组成。

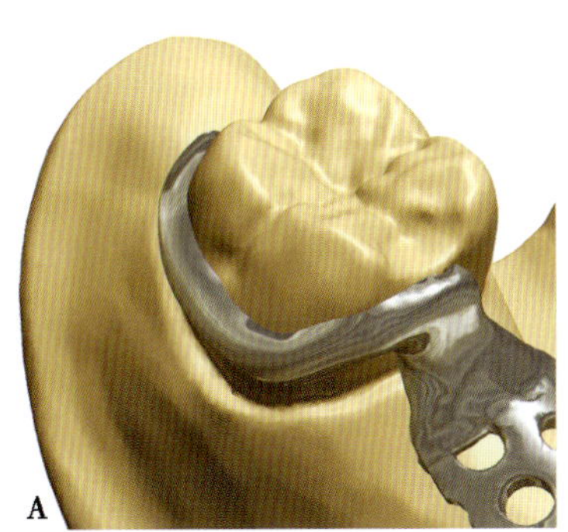

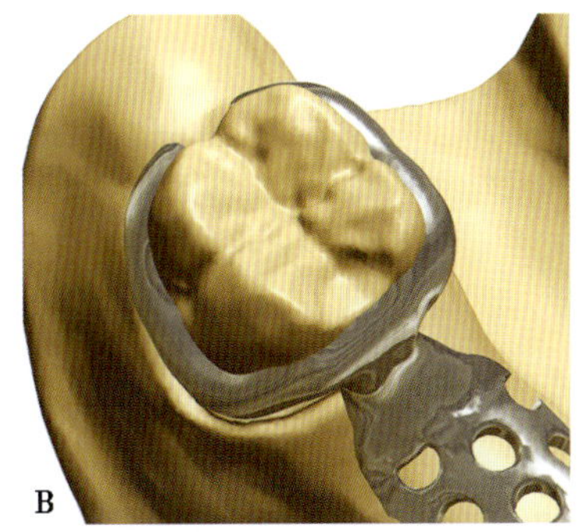

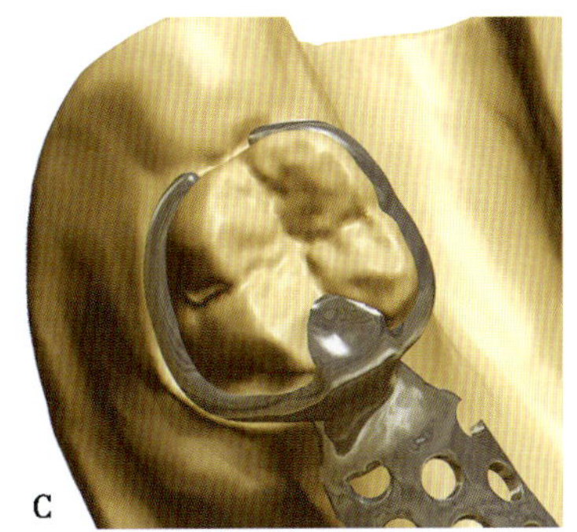

图 4-19 根据卡环数量分类

A. 单臂卡环 B. 双臂卡环 C. 三臂卡环

3. 根据卡环的形态结构分类

（1）圆环型卡环（circumferential clasp）：包绕基牙 3 个面和 4 个轴角，即包绕基牙牙冠的 3/4 以上，形似圆环。这种卡环中的三臂卡环为 Aker 1936 年首先应用，故又称 Aker 卡环。卡环尖部从基牙𬌗向进入倒凹，固位、支持与稳定作用皆佳，适用于牙周健康和牙冠外型较好的基牙，对基牙倒凹类型要求高，Ⅱ型导线应慎用。常见的除三臂卡环外，还有以下几种类型：

1）圈形卡环（ring clasp）：也称环形卡环，多用于远中孤立的磨牙，向近中颊侧（上颌多见）或近中舌侧（下颌多见）倾斜，卡环臂用常规方法无法放在合理的位置。铸造圈形卡环可分别或同时放置近、远中𬌗支托，对抗臂可以加宽或设计并行的双臂。其卡环尖部进入倒凹深度为 0.5mm。上颌基牙，卡环尖部应放在颊侧，下颌相反。设计时要注意基牙远中面的牙冠高度是否足够，以免影响咬合或卡环距离龈缘太近，造成牙周创伤（图 4-20）。

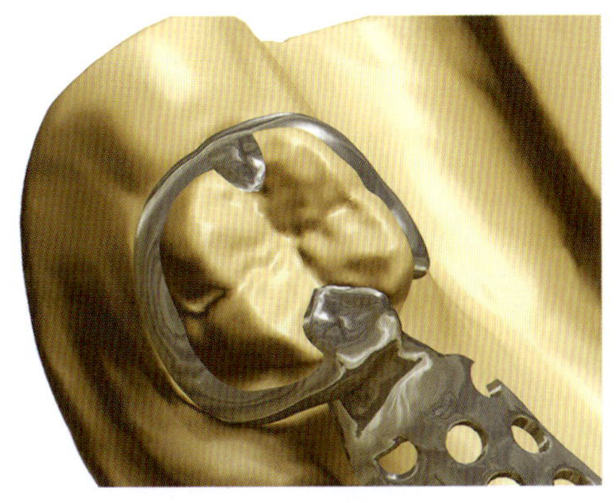

图 4-20 圈形卡环

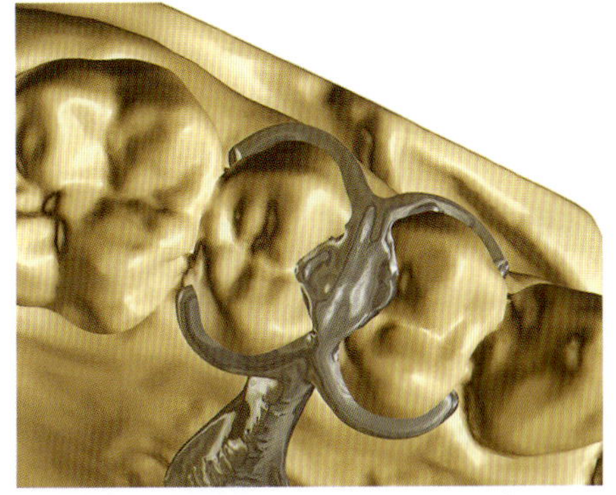

图 4-21 联合卡环

2）联合卡环（combined clasp）：由位于相邻两个基牙上的两个卡环通过共同的卡环体相连而成（图 4-21）。卡环体位于相邻两基牙的𬌗外展隙，并与𬌗支托相连接。适用于基牙牙冠短而稳固、相邻两牙之间有间隙或食物嵌塞等情况。两基牙间的𬌗1/3 部分要预备足够的间隙，以便能放置联合卡环体部分。牙体预备时注意不能破坏基牙的邻面接触区。联合卡环最好采用双𬌗支托，这样可以避免修复体产生楔力，造成基牙分离，并导致食物嵌塞和卡环移位。

3）对半卡环（half to half clasp）：由颊、舌侧两个相对的卡环臂和近、远中两个𬌗支托组成，以各自的小连接体分别连接于基托或铸造支架。主要用于前后都有缺隙、孤立的前磨牙或磨牙。此卡环使基牙近、远中受力均匀，但负担加重，要求基牙牙周健康稳固（图4-22）。对半卡环不适用于游离缺失的可摘局部义齿。

4）连续卡环（continuous clasp）：多用于牙周夹板，铸造连续卡环位于两个或两个以上相邻基牙，具有连续的固位臂和舌侧对抗臂，在末端相连并与导线平齐，对抗臂有各自独立的小连接体，不进入倒凹区（图4-23）。

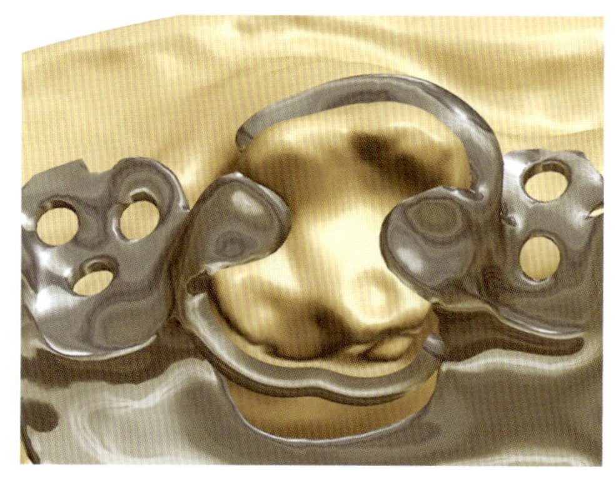

图4-22 对半卡环

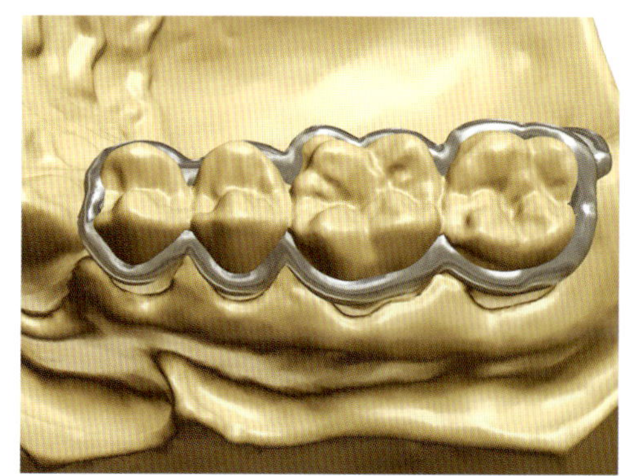

图4-23 连续卡环

5）回力卡环（back-action clasp）：常用于后牙游离端缺失，基牙为前磨牙或尖牙，牙冠较短或呈锥形。卡环臂尖位于基牙唇（颊）侧倒凹区，绕过基牙远中面与𬌗支托相连，再转向基牙舌侧的非倒凹区，在基牙近中舌侧通过连接体与连接杆或基托相连接。回力卡环可减轻基牙承受的𬌗力，起到应力中断作用（图4-24）。

6）长臂卡环（long-arm clasp）：又称延伸卡环，用于近缺隙基牙松动或无法获得足够固位力，而将卡环臂延伸至相邻牙的倒凹区以获得足够固位，并对松动基牙进行夹板固定。该卡环不可进入近缺隙基牙的倒凹区（图4-25）。

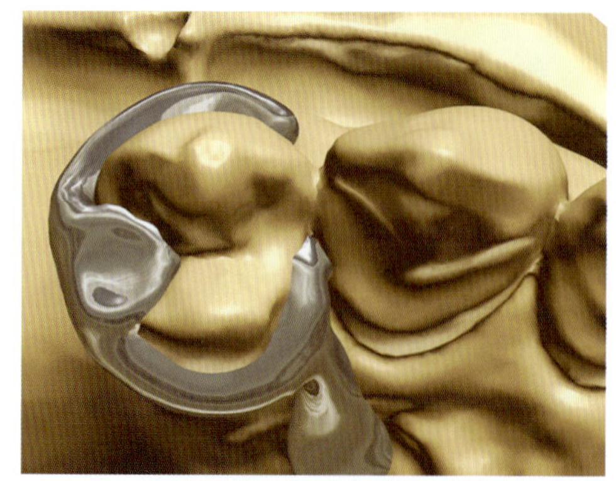

图4-24 回力卡环

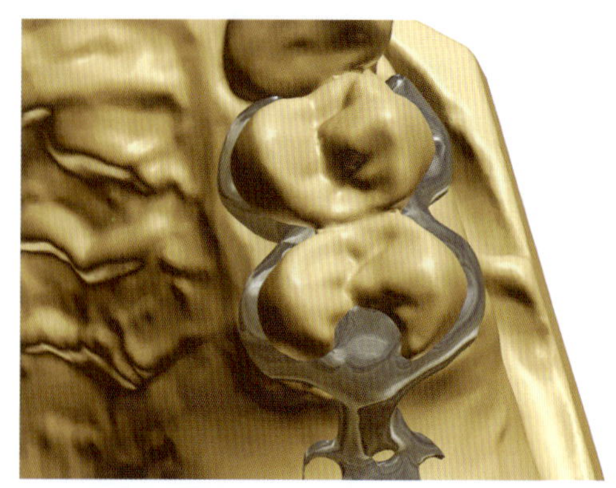

图4-25 长臂卡环

7）倒钩卡环（barb clasp）：又称下返卡环，适用于Ⅱ型观测线，有软组织倒凹，无法设计杆型卡环时（图 4-26）。倒钩卡环的缺点是覆盖牙面过大，容易积存食物软垢；卡环臂弹性较小，基牙负荷较大且暴露金属较多，不适用于前牙。

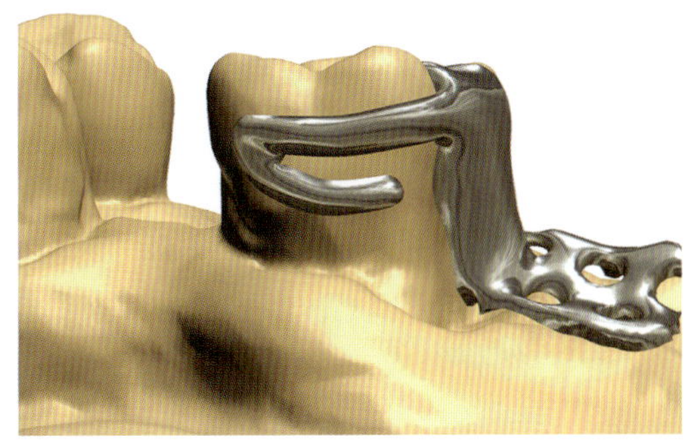
图 4-26　倒钩卡环

（2）杆形卡环（bar clasp）：卡环从缺牙区唇、颊侧义齿基托中伸出，沿牙龈缘下方 3mm 的位置平行向前延伸至基牙根端适当位置，转向殆方，越过牙龈进入基牙颊侧龈 1/3 倒凹区。杆式卡环均为铸造，基板、支托、卡环臂等组成卡环组行使功能。

杆形卡环可根据基牙的外形、倒凹位置与大小，设计不同形状，如 I 型、T 型、L 型、U 型和 C 型（图 4-27）。卡环设计多样、美观，固位作用强，但稳定作用差，易嵌塞食物。现以 RPI 卡环组和 RPA 卡环组为例详细介绍。

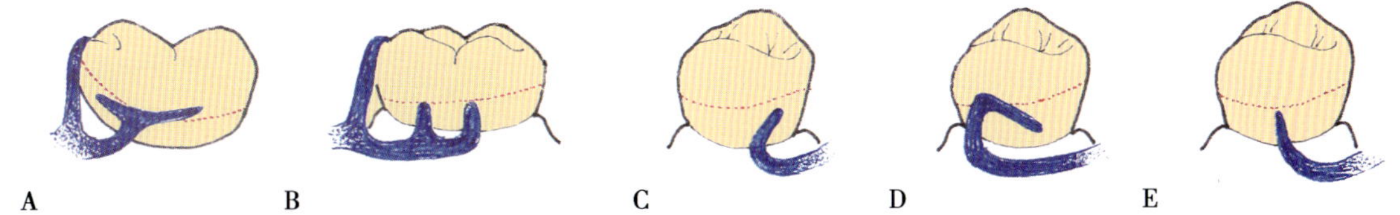

图 4-27　不同类型的杆形卡环固位臂
A. T 型　B. U 型　C. L 型　D. C 型　E. I 型

（3）卡环组（group clasp）

1）RPI 卡环组：由近中殆支托、远中邻面板和颊侧 I 型杆卡三部分组成，常用于远中游离端缺失的义齿（图 4-28）。

近中殆支托（mesial occlusal rest）（R）：位于末端基牙的近中边缘嵴处，支托窝呈圆形，底面光滑。支托的小连接体进入近中舌侧外展隙，与基牙上预备的导平面（高 2～3mm）接触。近中殆支托可使殆力轴向传导，利于牙周组织健康。

远中邻面板（distal adjacent plate）（P）：位于基牙的远中邻面，呈板形。其颊舌径与预备的导平面一致，殆龈径与远中面的殆2/3 或 1/2 接触，厚约 1mm，近龈部位应缓冲 0.3mm 并高度抛光，连接体以钝角与之相连，减少对牙龈的覆盖。邻面板的作用是引导义齿就位，增强固位力。

颊面 I 型杆卡（I）：从殆面观，I 杆应位于颊面最凸点或最凸点的近中。从颊面观，I 杆顶端 2mm 与牙面接触，仅从龈端进入 0.25mm 深的倒凹。I 杆的优点是与基牙接触面积小、对基牙损伤小、美观。

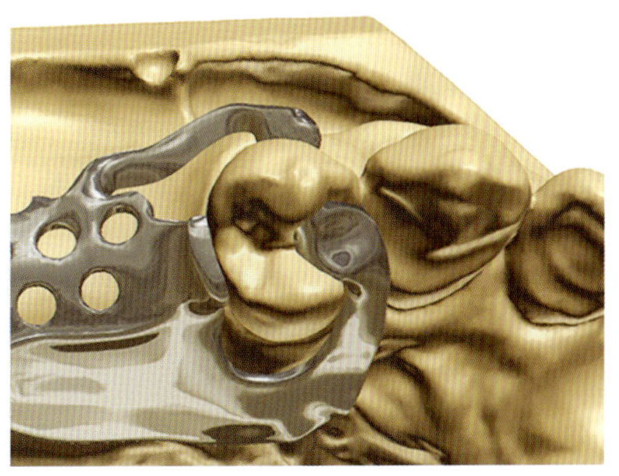
图 4-28　RPI 卡环组

RPI 卡环的优点：①在𬌗力作用下，基牙受力小；②游离端基托下组织承担主要咬合力；③I 杆与基牙接触面积小，美观且患龋率低；④邻面板可防止义齿与基牙间食物嵌塞，同时起到舌侧对抗臂作用；⑤近中𬌗支托的小连接体可防止游离端义齿向远中移位。

RPI 卡环的禁忌证：①口腔前庭深度不足 5mm；②基牙根方组织倒凹过大，易造成食物嵌塞、感觉不适或软组织创伤；③基牙颊面倒凹过小，不能获得足够固位；④基牙向近中倾斜，导平面下方无倒凹，义齿受力时邻面板不脱离卡抱，易损伤基牙（图 4-29）。

2）RPA 卡环组（rest guiding plate Aker clasp）：由近中𬌗支托、远中邻面板和颊侧圆环形卡环三部分组成，适用于混合支持式义齿或不能设计 RPI 卡环时（图 4-30）。应注意，如果按常规圆环形卡环设计，固位臂坚硬部分位于观测线以上并斜向通过牙冠中部，卡环臂尖端进入倒凹区，这样当基托游离端受力时，会在卡环体部形成支点，近中𬌗支托脱离支托凹，而卡环臂的尖端部分由于受到倒凹区的限制不能与基牙分离，产生𬌗向作用力，使基牙受到扭力，向远中旋转。因此，设计近中𬌗支托时，卡环臂的坚硬部分应止于颊面的观测线上缘，只有卡环臂的弹性部分进入倒凹区。

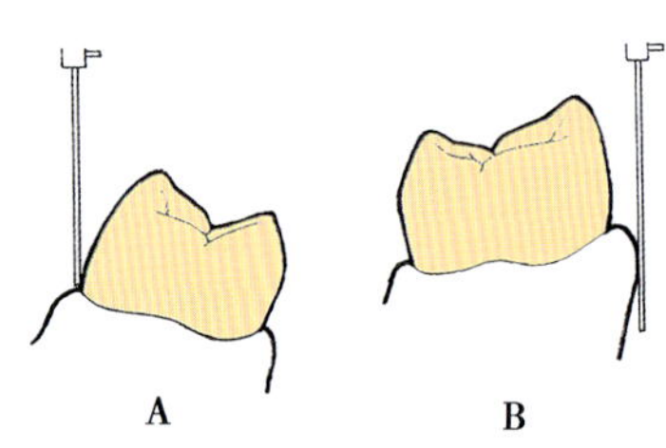

图 4-29　RPI 卡环的禁忌证
A. 基牙颊面倒凹过小　B. 基牙根方组织倒凹过大

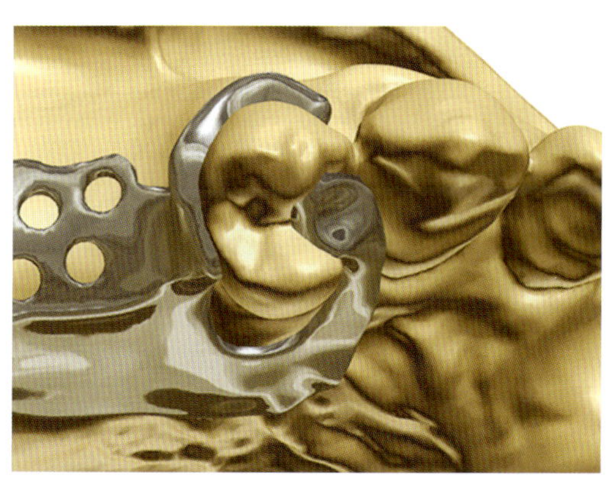

图 4-30　RPA 卡环组

三、连接体

连接体将义齿各部分连成整体，具有传递和分散𬌗力、增强义齿基托强度的作用。根据形态、结构和作用的不同分为大连接体和小连接体。

（一）大连接体

大连接体（major connector）是可摘局部义齿的重要组成部分，可跨越中线将可摘局部义齿的各部分，如卡环、支托等连成一个整体，并将义齿受到的𬌗力分散和传导至基牙以及被大连接体覆盖的口腔软硬组织上。根据所在位置命名为腭杆、腭板、舌杆、舌板等。

1. 基本要求

（1）强度足够：强度足够的大连接体既可为义齿咬合提供必要的支持，也可避免功能状态下发生弯曲变形。若强度不足，𬌗力集中于个别牙或牙槽嵴上，易造成基牙牙周损伤或加大牙槽嵴的局部受力，导致牙槽骨吸收。

（2）不损伤天然牙龈缘：杆状连接体边缘应离开天然牙龈缘一定的距离，避免在摘戴时压迫或碰撞牙龈或造成局部食物嵌塞而损伤牙龈。上颌大连接体的边缘离开龈缘约 6mm，

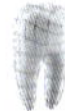

下颌大连接体边缘离开龈缘至少4mm。

(3) 提供足够垂直向支持(vertical supporting)：大连接体下覆盖黏膜软组织，受力时出现下沉、移位。较大的下沉、移位会造成连接体下方软硬组织的创伤。设计时应考虑支托和间接固位体的辅助支持，保证能提供足够的垂直向支持，保护大连接体下的软组织不受压迫。

(4) 减少异物感(foreign body sensation)：大连接体的边缘要圆钝，与组织移行，表面光滑，不易造成食物积存，有利于清洁和自洁。大连接体在放置时还要注意尽可能让开上腭前部，不干扰发音，并尽量少覆盖口腔组织。

2. 类型　上颌大连接体包括腭杆和腭板两大类，腭杆又分为前腭杆、后腭杆和侧腭杆三种，腭板也有多种变化，可联合使用也可单独使用。下颌大连接体由于口底位置的限制，常用舌杆、舌板，其他的还有双舌杆、唇颊杆等。

(1) 后腭杆(posterior palatal bar)：位于上颌硬区后部颤动线之前，杆的中央部位于第二磨牙的后缘，两端微向前弯曲至第一、第二磨牙之间。厚度为1.5～2.0mm，宽约3.5mm，腭中缝区组织面适当缓冲，两端密合。适用于非游离端缺失或缺牙较少时，主要起连接和稳定作用(图4-31)。

(2) 带状腭杆、腭带(banded palatal bar)：对于多个牙缺失的牙支持式义齿和单、双侧两个缺失的游离端义齿，可设计带状腭杆，宽度10mm，厚度0.5～1mm。带状腭杆前缘位于腭皱之后，后缘止于软硬腭交界的部位。当缺牙间隙长度增加时，腭杆宽度也相应增加。带状腭杆较薄，异物感较小，患者容易适应。带状腭杆覆盖腭部组织面积较大，有助于分散𬌗力(图4-32)。

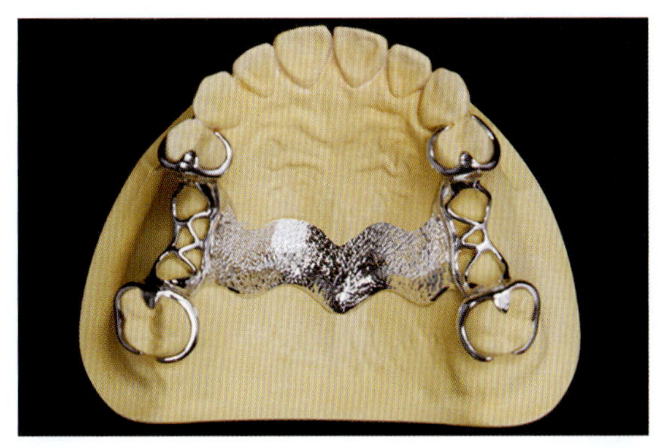

图4-31　后腭杆

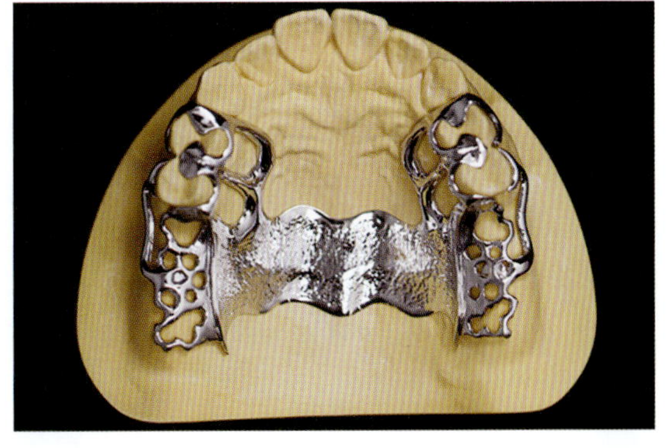

图4-32　带状腭杆

(3) 前后联合腭杆(anterior-posterior combined palatal bar)：由前、后和侧腭杆联合组成。前腭杆位于腭隆突之前，切牙乳突之后，大约在双侧尖牙与第一前磨牙之间的位置，宽而薄，厚0.5～0.8mm，宽约6～8mm，离开龈缘至少4～6mm，与黏膜密合但无压力；后腭杆宽而薄，位置尽量靠后；侧腭杆位于腭隆突的两侧，上缘离开龈缘4～6mm，宽度3～5mm，用于连接前、后腭杆。注意前、后腭杆之间的距离不能小于15mm(图4-33)。

前后联合腭杆适用于双侧后牙缺失、基牙牙周条件良好、上腭存在明显隆突无法设计带状腭杆或腭板。具有强度好，患者容易适应以及覆盖腭组织面积较少，有利于口腔清洁维护的优点。

当有多个亚类后牙缺失或前牙松动的病例，可改为前板后杆的设计。前腭板对松动牙起夹板固定作用（图4-34）。

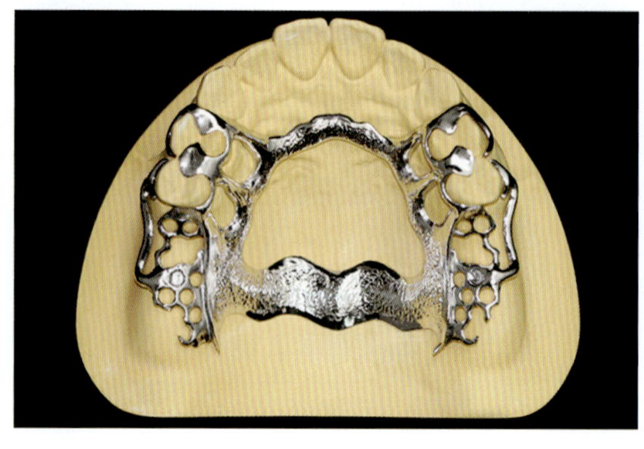

图4-33　前后联合腭杆

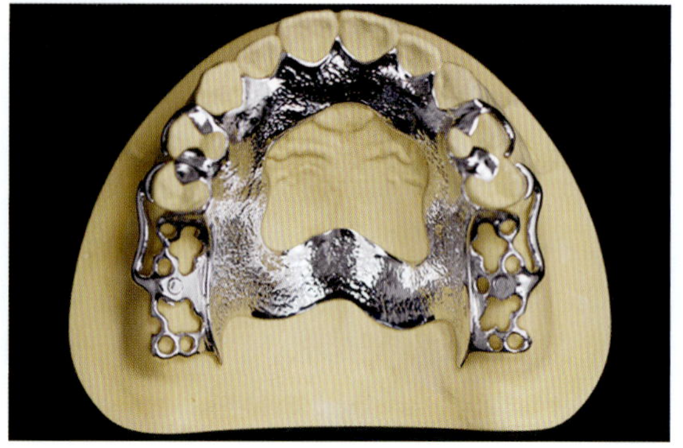

图4-34　前板后杆联合

（4）腭板（palate plate）：是指任何薄而宽、覆盖硬腭一半以上的上颌大连接体。厚度均匀，约0.5mm，与腭部解剖形态基本一致。适合肯氏Ⅰ、Ⅱ类缺损，缺牙数量较多，需要通过腭板分散𬌗力及腭裂患者的上颌可摘局部义齿。根据覆盖的范围不同，腭板常见以下几种类型：

1）后腭板（posterior palatal plate）：覆盖腭部后2/3，腭板前缘延伸至腭皱间谷底，伸展不超过第一前磨牙，后缘位于软硬腭交界处（图4-35）。

2）全腭板（full palatal plate）：覆盖整个腭部，适合于肯氏Ⅰ类后牙缺失或牙列中多数牙缺失，余留牙少的病例。腭板后缘位于软硬腭交界处，前缘可延伸至余留牙的舌隆突以上，全腭板的要求和全口义齿的腭侧基托相同（图4-36）。

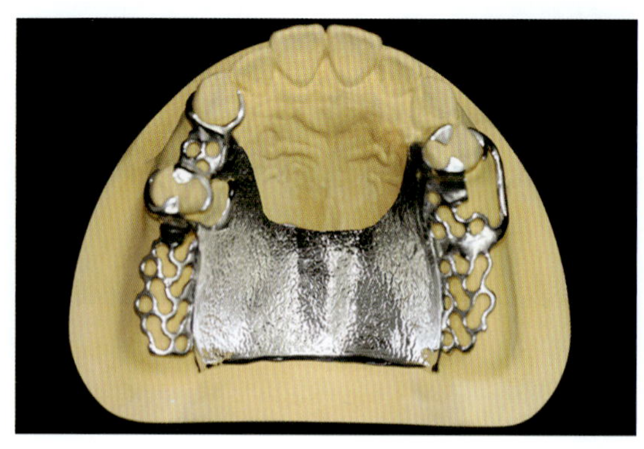

图4-35　后腭板

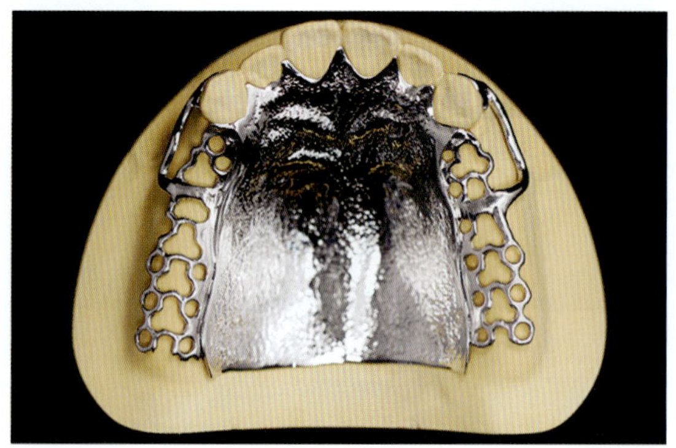

图4-36　全腭板

3）U型腭板（U-shaped palatal plate）：在腭隆突隆起明显时设计的一种上颌大连接体。如果过厚，异物感加大，不被患者接受；过薄则缺乏刚性，对基牙扭力或侧向力大。目前较少用（图4-37）。

（5）舌杆（lingual bar）：宽约4mm，厚约2mm，截面呈半梨形。杆的上缘距龈缘3～4mm，边缘呈移形状，杆的下缘部位最厚（图4-38）。

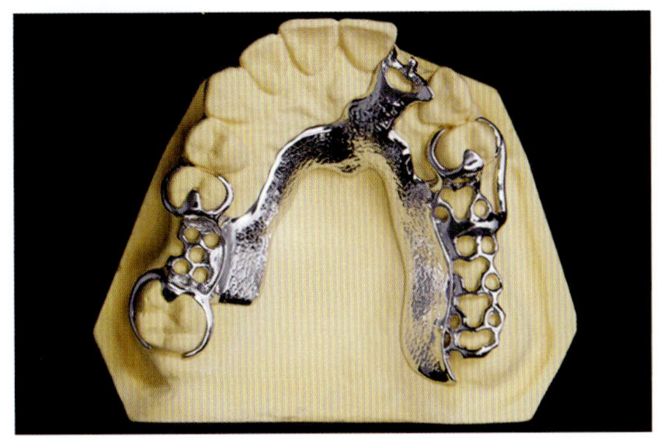

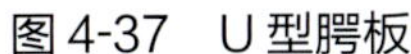
图 4-37　U 型腭板

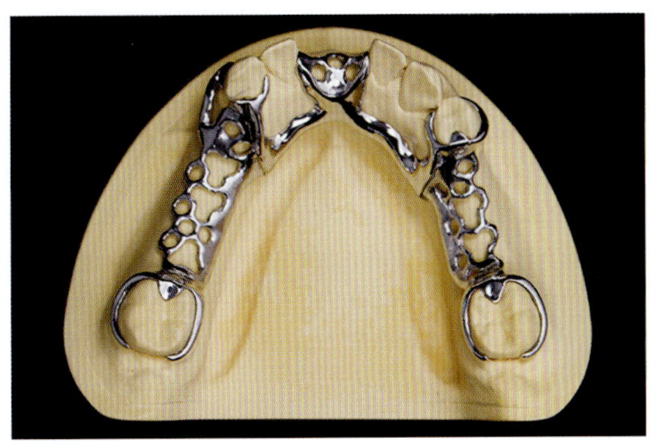

图 4-38　舌杆

舌杆接触的黏膜组织要做一定的缓冲，其缓冲量取决于：

1）下颌舌侧牙槽骨的形态：垂直型缓冲量最小；斜坡型舌杆与黏膜之间有 0.3～0.5mm 的缓冲；倒凹型舌杆在倒凹区应充分缓冲。

2）基牙提供支持量的大小：义齿如果设计为牙支持式，缓冲量可稍小；如果设计为黏膜支持式，则要有足够的缓冲，防止义齿在咬合时下沉而压迫黏膜。

3）舌杆如果覆盖下颌舌骨嵴（舌隆突）(cingulum）区域，缓冲程度由骨突的位置和程度来确定。

下颌舌侧存在骨突（bony process）时，舌杆的设计原则如下：

1）骨突较小，牙槽嵴较宽时，舌杆的边缘应放置在骨突上方；牙槽嵴较窄时，边缘应包绕骨突并填充倒凹。

2）骨突较大，舌杆的边缘应设计在骨突中心线上，不能进入骨突倒凹。远端有基牙，舌杆的边缘应设计在骨突稍上缘；远端无基牙，边缘应尽量让开骨突，并作缓冲。

3）骨突上方位置较大，舌杆的边缘应设计在骨突上方，并增加𬌗支托数量。骨突上方位置较小，边缘应设计在骨突上 1/3 处或骨突底部。

以上设计均不合适时，可在颊侧制作颊杆并尽量减少异物感。

（6）双舌杆（bi-lingual bar）：双舌杆由两部分组成，连续舌杆位于前牙舌隆突上，称为舌隆突杆，为义齿提供一定的支持与稳定作用；下舌杆稍窄。口底高度（功能状态下的黏膜转折到牙龈缘之间的距离）达不到舌杆的要求或前牙有一定松动，为起夹板固定作用时可设计双舌杆。双舌杆异物感明显，且容易造成食物嵌塞，故应用不多（图 4-39）。

（7）舌板（lingual plate）：是连续覆盖于下颌口底与前牙舌隆突之间的板状连接体。上缘在舌隆突外形高点上，下缘止于功能状态下适当抬高的口底黏膜转折。舌板上 2/3 尽量薄，并与牙齿及外展隙形态相一致，下缘最厚，提供足够的强度。舌板组织面在牙龈缘的位置要适当缓冲（图 4-40）。

（8）唇、颊杆（labial bar）：在前牙或前磨牙过于向舌腭侧倾斜、舌侧倒凹太大时，无法设计舌侧连接体，可选用唇、颊杆形式。但因其影响美观、异物感大而极少应用。

（二）小连接体

小连接体（minor connector）是指大连接体与卡环组以及邻面板、支托等其他部件之间起连接作用的部分。

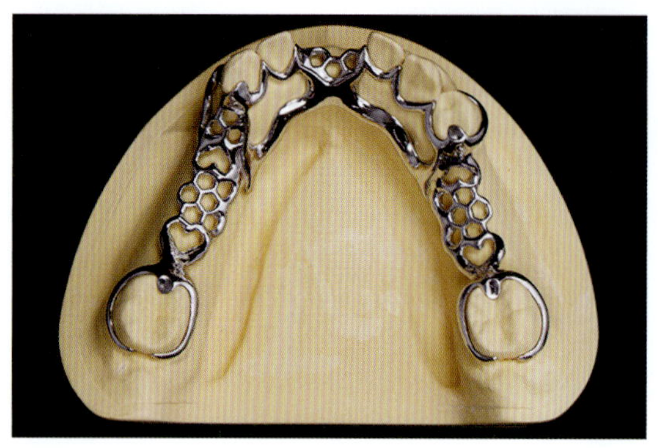
图 4-39　双舌杆

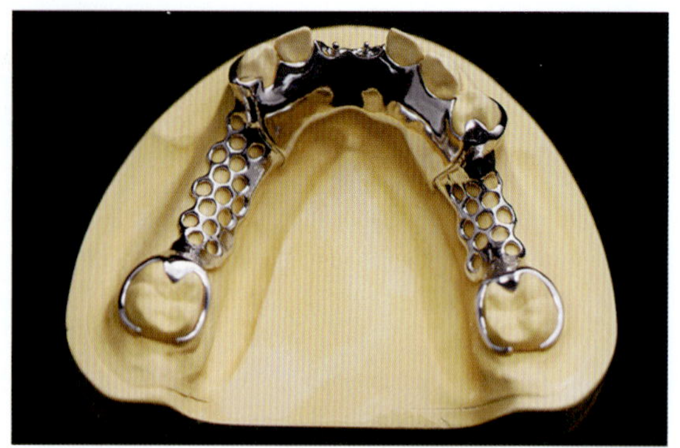
图 4-40　舌板

1. 作用

(1) 连接：小连接体将义齿的各个组成部分，如卡环、间接固位体、支托等与基托和大连接体连成整体。

(2) 分散𬌗力：小连接体通过与大连接体相连，将该部位受到的𬌗力传到大连接体，再经由大连接体传导到整个牙弓，避免基牙和牙槽嵴负担过重。

(3) 辅助稳定：支托、固位体的稳定作用通过小连接体传导到义齿的其他部分，再传导到整个牙弓，共同抵抗义齿所受到的作用力。

2. 要求

(1) 必须有足够的厚度以保证强度，但也不能过厚。独立连接支托的小连接体可窄而稍厚（截面呈扁圆形），𬌗支托或邻面板与网状连接体连接的小连接体可稍宽而薄。

(2) 尽量位于外展隙内不易被舌感觉到的区域，但不能进入倒凹区影响就位。

(3) 尽量少覆盖牙龈组织，与牙龈接触区应缓冲并高度抛光。

（三）其他结构

为增加铸造支架与义齿其他部件的连接强度，在支架制作过程中会设计一些其他结构。

1. 网状连接体（reticular connector）　在义齿基托覆盖的区域，为了连接树脂基托与大连接体，该部位的小连接体被设计成网状，称作网状连接体，也称固位网（图 4-41）。设计时应注意以下要求：

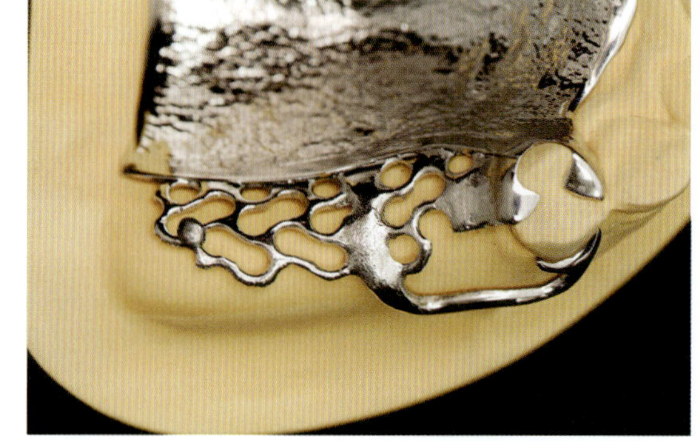
图 4-41　网状连接体的形态与位置

(1) 网状连接体被树脂基托所包裹，组织面应离开黏膜 0.5～1.0mm。

(2) 与大连接体连接的位置称为树脂终止线，也叫金塑交界线，是树脂基托伸展的终止端，终止线的位置根据排列人工牙的位置来确定，并形成内外台阶状。

(3) 在保证强度的前提下网状连接体形态各异，对于游离端缺失或咬合过紧的义齿，与大连接体相连接的部位要呈板状连接，增加其强度，称作网状加强带。

(4) 固位网在后牙区应向颊侧延伸至距移行沟 3mm，以增加基托的强度，防止折断。

2. 组织终止点（tissue arresting point） 在网状连接体组织面伸出的、与模型黏膜区接触的1～4个圆形金属突起，直径约2.5mm。组织终止点用于游离端或多个牙缺失的金属支架末端，对铸造支架的模型就位、口内试戴有辅助作用。在树脂充填时可保证连接体的位置不变。

3. 固位钉（retention pin） 前牙局部缺失的义齿，特别是前牙深覆𬌗的患者，易产生过大的侧向力而使人工牙折断。制作支架时，在前牙区网状连接体上设置金属钉状突起，辅助人工牙的固位。

第二节 铸造支架的设计原则

一、固位与固位体设计原则

可摘局部义齿在口内就位后，由于食物的黏着、唇颊舌肌的生理运动以及重力作用下，义齿向牙列的𬌗向或就位道相反方向脱位或有脱位趋势。义齿脱位的方向称为脱位道。义齿用来抵抗脱位的力称固位力，由义齿的固位体提供。因此，固位体的固位性能是影响义齿行使功能的重要因素。

（一）固位体的类型

按照固位体的作用不同可分为直接固位体和间接固位体两大类。

1. 直接固位体（direct retainer） 防止义齿𬌗向脱位，起主要固位作用的部件。根据固位形式的不同，又可分为冠外固位体和冠内固位体。

（1）冠外固位体（extracoronal retainer）：包括卡环型固位体、套筒冠固位体和冠外附着体。其中卡环型固位体是目前广泛应用的类型，也是本章的主要内容。

（2）冠内固位体（intracoronal retainer）：主要是指冠内精密附着体和部分半精密附着体。具体内容详见第五章第二节。

2. 间接固位体（indirect retainer） 指通过增强义齿的稳定性，防止义齿翘起、摆动、旋转及下沉，以辅助直接固位体固位的义齿部件。

（二）调节固位力的措施

义齿的固位力并不是越大越好，过大的固位力会造成义齿摘戴困难，甚至造成基牙损伤，因此，义齿固位力的设计需根据口内具体的缺牙情况和基牙条件而定。

1. 增减卡环的数量 固位力的大小与固位体的数量成正比，正常情况下，2～4个固位体即可达到固位要求。只有牙列存留少数牙时才设计多个固位体。

2. 调整基牙间的分散程度 基牙越分散，各固位体间的相互制约作用越强，合理选择基牙可使各固位体适当分散，也可增强义齿的固位作用。

3. 调整义齿就位道 改变义齿就位道的方向，从而改变基牙倒凹的深度、坡度与合适的固位力，即可达到增强义齿固位的目的。

二、义齿稳定性设计原则

（一）义齿不稳定性的概念

义齿在行使功能过程中，可能出现一定程度的翘动、摆动、旋转等现象或趋势，称为义

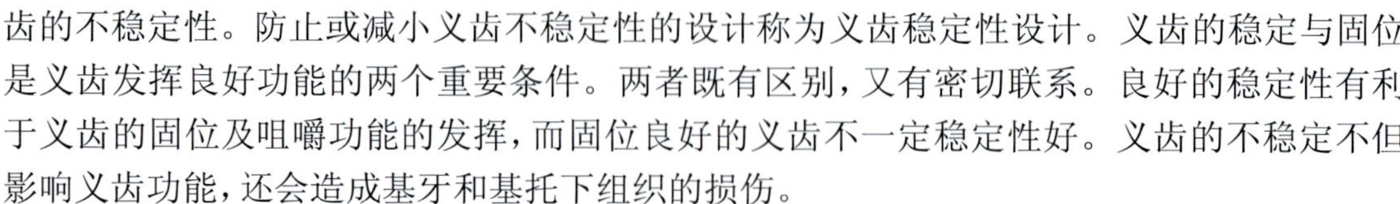

齿的不稳定性。防止或减小义齿不稳定性的设计称为义齿稳定性设计。义齿的稳定与固位是义齿发挥良好功能的两个重要条件。两者既有区别，又有密切联系。良好的稳定性有利于义齿的固位及咀嚼功能的发挥，而固位良好的义齿不一定稳定性好。义齿的不稳定不但影响义齿功能，还会造成基牙和基托下组织的损伤。

（二）义齿不稳定性的表现

1. 下沉（sinking）　对于游离端义齿，由于黏膜的可让性使义齿末端产生向黏膜方向的移动，称为下沉。

2. 翘动（tilting）　基牙和牙槽嵴黏膜组织的可让性不同，造成义齿以基牙上的卡环、支托或口内组织硬区为支点而翘动。

3. 翘起（rocking）　在多个后牙游离缺失、余留牙少的可摘局部义齿，咀嚼产生的黏着力和上颌义齿的重力会使义齿产生翘起现象。

4. 旋转（rotating）　由于缺牙部位不同，义齿绕某个转动轴转动，称为旋转。

义齿在功能运动中表现出的翘起、摆动、旋转和下沉等现象对基牙和其他软组织造成不同程度的损伤，甚至引起牙槽骨的吸收；而牙槽骨的吸收会进一步加剧义齿不稳定程度。因此，只有掌握了设计原理，才能设计出优良的局部义齿。

（三）义齿不稳定的原因

1. 支点线与支持面（fulcrum line and supporting surface）　两个支点的连线称为支点线。如果将局部义齿的所有支点都用直线连接，构成一个几何面，就是支持面（图 4-42）。支点线应尽量包绕全部义齿，位于支持面以外的义齿部分则不够稳定。

可摘局部义齿的人工牙和基托位于支持面以外的部分，由于牙周组织和牙龈组织的弹性不同，就会出现倾倒力而使义齿丧失稳定，同时也可以引起卡环基牙牙周损伤（图 4-43）。所以在设计支点位置时，布局一定要合理，使支点线尽可能靠近余留牙及顺着牙槽嵴顶分布，以便消除或减少作用于义齿上的力矩。

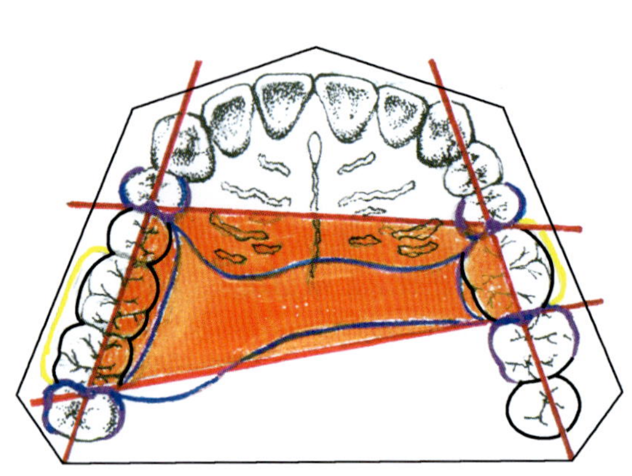

图 4-42　局部义齿的支点线和支持面

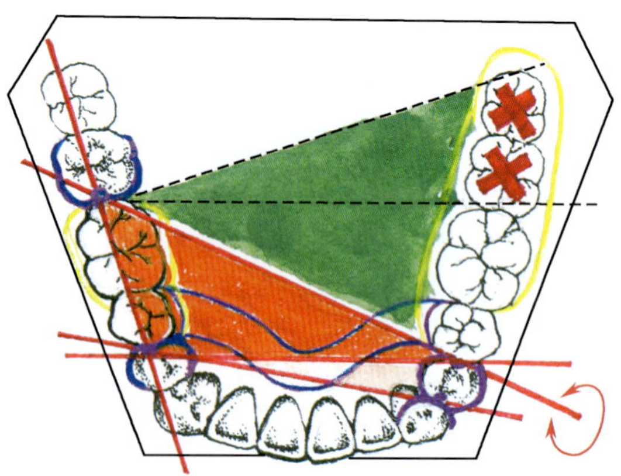

图 4-43　支持面以外的部分易引起义齿的不稳定和牙周组织的损伤

2. 杠杆作用（leverage effect）　杠杆的基本原理已在本书绪论部分详细叙述。可摘局部义齿游离端都会出现杠杆力。根据杠杆定律：𬌗力 × 𬌗力臂 = 平衡力 × 平衡臂，咀嚼压力的杠杆臂长不得大于平衡臂长。此定律是进行铸造支架式义齿固位结构设计的基础。

3. 脱位力的大小 脱位力(dislocation force)与固位力是相抗衡的两个力,脱位力的大小与缺牙的多少或人工牙数量有关,也与卡环固位力的大小有关。对于肯氏Ⅰ类只余留前牙的患者,脱位力对义齿的稳定性有很大影响。

(四)增强义齿稳定性的设计原则

1. 设置平衡力(setting balance force) 在义齿的支点或支点线对侧设置直接或间接固位体来增加平衡力,获得平衡力矩。当平衡臂大于𬌗力臂时,义齿保持平衡(图 4-44)。

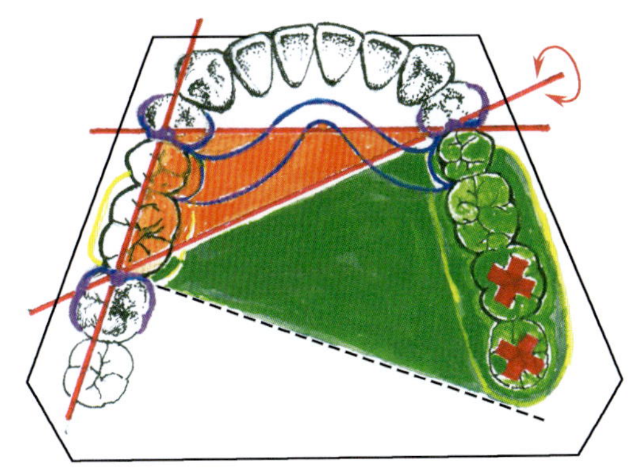

图 4-44 增加平衡装置

2. 增加支持力,减小𬌗力臂(increase support and reduce occlusal arm) 对于肯氏Ⅰ、Ⅱ、Ⅳ类义齿,在支点线的对侧尽量远的基牙上放置间接固位体,增强固位和支持,同时对游离端人工牙采用减小近远中径或减少数量的方式,可增强义齿的稳定。

3. 加强间接固位体的作用(strengthen indirect retainer) 间接固位体可增强义齿的稳定性和平衡,在一定程度上防止义齿的翘动、摆动、旋转和下沉等,从而达到辅助直接固位体固位的目的。

间接固位体的类型:

(1) 辅助𬌗支托(auxiliary occlusal rest):多见于第一前磨牙近中边缘嵴。

(2) 尖牙支托(canine rest):当第一前磨牙不合适时选取尖牙支托。

(3) 辅助𬌗支托向尖牙延伸。

(4) 腭板、舌板同时设有支托。

(5) 双舌杆(舌支托)。

三、义齿就位道的设计与确定

义齿就位道是义齿在口内戴入并就位的方向。义齿从口内摘出的方向称为摘出道,其方向与就位道相反,但角度相同。义齿的摘出道与脱位道是两个不同的概念,两者的方向可以不同,也可以相同。

(一)决定共同就位道的因素

1. 导平面(guiding planes) 是指多个在基牙邻面预备出的与义齿就位道一致、彼此平行的垂向平面。导平面可引导义齿顺利摘戴,也是保证卡环固位的必要条件。

导平面位于基牙邻面的𬌗(切)中 1/3~1/2 的位置,约 3mm 高;颊舌向宽度与基牙外形相协调,后牙 3~4mm 宽,前牙区适当窄小(图 4-45)。

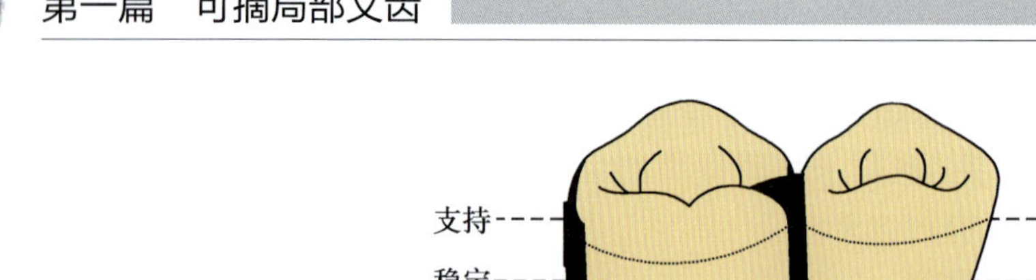

图 4-45　导平面

2. 基牙的固位区（abutment retention area）（倒凹区）　基牙的位置和倾斜方向有很大差异，基牙倒凹的大小与分布也各不相同。一方面通过调整就位道的方向来增加或减小基牙的倒凹，另一方面通过改变卡环臂的设计类型、形态或材料来适应倒凹的分布特点。

3. 干扰因素（interfering factors）　过度倾斜的余留牙和软组织倒凹会干扰就位道的确定。干扰因素必须通过修复前处理（手术、拔牙）、磨改牙面或模型适度填补倒凹的方法来去除。

4. 美观因素（esthetic factors）　选择就位道时，考虑使人工牙处于最美观的位置，尽量使金属卡环和基托材料暴露最少。

（二）确定共同就位道的方法

当基牙或义齿固位体超过两个时，义齿必须按一个就位方向戴入或摘出，称为义齿的共同就位道。确定义齿共同就位道的方法主要有平均倒凹法和调节倒凹法。

1. 平均倒凹法（undercuts averaging）　将各个基牙的倒凹做近似的平均分配，此时义齿的共同就位道就是基牙长轴交角的平分线。平均倒凹法使各个基牙的固位力相对均衡，适用于缺牙间隙多或基牙倒凹大的情况，义齿易就位（图 4-46）。

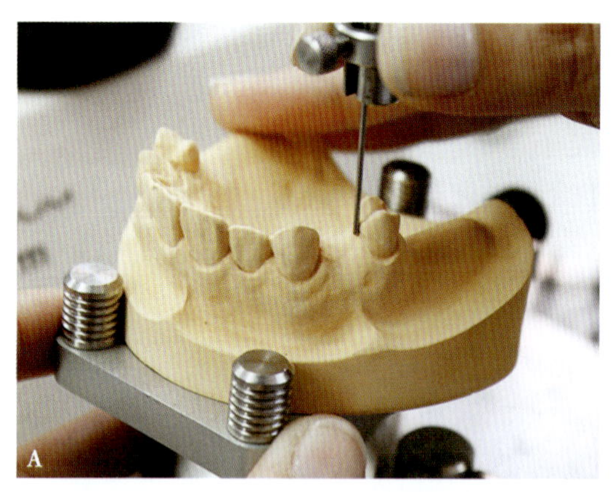

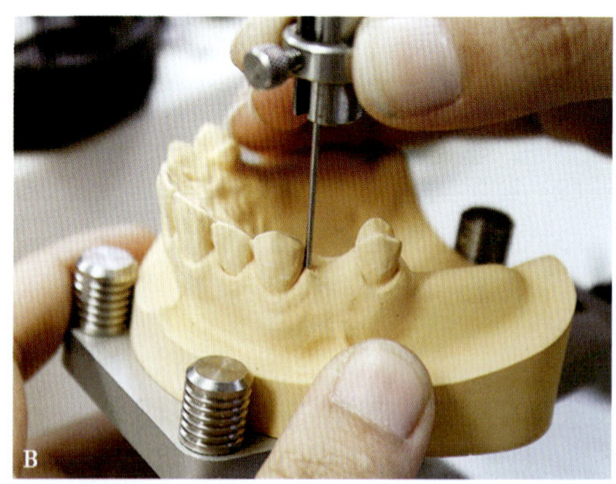

图 4-46　平均倒凹法确定共同就位道

A. 上颌前磨牙倒凹分析　B. 上颌尖牙倒凹分析

2. 调节倒凹法（adjust undercut）　使倒凹适当地集中在某些基牙或基牙的某个侧面上，义齿采用斜向就位，有利于义齿固位和美观。该方法适用于缺牙间隙少，个别基牙倒凹分布不利于卡环固位及义齿稳定或前牙组织倒凹过大不利于义齿美观修复等情况。

（三）确定就位道

将模型固定于观测台，根据缺牙部位、牙倾斜度、牙槽嵴的丰满程度及基牙颊舌侧倒凹区的分布特点，将观测台向不同方向倾斜，再经过分析工具的细致观测、分析后，确定最终的义齿就位道（图4-47）。

1. 前牙缺失，牙槽嵴丰满，唇侧有较大的倒凹时，应将模型向后倾斜，以减小牙槽嵴唇侧的倒凹。义齿由前向后斜向就位，美观性好。若牙槽嵴与基牙唇侧倒凹小，可将模型向前倾斜，使倒凹集中在基牙的近中侧，固位良好。

2. 后牙缺失，缺隙前后都有基牙时，将模型向后倾斜，将固位、稳定和支持效果好的Ⅰ型和Ⅲ型卡环放在缺隙后端的基牙上（后牙整体有牙冠向前倾斜的趋势），使基牙的倒凹减小，形成导平面，义齿从前向后就位。若后端基牙健康状况不佳，应将模型向前倾斜或采用平均倒凹法。

3. 后牙游离端缺失，设计为黏膜支持式义齿，将模型向后倾斜，增加基牙的远中倒凹，利用杆型卡环固位，以减轻基牙负担，义齿从前向后就位。如果牙槽嵴支持能力差而基牙条件好时，设计为牙支持式义齿，将模型向前倾斜，增强三臂卡环的作用，义齿从后向前就位。

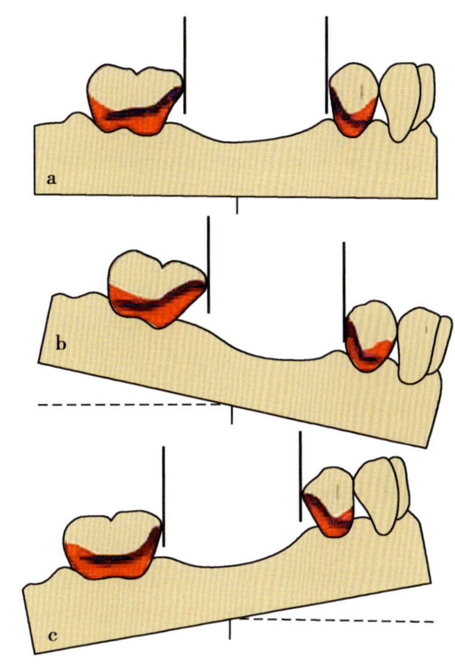

图4-47　确定共同就位道

第三节　模型观测与设计

由于观察角度的局限，我们很难通过眼睛同时确定多个牙齿的倾斜方向和倒凹分布，更不可能在患者的口内进行义齿设计。因此，对工作模型进行观测，是义齿制作的基础。

一、模型观测

（一）工具

1. 模型观测仪和各种配套的分析工具。

2. 常用工具　各色记号笔、铅芯、尺子等。

3. 特殊工具　卡环长度测量仪、倒凹测量尺等。

（二）目的

1. 确定义齿的共同就位道。

2. 指导义齿各个结构的位置、形状、设计。

3. 确定基托的伸展范围。

4. 提高义齿的美观度。

（三）步骤与方法

1. 工作模型的准备　模型观测（model survey）前，要根据义齿加工单的要求，仔细核对模型的编号、缺失情况及随模型带回的其他附件（如颌位记录、参考模型等），并做好必要的前期工作。

（1）复制模型：在金属支架的制作过程中，工作模型难免受到不同程度损伤而影响临床试戴与戴牙，因此技师会用硅橡胶准确复制一副模型，作为试戴模型。

（2）检查模型

1）如果缺牙数量少，可直接检查上下模型咬合关系、基牙制备情况等。

2）如果缺牙数量多，可将颌位记录固定在模型上确定咬合关系（此时模型不宜上殆架，以免影响后续工作），从各个方向观察前后牙的咬合特点以及缺牙区殆龈高度等情况。

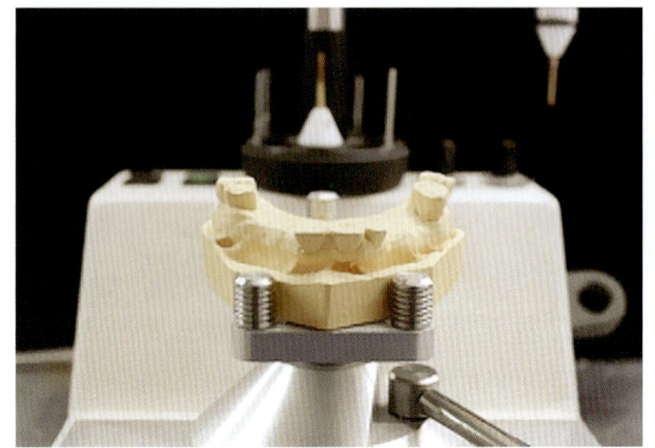

图 4-48　固定模型

2．模型固定于观测仪　将工作模型牢固地锁定在观测仪上，不能晃动或移位。如果固定不牢，可用木楔等夹紧，使模型牢固（图 4-48）。

3．确定义齿共同就位道　利用分析杆确定义齿共同就位道（图 4-49），要考虑以下因素：

（1）医师在临床上已设计好共同就位道，并标记或制备出相应的导平面，此方法快捷而准确。

（2）采用牙列殆平面（occlusal plane）与水平面（horizontal plane）平行的方向设计共同就位道，用平均倒凹法确定。

（3）用分析工具观察基牙的倒凹分布（undercuts distribution）与倒凹深度（undercuts depth），调整模型使导线位置与倒凹深度符合临床设计的卡环类型。只有卡环形状与位置合适，才能使基牙上的倒凹得到充分利用（图 4-50）。

（4）考虑基牙的倾斜程度，将支托尽量安放于使基牙承受轴向力的方向，以免牙周损伤。

（5）不允许产生结构性死角。如果模型倾斜过大，必然在基牙与义齿之间留下较大的空间，造成食物嵌塞乃至牙周受损。

（6）考虑软组织的形态结构特点，既不能因软组织倒凹影响义齿就位，也不能影响颊、舌等软组织的功能运动，更要避免对牙龈等区域的损伤。

（7）前牙区义齿的美观更重要，在模型观测时应当特别注意美学要求。

确定好共同就位道后，锁定观测仪的球形铰链，确保在以后的操作中不发生改变。

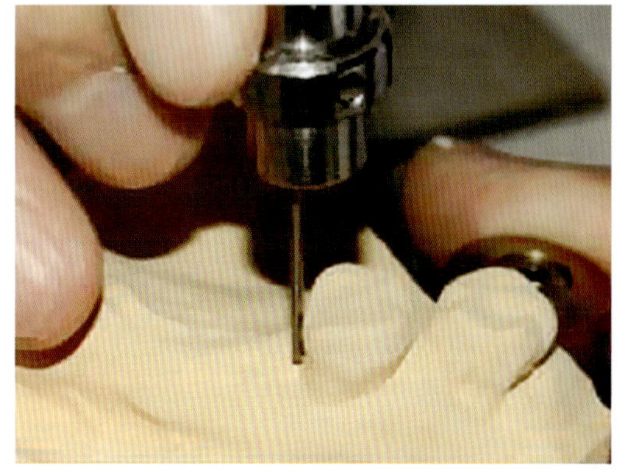

图 4-49　确定共同就位道

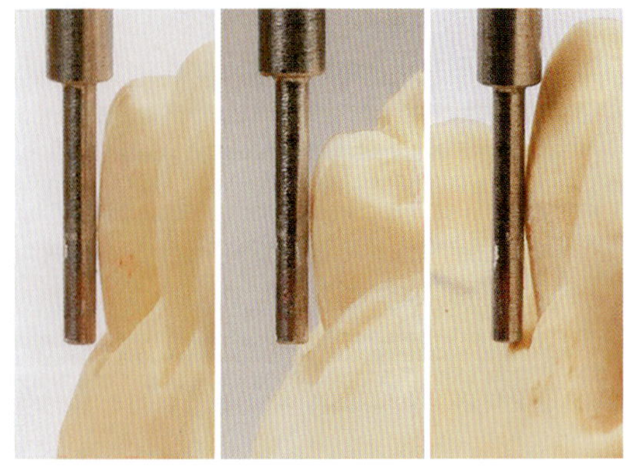

图 4-50　用分析杆作基牙倒凹分析

共同就位道通常要求医师在观测研究模型与义齿设计时就确定好，如果医师没有明确设计义齿的共同就位道，技师可根据模型和义齿的结构来设计，操作前应与医师进行沟通。

4. 模型与观测仪的位置关系记录　为便于在后续操作中对模型进行二次观测检查，要求记录模型与观测仪的位置关系。有两种方法：

（1）在已确定好就位道的模型上用描记铅笔在模型组织面标记三个尽量分散的点，并用有色铅笔圈起来以易于辨认。这些点尽量不要位于支架的位置。当模型再次上观测仪后，调整模型观测台的方向，使观测仪的分析杆尖端与三个点能同时接触，就可获得模型的原始位置[图 4-51（A）]。

（2）将分析杆分别抵住模型的边缘侧壁和后壁上，用一个尖锐工具顺着分析杆的方向刻画三条标记线。二次观测时倾斜模型，直至三条短线同时与分析杆再次平行，就可确定模型的原始位置[图 4-51（B）]。

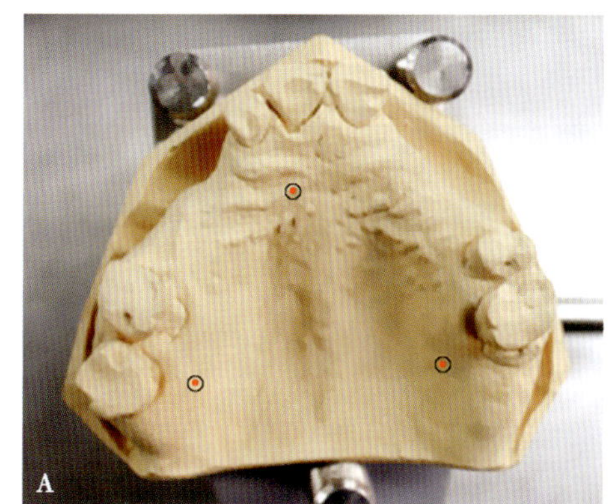

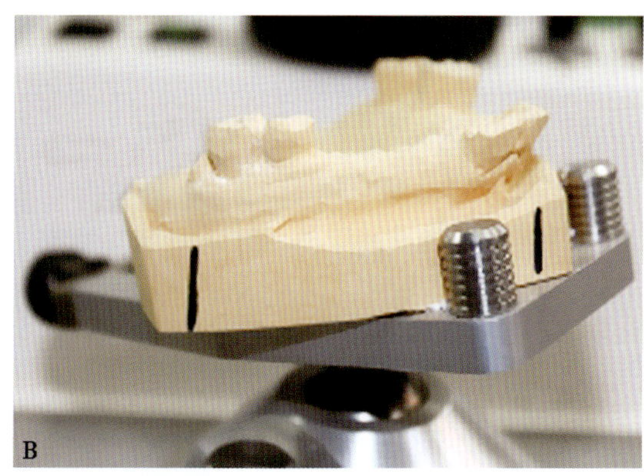

图 4-51　模型与观测仪位置关系记录

5. 画观测线　在所有放置卡环的基牙上用铅芯画出观测线。铅芯必须与就位道方向垂直，已磨损的铅芯必须及时更换，否则影响观测线的准确度。修整铅芯一侧，使之变细，易于进入外展隙等位置，用垂直面画出观测线，操作时用力不要太大，以免铅芯折断。

一种简易的画观测线的方法是在基牙观测面放置一小块红色或蓝色复写纸，用细的分析杆沿基牙轻轻压过，就会复印出观测线（图 4-52）。

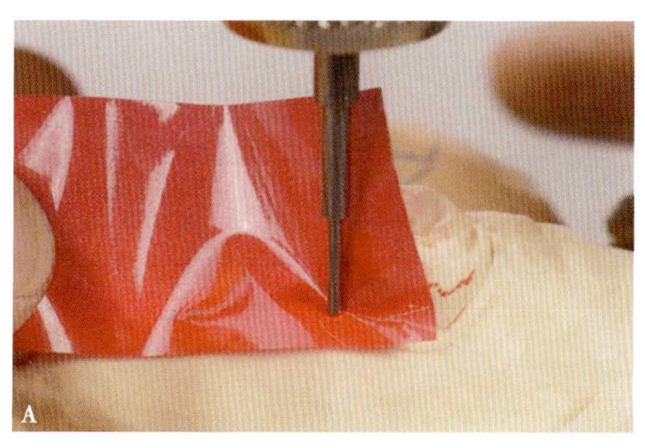

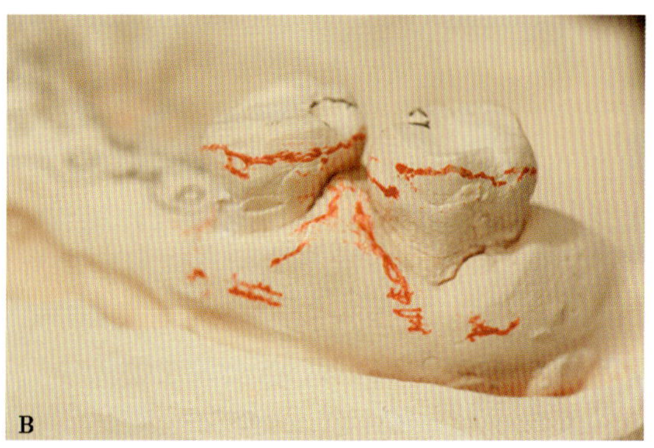

图 4-52　基牙画观测线

A. 用复写纸画观测　B. 基牙及软硬组织的观测线

与腭板、舌板和高基托接触的基牙腭、舌面也应画出观测线，作为填补倒凹和连接体边缘伸展的参考，特别是上颌前牙舌侧，不能将连接体边缘放在𬌗触点上。

二、确定卡环臂的位置与形态

用倒凹测量尺确定各个基牙卡环尖的位置。前牙和前磨牙的倒凹深度为 0.2～0.25mm，磨牙的倒凹深度为 0.3～0.4mm，如果设计圈形卡环，需要的倒凹深度为 0.5mm。倒凹测量尺固定在观测仪垂直臂上，将倒凹测量尺的杆部贴在基牙的卡环臂尖部所在的牙面高点上，提拉垂直臂，使倒凹测量尺的水平部接触牙面，接触部位就是卡环臂尖所在位置（图 4-53），并用红色铅笔清楚的描记出该位置。

将卡环臂的准确形状用铅笔画出来（图 4-54）。卡环臂与基牙观测线的交叉点应位于卡环臂长度的后 1/3 或 1/4 的位置，即卡环臂尖在倒凹区的长度占整个卡环臂的 1/3 或 1/4。由于对抗臂是刚性的，其形状与固位臂不同，平均直径应稍大于相对应的固位臂。根据观测线描画出对抗臂下缘形态。

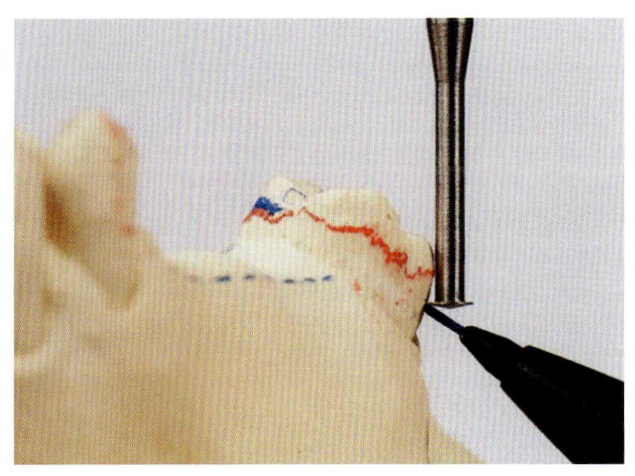

图 4-53　确定卡环臂尖的倒凹

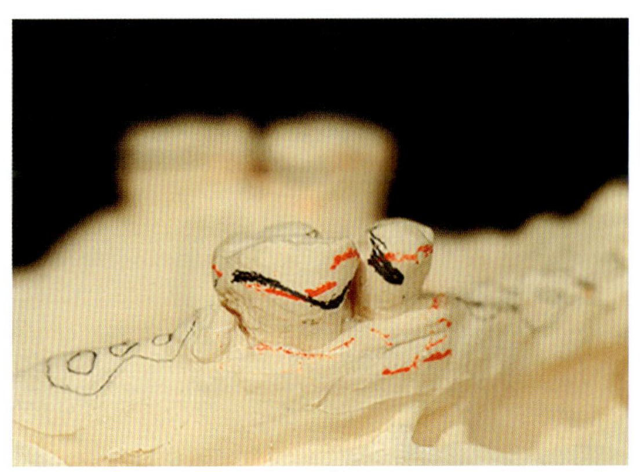

图 4-54　描记卡环固位臂形态

三、铸造支架其他结构的设计

（一）上颌铸造支架的设计

1. 确定主承托区的范围　主承托区（major denture-bearing area）是指被义齿基托覆盖的范围。该范围也基本是网状连接体的范围。

将上下颌工作模型以正中关系咬合，确定人工牙排列的腭侧位置（一般在正常牙槽嵴的水平向与垂直向交界处，距后牙腭侧龈缘 2mm），用细的蓝色铅笔画出与大连接体的终止线，此线与后牙舌侧形态相协调。理想方法是先将人工牙预排在模型上，用硅橡胶制作咬合印记，特别是上下颌同时修复时准确度更好。再根据咬合印记画出舌侧终止线的形状（图 4-55）。

游离端缺失的病例，终止线在连接体后缘及翼上颌切迹的部位有颊侧外展和腭侧内收两种方式。后者便于调改和缓冲，目前应用较多（图 4-56）。

2. 确定非承托区的范围　非承托区（non-bearing area of the denture）是指余留牙舌侧 4～6mm 范围的牙龈、上腭隆突以及颤动线前后的组织。前后颤动线之间是义齿后缘边界，连接体不能过度伸展，其他非承托区尽量不要有连接体覆盖。设计全腭板为大连接体时，应注意在该区做缓冲。

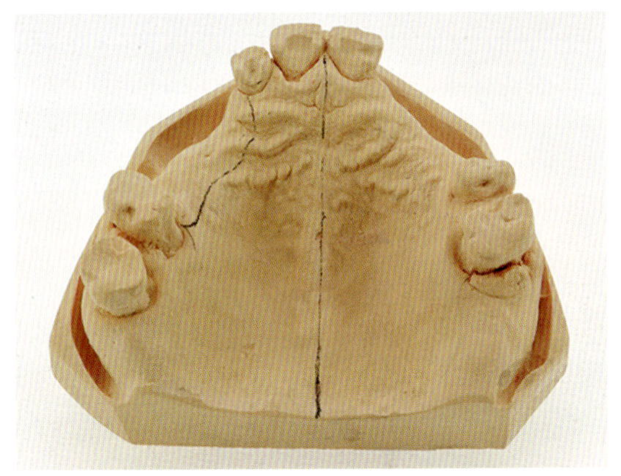

图 4-55　画出舌侧终止线

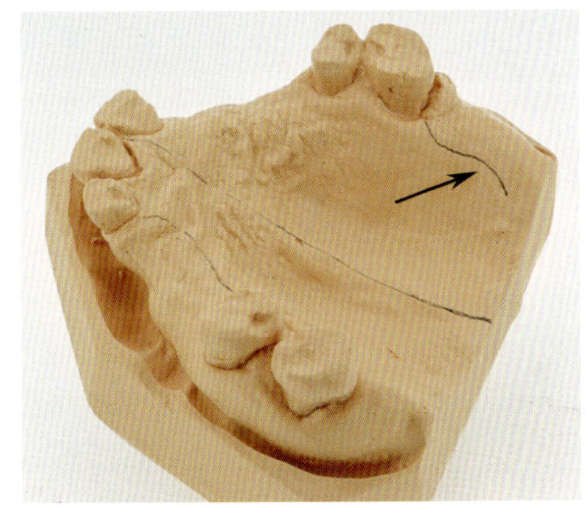

图 4-56　终止线后缘内收

3. 确定大连接体的形状　主承托区和非承托区确定后也就确定了大连接体的区域。在此区内，根据医师提供的设计图及结构性描述，遵照结构设计、牙周卫生和发音方面的基本原则，结合模型画出大连接体的形态（图 4-57）。后腭杆应位于腭顶最低点，此处在承受咬合力时有利于义齿稳定。借助绿色小球可准确定位腭顶的最低点。

卡环与大连接体形态画好后，用细铅笔画出支托的形态，然后将卡环、支托等通过小连接体与大连接体相连，完成上颌支架的设计（图 4-58）。

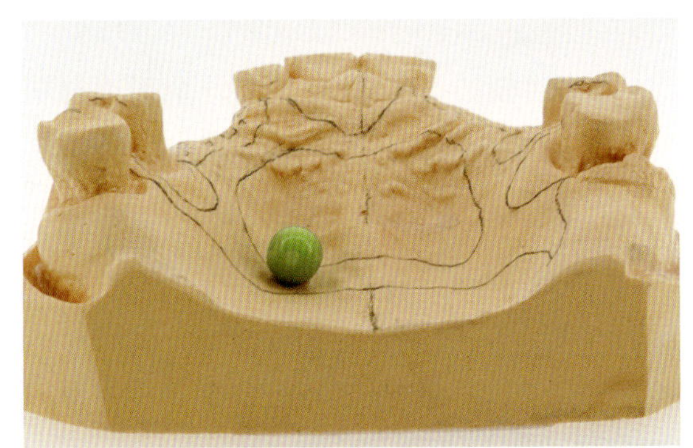

图 4-57　上颌大连接体设计

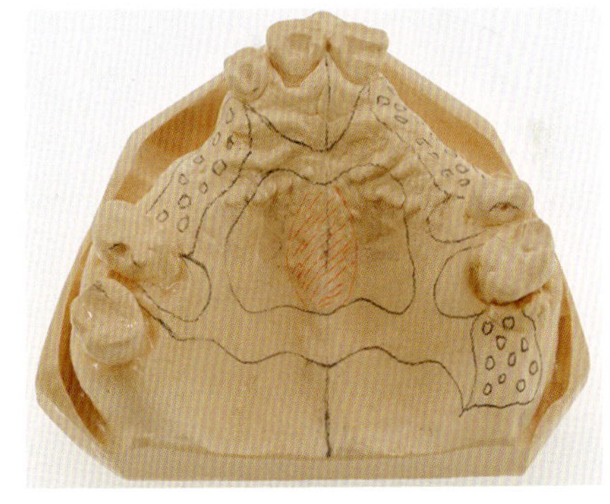

图 4-58　上颌支架设计完成

（二）下颌铸造支架的设计

下颌铸造支架的设计有以下方面（图 4-59）：

1. 画出承托区的范围　即义齿基托覆盖的范围。

2. 画出大连接体下缘的位置　下缘位于适当抬高的口底黏膜转折，要特别注意舌系带的位置。

3. 画出大连接体上缘的位置。

4. 画出支托的范围，然后通过小连接体将卡环、支托等与大连接体相连，完成设计。

铸造金属支架设计完成后，应与义齿加工单上的设计图及结构性描述对照一下，以免有疏漏的地方。

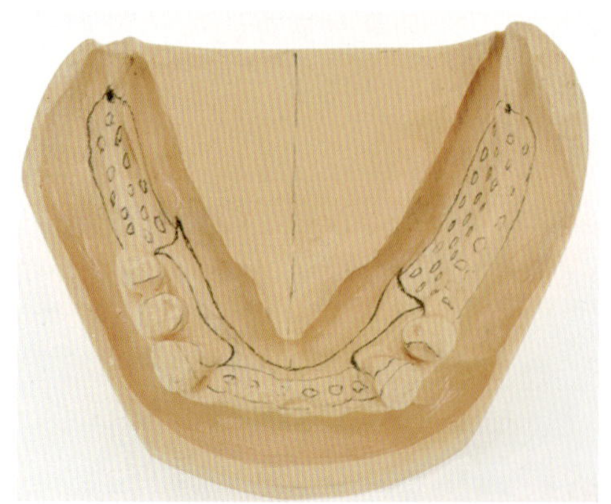

图 4-59　下颌支架设计完成

四、质量目标

1. 连接体、固位体的设计与设计单要求一致。

2. 设计完成的大连接体离开龈缘 4～6mm。

3. 根据观测线、卡环的材料，设计卡环的种类和位置，卡臂尖进入倒凹深度，前牙和前磨牙 0.2～0.25mm，磨牙 0.3～0.4mm，圈形卡 0.5mm。

4. 卡环、支托避开基牙的锐角、锐边。

第四节　复制耐火材料模型

铸造支架采用整体铸造工艺，即带模铸造（又称连模铸造），需要复制一个耐火材料工作模型，在该模型上制作支架蜡型，经包埋铸造，得到金属支架。该方法使复杂的铸造支架结构得以精确制作。

一、模型准备

为保证铸造支架准确就位，将支架的蜡型设计很好地反映在耐火材料模型上，复制模型前应对工作模型进行必要的准备。

（一）材料与器械

1. 材料　倒凹蜡、薄蜡片、0.8mm 蜡线。

2. 器械　电蜡刀、雕刻刀、观测仪。

（二）步骤与方法

1. 填倒凹（filling up undercuts）　对模型上影响义齿就位与支架制作的各种倒凹进行填补。根据部位、要求以及作用的不同分为平行填倒凹、成形填倒凹和随意填倒凹三种。其中平行填倒凹是关键的操作。

用细的蜡刀头精确加蜡于基牙倒凹区（图 4-60），然后用 2° 锥度规去除多余填凹蜡（图 4-61）。及时清除锥度规上的蜡，以免粘在基牙上，影响精度。

对于义齿范围以外的龈沟、牙齿唇颊面和前庭沟的组织倒凹以及口底的组织倒凹填平即可。填补上述倒凹，可防止复制耐火材料模型时印模材料断裂或变形。

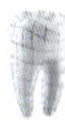

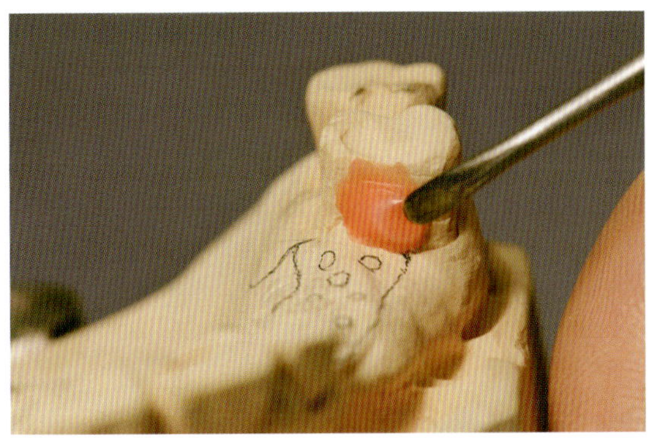

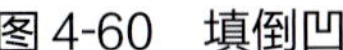

图 4-60　填倒凹

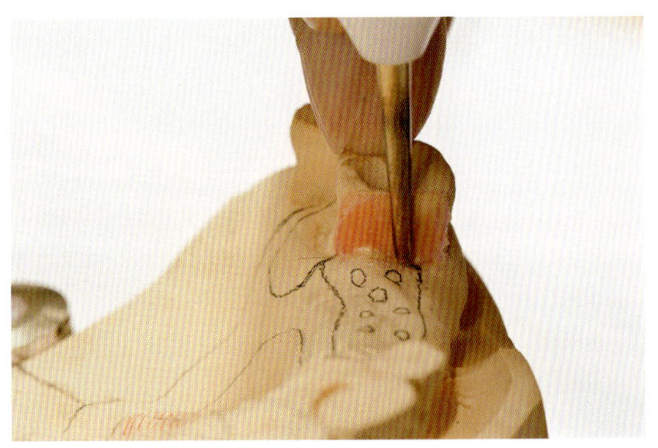

图 4-61　去除多余的填凹蜡

2. 贴基底蜡（affixing base wax）　填倒凹后，在承托区的牙槽嵴贴 0.5～1mm 厚的蜡片缓冲。蜡片在颊侧延伸至基托边缘线，舌、腭侧沿着所画的终止线准确地切成台阶。沿台阶铺 0.8mm 蜡线，用蜡刀烫平，形成金属与树脂的交界线，以提高树脂与金属的结合效果（图 4-62）。

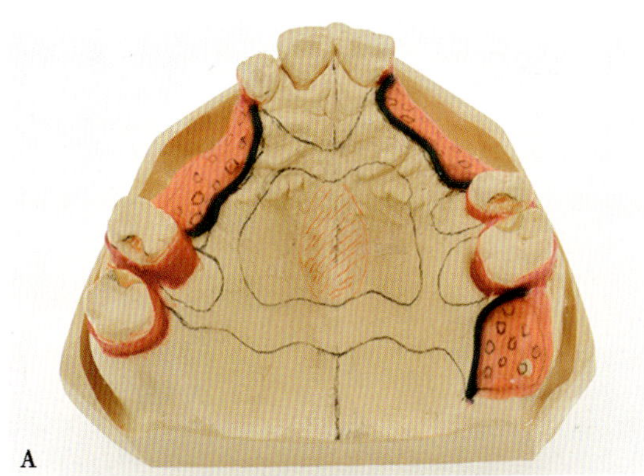

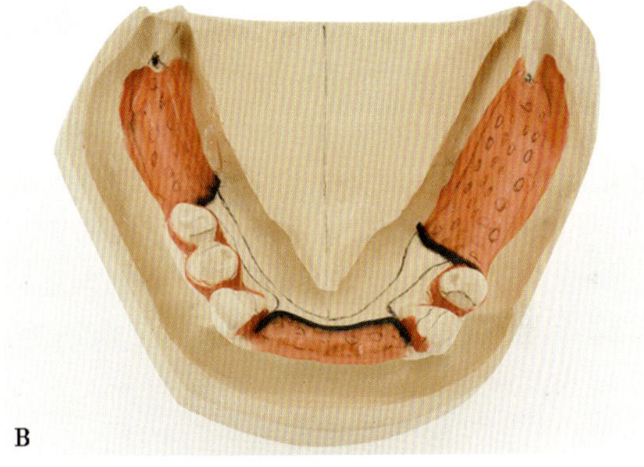

图 4-62　上下颌缺牙区铺基底蜡

A. 上颌　B. 下颌

游离端缺失的义齿铺蜡完成后，在支架的远中端刻 1～2 个穿透蜡片的小孔至模型牙槽嵴，直径约 2.5mm，为制作组织终止点做准备。

如果铺蜡不实，在模型浸水和复模时可能脱落或隆起。

3. 形成卡环臂蜡肩台（forming wax shoulder）　卡环臂的形态与位置设计完成后，需准确标记于基牙，这样才能在耐火模型上清晰的找到卡环臂的位置。目测难以找到此位置，因此，需在卡环臂下缘围蜡形成蜡肩台。

围蜡时可用填补倒凹的方法将蜡烫在卡环臂下缘，从卡环臂起始部一直到尖部，凸出牙面 0.5mm，然后用锋利的蜡刀刻出垂直而清晰的肩台，将卡环线完全暴露。也可在倒凹适当填补后，将厚 0.5mm 的蜡片粘贴在牙面，用蜡刀刻出所需形态。该方法简单易行，但要注意蜡片应与倒凹蜡及基牙粘贴牢固，防止复模时脱落（图 4-63）。

基牙舌侧倒凹按常规方法填补，对抗卡环臂如果有固位要求，也要形成蜡肩台。

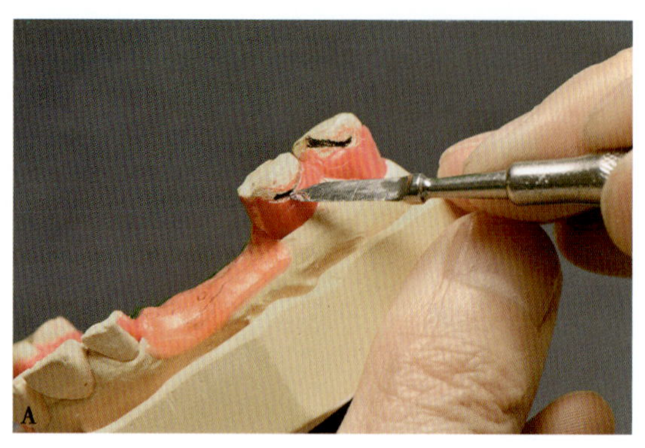

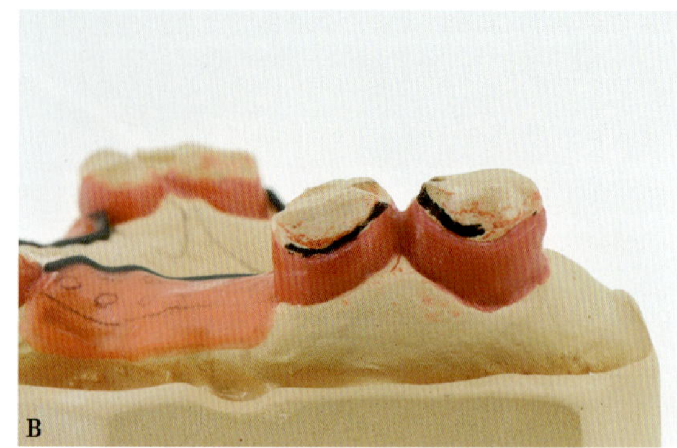

图 4-63 形成卡环臂蜡肩台
A. 用蜡刀刻出 0.5mm 厚的肩台 B. 完成后的蜡肩台

4. 模型缓冲(relieving model)

(1) 部位与目的

1) 舌杆和舌板下方的黏膜部位：避免义齿下沉时产生压痛。

2) 腭板、舌板覆盖的龈缘部位：防止损伤龈缘。

3) 与大连接体接触的黏膜较薄或骨突明显的部位：常见下颌隆突和腭中缝处，避免产生压痛。

4) 网状连接体下方牙槽嵴的明显凸起部位：如下颌刃状牙槽嵴和上颌结节的部位，防止产生压痛。

(2) 方法：用热蜡刀在上述部位熔烫一层蜡约 0.2～0.5mm 厚，使铸造支架的大连接体与骨突间形成小间隙，防止义齿下沉压迫。厚度与黏膜下沉、骨突隆起程度有关。舌侧牙槽嵴的倒凹区应在平行填补后再缓冲。

5. 刻画封闭线(drawing seal lines) 为使上颌大连接体与黏膜组织更贴合，填倒凹完成后，顺着大连接体边缘用雕刻刀刻出边缘封闭线，呈斜坡形，深度 0.5mm，宽度约 0.5～1mm，朝向连接体的一侧移行过渡(图 4-64)。

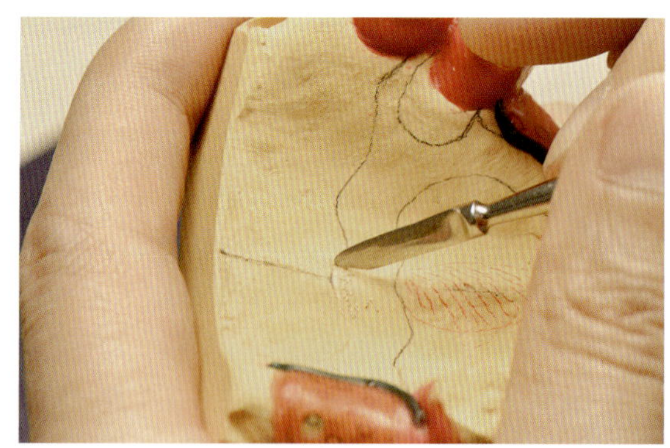

图 4-64 刻出边缘封闭线

二、模型复制

(一) 材料与器械

1. 材料 模型复制需用复模材料和模型材料。复模材料常用琼脂和硅橡胶；模型材料用可耐受高温的耐火材料，与包埋材料相同。

(1) 琼脂(agar)：一种可逆性的水胶体印模材料，70% 是水分，起凝固作用的是琼脂和明胶，另含有甘油等。优点是流动性好，可准确复制模型细节；脱模相对容易；可反复使用；价廉。缺点是不耐热、含水量高；性能不稳定；撕裂强度低，操作不当易变形。

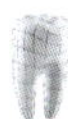

（2）硅橡胶（silicone）：采用高流动性能的硅橡胶印模材料复制模型，具有复制精确、省时高效的特点；缺点是脱模相对不易，一次性使用，价格昂贵。

（3）模型材料（model materials）：模型材料为高温包埋材料，多采用磷酸盐系包埋材料。

2. 器械　调拌刀、计时器、复模盒、振荡器、琼脂搅拌机、真空搅拌机、恒温水箱、烤箱。

（二）步骤与方法

1. 复模（model reproduction）

（1）琼脂复模（agar reproduction）

1）模型浸水（soaking）：复模前将模型浸泡于38℃的温水中约15分钟，至无气泡溢出，模型吸水达到饱和状态，以免复模时模型吸收琼脂中的水分（图4-65）。

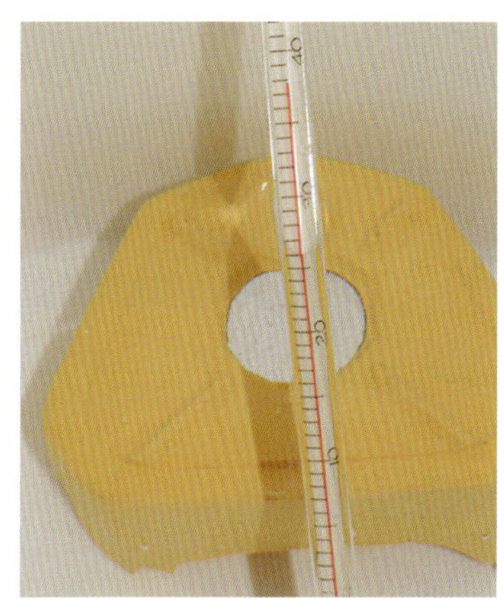

图4-65　模型浸水

水温控制在38℃，原因有两个：①模型在温热的水中可较快地达到饱和状态；②灌注琼脂时，冷的模型表面琼脂材料快速冷却，收缩率大。为了减少琼脂凝固时的收缩，尽量使模型温度与琼脂温度接近。

2）琼脂的注入和冷却（cooling and injecting of the agar）：用吸水纸将模型表面的水分吸干。不能用气枪吹，以免压力过大，将铺的基底蜡吹掉。用蜡将模型固定在复模盒底座中心，模型周围与复模盒之间至少有6mm间隙（图4-66）。

将45～50℃的琼脂从注料孔缓慢注入，直至将复模盒灌满。注意控制琼脂的温度，可用温度计测量。温度过高，造成基底蜡熔化；温度过低，流动性差，复制的模型不清晰（图4-67）。

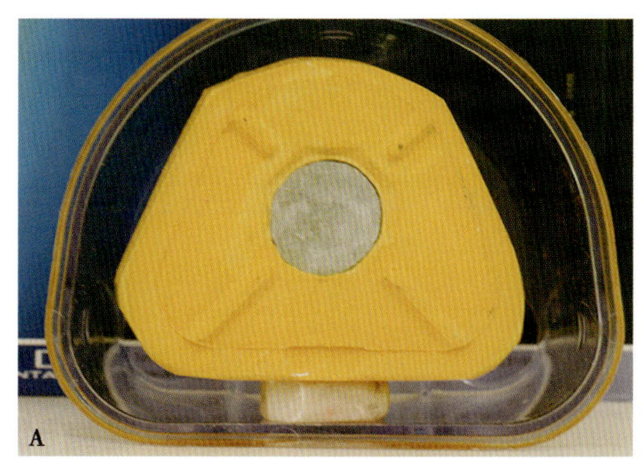

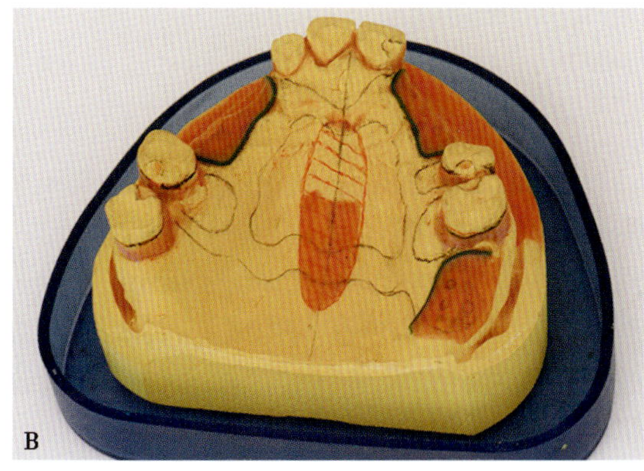

图4-66　模型固定于复模盒

A. 模型与复模盒之间至少有6mm间隙　B. 模型用蜡固定于复模盒

灌注后的复模盒在室温下冷却约45分钟，待琼脂凝固，或在室温下冷却约10分钟，然后将复模盒的下半部分浸在冷水中继续冷却约45分钟，使其凝固。

3）模型与阴模分离（separating between model and impression）：琼脂彻底凝固后，将复模盒的上下两部分小心的拆开，之后将模型缓缓取出。检查阴模，确认阴模完整清晰，去除阴模内的异物。检查模型各部位的铺蜡是否牢固，最后将阴模准确地复位在复模盒中（图 4-68，图 4-69）。

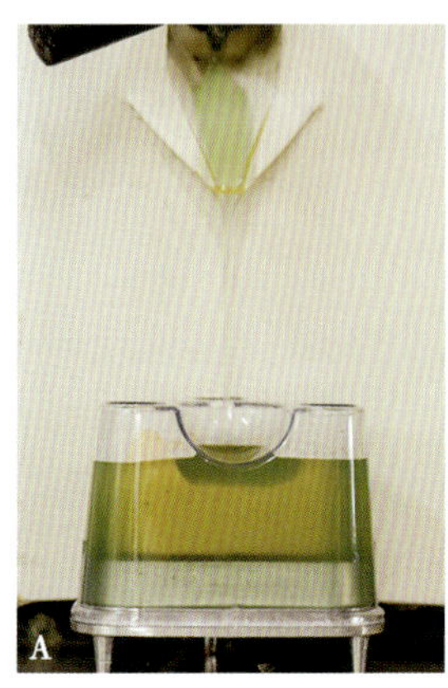

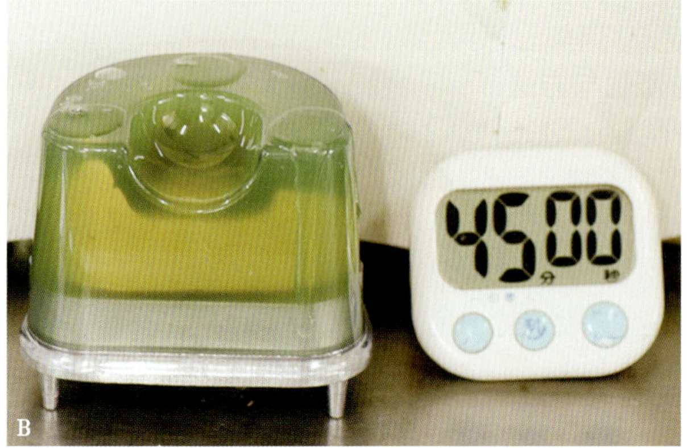

图 4-67　注入琼脂

A. 缓慢注入琼脂　B. 室温下冷却约 45 分钟

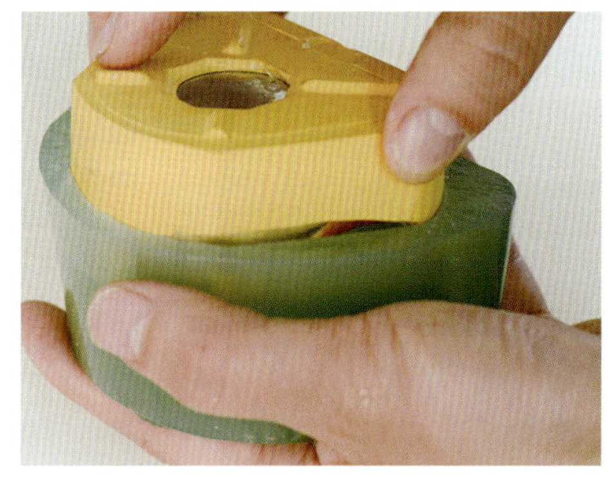

图 4-68　将模型从阴模中取出

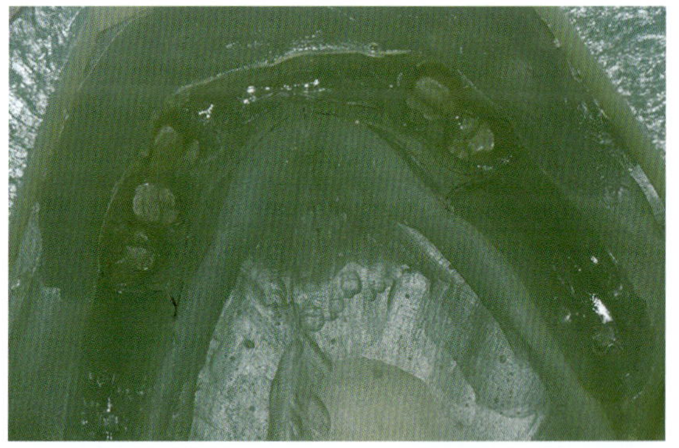

图 4-69　检查阴模

（2）硅橡胶复模（silicone reproduction）：硅橡胶复模的操作步骤和要求与琼脂基本相同，区别在于模型在复制前不需浸水。

1）注入硅橡胶（injecting silicone）：硅橡胶复模材料由基料和催化剂构成，使用时应严格按厂家给定的配比用真空搅拌机搅拌。搅拌时间和灌注时间应遵守厂家的规定。

复制时，先将搅拌好的硅橡胶以细流注入复模盒中（图 4-70），可在模型周围或空间较大的地方加入旧硅橡胶块，其目的是减小复模硅橡胶厚度，保证硅橡胶复模材料同时凝固，也可节约材料。加入量约占总量的 20%。

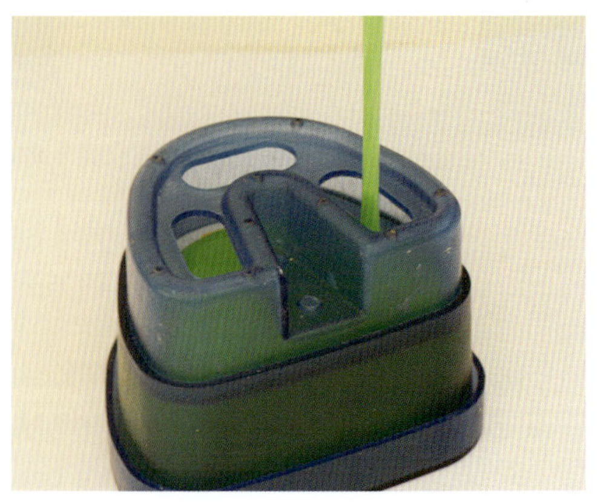

图 4-70　注入硅橡胶

2）模型与阴模分离：灌注后约 30 分钟，即可将模型与阴模分离。在模型和硅橡胶阴模之

间吹入压缩空气可使模型轻松脱出。检查硅橡胶阴模，确认硅橡胶阴模的完整性，有无气泡、是否清晰（图4-71）。

为了提高灌注材料的流动性及铸件的精细度，用表面张力去除剂喷涂硅橡胶阴模，之后用压缩空气吹干。

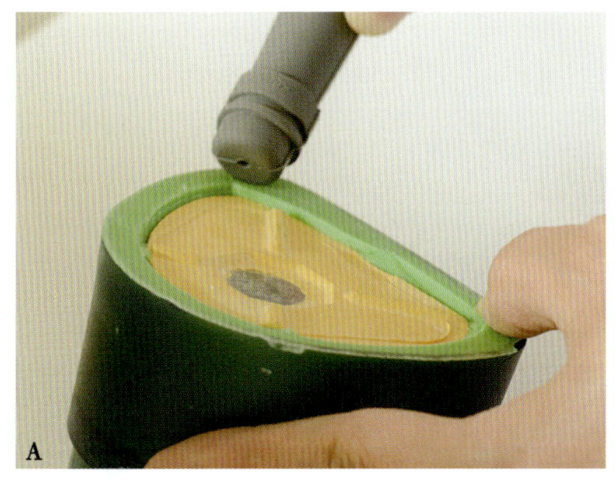
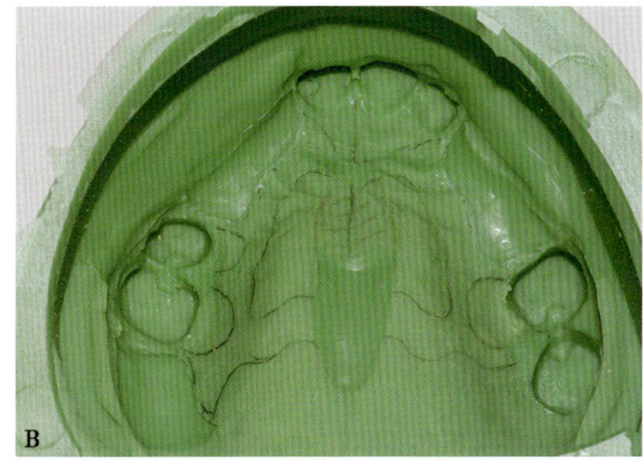

图4-71　模型与硅橡胶印模分离
A. 吹入压缩空气　B. 检查硅橡胶阴模

2. 耐火模型制作（refractory model fabrication）

（1）灌注模型：将称好的耐火材料（包埋粉）放入搅拌杯，再将量好的液体倒入，先用调拌刀搅拌至无干粉状态，再放到真空搅拌机上搅拌60秒（图4-72）。注意严格按照厂商说明的粉液比例称量，以免改变膨胀性能。将包埋材料保存于温度为15～17℃的冰箱中，可以保持膨胀率的稳定，提高铸造精度。

复模盒放置在振荡器上，将振荡器开至中档，使包埋材料从阴模的高处流向低处，缓慢充满阴模（图4-73）。

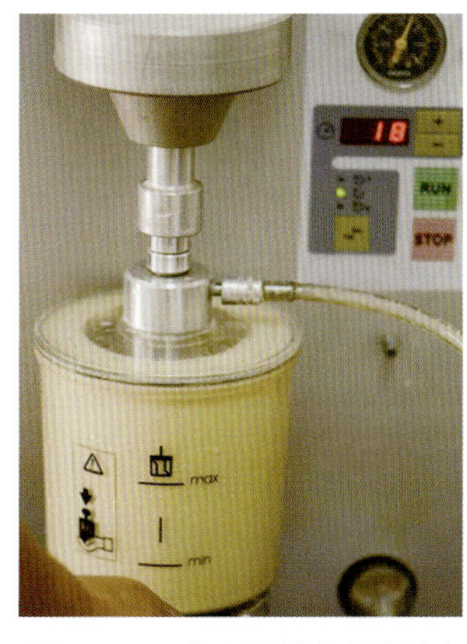

图4-72　真空搅拌包埋材料

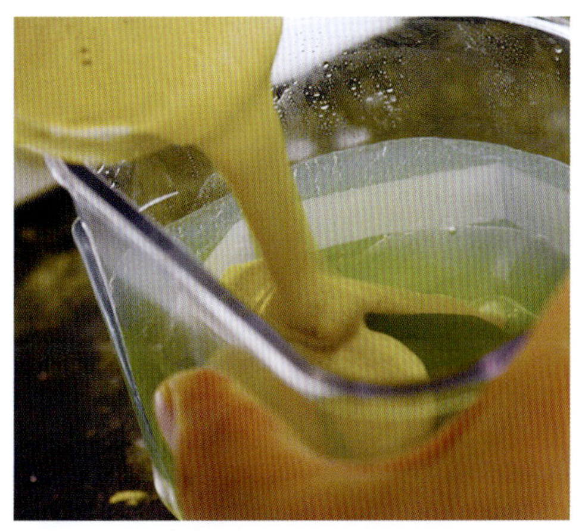

图4-73　灌注包埋材料

（2）分离模型（separating）：灌注30～45分钟后分离耐火模型。先取下复模盒，然后用刀切开阴模，小心地取出模型（图4-74）。仔细检查耐火模型，表面不能有琼脂粘连（图4-75）。高温烘干耐火模型时，琼脂会熔化渗入耐火模型表面，影响支架精度。

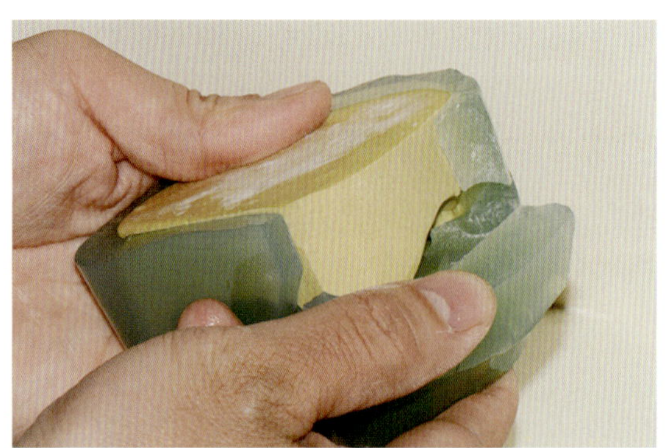

图 4-74　分离耐火模型

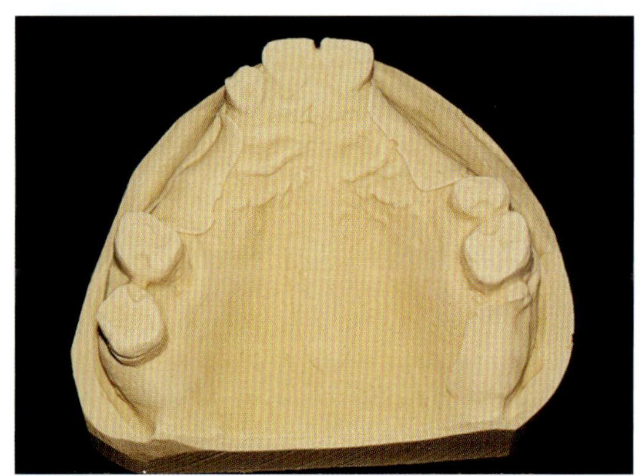

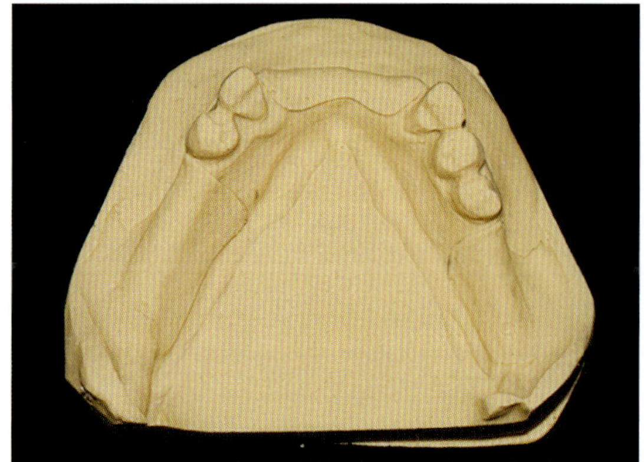

图 4-75　耐火模型

耐火模型从硅橡胶阴模中分离时，用手分离弹性硅橡胶阴模，并借助于压缩空气使模型脱离阴模。

（3）表面硬化（surface hardening）：将耐火模型放在 200℃烤箱中，烘干 45 分钟（图 4-76）。然后浸入硬化剂内 6 秒，硬化剂会渗入模型表面下 3mm（图 4-77），再置于烤箱中干燥 5 分钟，使表面坚硬光滑，取出备用（图 4-78）。

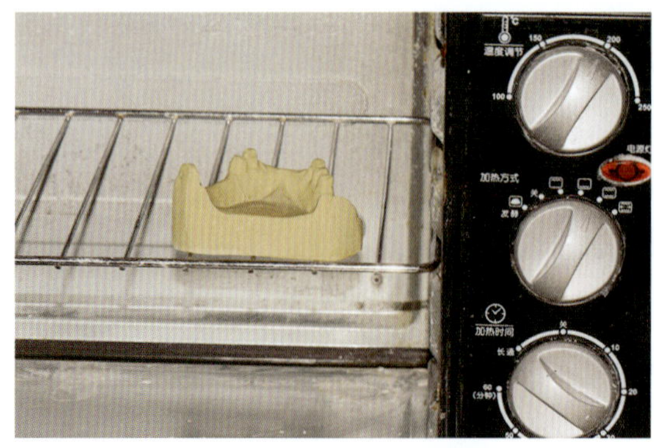

图 4-76　烘烤耐火模型

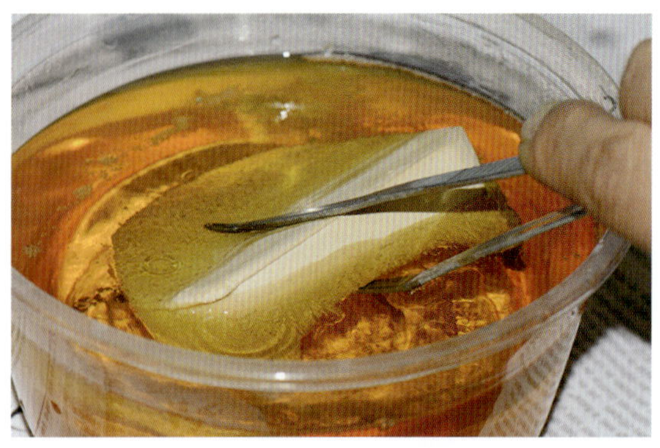

图 4-77　浸入硬化剂

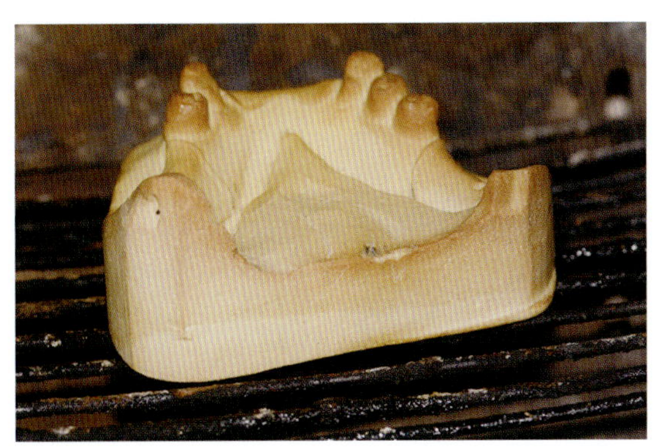

图 4-78　干燥 5 分钟

三、质量目标

1. 耐火模型支托窝、隙卡沟、卡环肩台、终止线、组织止点窝完整清晰。

2. 硬化处理烘干后的耐火模型呈淡黄色，表面光洁无缺损、不脱粉、不掉砂，无多余硬化剂。

3. 放置卡环的肩台清晰完整，宽度约 0.5～1.0mm。

第五节　制作蜡型

根据设计要求及耐火模型上标画的支架各部分结构的位置、形状，用成品蜡件制作支架蜡型。然后包埋，采用失蜡法铸造完成。

一、材料与工具

（一）材料

制作支架蜡型的材料包括各种铸造蜡和含有树脂成分的蜡材料，统称为蜡型材料或铸型材料。

1. 性能要求

（1）热性能好，收缩小，不易变形。

（2）烧结残留量小，烘烤时能完全除净。

2. 类型　铸造用蜡很多，按照需求被做成各种形状，了解各种蜡的特点和用途可使操作达到事半功倍的效果。铸造蜡大致有以下几种（图 4-79）：

（1）蜡线：直径 0.8～1.0mm，用于制作支托、小连接体、铸道等。

（2）卡环蜡：用于不同牙位、不同形状的圆环型和杆型卡环蜡。卡环蜡的尺寸、形状应与支架用的合金匹配。只有标准的卡环蜡才能制作出符合临床固位要求的卡环。

（3）网状蜡：有各种形状、大小不同的网孔类型，用于制作网状连接体。

（4）薄蜡片：厚度 0.3～0.8mm，分为光面和花纹两类，主要用于大连接体的铺设。

（5）连接杆蜡：舌杆蜡、腭杆蜡等。

（二）工具

各种蜡刀、切刀、橡胶笔和画线笔等（图 4-80）。

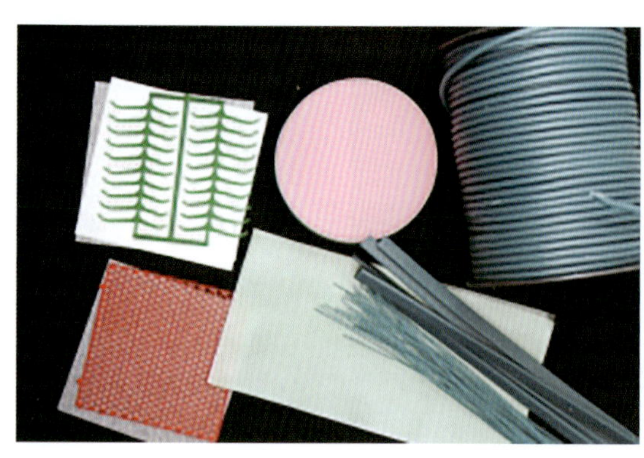

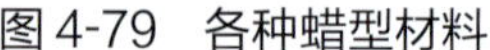

图 4-79　各种蜡型材料

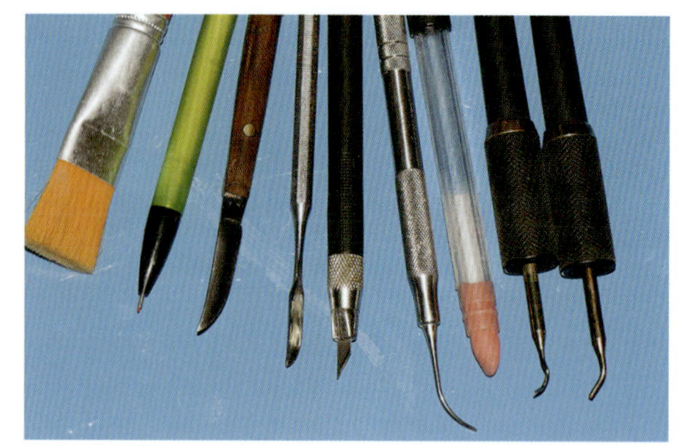

图 4-80　制作工具

二、步骤与方法

（一）模型准备

用软毛刷将耐火模型表面清理干净。将工作模型上的设计图转移到耐火模型上（图 4-81）。画图时建议选用不含石墨的画线笔。在模型上均匀涂一层蜡型粘接剂，不仅可使蜡型部件粘接牢固，还可以增加模型表面强度。桌面工作区打扫干净，净手，以免灰尘、金属等杂质进入蜡型，影响铸件质量。

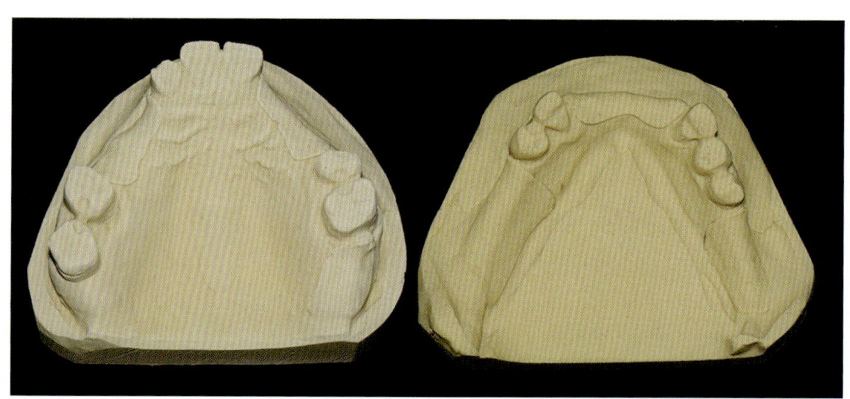

图 4-81　转移设计图

（二）制作蜡型加强结构

将直径 1.0mm 的蜡线烤软，沿腭杆中心位置轻轻压扁贴在模型上，并用热蜡刀在蜡线的两侧熔烫，形成中间厚且向两侧过渡变薄的弧形。最后用光面蜡片再铺一层，形成光滑的表面（图 4-82，图 4-83）。

全腭板蜡型制作前，用铸造蜡将腭皱襞覆盖，形成加强带（strengthening band），但不改变解剖外形，加固支撑腭板，提高腭板强度。再在后封闭边缘上制作一条约 1cm 宽的腭杆蜡带，厚度为 0.2mm，用蜡刀封闭其边缘。

（三）制作网状连接体

网状连接体位于牙槽嵴顶区，是支架与树脂连接的部分。

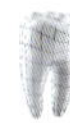

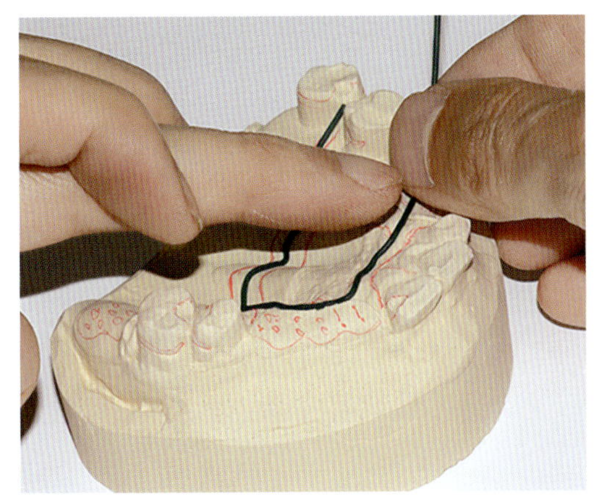
图 4-82　铺蜡线

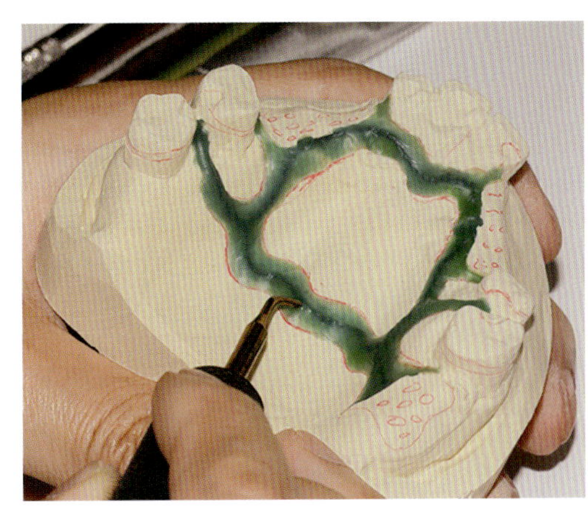
图 4-83　铺腭杆加强蜡

根据缺隙切取适当大小的蜡网放于牙槽嵴区，用手指或橡胶笔轻压使其贴合。上颌后牙区蜡网颊侧以超过咬合中心线少许为佳，过多不仅会影响人工牙排列，还会造成基托内金属暴露影响美观（图 4-84）。舌腭侧切到内终止线（台阶）即可。如果缺隙前后有基牙，将基牙中央沟相连画线，易确定咬合中心线。游离端缺失的义齿，可先将人工牙预排在模型上，然后根据人工牙的位置来确定。

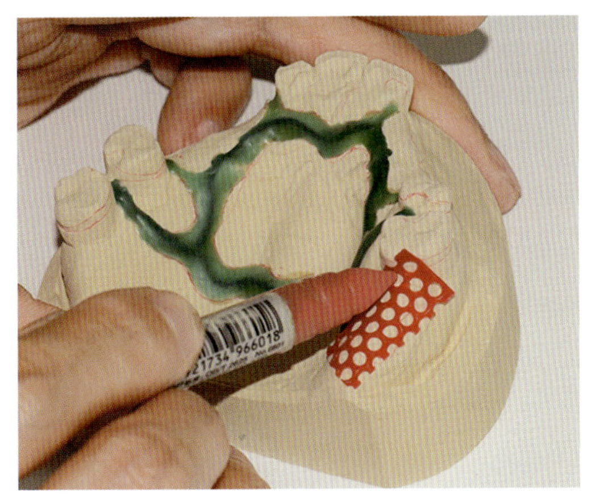
图 4-84　铺设网状连接体

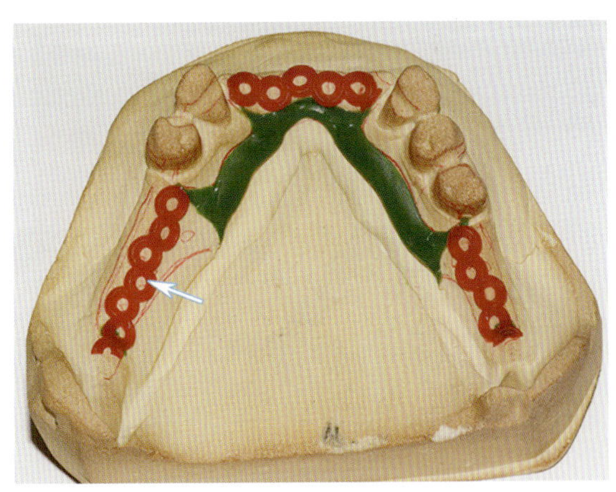
图 4-85　下颌网状连接体

下颌后牙区网状连接体选用网孔比较大的蜡网（图 4-85）。由于下颌舌侧也有树脂基托的伸展，所以牙槽嵴顶只需要少量伸展，在舌侧应形成板状加强带。这样既不影响人工牙的排列，又有足够的强度。

前牙区网状连接体的操作与后牙区基本相同，注意以下方面：

1. 网状连接体的唇侧边缘不能伸展太多，否则容易造成前牙排列困难、唇侧基托颜色发青或暴露金属而影响美观（图 4-86）。

2. 前牙咬合过紧或缺牙间隙较窄时，用直径 1.0mm 蜡线在人工牙舌侧正中的位置安插固位钉。固位钉不能偏向唇侧影响排牙，也不能偏向舌侧影响咬合。固位钉长度应以邻牙中 1/3 与切 1/3 交界为参考（图 4-87）。

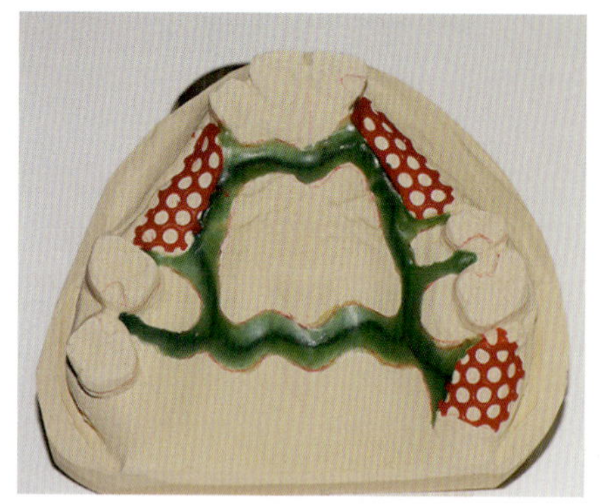
图 4-86　网状连接体完成

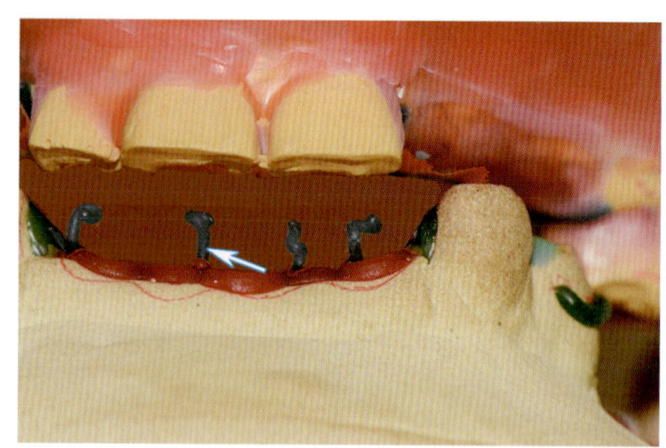
图 4-87　固位钉

（四）制作卡环蜡型

根据基牙条件选择合适的圆环形卡环蜡，将卡环蜡的尖端准确置于设计处，沿牙面设计好的形态环绕，卡环蜡的下缘必须准确的位于预设肩台上，最后向邻面中线处延长，用热蜡刀熔接在邻面板蜡型上（图 4-88，图 4-89）。

杆型卡环与圆环形卡环的操作基本相同，需将连接体与蜡网相连处的网眼用熔蜡封闭起来，利于金属的浇铸，增加杆型卡环的连接强度。

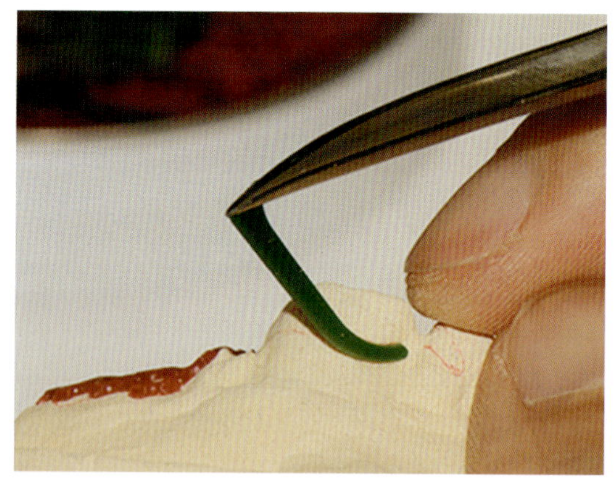
图 4-88　铺设卡环蜡型

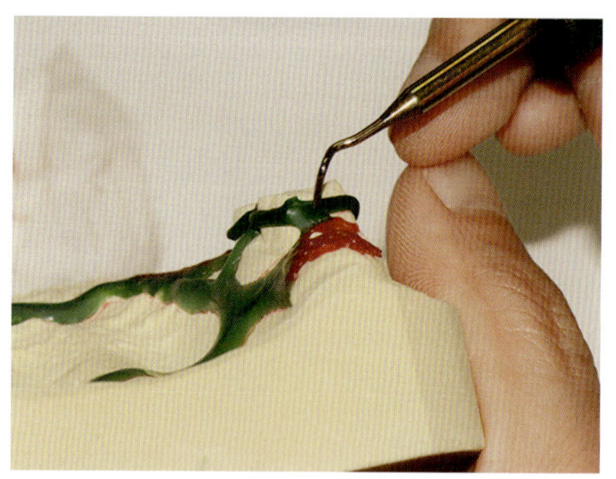
图 4-89　连接卡环体与邻面板蜡型

注意事项：

1. 应选用与铸造合金匹配的卡环蜡。
2. 需要加粗的卡环应截去卡环蜡尖端较细的部分，并多截 1～2mm，为金属打磨留有余地。
3. 有的卡环蜡有自黏性，可与耐火模型紧密粘接，无自黏性的可用热蜡封闭粘接。
4. 先制作对抗臂卡环蜡型，再完成固位臂，防止操作时手或器械损伤蜡型。
5. 卡环蜡型完成后应检查咬合，如果卡环位置过高影响咬合，需做适当调整。

（五）制作连接体蜡型

各种连接体由于位置不同，形态各异，因此必须结合各部件的特点选用不同的蜡型材

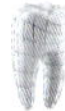

料进行制作。

1. 大连接体　选用适当厚度的花纹蜡片：全腭板 0.35mm，腭杆 0.6～0.7mm，前后联合腭杆 0.5～0.6mm。将蜡片在酒精灯上微微烤软铺贴于模型（图 4-90）。蜡片不要烤得太软，以免加压时造成局部太薄。手指随着模型走向将蜡片贴紧贴平，避免压力过大，造成蜡片厚薄不均或皱褶。

沿轮廓线外 0.5mm 的位置切除蜡片（图 4-91），将边缘烫熔到模型表面。腭穹隆较深时，可将蜡片沿腭中缝切开，分别铺贴于腭穹隆两侧，将切缝处对齐烫平，用花纹蜡片轻压接缝处，使其表面与蜡片的花纹一致。

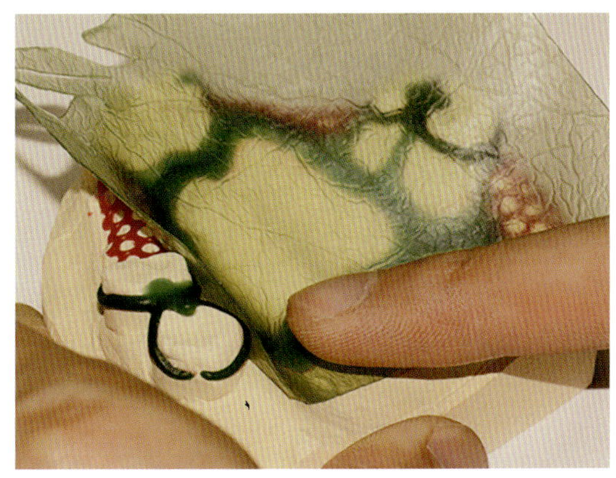

图 4-90　铺贴花纹蜡片

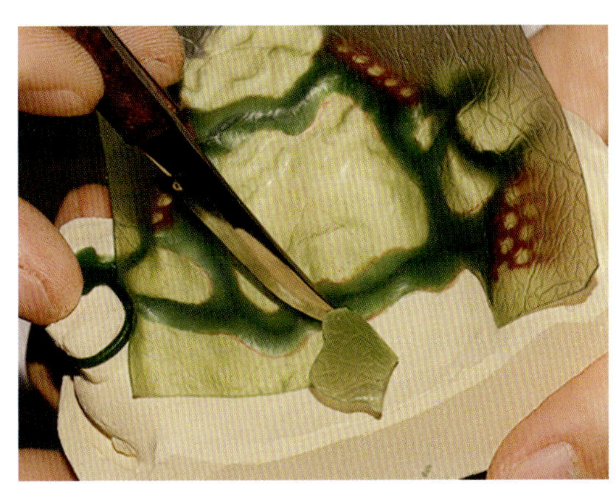

图 4-91　切除多余蜡片

舌杆可使用多种不同类型的成品蜡型。与网状连接体连接时，适当加蜡可使结构更合理（图 4-92）。蜡型铺好后沿着舌杆边缘适当加蜡，为舌杆精加工留有余地。

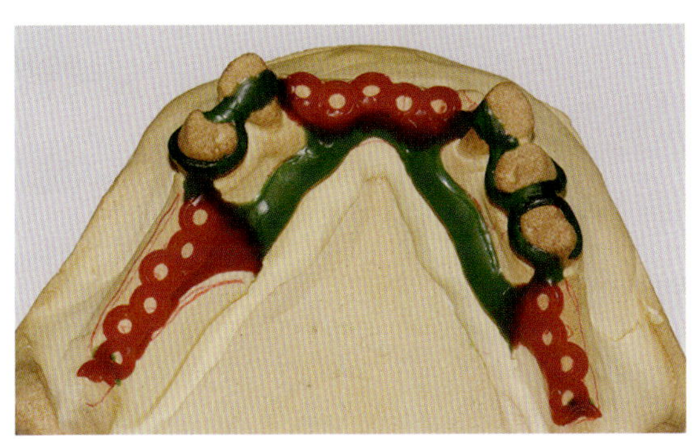

图 4-92　舌杆蜡型完成

对于下颌大连接体而言，光面优于花纹面。舌板紧贴着口底的舌体，花纹状异物感较强。下颌前牙的舌侧是牙结石最易沉积的位置，光滑面相对易于清洁。

2. 支托及小连接体　支托和小连接体蜡型多采用滴蜡法成形（图 4-93）。需要加长或恢复咬合的支托应注意伸展范围。支托的形态不能过大或过厚，需进行咬合检查。

连接支托与卡环的小连接体可窄而稍厚（截面呈圆三角形），与网状连接体或邻面板相连的小连接体可稍宽而薄（图 4-94）。小连接体强度不足是卡环、支托断裂的一个重要原因。

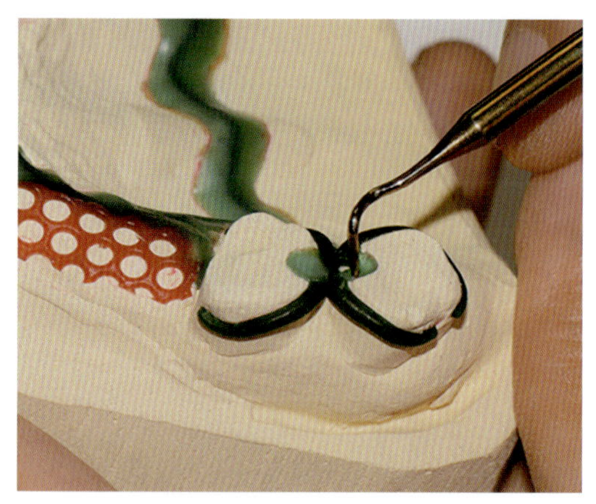
图 4-93　𬌗支托蜡型

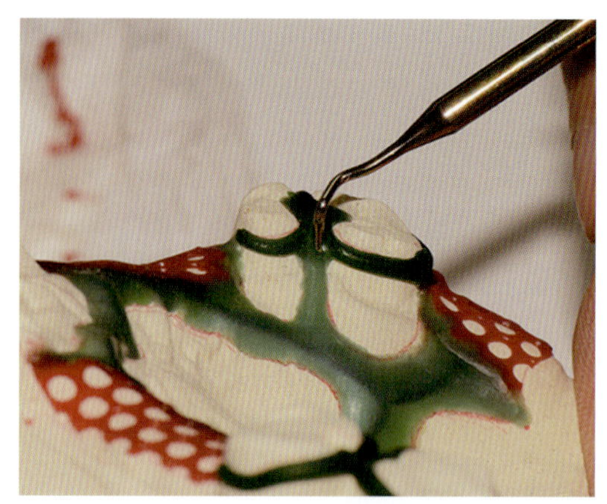
图 4-94　小连接体蜡型

（六）制作终止线

基托树脂与大连接体之间应形成明显的终止线。如果树脂与金属是移行关系，移行的薄层树脂会因为应力和唾液的沁入而与金属剥脱，或部分折断，形成食物存积区。通常将组织面形成的终止线称为内终止线，在复模前铺设基底蜡时形成。制作支架蜡型时，大连接体与网状连接体之间形成的终止线称外终止线。

1. 上颌外终止线（maxillary outer finishing line）　用半圆或三角截面的蜡线按终止线的走向压在蜡网的腭侧边缘（图 4-95），然后将蜡线的腭侧面烫修形成与连接体连续的斜面。蜡线的颊面朝向蜡网并与蜡网形成锐角，外终止线也相应形成（图 4-96）。

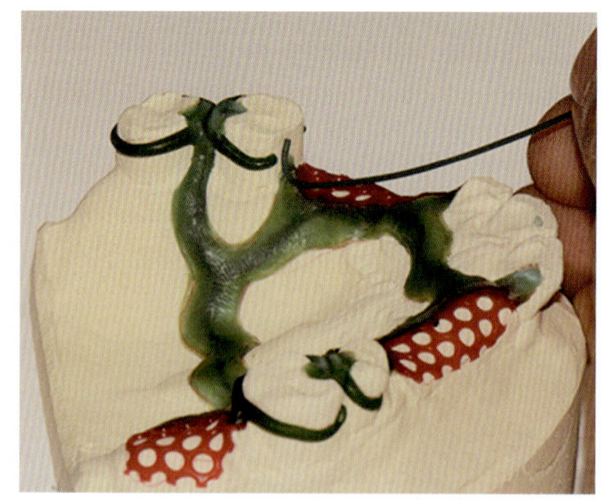
图 4-95　用蜡线形成外终止线

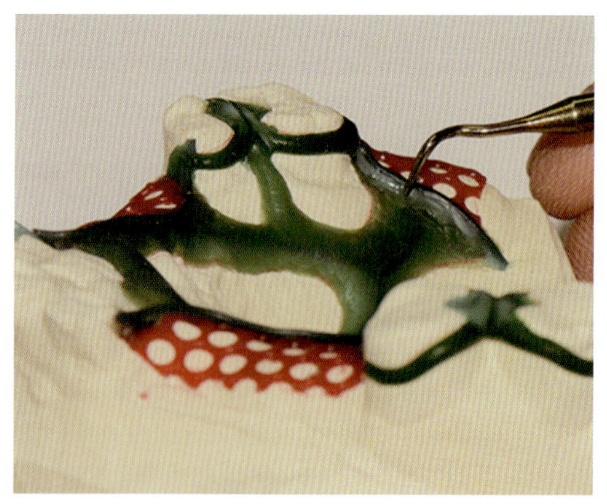
图 4-96　修整外终止线

外终止线制作时注意以下问题：

（1）该斜面两端弧形与基牙近远中面的小连接体相连，将外展隙充分让开，防止食物嵌塞。

（2）内、外终止线剖面观不能在同一截面上（图 4-97），否则终止线处易形成薄弱区而导致折断。

（3）对游离端义齿，终止线区是咬合应力集中区，应在紧挨终止线的网状连接体加蜡形成加强带。

（4）因终止线而形成的连接体斜面是三层蜡的叠加，操作时加蜡、修整要配合完成。终止线的台阶隆起处如果太厚，铸造时易产生缺陷，也不可误修过薄，以免影响强度。

2. 下颌外终止线（mandible outer finishing line）　下颌终止线位于舌杆（板）与网状连接体相接的牙槽嵴舌面（图 4-98）。舌杆上下缘在此处加宽形成光滑斜面，并弧形地与基牙远中邻面板相连，让开外展隙。网状连接体与舌杆形成带状加强连接，并延续至基牙远中邻面板。下颌前牙区外终止线制作方法同上颌。

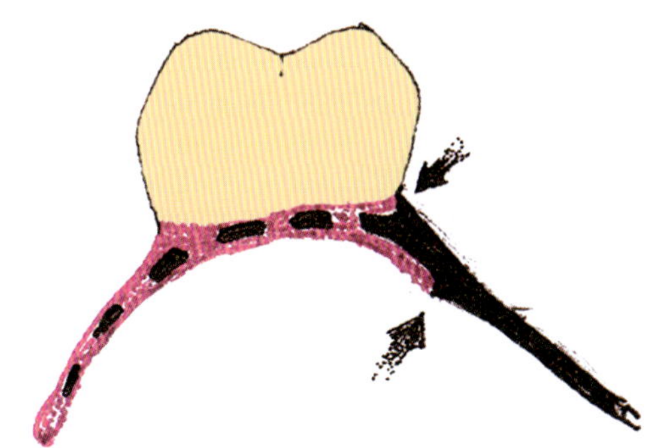

图 4-97　内、外终止线剖面观

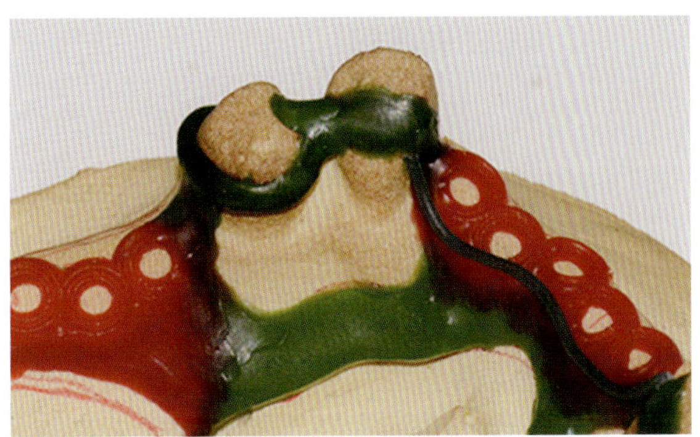

图 4-98　下颌外终止线蜡型

（七）支架蜡型完成

支架各部件蜡型完成后，对蜡型进行仔细修整和抛光，也可用喷火枪喷光（图 4-99）。注意保护支架蜡型，以免变形。安插铸道前，再次比对蜡型与义齿设计单，防止错漏。

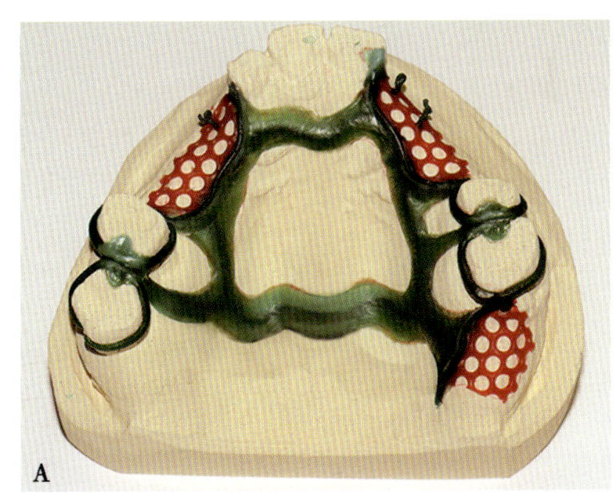

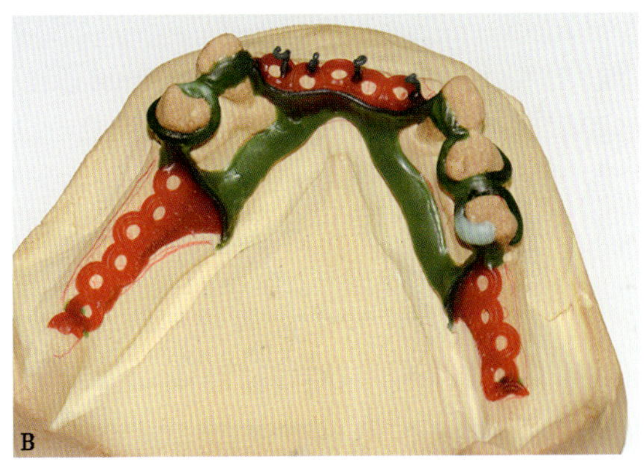

图 4-99　完成蜡型
A. 上颌　B. 下颌

三、质量目标

1. 蜡型与设计单要求一致，在八倍放大镜下检查蜡型与耐火模型密贴，表面清洁。
2. 卡环的位置与肩台一致，支托的形态与基牙的𬌗面形态协调一致。
3. 终止线的厚度约 2mm，外终止线与网状连接体之间形成锐角，内、外终止线的位置不在同一垂直线上。网状连接体唇颊侧超过牙槽嵴顶连线 1～2mm。
4. 牙尖交错位时，上下颌牙列之间稳定接触，无𬌗干扰。
5. 前牙区固位钉的数量、位置、长短与缺隙的大小协调。

第六节　包埋与铸造

可摘局部义齿铸造支架与固定义齿的包埋方法不同，蜡型不与模型脱离，蜡型的变形程度低，也不影响结构的细节要求。金属支架的精度与铸造工艺的操作有很大的关系。

一、材料与器械

1. 材料　蜡线、表面张力去除剂、包埋材料、合金、砂片、喷砂材料。
2. 器械　调刀、真空搅拌机、茂福炉、铸造机、喷砂机、气凿、切割机。

二、步骤与方法

(一) 包埋

支架蜡型用包埋材料包埋形成材料转换腔，然后完成铸造。包埋材料的性能和正确操作是决定铸件成功的重要因素。不同包埋材料的操作要求稍有差异，只有严格按照说明书操作，才能保证产品质量。

1. 安插铸道(placing sprues)　在铸造工艺中，将熔化的金属液体注入材料转换腔的通道称为铸道。铸道一端连接着支架蜡型，另一端与浇铸口相通。支架的铸造在室温下完成，熔化的金属在流进材料转换腔的过程中，温度会快速下降300～400℃。安插铸道正确与否对铸造成功率影响很大。

(1) 原则

1) 宜粗不宜细：应选用直径在3.5mm以上的铸道。

2) 宜短不宜长：长短应根据铸圈的高低合理设置(详见《固定修复体工艺技术》第八章第一节)。

3) 宜弯不宜直：铸道应以较小曲度连接到蜡型的最粗大部位。

4) 宜少不宜多：以2～4根为宜，复杂的结构如杆型卡环可设置分铸道。

(2) 操作方法：安插前根据支架的结构设计好铸道的粗细、数量和安插位置。

1) 将蜡线切好大致长度后，在酒精灯上微烤，弯曲成所要的形态，将一端连接在大连接体蜡型的边缘或是终止线斜面的部位(图4-100)，另一端弯曲向上通向铸杯位置。

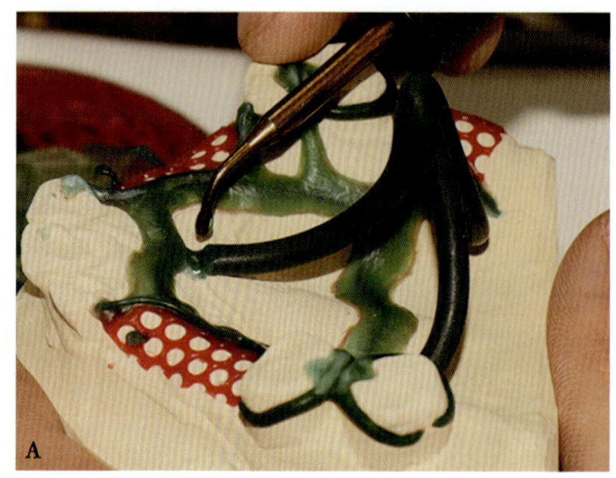

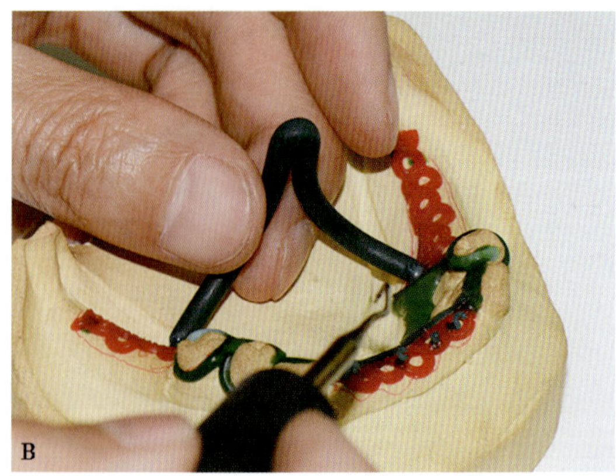

图4-100　安插铸道
A. 上颌　B. 下颌

2）以同样方法安插其他铸道，使各铸道汇合于蜡型上方中央处，然后用蜡固定铸杯。铸杯底部比蜡型最高点高出 5～10mm。铸道与蜡型和铸杯连接处圆滑无棱角（图 4-101）。

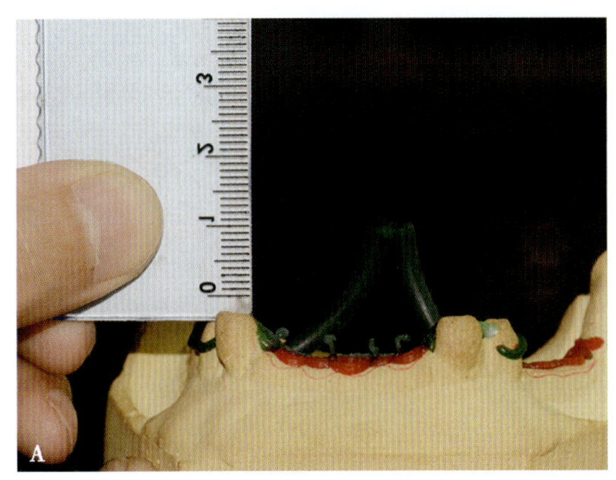

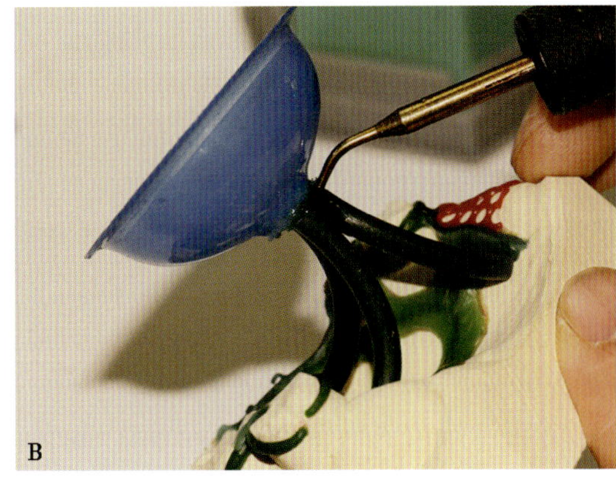

图 4-101　铸杯与铸道连接固定

A. 铸杯底部比蜡型最高点高出 5～10mm　B. 连接处圆滑无棱角

3）对浇铸方向最末端的附件，如卡环等，可用直径 2.0mm 的蜡线安插分铸道。

4）用直径 1.0～1.5mm 的细蜡线在蜡型的最末端与最上方连接排气道。排气道是在支架体积太大，材料转换腔里的空气不能充分逸出时而设置的，空气滞留会造成铸件不全（图 4-102）。

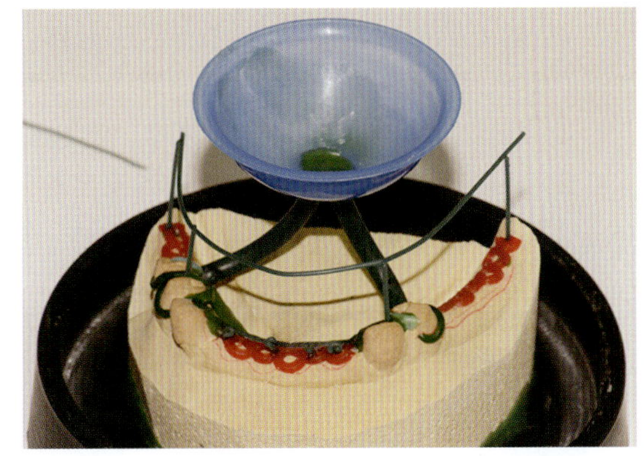

图 4-102　在蜡型的最末端与最上方连接排气道

2. 铸圈的设置（setting the casting ring）

（1）铸圈的类型：铸圈分为金属铸圈和树脂铸圈。

1）金属铸圈（metal ring）：可以很好地固定相对松散的包埋材料。金属铸圈与包埋材料一起预热。但必须在铸圈内做耐火材料的衬里，以补偿包埋材料预热过程中的膨胀。常用的衬里材料是石棉纸，操作时需要防护。随着包埋材料的改进，金属铸圈的应用越来越少。

2）树脂铸圈（resin ring）：由圈体和相应的底座组成，开缝式树脂铸圈有相应的固定夹，无缝铸圈稍有锥度，都可将凝固的包埋材料从铸圈内取出进行预热，故称“无圈铸造”。适用于磷酸盐包埋材料。

（2）铸圈的选择

1）铸圈的大小与模型适应：要求模型位于铸圈中心时，蜡型最突出的部位（如卡环）应距铸圈内壁 1.5～2.0cm，以保证材料转换腔壁有足够的厚度抵抗金属浇铸时的冲击力（图 4-103）。

2）铸圈有一定的高度：要求模型与蜡型占铸圈的下 1/3（耐火模型底座厚约 1.5cm，也要抵抗金属浇铸时的冲击），铸道占铸圈中 1/3，铸杯占上 1/3。这样铸道处于铸圈中心的位置（称为热中心），在液态金属浇铸后最后冷却，可补偿铸件冷却时的金属收缩。

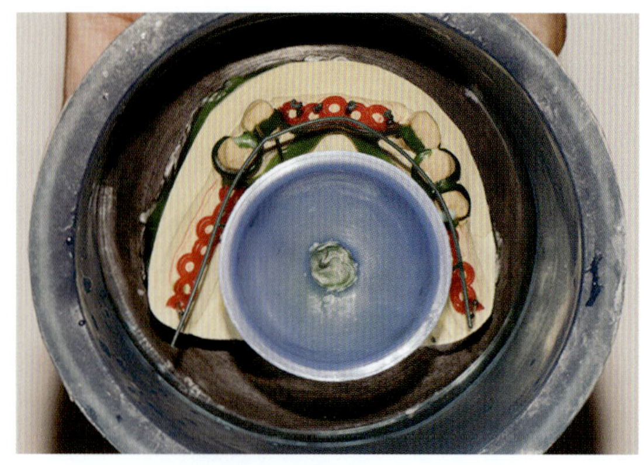
图 4-103　蜡型与铸圈的距离

3．包埋蜡型（waxing-up investment）

（1）包埋前准备（preparation before investing）

1）计算铸件重量：支架大小不同，金属用量也不同。计算方法：蜡型制作前将耐火模型称重，安插铸道后再称重，差值即为蜡型重量；蜡型重量乘以 8.5（蜡与金属的比重之比）就可计算出金属量，加上浇铸口的金属储备量 5g，就是金属的用量。

2）消除蜡的表面张力（removing surface tension）：包埋支架蜡型之前，在其表面喷涂表面张力去除剂。1～2 分钟之后吹干蜡型。其目的是：①去除手指带到蜡型表面的油脂；②使蜡的表面由疏水性变为亲水性。

3）使用表面张力去除剂时，应注意以下几点：①表面张力去除剂应尽量薄；②轻轻吹干多余的表面张力去除剂。不可使蜡型冷却过快，引起内应力；③表面张力去除剂完全干燥后，进行包埋；④严格按照表面张力去除剂的使用说明进行操作。

4）树脂铸圈内壁均匀涂抹一层凡士林，利于铸型分离。

（2）包埋（investment）

1）将准备好的铸圈置于振荡器上。包埋时振荡器开关置于中档位。

2）将粉液按 100g∶16ml 的比例各自称量好，置于搅拌桶内用调拌刀初步搅拌至无干粉状态（图 4-104），真空搅拌机抽真空 15 秒，搅拌 60 秒（图 4-105）。

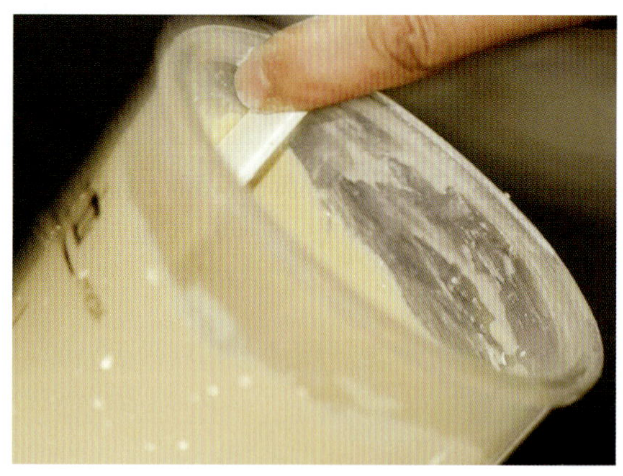
图 4-104　初步搅拌

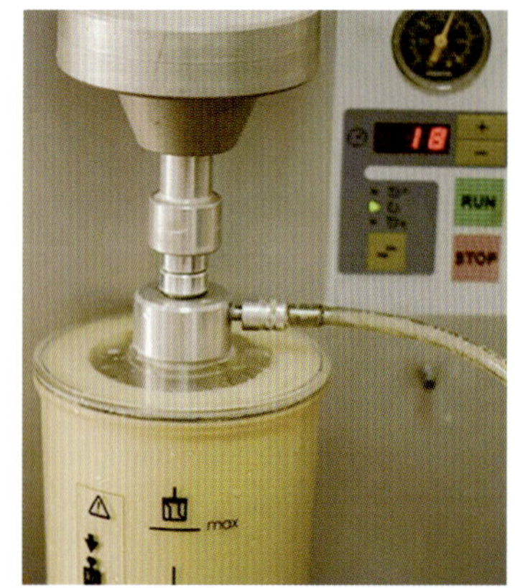

图 4-105　真空搅拌

3）用毛笔将摇匀的精细包埋材料涂布于卡环、外展隙等容易产生气泡的地方，然后将普通包埋材料从铸圈边缓慢倒入，逐渐覆盖模型。蜡型被包埋材料全部覆盖后，关闭振荡器，然后灌满铸圈内其余空间（图 4-106）。包埋材料凝固后将铸圈与铸型分离，静置 30～60 分钟至完全冷却，再预热铸型。

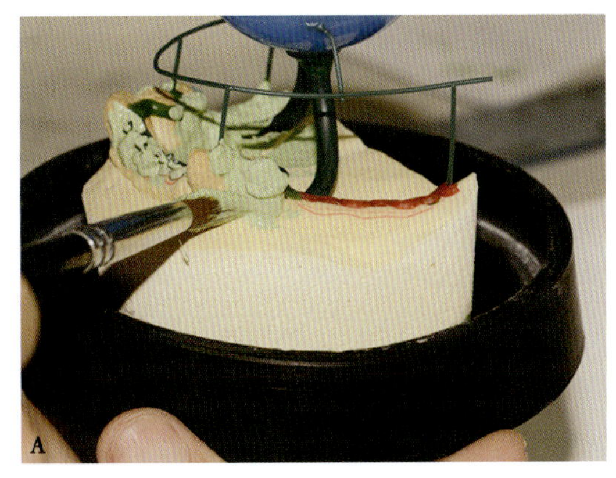
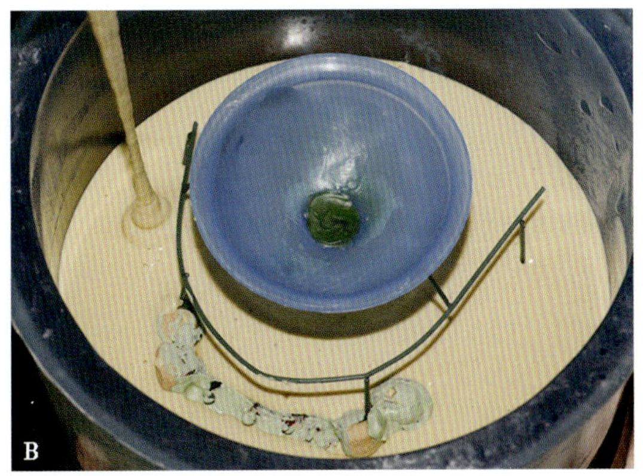

图 4-106　蜡型包埋
A. 涂布精细包埋材料　B. 灌注普通包埋材料

（二）预热

包埋完成后，必须将铸型放入茂福炉内加热至一定温度，才能进行铸造。

1. 目的

（1）将支架蜡型完全熔化、燃烧干净，形成铸造所需要的材料转换腔。

（2）使包埋材料发生反应，强度加大，抵抗液体金属浇铸时的冲击力。

（3）使包埋材料产生充分的热膨胀，补偿金属收缩。

（4）使材料转换腔达到一定的温度，防止金属在浇铸时温度下降。

2. 步骤与方法

（1）将冷却后的铸型放入茂福炉。少量铸型摆放时集中放在炉膛的中部，从四壁均匀受热。多个铸型应注意铸型与炉壁以及铸型之间要有一定的间隙，以使各个铸型均匀受热。浇铸口朝下放置铸型，防止包埋材料碎屑等杂质掉入材料转换腔，造成铸造缺陷。

（2）关闭炉门，启动预热程序。整个预热程序如下：①从室温开始，以每分钟 2～3℃，升至 270℃并维持 1 小时，彻底蒸发水分和去蜡；②以每分钟 4～5℃升至 570℃维持 40 分钟，使包埋材料充分膨胀；③以每分钟 7～8℃升至 900～1 000℃维持 30～60 分钟。

（三）铸造

可摘局部义齿支架的铸造设备和铸造方法与铸造全冠的工艺基本相同，内容详见《固定修复体工艺技术》。

熔化合金和浇铸是口腔科技师最难掌握的技术之一。要想获得理想的铸件质量，就必须掌握铸造材料、方法、工艺等相关知识。

1. 材料　主要使用钴铬钼合金和纯钛来铸造局部义齿的支架。义齿支架材料应具有良好的生物相容性、耐腐蚀性及优良的机械性能。表 4-2 中列出了上述材料的有关性能。

表 4-2　不同支架铸造材料的性能

	熔化区间和熔化温度（单位：℃）	浇铸后的铸件收缩率（线性收缩）（单位：%）	密度（单位：g/cm³）	硬度（维氏硬度）（单位：HV）	弹性模量（单位：MPa）
钴铬钼合金	1 200～1 400	2.0～2.3	8～9	330～430	180～250
纯钛	1 668	1.2～1.6	4.5	160*	110

* 钛铸件拆包埋后因表面存在“α 层”而出现硬度明显提高的现象，其硬度值会远远高于表中所列的值。

铸造时通常会在熔化合金中加入旧铸道（称为旧钢）以降低新合金的用量。由于合金在熔化过程会发生低熔点物质气化、烧损，发生金属熔化时会有杂质进入，因而加入旧的合金会使支架的机械性能发生改变，特别是卡环的性能发生变化。因此，原则上不建议在支架铸造时加入旧材料。对于品质比较高的合金，每次加入量不能超过总合金量的 20%，应仔细打磨，去除氧化层后才能使用。

2. 铸造

（1）准备工作：铸造之前先对离心铸造机进行平衡校正。对于标准铸型，在配重臂上都有相应刻度，只需将平衡块卡在相应刻度上即可，或者根据铸型和坩锅的重量进行手动调节。清洁熔化合金用的坩埚，并将其和铸型一起进行预热。

（2）熔化合金和浇铸（melting and casting）：钴铬钼合金熔点约 1 350℃，浇铸温度比熔点高 150℃左右。不同品牌的钴铬钼合金在熔化时都有其特点。这主要取决于合金的微量元素，而不是依赖于合金的主要成分钴、铬和钼。因此，必须严格遵守合金制造商提供的操作指南。

以最短的时间将合金熔化，避免合金过熔。如果超过熔点 200℃，物理性能就会下降约 10%，特别是延伸率和抗弯强度降低。这意味着义齿出现断裂的可能性明显加大。

钴铬钼合金熔解后，暗影消失的瞬间为铸造的最佳时机（图 4-107）。也可根据蜡型厚薄、大小、形状，以及以往铸件的表面氧化情况、铸造成功率等来综合判断，于暗影消失后 1～3 秒进行铸造。

3. 拆包埋（investment dismantling）　浇铸之后将铸型放在耐热的底座上（如耐火砖）慢慢冷却（图 4-108）。不可将热的铸型放入水中冷却，以免在铸件内引起内应力，这种应力会在铸件打磨时释放出来，引起支架变形。

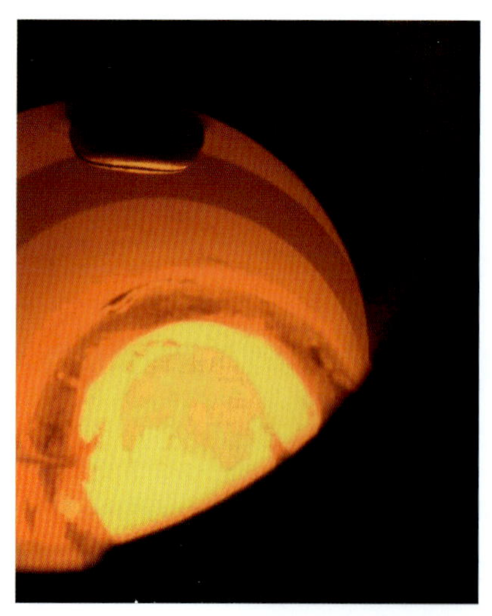

图 4-107　暗影消失的瞬间为铸造的最佳时机

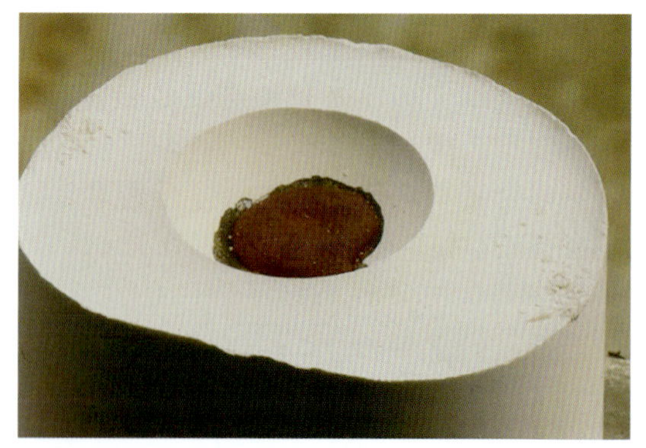

图 4-108　铸型冷却

拆包埋时，必须带上防尘面罩并接通吸尘装置。因为包埋材料的主要成分是石英及其衍生物，长时间大量吸入后会造成矽肺。如果不具备这个条件，则应将冷却的铸型放入水中，避免拆包埋时产生粉尘。

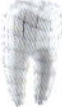

用小锤先将铸造后的包埋材料铸型敲碎，去除大块包埋材料，再用气凿振动浇铸口底座，直至包埋材料全部脱落（图4-109）。拆包埋时不可使用暴力。

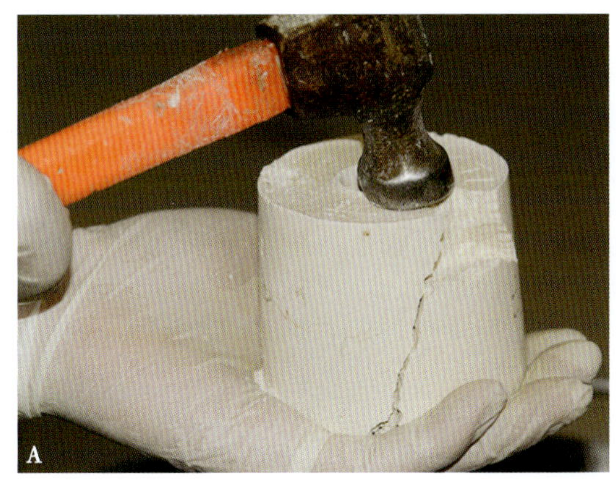

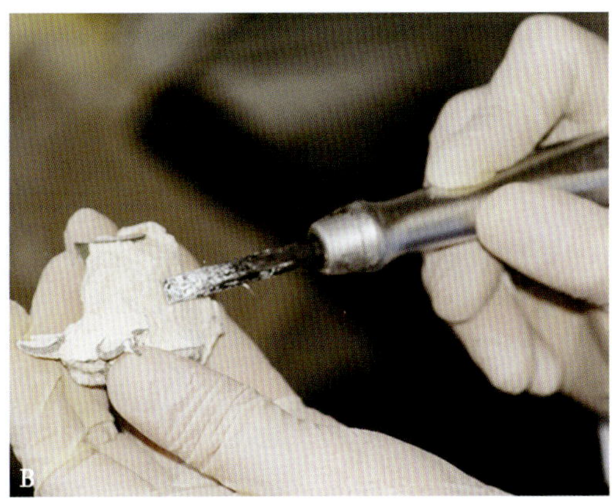

图4-109　拆包埋
A. 用小锤敲碎铸型　B. 气凿去除包埋材料

4. 喷砂（sandblasting）　对黏附在铸件表面的残余包埋材料和氧化层进行喷砂处理。手（戴有橡胶手套）伸进清理室用喷嘴对准铸件，开启手动或脚踏开关，隔着玻璃观察清理程度，不时变换铸件的位置和角度，保证将铸件所有部位都清理干净（图4-110）。

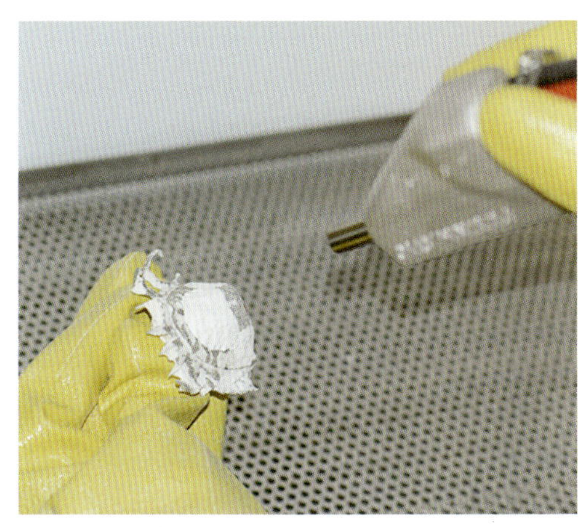

图4-110　喷砂

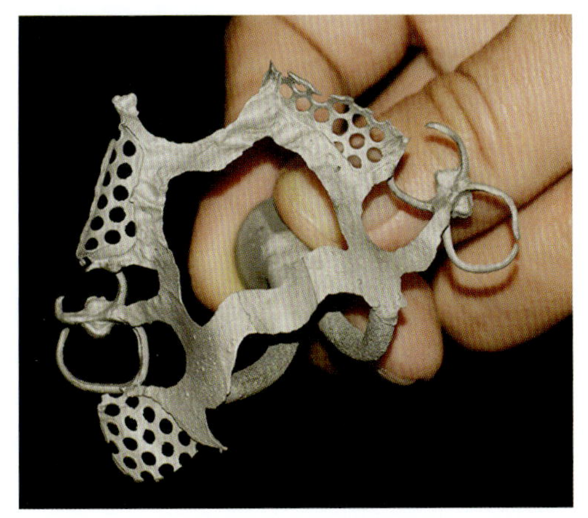

图4-111　喷砂完成

喷砂时，采用0.4～0.6MPa的空气压力，金刚砂粒度以100～150目为宜，铸件离喷嘴的距离为8～10cm。如果喷砂材料粒度太大，会使铸件表面受损。

也可使用自动喷砂机。喷砂时将铸件放入一个旋转滚筒内，压力为0.6MPa，同样采用中等粒度的材料，喷砂时间约为15分钟，也可很好地清除铸件表面的包埋材料和氧化层（图4-111）。

5. 切除铸道（cutting casting sprues）　根据铸道的位置和方向，小心地贴近铸件切割。切割时为防止过度产热，可准备装有水的容器，以便冷却。切割铸道使用直径为38mm、厚度为 0.5～1.0mm 的砂片。转速不能高于 12 000 转 / 分钟。较厚的砂片具有较高的抗弯强度，但切割缝也较大。切割时砂片不能歪斜，压力不可过大，以免砂片破碎。最危险的是切割处接近断开，砂片即将切空的瞬间，注意力必须高度集中，切忌损伤铸件（图 4-112）。

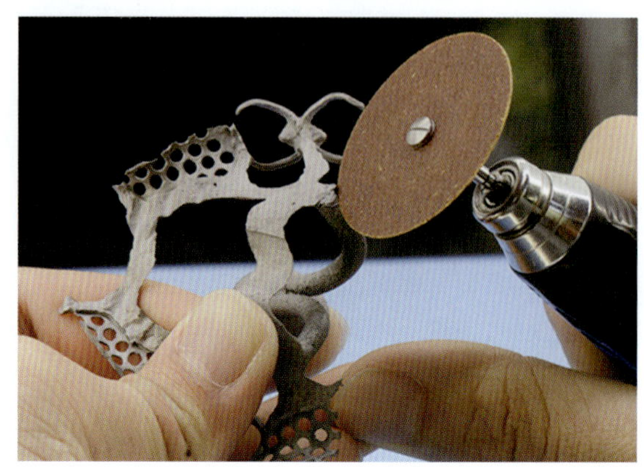

图 4-112　切除铸道

三、质量目标

1. 与设计单要求一致。
2. 铸件表面无残余包埋材料，铸道切除平整干净。
3. 铸件完整，表面无缩孔、砂眼、金属瘤、毛刺，无明显的断裂与变形。

第七节　支架打磨与成型

铸造后，铸件表面形成一层氧化层，高温下会与部分包埋材料紧密结合在一起，因此必须对铸件进行打磨，使其表面光滑，并在模型上就位。由于铸造支架常用的钴铬钼合金硬度高，必须用特殊的设备，按一定的程序进行打磨。

一、材料与器械

1. 材料　磨头、铣刀、抛光膏、橡皮轮、橡皮棒、鬃轮、毡轮、布轮、喷砂材料（图 4-113～图 4-115）。

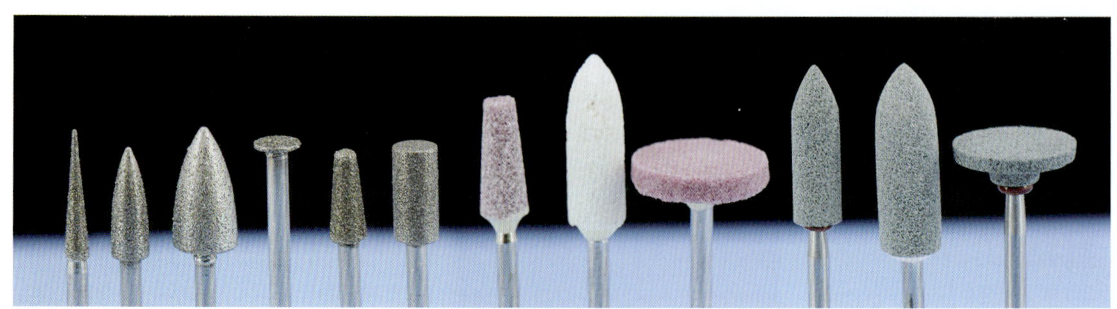

图 4-113　各种磨头

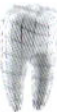

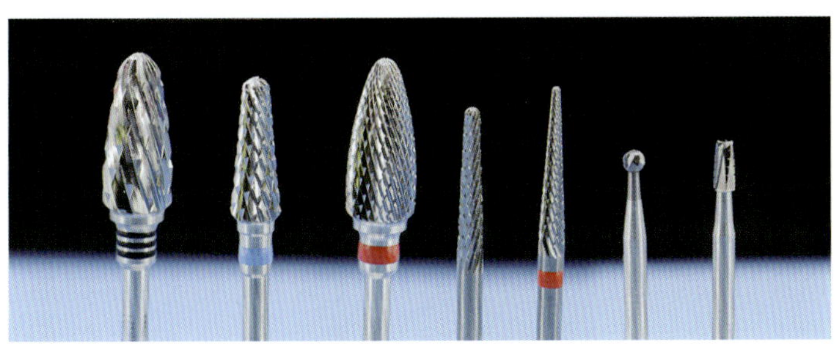

图 4-114　各种铣刀

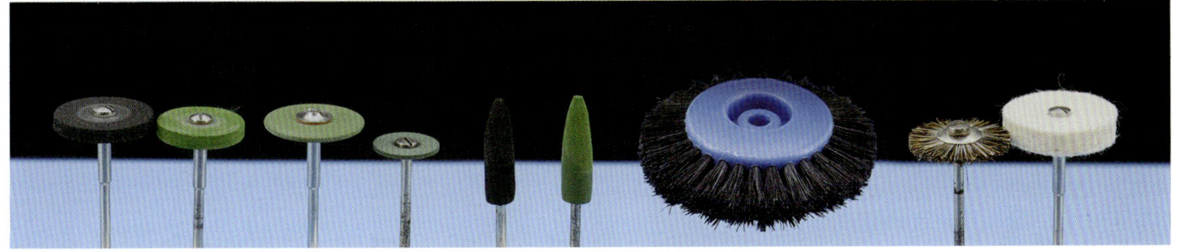

图 4-115　各种抛光工具

2. 器械　喷砂机、打磨手机、电解抛光机、抛光机、蒸汽清洗机（图 4-116，图 4-117）。

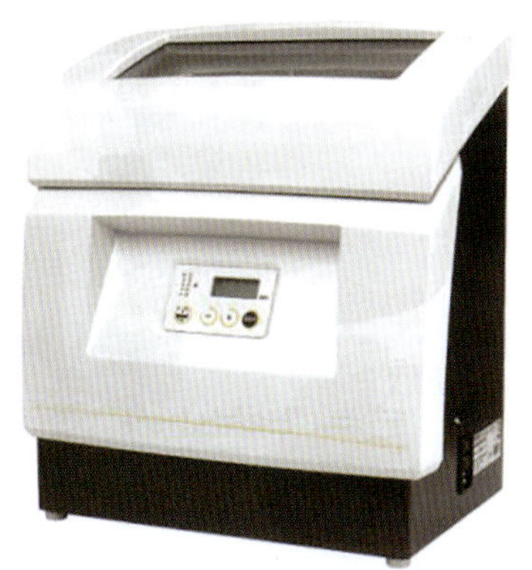

图 4-116　电解抛光机

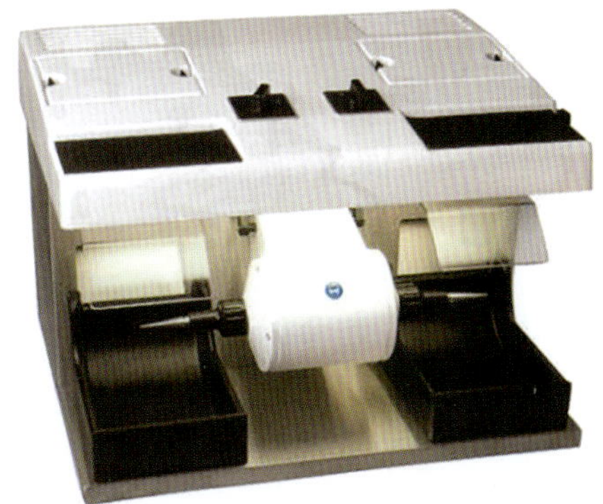

图 4-117　抛光机

二、打磨基本原则

1. 操作程序合理　支架的打磨成形应按照“由粗到细，由细到平，由平到光，由光到亮”的原则。既能保证支架的质量，又可提高工作效率。

2. 支架设计的基本数值不发生变化　铸造支架各组成部分的形态、位置和卡环设计的标准数值在打磨过程中不能随意改变。应正确使用各种打磨工具，不可造成支架局部变薄或变小，以免支架在使用中变形或折断。

3. 防止变形　从喷砂到抛光，任何一个不当操作，都可能造成支架变形，如打磨时对支架施加的压力过大或持续性打磨使局部过热等。整个操作过程应认真仔细，禁用暴力，以免支架变形。

三、步骤与方法

（一）打磨

铸件与铸道分离后，用磨头和铣刀对铸件进行由粗到细的加工。

1. 连接体　用硬质合金铣刀或砂轮将铸道残余磨平，再对支架形状进行修整。修整时参照组织面的轮廓线，要求支架的边缘圆钝，无锐棱、突起，支架形态对称，圆滑过渡（图 4-118）。用小球钻去除表面的金属瘤。舌杆（板）加工时，应注意舌杆（板）下缘必须圆滑无锐棱（图 4-119）。

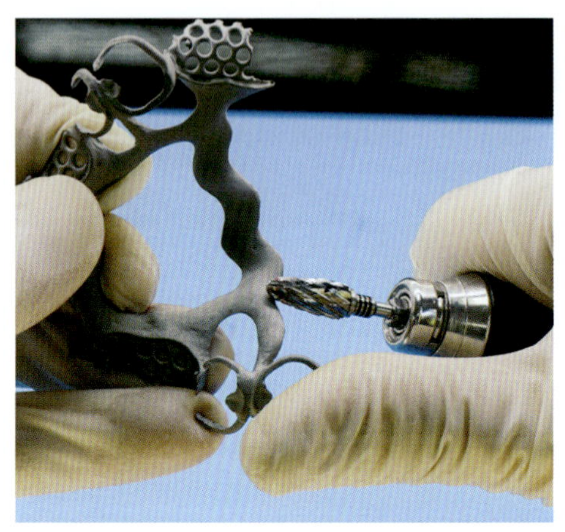
图 4-118　铣刀修整支架形状

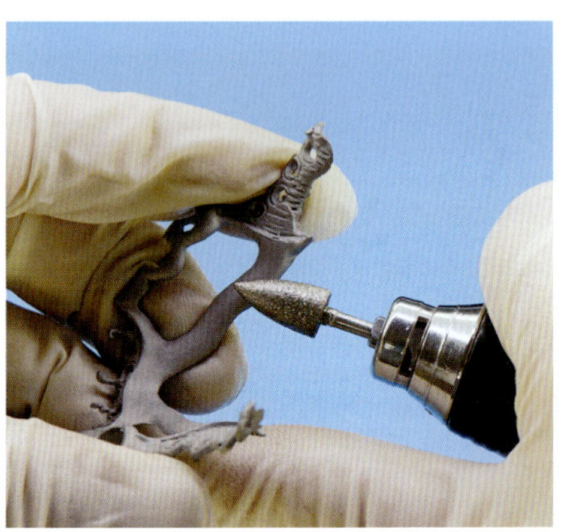
图 4-119　磨头修整舌杆下缘

2. 固位体和支托　用铣刀磨除卡环臂的铸造缺陷（图 4-120），再用磨头对卡环和支托的形状加以修整（图 4-121）。

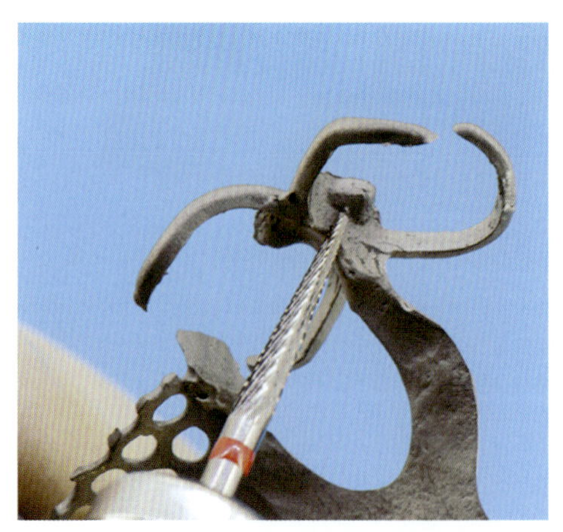
图 4-120　磨除卡环臂的铸造缺陷

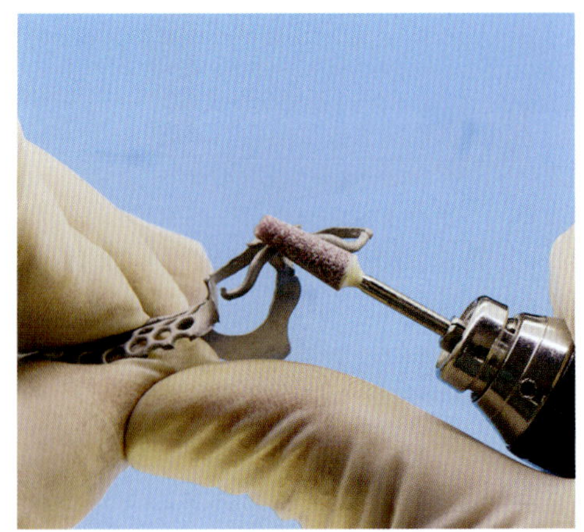
图 4-121　修整卡环、支托的形态

3. 喷砂　用粒度为 200 目的金刚砂对支架进行喷砂。然后用蒸汽清洗机清洁支架，以备下一步电解抛光。

（二）电解抛光

1. 原理　电解抛光（electropolishing）是在电解液中对金属进行阳极电化学切削，即金属表面在电化学作用下造成凹处的钝化和凸处的电化学溶解，从而切削细微的粗糙面，获得平整光滑的表面。电解抛光机是对铸造支架进行电解抛光的专用设备。

2. 方法　电解时先将电解液预热到 50℃，再将支架固定于电解槽的阳极上。由于电流强度和支架的表面大小有关，因此，采用两阶段来进行电解抛光。先用较低电压值，电解 5 分钟之后，将支架用净水冲洗干净，相对于初始位置旋转 180°，重新悬挂于电解槽中并相应升高电压，电解 5 分钟（图 4-122）。

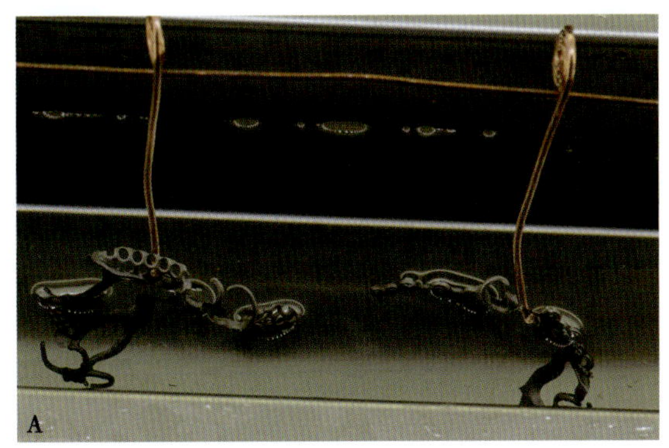

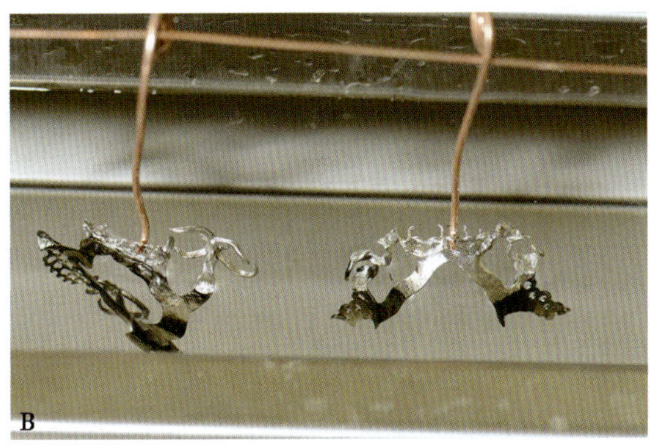

图 4-122　电解抛光

A. 将支架固定于电解槽的阳极　B. 支架旋转 180° 后重新悬挂于电解槽中

（三）支架就位

电解抛光后，将支架在模型上就位。目的是检查支架形状是否正确，与模型的配合是否良好。支架就位前，先用橡皮棒磨平卡环组织面，再按照设计的就位方向将支架就位于模型。

结构简单的支架在模型上就位后密合度较高。结构复杂的支架在模型上可能不密合，向组织面喷涂高点指示剂并耐心寻找阻挡部位，用细的硬质合金铣刀仔细修整（图 4-123）。

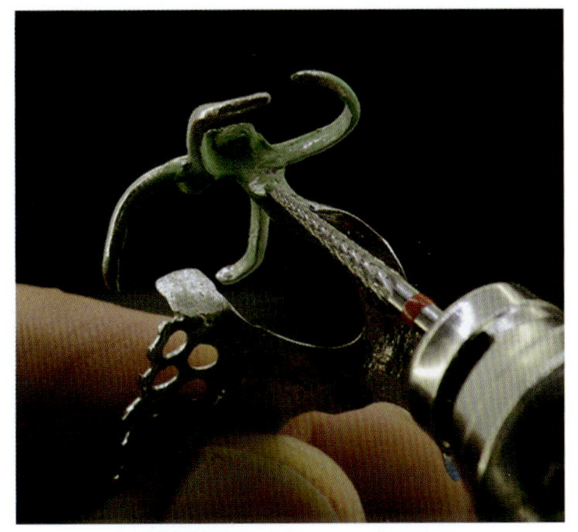

图 4-123　用铣刀仔细修整

支架就位时滑入倒凹的固位臂常将模型石膏刮蹭少许，不可因此而用钳子将卡环形状进行调整。如果卡环刚性部分阻挡就位，方可对该处进行修整。

支架在模型上就位后，要求卡环与基牙密合，𬌗支托位于基牙的支托窝中，支架在模型上无翘动（图 4-124）。

最好先将支架就位于试戴模型。当支架的各部分与模型配合良好后，再将支架转移到工作模型上。避免因就位损坏工作模型而造成严重后果。

（四）调𬌗

将模型安装于𬌗架，小心地闭合𬌗架，检查支架的咬合，若有早接触点，应调磨。

调𬌗（occlusion adjustments）方法：先将咬合纸垫在上下颌牙列之间，然后将𬌗架轻轻地敲击式地闭合 2～3 次。用砂石调磨支架上的早接触点，直至切导针与切导盘接触。

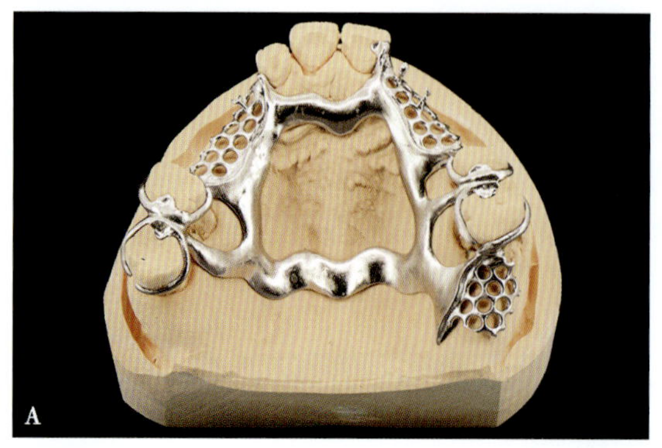

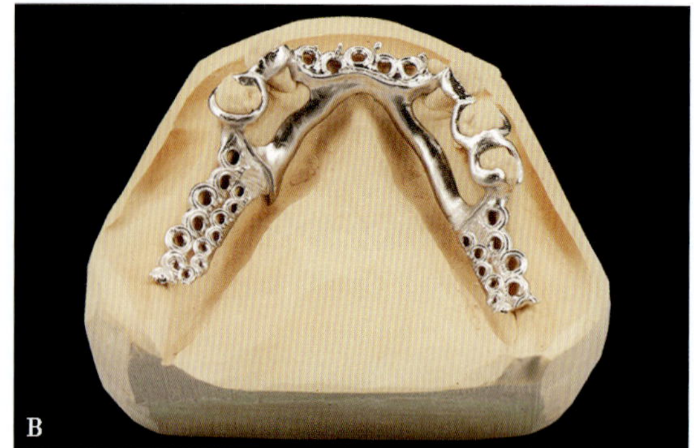

图 4-124　支架就位于模型
A. 上颌　B. 下颌

（五）抛光

用橡皮轮对支架进行由粗到细的抛光（polishing）。机械转速为 18 000～20 000 转 / 分钟，加工压力为 2～3N。橡皮轮可根据不同部位修成各种形状（图 4-125）。抛光时应进行面式抛光，消除支架上的修磨划痕、电解抛光疤痕，并用橡皮棒对卡环组织面进行细抛光。

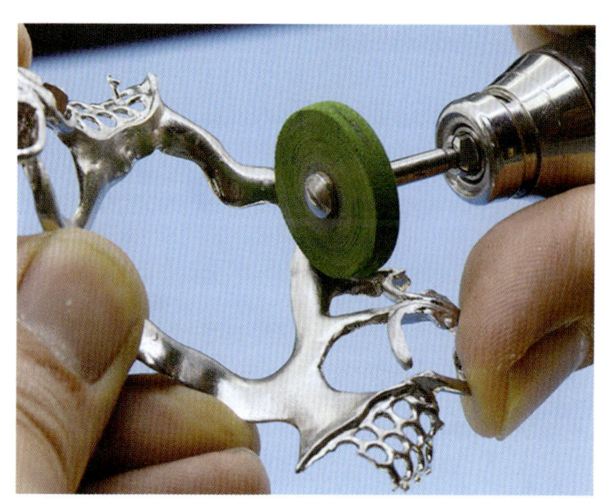

图 4-125　橡皮轮抛光支架

橡皮轮抛光后，在抛光机上抛光支架。抛光时用手稳定地握持支架，同时用指腹保护卡环尖部，以防支架在抛光刷的作用下发生变形或被抛光轮挂住而飞出（图 4-126）。

最后用小鬃轮进行高亮度抛光。抛光后的表面具有很高的抗化学腐蚀能力，牙垢不易积存，患者容易清洁。

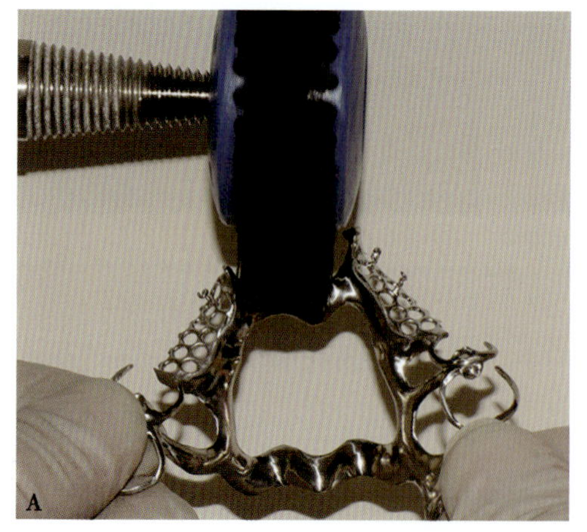

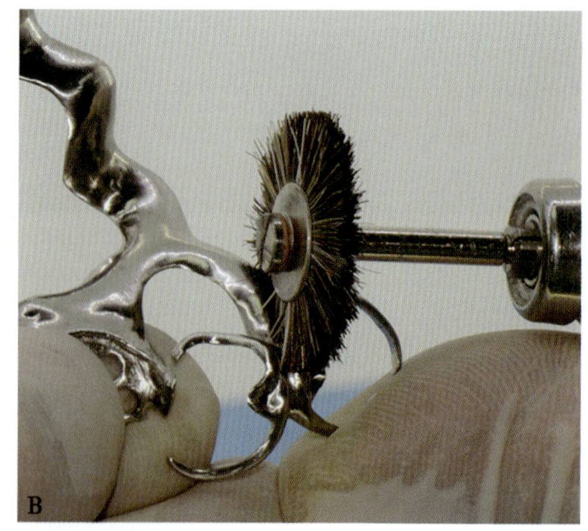

图 4-126　抛光刷抛光支架
A. 大抛光刷抛光　B. 小鬃轮高亮度抛光

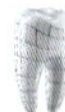

（六）清洁

将抛光后的支架置于温热的清洁剂溶液中浸泡 10～15 分钟，用牙刷洗刷支架表面的抛光膏。然后用蒸汽清洗机进行彻底清洗，最后用压缩空气吹干。将支架重新就位于模型，再次检查支架在模型上的密合度（图 4-127）。

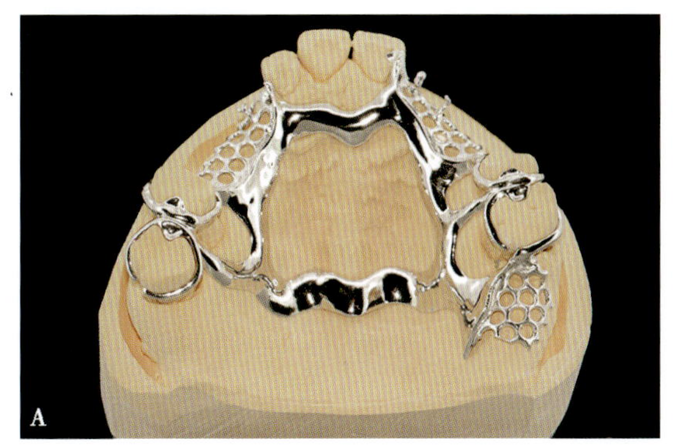
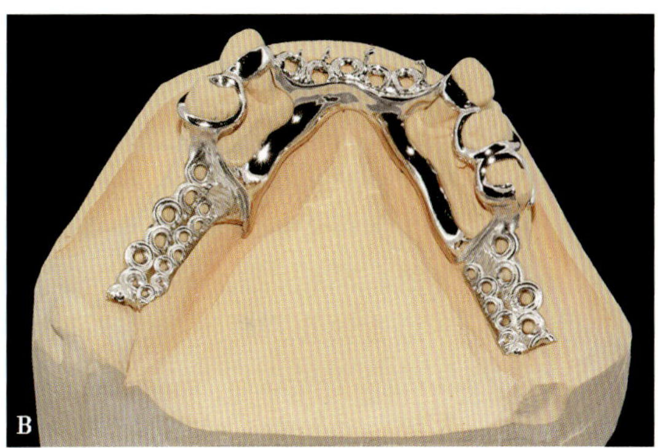

图 4-127　支架重新就位于模型

A. 上颌支架　B. 下颌支架

四、个人防护

喷砂与金属打磨操作时的个人防护（personal protection）很重要。

1. 打磨车间一定要通风，操作台要有吸尘装置；车间要经常洒水、拖洗，保持清洁。
2. 打磨工装以斜襟围脖式为佳，多层纱布口罩。
3. 喷砂所用的砂粒要选用正规的无害产品，喷砂车间、电解机的车间要有吸尘设备，并定期维护，保证吸尘效果；尽量选用湿式喷砂机或水压式喷砂机；
4. 操作时必须戴防尘面罩，注意个人防护。

五、质量目标

1. 与设计单要求一致。
2. 卡尺测量支架各部分厚度、宽度，达到设计要求。
3. 连接体边缘圆钝无锐边，组织面光滑不粗糙。
4. 卡环位置符合设计要求，过渡自然，尖部圆钝，组织面光滑。𬌗支托的𬌗面呈匙形。
5. 就位顺利，密合性好，无张力、无翘动，无变形。
6. 支架固位力适宜，摘戴过程中有明显阻力，有“咔嗒”声。
7. 牙尖交错位时，上下颌牙列之间咬合紧密。
8. 支架抛光呈均匀镜面效果，工作模型与支架干净整洁。

（张兴明　张京峰）

思　考　题

1. 简述铸造支架组成。
2. 简述铸造支架的连接体的类型。

3. 简述支托的作用。
4. 为什么骀支托要恢复基牙的骀面形态？
5. 三臂卡环由哪几部分组成？
6. 什么是模型观测仪？
7. 观测线有哪几种类型？
8. 简述影响卡环臂弹性的因素。
9. 简述圈形卡环的适应证。
10. 简述对半卡环的组成。
11. 简述 RPI 卡环组成及优点。
12. 简述上颌前腭杆、后腭杆和侧腭杆的位置及要求。
13. 简述下颌舌侧存在骨突时，舌杆的设计原则。
14. 固位体的类型按作用分哪几类？
15. 义齿不稳定性有哪些表现？
16. 简述导平面的定义。
17. 确定义齿共同就位道的方法。
18. 复制模型前缓冲需缓冲哪些部位？
19. 简述铸造支架观测设计的质量目标。
20. 简述复制模型前将模型浸泡于 38℃温水中的意义。
21. 简述耐火模型的质量目标。
22. 简述安插铸道的原则。
23. 简述支架蜡型完成的质量目标。
24. 简述支架打磨的步骤与方法。
25. 简述支架打磨完成的质量目标。

第五章　弯制支架技术

卡环弯制技术是口腔工艺技术中的一项传统重要技术。弯制卡环是指根据义齿设计的要求，利用各种手工器械对成品金属丝进行冷加工的方法。弯制支架最好与铸造𬌗支托联合使用。

第一节　制作前准备

一、材料与器械

（一）材料

弯制卡环的不锈钢丝大多为18-8铬镍不锈钢锻制品，具有良好的生物安全性（biosecurity），对口腔组织无不良刺激，机械性能（mechanical property）好，坚硬而富有弹性，抗腐蚀性能（corrosion resistance）良好。采用何种直径的不锈钢丝应根据基牙牙冠大小，以及基牙稳固的情况进行选择。常用制作卡环的不锈钢丝的规格和用途如表5-1所示。

表5-1　常用不锈钢丝规格和用途

钢丝号	直径/mm	用途
18	1.20	适用于弯制𬌗支托
19	1.00	适用于弯制𬌗支托和磨牙卡环
20	0.90	适用于弯制前磨牙和磨牙卡环
21	0.80	适用于弯制前磨牙和尖牙卡环
22	0.70	适用于弯制前牙卡环

（二）器械

1. 弯制钳（bending pliers）

（1）三德钳：又称三用钳（three use pliers），是口腔技师最常用、一钳多能的器械，用于弯制各种卡环。喙的背部较宽，头部逐渐变细而圆，并有齿纹用以稳固夹住金属丝。喙的腹部有切刃，可切断钢丝，腹部的圆孔，可用于直径2.0mm以下金属丝的转弯。钳的两侧背部外形，可便于钢丝的圆缓或直角转弯。优点是能稳定夹持金属丝，缺点是易造成金属丝损伤（图5-1）。

（2）梯形钳（trapezoid pliers）：钳头有一方一圆两个短喙，末端变细。主要用于弯制卡环、加强丝等。使用灵活，对金属丝的损伤小（图5-2）。

（3）日月钳（soli-lunar pliers）：钳喙的横断面一侧为圆形，一侧为新月形。主要用于弯制卡环、殆支托和调整连接体弧度等。弯制时较为省力，对金属丝损伤小，但不如梯形钳灵活（图 5-3）。

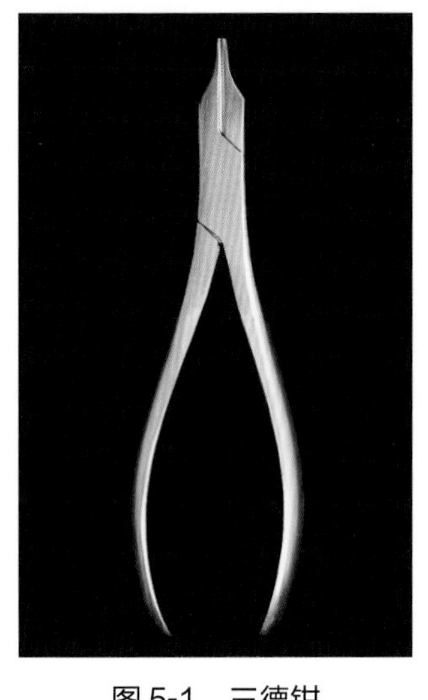
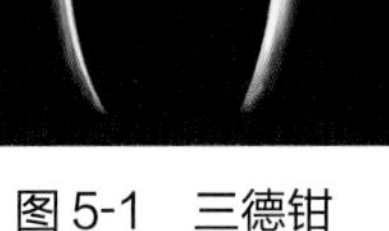

图 5-1 三德钳

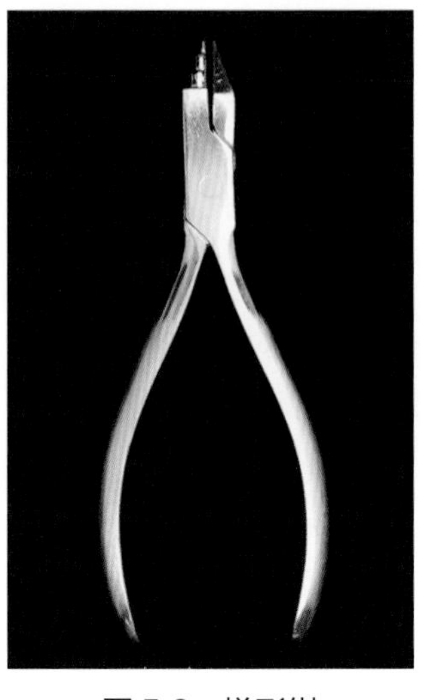
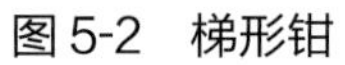

图 5-2 梯形钳

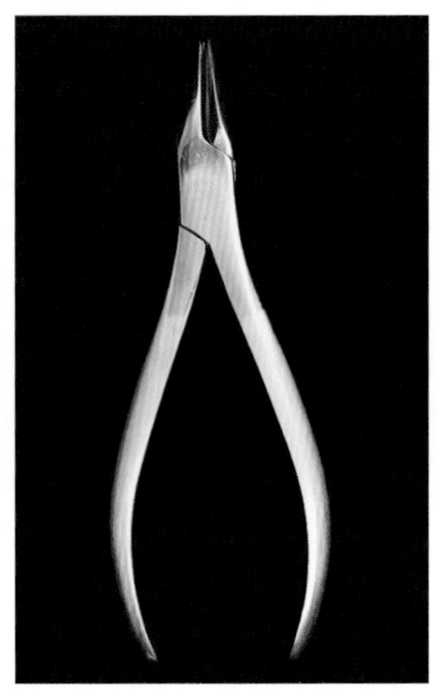

图 5-3 日月钳

（4）三喙钳（three beak pliers）：又称小三头钳，有三个喙，一侧两个，一侧一个。其作用与日月钳相同，主要用于较短距离的金属丝做较大角度的弯曲时，如弯制卡环的连接体和加强丝。但对金属丝损伤较大，常有钳夹痕迹（图 5-4）。

（5）平嘴钳（flat mouth pliers）：两喙长而扁平，根据两喙的接触面上是否有齿纹分为有齿平嘴钳和无齿平嘴钳两类。主要用于调整金属丝的弯曲度，使金属丝两端靠拢，也可用于弯制殆支托（图 5-5）。

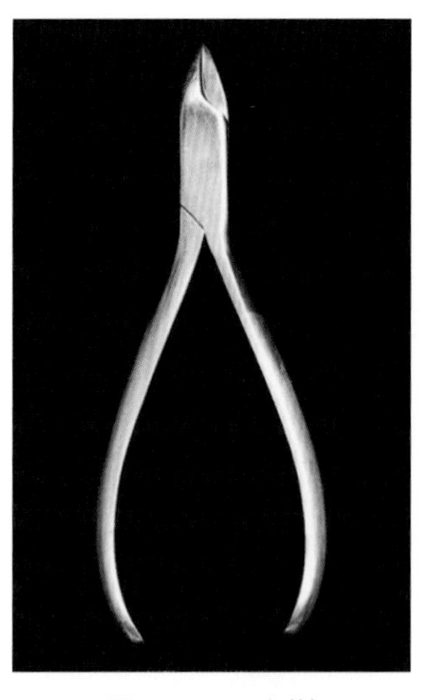

图 5-4 三喙钳

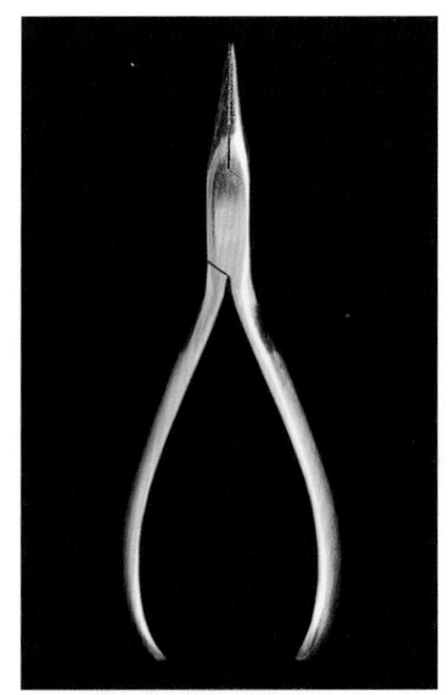

图 5-5 平嘴钳

（6）杆钳（rod wrench）：又称大三头钳，有三个喙，柄和喙均粗壮。用于弯制连接杆（图 5-6）。

2. 切断钳（cutting pliers） 喙较短，两刃相对，用于切断金属丝（图 5-7）。

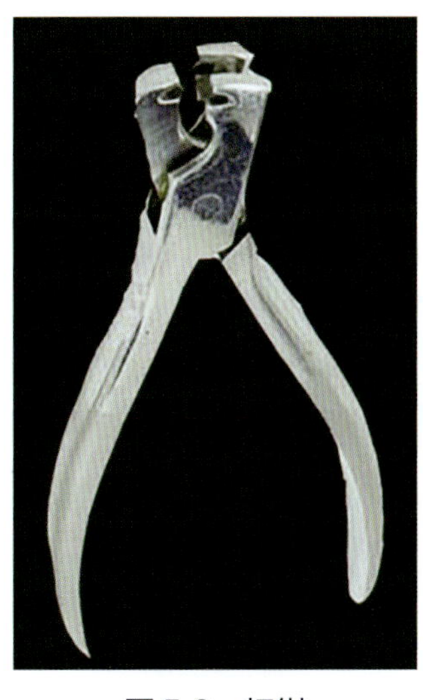
图 5-6　杆钳

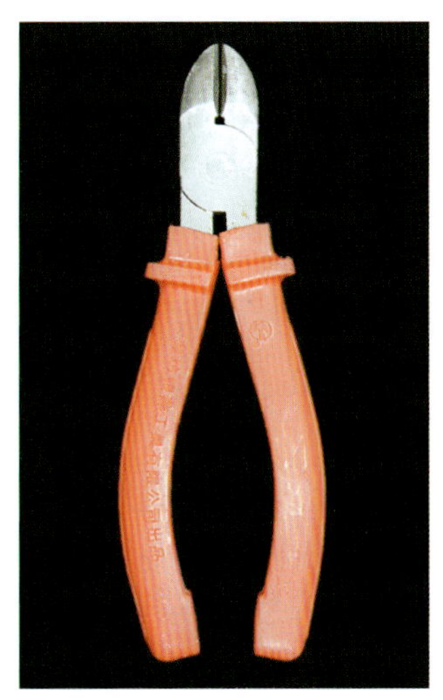
图 5-7　切断钳

3. 模型观测仪　见“第四章 铸造支架技术”相关内容。

二、前期准备

（一）模型设计

卡环弯制之前，对工作模型进行观测分析，确定义齿卡环各结构的位置。

1. 模型观测（model surveying）　使用观测仪进行测量分析，确定义齿的就位道，画出基牙的观测线，以便确定卡环等结构的位置（详见第二章），同时确定基托的伸展范围。

2. 弯制卡环设计（wrought clasp design）

（1）根据模型观测结果，在模型上用铅笔画出卡环及𬌗支托的位置和形态等（图 5-8）。

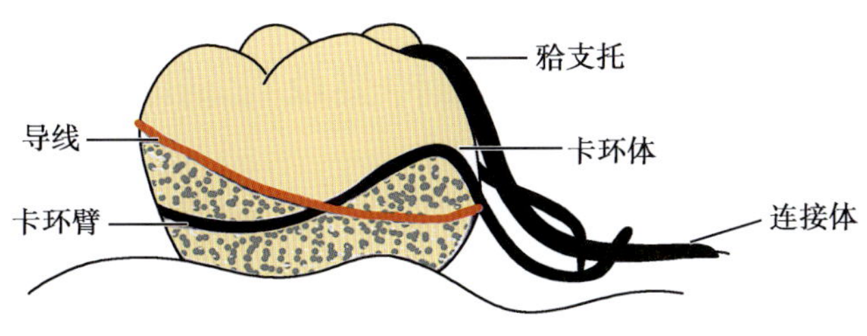

图 5-8　卡环各部分结构与观测线

（2）确定连接体的走向和位置，并用铅笔标记在模型上，最后画出基托伸展范围。

（二）填补倒凹

完成模型设计后，应对基牙和软硬组织的不利倒凹进行处理，主要是邻面，同时又要保留有利于义齿固位的倒凹。填凹法是常用的去除不利倒凹的方法。

1. 目的

（1）防止卡环坚硬部分及连接体进入倒凹区而影响义齿摘戴。

（2）防止基托进入软组织倒凹区，造成损伤。

（3）防止基托压迫骨尖、骨突引起疼痛。

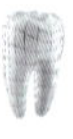

2. 材料与器械

（1）材料：选择普通石膏、人造石、磷酸锌粘固剂等材料。若用普通石膏或人造石填补倒凹，最好选用不同颜色的石膏，使之与模型有所区别，防止倒凹填补过多或过少。

（2）器械：调拌刀、排笔、观测仪。

3. 部位

（1）近缺隙侧基牙邻面的倒凹（图 5-9）。

（2）基托覆盖区内余留牙舌、腭侧倒凹及龈缘区。

（3）妨碍义齿就位的组织倒凹。

（4）义齿覆盖区内的小气泡或缺损。

（5）骨尖处、硬区和未愈合的拔牙创。

4. 方法　填补倒凹前应浸湿模型。用调拌刀将填凹材料从龈方向𬌗方涂布于需填补的倒凹区，填补轴面倒凹时，应使调拌刀与就位道方向一致。填补完成后，将模型放回观测台上，维持原有的就位道方向，用带刃的分析杆去除多余的填凹材料。最后用排笔从龈方向𬌗方将其表面抹光。若选择磷酸锌粘固剂等材料，应在干燥的模型上进行。此外，在义齿基托覆盖区内，有骨尖和硬区的部位应缓冲。

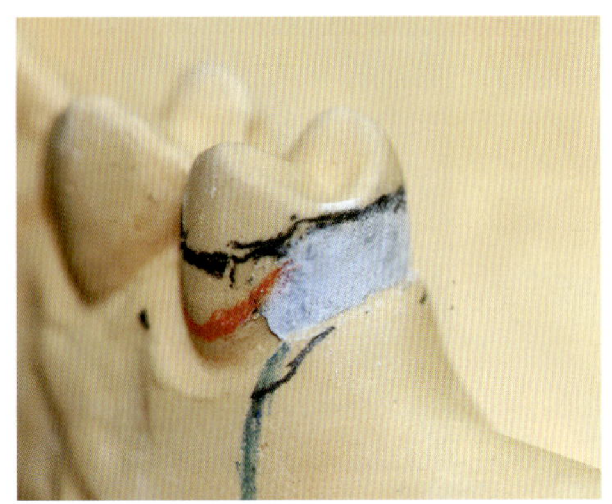
图 5-9　填补邻面倒凹

5. 注意事项

（1）填凹材料应止于观测线之下，使义齿就位后，支架、基托与天然牙牙冠密合。

（2）支托窝、隙卡沟及卡环固位臂进入基牙的倒凹区不能填补。

（3）填凹材料应适量。若填凹材料过多，义齿虽戴入容易，但与天然牙之间留有间隙易造成食物嵌塞；过少则达不到填凹目的，义齿戴入困难。填凹材料的多少可使用观测仪的分析杆进行检查确定。

第二节　卡环的种类及弯制原则

一、卡环的种类

卡环的种类繁多，通常根据制作方法、卡环臂的数量、卡环的形态结构以及卡环与导线的关系进行分类。

（一）三臂卡

三臂卡环（tri-arm clasp）由颊侧臂、舌侧臂、𬌗支托以及连接体构成。卡环臂位于基牙外形高点上或与外形高点平齐。卡环臂尖位于牙颈部的倒凹区。𬌗支托隐蔽于𬌗面窝沟中，使𬌗力尽可能沿牙体长轴传导（图 5-10）。

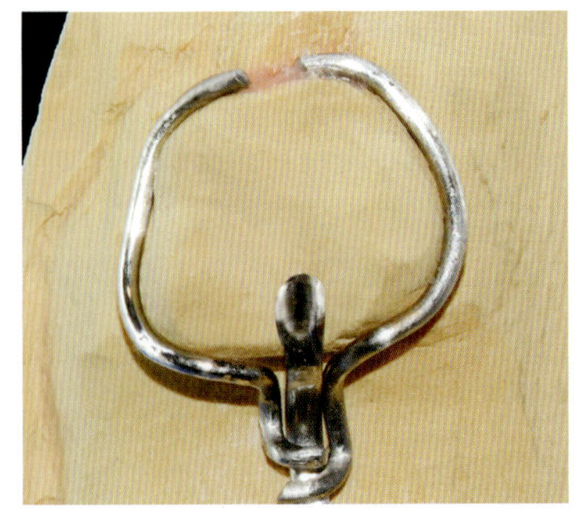
图 5-10　三臂卡环

三臂卡环具有以下功能：

1. 卡环臂尖起固位作用，防止义齿脱位。

2. 卡环臂和卡环体包围住牙齿，起稳定作用，并可分散、传导殆力。

3. 殆支托可传导殆力。

（二）双臂卡环

双臂卡环（two-arm clasp）亦称“C 形卡环”，形状和三臂卡环相似，也具有颊侧臂、舌侧臂以及连接体。颊侧为固位臂，舌侧为对抗臂或两臂作用交换，但是义齿承受的垂直向力不能被传递到基牙上。如果义齿下沉，卡环会失去其固位卡抱作用（图 5-11）。

（三）单臂卡环

单臂卡环（one-arm clasp）只有一个弹性卡环臂，是一种只起固位作用的卡环，位于基牙唇、颊侧，舌侧用高基托对抗（图 5-12）。

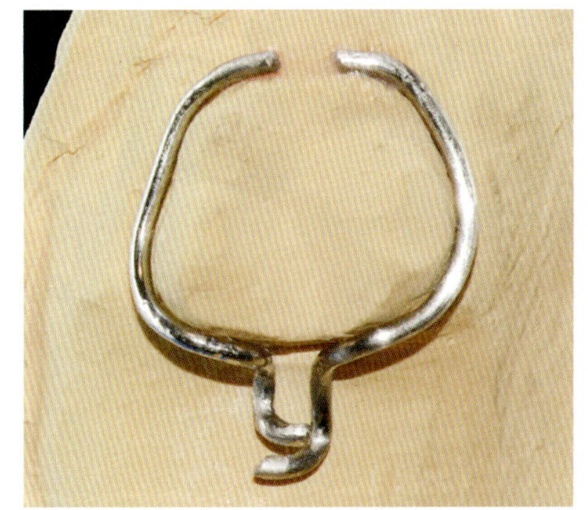

图 5-11　双臂卡环

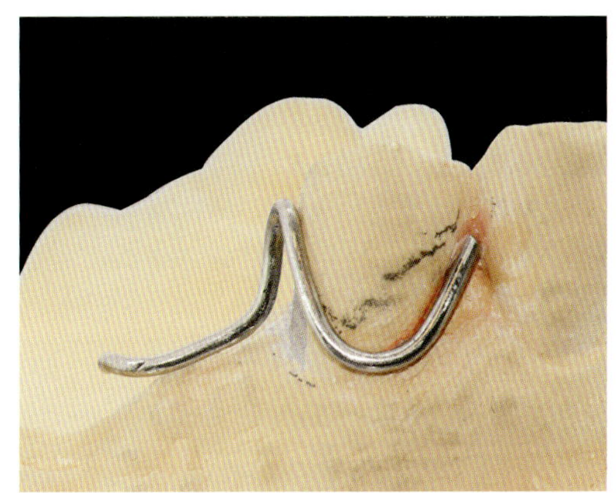

图 5-12　单臂卡环

（四）间隙卡环

间隙卡环（embrasure clasp）由颊侧臂、殆面连接体及舌侧对抗基托组成，颊侧臂尖位于基牙的倒凹区，起固位作用，殆面的连接体通过隙卡沟起连接和支持作用，舌侧的基托起对抗支持作用。此种卡环在前牙缺失的病例中较常见（图 5-13）。

（五）圈形卡环

圈形卡环（ring clasp）特别适合于向近中颊侧或近中舌侧倾斜的上下颌远中孤立磨牙。上颌卡环走向从近中经腭面到颊面，下颌卡环走向从近中经颊面到舌面，卡环臂包围整个基牙（图 5-14）。

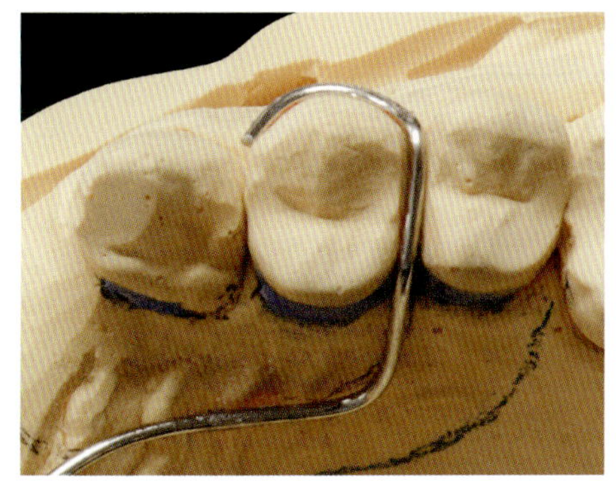

图 5-13　间隙卡环

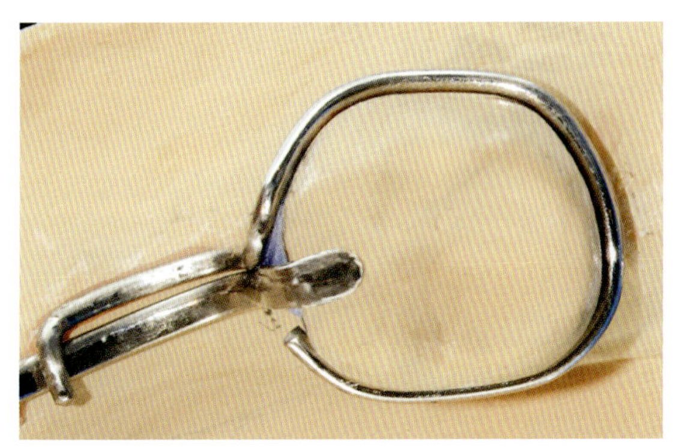

图 5-14　圈形卡环

二、弯制原则

1. 按设计要求弯制各种不同类型的卡环，卡环固位臂呈圆弧形，在尽量隐蔽的基牙邻面弯曲进入倒凹区，距龈缘至少0.5mm，避免压迫牙龈组织，再延伸卡环臂向𬌗向约3mm。卡环体位于非倒凹区，与模型密合，以免影响就位，且不能妨碍咬合。

2. 弯制卡环时不能损坏模型，不能强行就位。

3. 卡环最好一次弯制完成，勿反复弯折钢丝的同一部位，以减少材料的疲劳和内应力，防止钢丝折断。

4. 尽量选用对钢丝损伤小的弯制钳进行弯制，以减少钢丝表面的钳痕。

5. 卡环臂尖端应磨圆钝，防止义齿摘戴时刺伤软组织。同时，尖端不应顶靠近邻牙，以免影响就位。

6. 连接体不能进入组织的倒凹区。小连接体的水平部分应离开牙槽嵴顶0.5～1.0mm，以便能被树脂完全包裹。

7. 卡环、𬌗支托、小连接体应焊接在一起，焊接处被包埋于树脂中，以增加强度。

8. 卡环各组成部分不能影响咬合。

三、弯制要点

可概括为“三定一控制”：

1. 定位　确定卡环在基牙上的位置。

2. 定点　确定钢丝在何处转弯，用红蓝铅笔作标记，钳夹的位置在标记点以下约1mm，使得转弯恰在标记处。

3. 定向　牢记卡环各部位在基牙上的位置、走行方向，转弯时固定卡环控制其方向，勿使转动。

4. 控制　控制好转弯时用力的大小。

如弯制的部分不密合时，可拉直调整密合后再弯制下一部位，不得更改已密合部位；拐弯处应圆滑，避免不必要的拐角。

第三节　卡环弯制技术

一、三臂卡环

根据设计要求，在模型上画出设计线，然后按照设计线逐段弯制，先弯制𬌗支托，再弯制颊、舌侧卡环臂。

（一）𬌗支托

𬌗支托一般选用厚1～1.5mm成品𬌗支托钢丝，若用直径1.2mm（18号）不锈钢丝，要将其压扁或锤扁成宽约1.5～2.0mm，厚约0.5～1.0mm的扁条状。弯制工具可选择日月钳、平嘴钳和三德钳等。

1. 要求

(1) 位于𬌗面的部分应与支托凹密合。支托的长度要求同铸造𬌗支托。

（2）连接体的垂直段勿进入基牙倒凹区，以免影响义齿的戴入。

（3）连接体的水平段离开牙槽嵴顶 0.5～1.0mm。既可避免磨损模型，又可使其完全被包埋在树脂基托内。

2. 方法　弯制前，先将𬌗支托钢丝的一端磨圆钝，在与𬌗支托凹长度相等处作标记（图 5-15），右手持技工钳，左手执钢丝。将技工钳夹持于标记点稍前方，向下弯曲成钝角，以使𬌗支托的小连接体垂直段不进入基牙邻面的倒凹区。

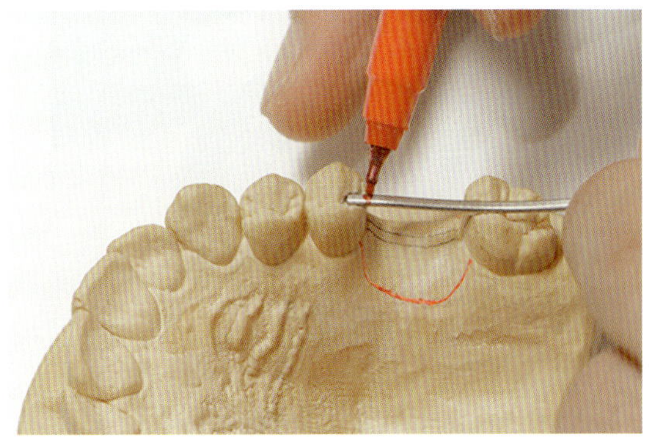

图 5-15　作标记

根据基牙牙冠高度，距牙槽嵴顶 0.5～1.0mm 处作记号，将钢丝水平弯曲与牙槽嵴顶平行，弯向另一端。根据缺隙的长度切断钢丝的多余部分，并将钢丝的末端磨圆钝（图 5-16，图 5-17）。

在小连接体的垂直段滴蜡将𬌗支托固定于模型，固定蜡不能影响咬合与卡环的弯制及焊接。

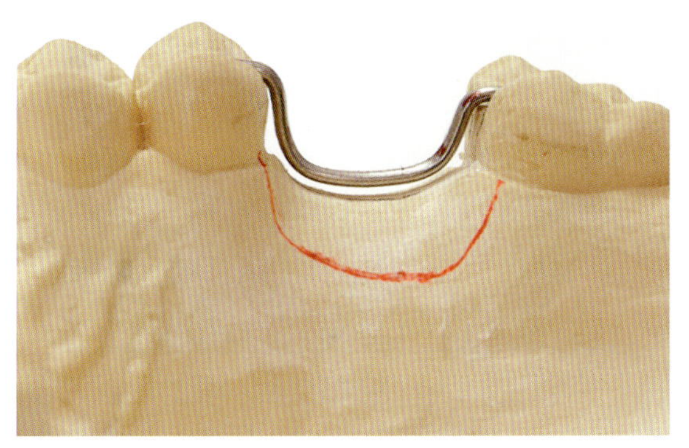

图 5-16　𬌗支托舌面观

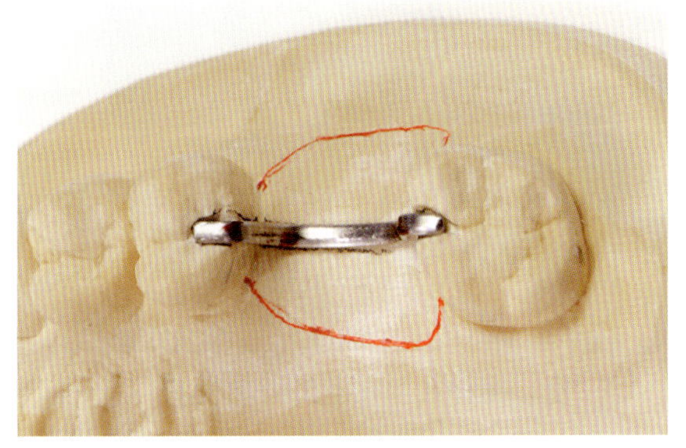

图 5-17　𬌗支托𬌗面观

（二）卡环

1. Ⅰ型卡环　适用于Ⅰ型观测线的基牙。这类卡环固位、稳定和支持作用均好。

（1）卡环臂（clasp arm）：选取 20 号或 21 号不锈钢丝，先将钢丝的尖端磨圆钝。目测基牙牙冠弧形的大小，右手握梯形钳夹紧钢丝的末端，左手中指、无名指抵在钳喙下缘做支点，示指与拇指捏住钢丝，两手同时向外旋转用力，弯曲成弧形（图 5-18）。放于模型比试、调整，使钢丝的弧形与卡环设计线一致，并与基牙贴合（图 5-19）。

（2）卡环体和连接体的下降段（descending branch）：卡环臂弯制完成后，放于模型比试，在需要转弯的地方用红色铅笔做标记。转弯后形成卡环体和连接体的下降段。由于卡环部位和方向的不同，有正手和反手两种弯制方法。

1）正手法：右手握住梯形钳，夹紧卡环臂标记点下 0.5mm 处，用左手拇指固定卡环臂并抵住钳喙，中指和示指用力将其向外、向下（龈方）弯曲 120°。并向缺隙侧拉少许，以免连接体下降段进入基牙邻面倒凹区（图 5-20）。

2）反手法：将卡环倒转过来，钳夹紧卡环臂的外侧靠近标记点下约 0.5mm，用左手示指

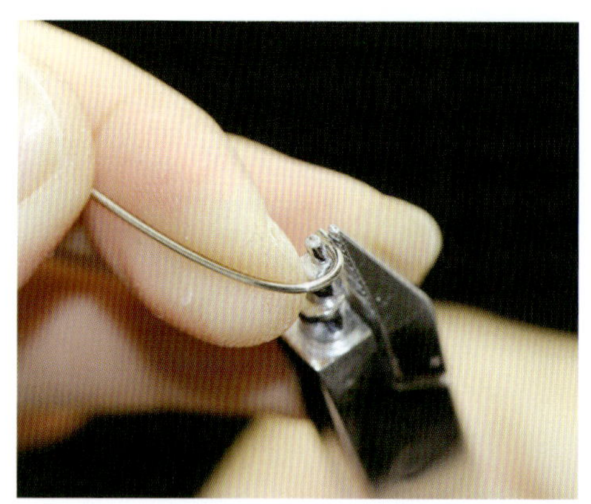
图 5-18　弯制卡环臂

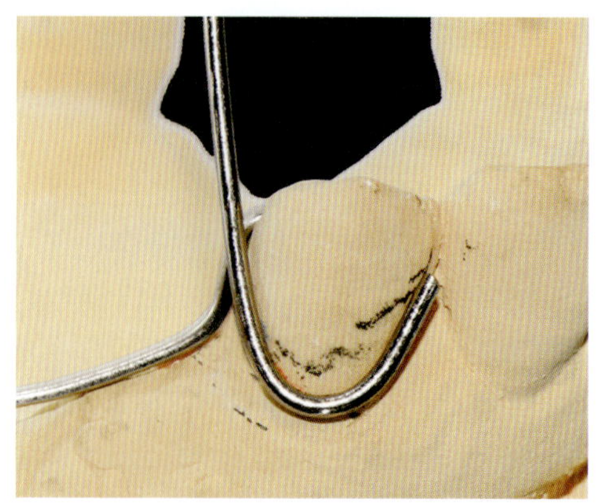
图 5-19　放于模型比试

固定卡环臂并抵住钳喙，拇指和中指夹住钢丝，拇指用力将钢丝向外推约 120°，并向缺隙侧拉少许，防止进入基牙邻面倒凹区（图 5-21）。

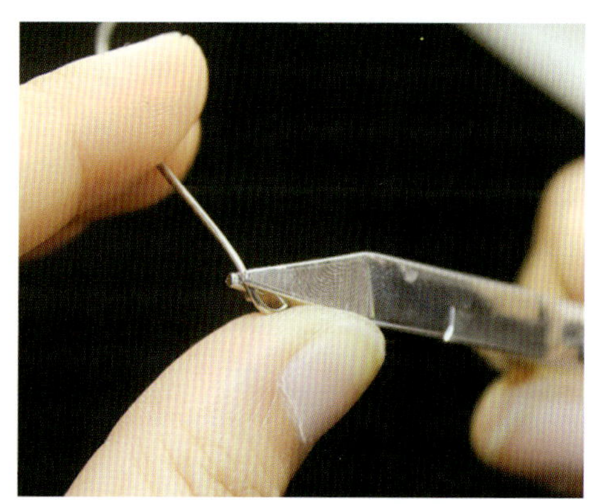
图 5-20　正手法卡环弯制

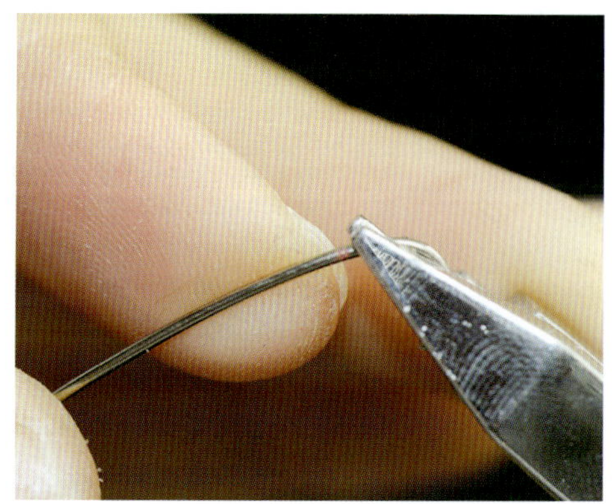
图 5-21　反手法卡环弯制

（3）连接体的水平段及上升段（ascent branch）：连接体的下降段弯制好后，根据缺隙区高度，在适当位置将钢丝向上弯曲，形成连接体的水平段。测量合适距离，将水平段向上弯曲约 90°，形成连接体的上升段。然后比试调整使水平段与𬌗支托的连接体水平段平行，离开牙槽嵴顶 0.5～1.0mm，再将连接体弯转，搭在𬌗支托的连接体上，切断多余钢丝，卡环臂尖端磨圆钝，最后固定在基牙上（图 5-22，图 5-23）。

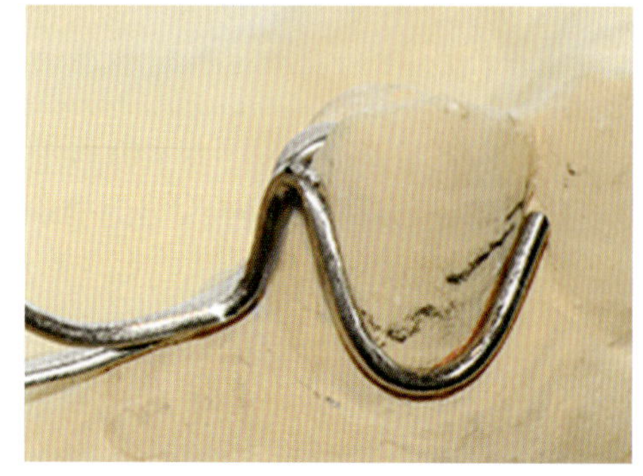
图 5-22　弯制连接体的水平段及上升段

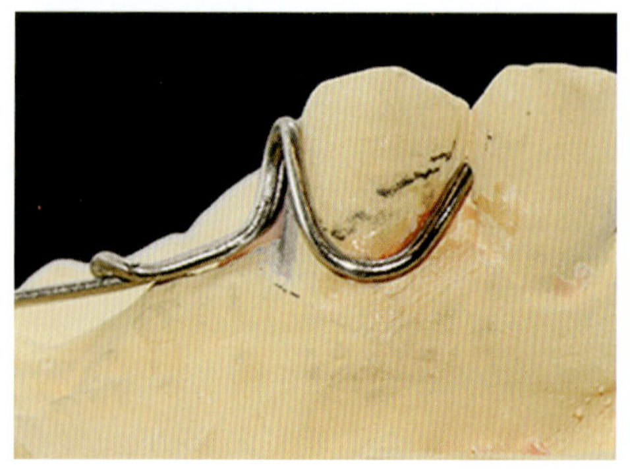
图 5-23　卡环弯制完成

2. Ⅱ型卡环　适用于二型观测线的基牙。这类卡环固位作用较好，但稳定支持作用较差。临床上多用铸造法制作，较少弯制（图 5-24）。

3. Ⅲ型卡环　适用于三型观测线的基牙。这类卡环固位、支持作用较好，但稳定作用较差（图 5-25）。

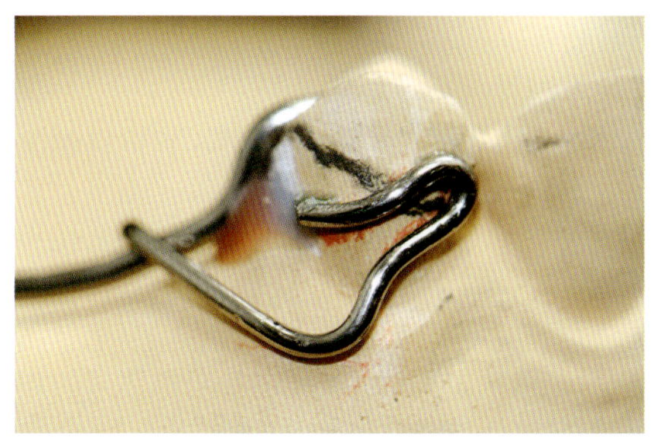

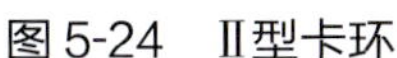

图 5-24　Ⅱ型卡环

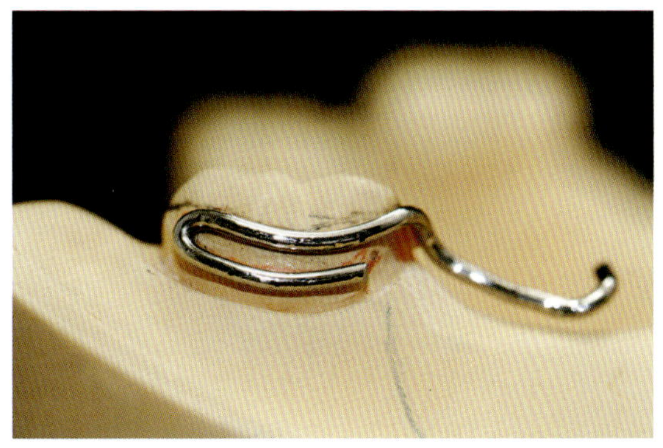

图 5-25　Ⅲ型卡环

（三）连接体的分布与连接

1. 分布　卡环臂和𬌗支托的连接体应交叉重叠，位于缺隙𬌗龈向距离较大处，以免影响人工牙𬌗面的厚度（图 5-26A）。若缺隙𬌗龈距离较小，卡环臂的连接体走向可与𬌗支托连接体平行，即由一基牙的颊侧固位臂弯至另一基牙的颊侧固位臂，舌侧卡环臂则由一基牙的舌侧至另一基牙的舌侧（图 5-26B）。若缺隙较长或为远中游离缺失，各基牙上的支托和卡环臂可分别弯制。有时也可只弯制颊侧固位臂，舌侧对抗臂则采用基托来代替。

不管用哪种方法，卡环与支托的小连接体都必须有接触，以便焊接固定。

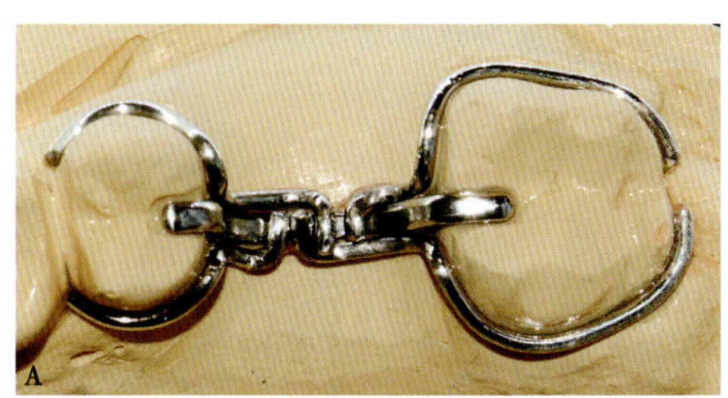

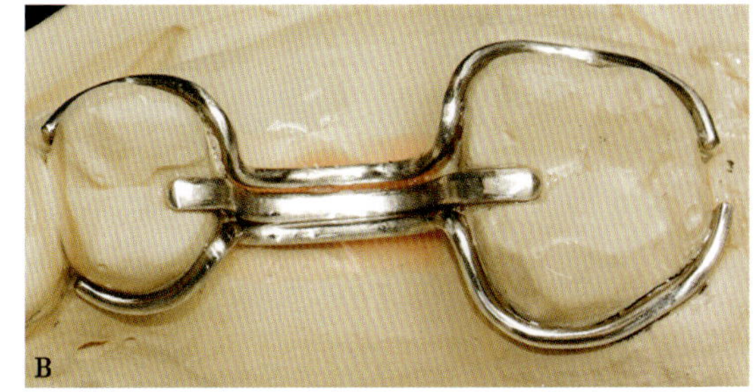

图 5-26　连接体的分布

2. 连接　卡环弯制完成后，应将全部金属部件连接成一个整体，以免填塞树脂时移位。连接方法有以下两种：

（1）激光焊接法（laser welding）：是一种常用的方法。焊接前再次检查蜡固定的各部分是否松动。焊接时，将激光焊接机的参数调整到较小电压和较大光斑。为保证连接强度，每个部位焊接 2～3 个点。

（2）自凝树脂连接法（self-curing resin connection）：调和少许自凝树脂，置于连接体交汇处即可。

二、间隙卡环

又称隙卡（embrasure clasp），因其通过两邻牙的𬌗外展隙，除固位作用外，还有一定的支持作用。

（一）要求

1. 𬌗外展隙段钢丝要与隙卡沟密合，不能影响咬合。

2. 钢丝不能进入基牙舌侧倒凹与牙槽嵴倒凹，否则影响义齿摘戴。

3. 由于隙卡多用于前磨牙，故可将卡环臂稍靠近颊侧牙龈，既有利于美观，也可以减少对颊黏膜的摩擦。

4. 连接体处钢丝转弯应为钝角，与组织面间保持约 0.5mm 的距离，走向尽量与基托易折线垂直。

（二）方法

1. 卡环臂　使用与弯制单臂卡环相同的方法弯制出颊臂的弧形后，在基牙与邻牙的颊外展隙处，用梯形或三喙钳将钢丝向下向内弯曲，使其与颊外展隙密贴（图 5-27）。

2. 卡环体　用铅笔在钢丝位于颊外展隙与𬌗外展隙的交界处作标记，用钳喙夹住标记稍下方，左手拇指压钢丝，使其向𬌗方弯曲，与隙卡沟密贴（图 5-28）。

3. 连接体　用铅笔在钢丝位于舌外展隙与𬌗外展隙的交界处作标记，用钳喙夹住标记稍上方，使钢丝顺舌外展隙下降，进入舌（腭）侧基托范围内。按模型上的连接体设计进行弯制（图 5-29）。

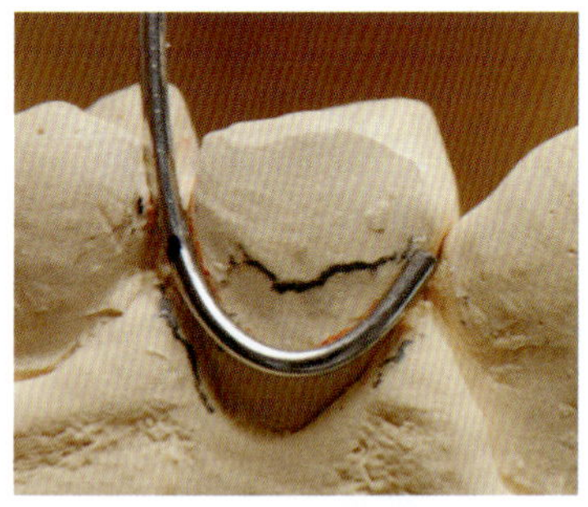

图 5-27　卡环臂弯制

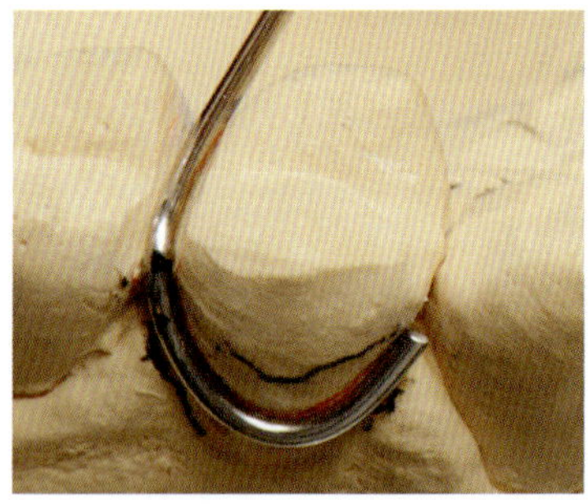

图 5-28　卡环体弯制

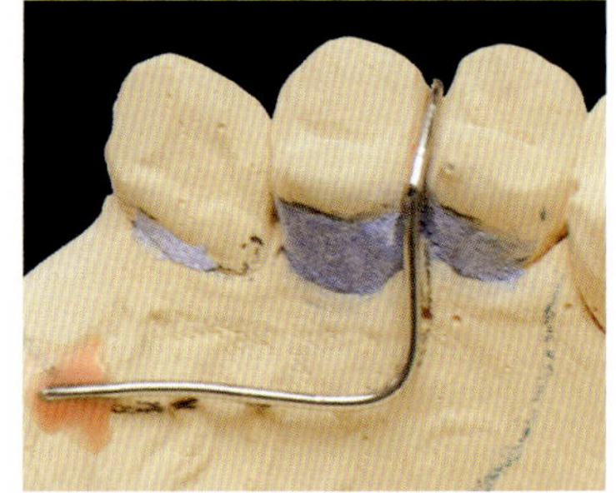

图 5-29　连接体弯制

三、圈形卡环

圈形卡环多适用于向近中颊侧或近中舌侧倾斜的上下颌远中孤立磨牙。卡环臂尖位于基牙颊侧或舌侧近中的倒凹区，起固位作用，位于非倒凹区的部分起对抗臂作用。

（一）要求

1. 因圈形卡环卡臂较长，易变形，可选择较粗的不锈钢丝（20 号或 19 号）弯制。

2. 弯制圈形卡环时，注意轴角转弯处应准确，角度要合适。

3. 对抗臂的位置应不影响咬合。

4. 弯制时注意不要磨损石膏基牙。

（二）方法

以下颌磨牙向近中舌侧倾斜为例。

1. 固位臂（retention arm）和对抗臂（reciprocal arm）　先成形舌侧的固位部分，右手握紧梯形钳钳柄夹住钢丝末端，左手的拇指与示指捏住钢丝，两手同时向外旋转形成卡环臂的曲度（图 5-30）。在固位臂相对远中舌轴角处作标记（图 5-31），用钳喙夹住标记点，向下、向内用力，使远中部分与基牙密贴（图 5-32）。再在远中颊轴角处作标记，钳喙夹住标记点，右手向外，左手拇指与示指向内用力，使对抗臂与基牙密贴（图 5-33）。在对抗臂相对近中颊轴角处作标记，用钳喙夹住标记点双手同时向外旋转，形成卡环体部（图 5-34）。注意卡环体不可影响咬合。

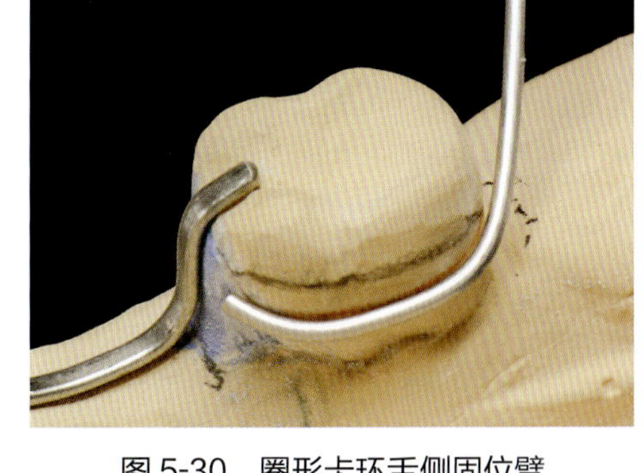

图 5-30　圈形卡环舌侧固位臂

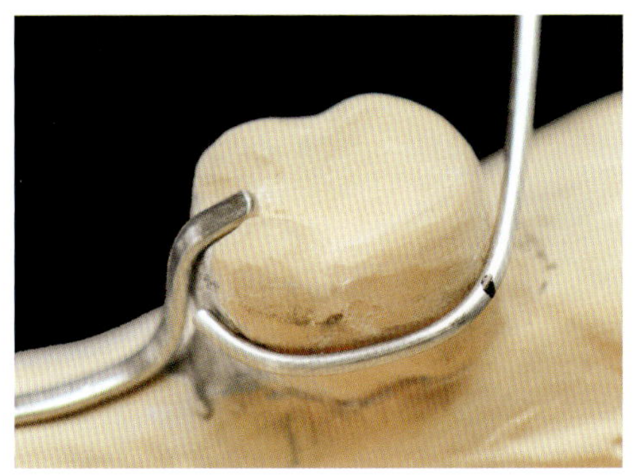

图 5-31　远中舌轴角处作标记

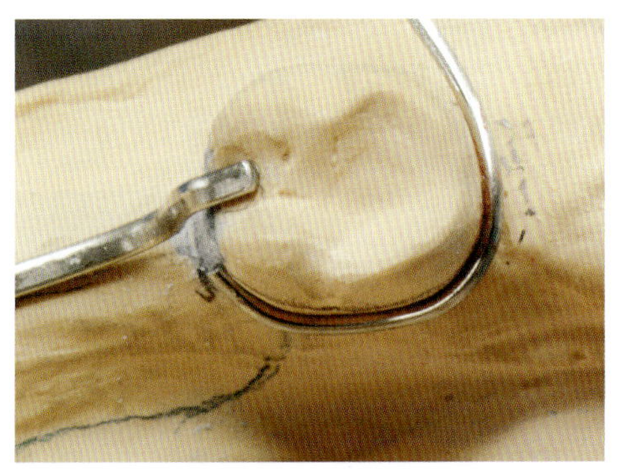

图 5-32　圈形卡环远中部分与基牙贴合

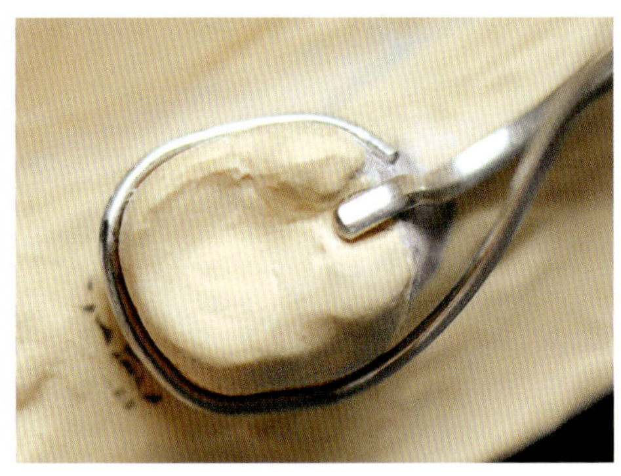

图 5-33　圈形卡环颊侧对抗臂

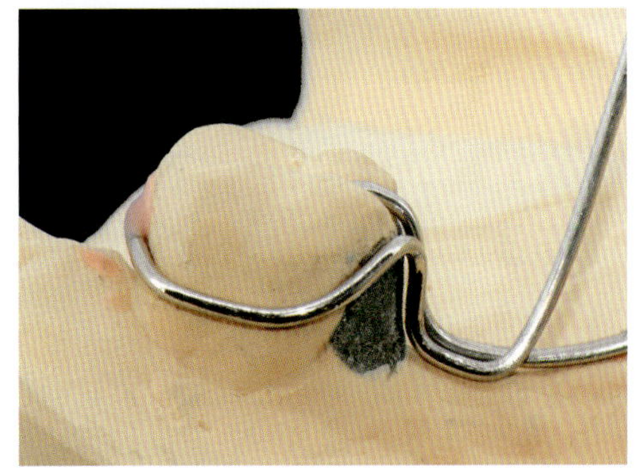

图 5-34　圈形卡环体部

2. 连接体　测量缺隙处的颌间距离，此距离减去 0.5～1mm 即为连接体下降部分的长度，用铅笔作标记，用钳喙夹住标记，双手同时向外，转角处约成 90°，形成卡环连接体的下降部分，用钳喙夹紧钢丝，使其与𬌗支托连接体平行进入缺隙区，形成连接体的水平部分，最后止于𬌗支托的连接体上，固定于基托内（图 5-35）。

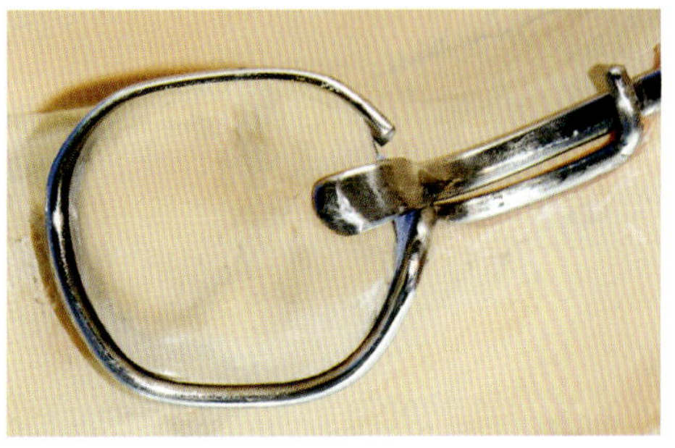

图 5-35　圈形卡环

四、长臂卡环

长臂卡环（long-arm clasp）用于近缺隙基牙松动或基牙颊侧倒凹小，无法获得足够固位时，固位臂向前延伸至相邻基牙颊侧倒凹区，以获得固位，并保护松动基牙。

（一）弯制要求

1. 后牙选用 20 号不锈钢丝，前牙选用 21 号或 22 号不锈钢丝。
2. 两相邻牙间的弯曲位置要准确，转弯应小，不能形成直角。
3. 不应嵌入邻间隙。
4. 不应进入近缺隙基牙的倒凹区。
5. 不应磨损石膏基牙，否则会影响义齿的就位和摘戴。

（二）方法

在模型上画出卡环线，从固位基牙开始，逐牙弯制比试，完成卡环臂的弯制（图 5-36）。卡环体与连接体的弯制同三臂卡环。

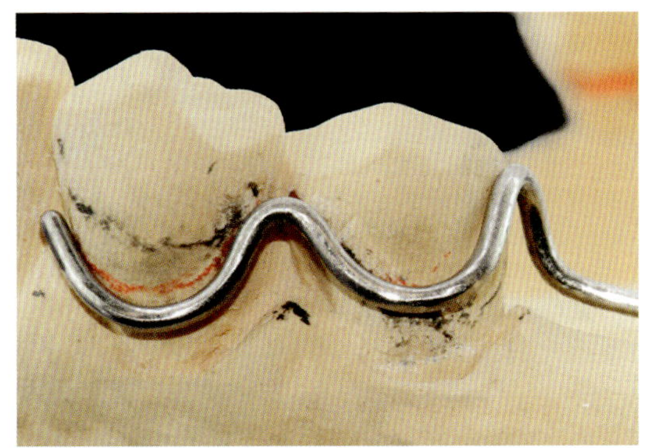

图 5-36　连续卡环的弯制

五、质量目标

1. 卡环与设计单要求一致。
2. 固位臂呈圆弧形，卡环臂位于倒凹区，对牙龈组织无压迫，卡环体位于非倒凹区，并与牙面密合，无早接触。
3. 卡环与模型接触的部位无损伤。
4. 卡环表面无钳痕及折痕。
5. 卡环臂尖端圆钝，避免顶靠在邻牙上。
6. 连接体未进入组织的倒凹区，水平部分离开牙槽嵴顶 0.5～1.0mm。
7. 卡环与𬌗支托的连接体焊接牢固。

第四节　成品连接杆弯制技术

成品连接杆有腭杆（palatal bar）和舌杆（lingual bar）两种，一般分为大、中、小三种型号，可根据牙弓的大小选择使用。

一、腭杆

选择型号适宜的成品腭杆，用弯杆钳或大日月钳进行弯制。一般从腭杆中部开始，然后在两侧作标记弯制（图 5-37，图 5-38）。将腭杆放于第一、第二磨牙之间，使腭杆中部与模型贴合。然后由中间向两侧弯制，使之与模型轻轻贴合（图 5-39）。腭杆末端连接体部分离开黏膜 1mm，以便包埋在缺牙区的基托内（图 5-40）。后牙游离缺失时，由于义齿下沉，为避免产生压痛，腭杆应均匀离开黏膜 0.5mm。腭杆末端应靠近卡环与𬌗支托的连接体，以便固定（图 5-41）。

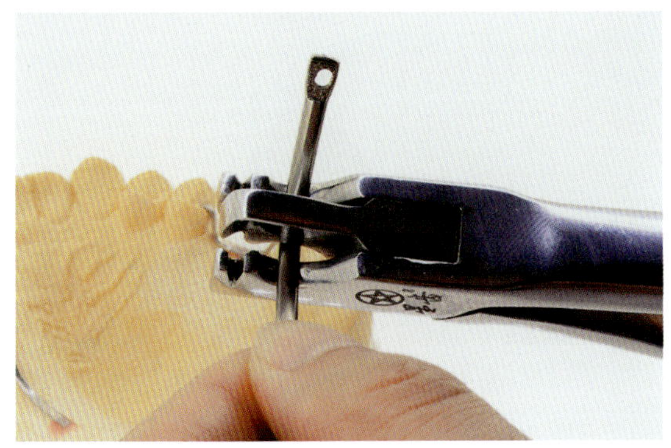

图 5-37　弯制腭杆中部

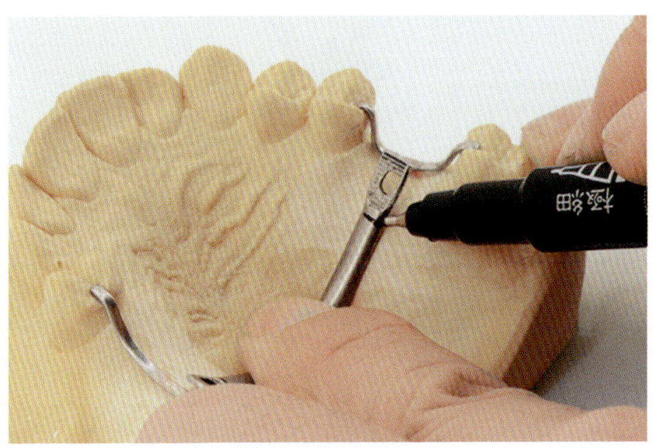

图 5-38　腭杆两侧作标记

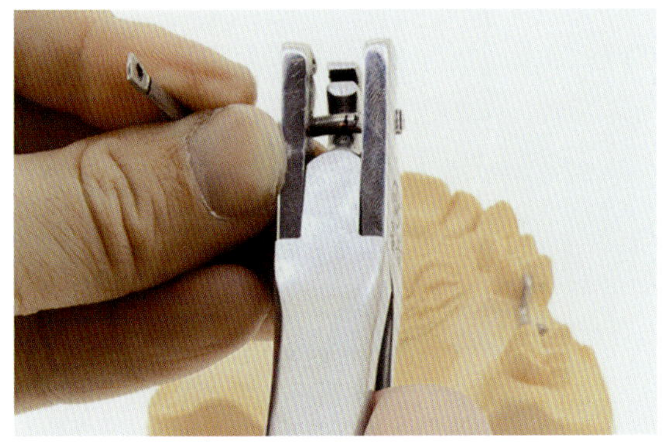

图 5-39　弯制腭杆两侧

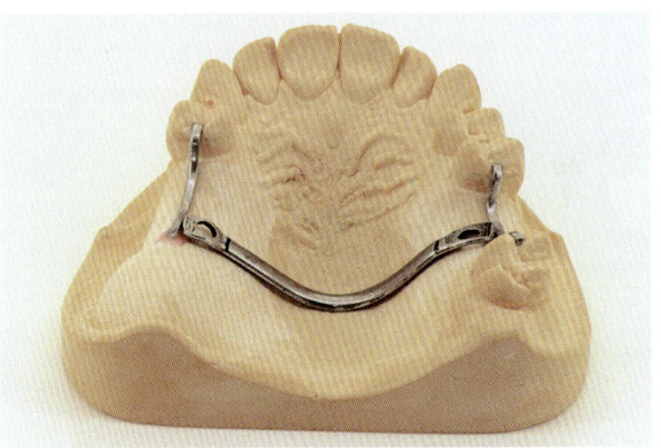

图 5-40　腭杆弯制完成

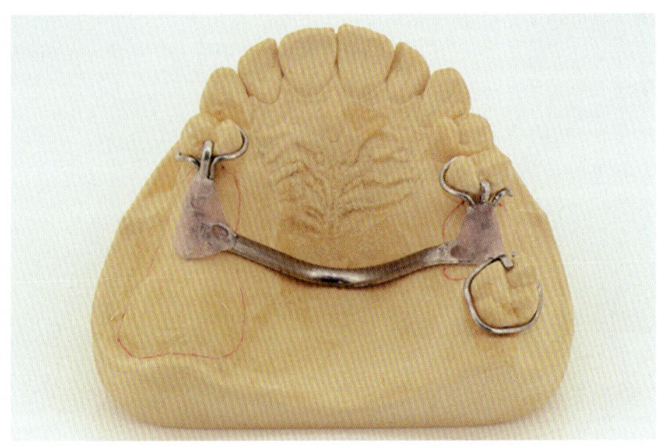

图 5-41　固定腭杆与卡环的连接体

二、舌杆

选择型号适宜的成品舌杆，弯制方法类似腭杆。将舌杆放于牙龈缘与口底之间，不可置于舌侧倒凹区内，不可影响舌的运动。弯制一般从中部开始，先中间，后两侧，使舌杆与模型贴合（图 5-42～图 5-45）。舌杆末端连接体部分离开黏膜 1mm，尽量靠近牙槽嵴顶，以便包埋在缺牙区的基托内。末端还需靠近卡环与𬌗支托的连接体，以便固定（图 5-46，图 5-47）。

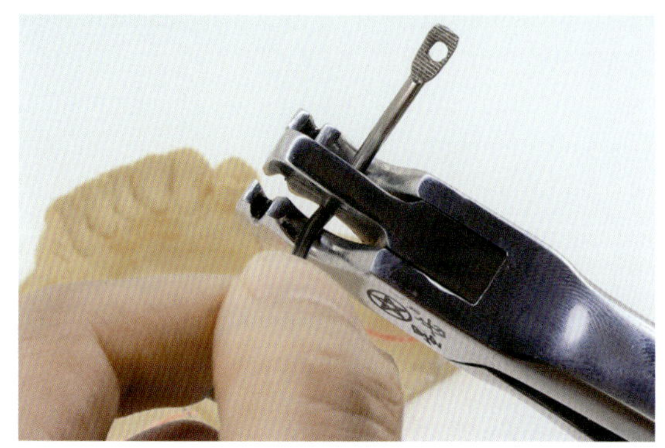

图 5-42　弯制舌杆中部

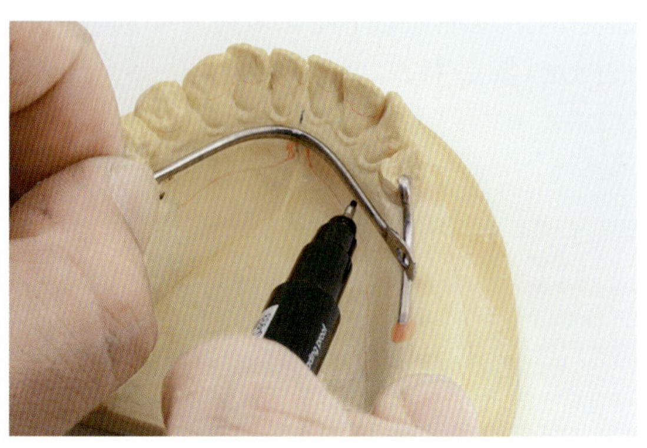

图 5-43　舌杆两侧作标记

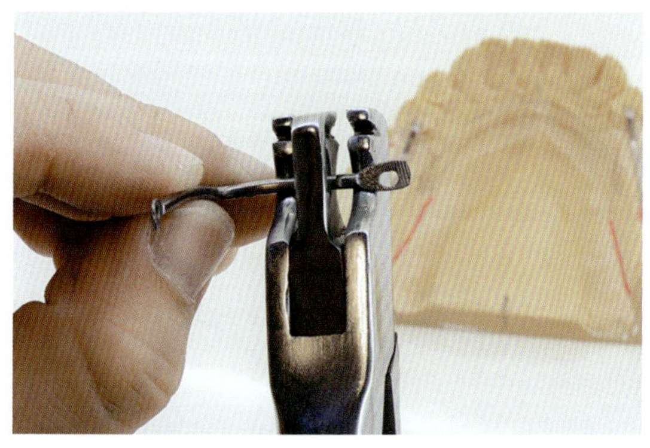

图 5-44　弯制舌杆颊舌向曲度

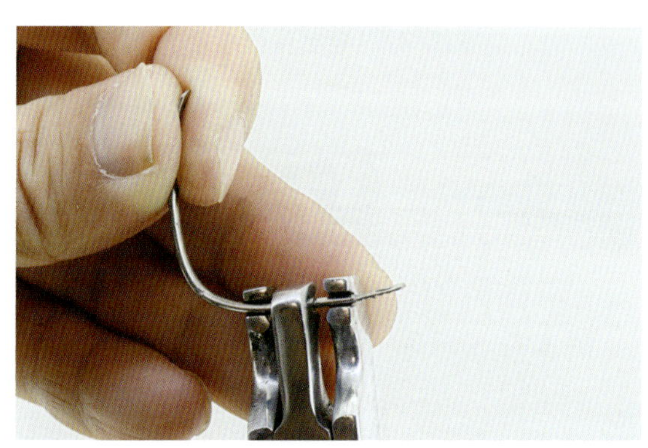

图 5-45　弯制舌杆𬌗龈向曲度

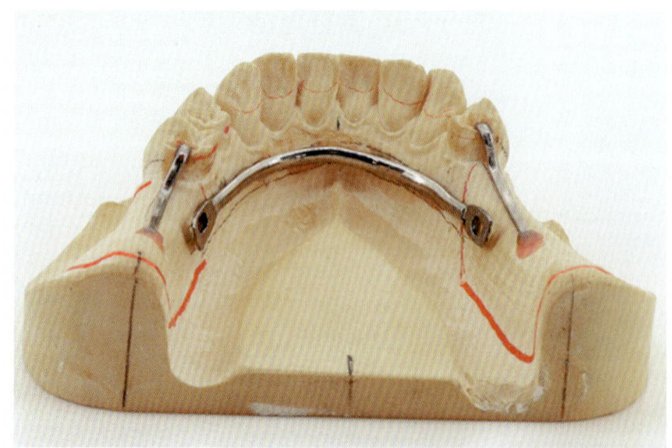

图 5-46　舌杆弯制完成

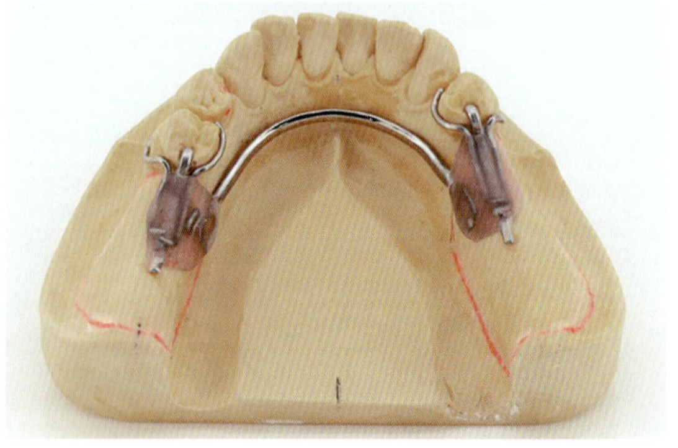

图 5-47　固定舌杆与卡环的连接体

（张京峰　康　洁）

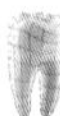

思　考　题

1. 简述弯制卡环的弯制钳。
2. 简述常用不锈钢丝规格和用途。
3. 说明弯制卡环前对模型进行填倒凹的目的。
4. 简述模型进行填倒凹时的注意事项。
5. 简述三臂卡环的组成。
6. 简述弯制三臂卡环的“三定一控制”。
7. 简述𬌗支托的弯制要求。
8. 简述弯制卡环的质量目标。

第六章　排牙与蜡基托塑形技术

人工牙排列与蜡基托塑形技术简称排牙技术。该技术是口腔技师必须掌握的一门技术。本章主要介绍排牙技术的基础知识和具体操作方法。

第一节　排列人工牙

口内有余留牙存在，一方面给可摘局部义齿排牙提供了一定的依据；另一方面，邻牙、对颌牙的存在，限制、妨碍了人工牙的排列，因此需要根据缺失牙的部位及余留邻牙、对颌牙的关系，遵循殆学原则进行排牙。尽可能与余留牙协调或对称，最大限度的恢复咀嚼、发音及美观等功能，建立良好的殆关系，维持口颌系统的健康。

一、人工牙的作用

1. 代替缺失的天然牙，恢复完整牙列的功能。
2. 建立正常咬合关系，恢复咀嚼功能。
3. 恢复美观，特别是前牙，可恢复患者的面形和丰满度。
4. 辅助口腔发音功能。
5. 防止对颌牙伸长、邻牙倾斜、移位以及咬合紊乱的发生。

二、人工牙的种类

（一）按材料分类

1. 树脂牙（resin teeth）　与树脂基托结合较好，不易脱落，有韧性，不易折断，容易磨改和抛光。但硬度低，不耐磨，热变形温度低，容易老化变色和出现裂纹。不适用于对颌为金属或瓷牙的义齿。一般分为成品树脂牙和个别制作的树脂牙两种类型。

（1）成品树脂牙（prefabricated resin artificial teeth）：多由聚甲基丙烯酸甲酯树脂或复合树脂制成，与基托为化学结合。成品树脂牙色泽美观，形态逼真，重量较轻，韧性好，不易折断，可任意磨改，以适应不同缺牙间隙和咬合情况，与基托的结合强度高，表面硬度高，耐磨性好，易抛光，应用较广泛。

（2）个别制作的树脂牙（individual-fabricated resin teeth）：采用牙色树脂个别制作，适用于缺隙近远中距离过窄，殆龈距离过小，无法排列成品牙的情况。这类树脂牙咀嚼效率低，色泽、耐磨性能差，易老化变色，一般仅用于个别后牙。

2. 成品瓷牙（prefabricated ceramic teeth）　硬度高、耐磨损、在口腔环境中性能稳定、色泽美观，不易老化变色。但成品瓷牙通过盖嵴面的钉或孔与基托形成机械性固位，易脱落，脆性较大，易折裂，硬度大，不易磨改，比树脂牙重。不能用于对颌牙为天然牙或金属修复体的，会造成天然牙的过度磨耗或自身折裂。瓷牙一般用于缺牙间隙近远中距及𬌗龈距正常、牙槽嵴丰满、对颌牙也为瓷牙的。由于适用条件的限制，瓷牙的应用越来越少。

3. 金属 - 树脂结合牙（metal-resin bonded teeth）

（1）金属舌面牙（artificial teeth with metal lingual backing）：一般用于前牙重度磨耗、咬合间隙较小者。用金属制成舌面背板，唇侧用光固化树脂堆塑成形，颜色和形态接近天然牙，与金属的结合性较好，不易脱落。

（2）金属𬌗面牙（artificial teeth with metal occlusion）：一般用于后牙缺牙间隙小、𬌗龈距离过低者，𬌗面部分用金属制作，或整个牙为金属制成，一般与金属基托整体铸造而成，借固位装置与树脂牙或基托连接。金属硬度大，机械性能佳，能承受较大的咬合力，不易磨损或折裂，但难以磨改调𬌗。

（二）按𬌗面牙尖斜度分类

按𬌗面牙尖斜度（cusp inclination）的不同将人工牙分为解剖式牙、半解剖式牙和非解剖式牙三种类型。

1. 解剖式牙（anatomic teeth）　亦称有尖牙，牙尖斜面与底面所成的角度即牙尖斜度，一般为 30°～33°，与初萌出的天然牙相似，有清晰的尖、窝、沟、嵴等结构。在牙间交错𬌗时，上下颌牙有良好的尖窝咬合关系，咀嚼功能好，效率高，但所承受的侧向𬌗力也较大，对牙槽嵴及支持组织要求较高，不适合于义齿固位差或对颌牙已有明显磨损的患者。

2. 半解剖式牙（half-anatomic teeth）　指牙尖斜度为 20° 左右的有尖人工牙。咀嚼功能较好，比解剖式牙所承受的侧向𬌗力小。多数成品树脂牙为半解剖式牙，临床应用较广泛。

3. 非解剖式牙（non-anatomical teeth）　又称无尖牙、平尖牙或零度牙，即牙尖斜度为 0°。其轴面形态与解剖式牙相似，𬌗面有食物排溢沟。牙间交错𬌗时，上下颌牙面无尖窝锁结关系，咀嚼运动时产生的侧向力小，对牙槽嵴的损害小，有助于义齿的稳定，但咀嚼效率低。常用在牙槽嵴吸收严重、对𬌗天然牙已显著磨损、颌位不稳定的患者。

三、排列人工牙的要求

1. 牙尖交错𬌗时上下颌牙应达到最广泛、最紧密的接触，𬌗力应尽可能与牙长轴方向一致。

2. 牙支持式义齿与混合支持式义齿　如果患者原有的前牙导向作用并未丧失，或者采用义齿可稳定的恢复其导向作用，则排牙时应遵循天然牙的咬合原理，侧方运动时仅工作侧有咬合接触，平衡侧应脱离咬合；前伸运动时前牙接触，后牙不与对颌接触，这与全口义齿不同。后者依靠平衡侧触点保证义齿的稳定性。若可摘局部义齿的平衡侧存在触点，会刺激位于牙周中的感受器而引起咀嚼系统功能紊乱，进而对颞下颌关节和牙周组织造成严重损伤，否则应设计为组牙功能𬌗。

3. 黏膜支持式义齿（mucosa-supported denture）　应设计为双侧平衡𬌗，同全口义齿。

4. Bonwill 圆及其切线　下颌前牙切缘及双侧下颌第一前磨牙颊尖都位于一个圆上，该圆称为 Bonwill 圆。在此圆上，通过下颌第一前磨牙的颊尖画切线，后牙的颊尖和磨牙后三角的颊侧边界位于此切线上。

5. Pound 线　此线是连接下颌尖牙近中接触点和磨牙后三角舌侧边界的一条线，它穿过下颌后牙的舌尖。Pound 线和 Bonwill 圆的切线限定了下颌后牙颊舌向的排列位置。排牙后检查，所有下颌后牙颊尖连线应与 Bonwill 圆的切线重合，而舌尖连线应与 Pound 线重合。

6. 鼻翼耳屏线（nasal-tragus line）　是指从一侧鼻翼中点至同侧耳屏中点连线，该线与殆平面近乎平行。上、下颌后牙均游离缺失时，排牙后所形成的殆平面从侧面看应与鼻翼耳屏线平行。殆平面应该尽可能地平分上下颌牙槽嵴之间的距离。

7. 闭唇线（mouth-closing line）　两侧口角的连线，此线在大多数情况下平行于瞳孔连线。上下颌前牙全部缺失，上颌中切牙的切缘应超出闭唇线约 1mm，且与瞳孔连线平行。

四、排牙前准备

（一）材料与器械

1. 材料　人工牙、基托蜡、蜡型分离剂、咬合纸。

2. 器械　钨钢钻、蜡刀、雕刻刀、软毛刷、酒精灯、喷火枪、打磨手机、殆架。

（二）人工牙的选择

人工牙有各种大小、颜色、形态，应根据缺隙的大小、邻牙外形和颜色以及牙弓形状、殆力大小和对颌牙情况等进行选择，并参考患者的意见。

1. 前牙选择　前牙以恢复美观功能为主，选牙时注重形态、大小和颜色。

（1）形态

1）前牙部分缺失，应选择形态与同名牙相似，与邻牙协调的人工牙。

2）前牙全部缺失，人工牙的形态要与患者的面型、牙弓形状、性别、体型、年龄等相适应。

面型及牙弓形状指导选牙（图 6-1）：

方圆形牙弓（square-shaped arch）：其面部、颌骨、牙弓的发育较宽，则上颌中切牙牙颈部较宽，唇面的近远中边缘接近平行，唇面平坦，两切角近似于直角。

尖圆形牙弓（sharp-round shaped arch）：其面部、颌骨、牙弓的发育较窄，则上颌中切牙牙颈部较窄，近远中面几乎成直线，但不平行，唇面较突且唇面宽度自切缘到颈部逐渐变窄，近中切角较锐。

卵圆形牙弓（oval-shaped arch）：其面部、颌骨、牙弓形态居前两者之间，则上颌中切牙牙颈部略宽，唇面较圆突，两切角较圆钝。

性别：女性宜选择卵圆形牙，切牙切角圆钝，侧切牙和尖牙较细小，唇轴嵴不明显；男性宜选择方形牙，唇轴嵴明显，侧切牙偏大，尖牙粗壮、颈部突起（图 6-2）。

年龄：青年人前牙曲率较大，老年人前牙曲率明显变小，中年人介于两者之间。随着年龄的增长，天然牙有不同程度的磨耗，牙龈萎缩牙根暴露（图 6-3）。

（2）大小：参考缺牙间隙大小、余留牙或对侧同名牙的大小。

1）口角线（angulus oris）：上下唇轻轻闭拢，口角在殆堤上的位置是尖牙远中面的标志线。

2）唇高线和唇低线（smile line）：又称笑线，患者微笑时，上唇下缘和下唇上缘在殆堤上所画出的弧线。唇高线和唇低线可作为选择前牙长度的参考依据。微笑时，上颌中切牙大约显露冠长的 2/3，下颌中切牙大约显露冠长的 1/2，由此推算出所需人工牙的长度。

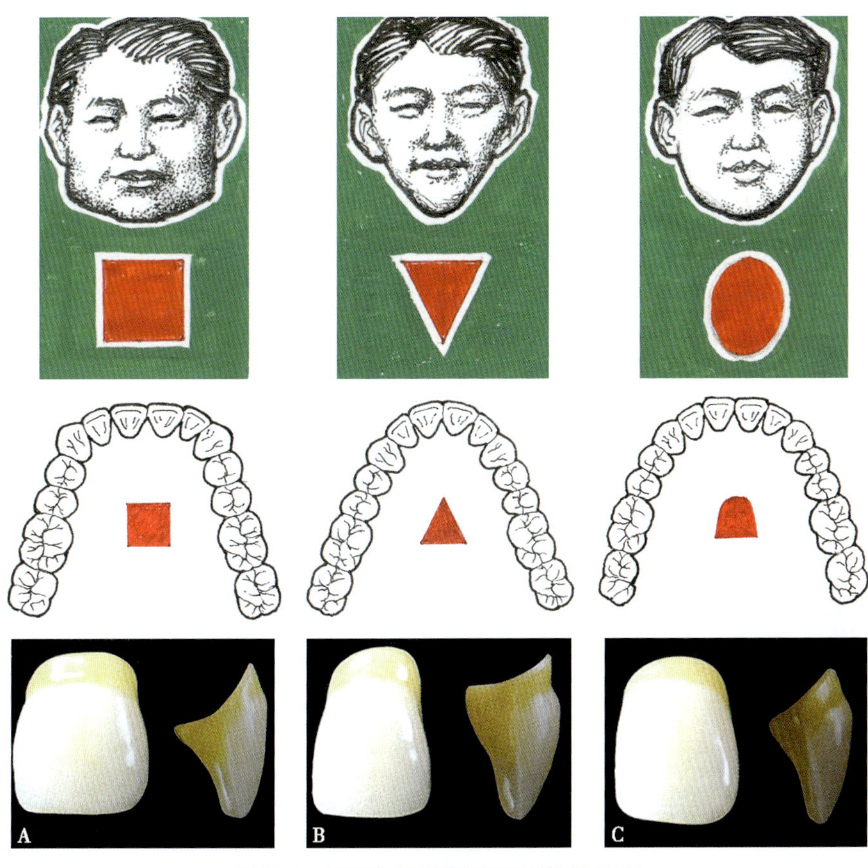

图 6-1　牙形与面型及牙弓形状的关系

A. 方圆形　B. 尖圆形　C. 卵圆形

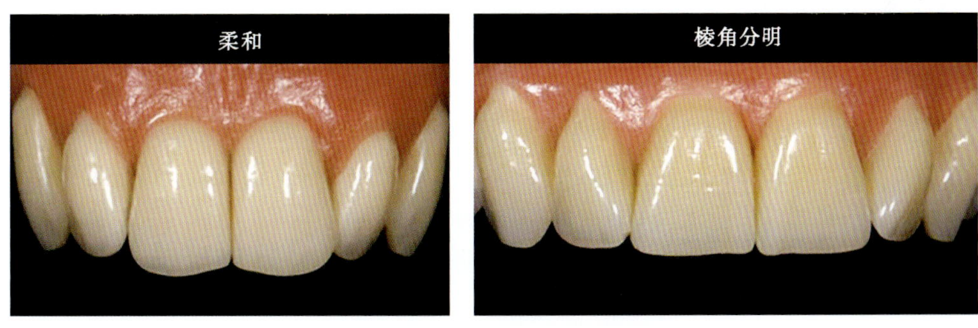

图 6-2　女性与男性前牙形态对比

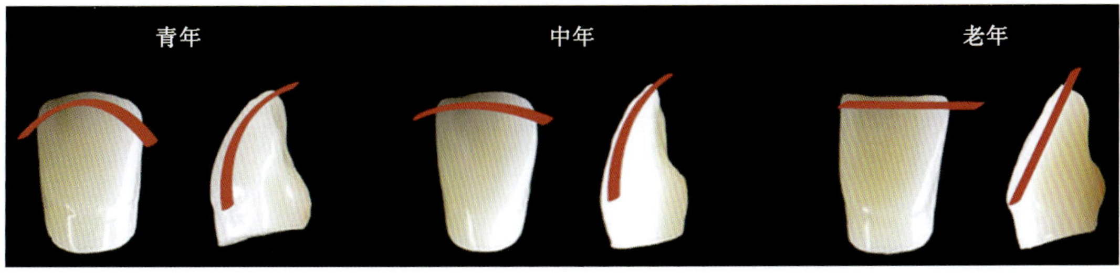

图 6-3　不同年龄段的前牙曲率

3）上颌前牙全部缺失，人工牙大小应与下颌前牙相协调。

4）上、下颌前牙全部缺失并伴有第一前磨牙缺失时，可参考殆堤唇面口角线间距离，作为上颌六颗前牙总宽度选择的依据；也可参考患者的记存模型或旧义齿等选择前牙宽度。

（3）颜色：根据医师提供的颜色选择人工牙。若没有提供选色，需参考患者皮肤颜色、性别和年龄进行选择。一般肤色白的患者和女性患者选较白的人工牙；肤色黄黑的患者和男性患者可选偏黄的人工牙。天然牙随着年龄的增大，牙齿明度降低，饱和度增加明显，所以一般年轻患者选较白的人工牙；老年患者可选偏黄的人工牙（图6-4，图6-5）。

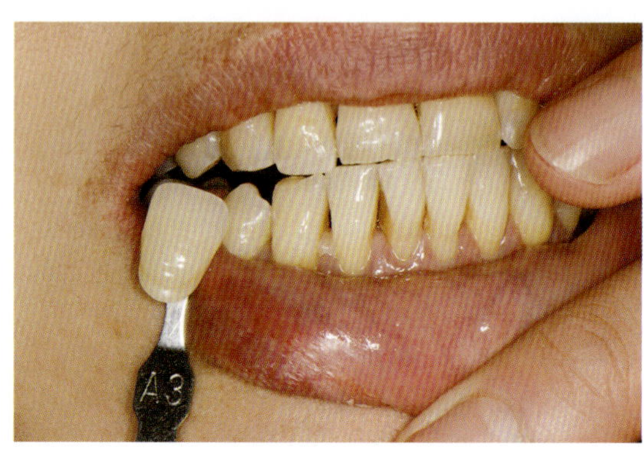

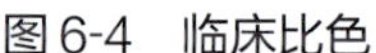
图6-4　临床比色

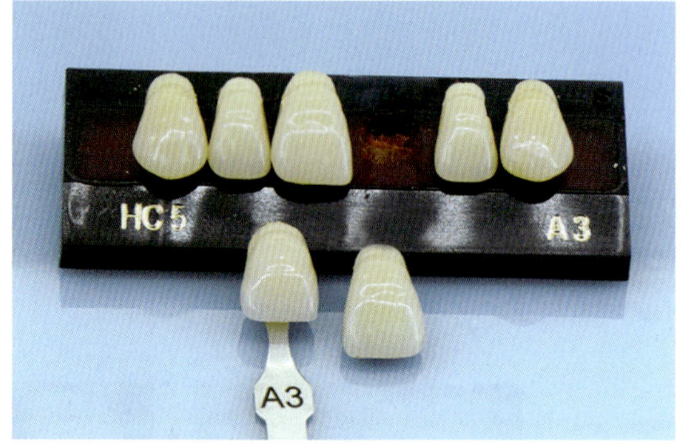

图6-5　根据比色结果选择人工牙

2. 后牙选择　后牙以恢复咀嚼功能为主，选牙时注重材质和牙尖斜度。

（1）材质

1）缺隙的近远中径正常，殆龈距离大，牙槽嵴丰满，可抵抗较大殆力时，尽量选择硬度高和耐磨的树脂牙。

2）若缺隙处的对颌牙伸长造成殆龈距离变小，可选择个别制作树脂牙；若对颌牙咬合力量较大，可选择金属殆面牙，恢复咀嚼功能同时还可防止人工牙磨改过薄造成的断裂。

（2）牙尖斜度

1）对颌天然牙轻度磨耗、牙尖斜度明显，缺牙区牙槽嵴丰满时，可选择解剖式人工牙。

2）对颌天然牙中度磨耗、牙尖斜度较明显，缺牙区牙槽嵴窄且低时，可选择半解剖式人工牙。

3）对颌天然牙重度磨耗、牙尖斜度不明显，应选择非解剖式人工牙。

（3）颜色：同前牙颜色选择的原则。

（4）大小

1）人工牙颊舌径宽度应小于天然牙，以减轻支持组织负荷。

2）下颌以磨牙后垫前缘为基准点，上颌以上颌结节中央为基准点。参考尖牙远中至基准点之间的距离，作为后牙近远中径的总长度。

3）上下颌后牙同时游离缺失，应按照平分颌间距离后，以牙槽嵴到殆平面的距离为人工后牙高度的标准。

（三）模型准备

1. 确定基托范围（determine the denture base scope）　在模型上画出基托边缘范围。根据缺牙部位、数量、基牙健康状况、牙槽嵴的吸收程度、咬合力大小以及邻近软组织缺损程

度等因素来确定。若可摘局部义齿固位、稳定性好，可适当减小基托面积。所有基托边缘线的走行都应自然流畅，各边缘线的交汇过渡必须圆缓、平滑，避免出现平直的线条和尖锐的交角（图 6-6，图 6-7）。

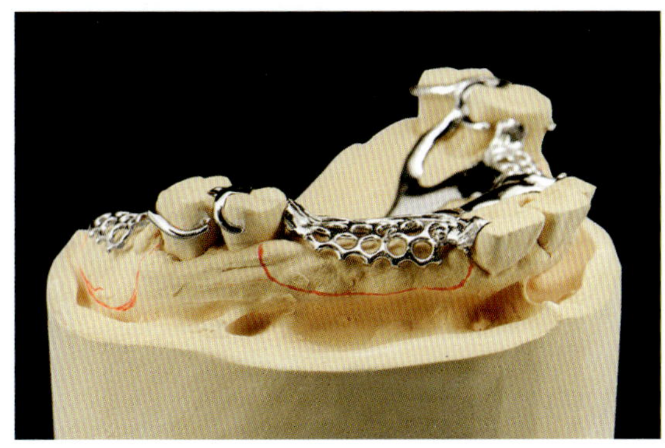

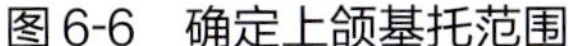
图 6-6　确定上颌基托范围

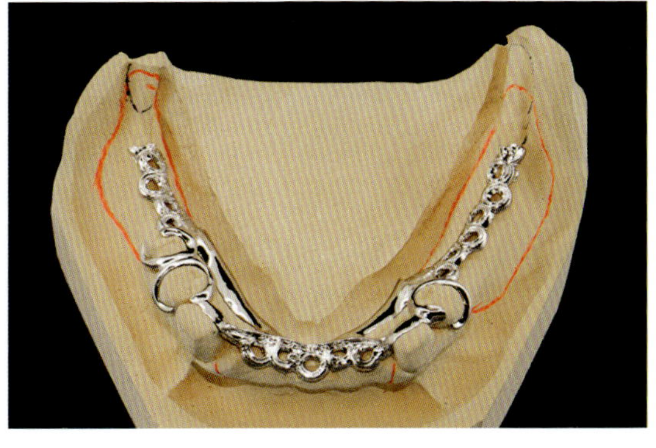

图 6-7　确定下颌基托范围

如果前牙缺失，唇侧牙槽嵴比较丰满，为了美观可不做唇侧基托。排牙前，将缺隙区唇侧与人工牙盖嵴部接触的区域均匀刮去约 0.5mm 厚的石膏，使制成的义齿在该处对黏膜形成轻微压迫，看起来更逼真（图 6-8）。

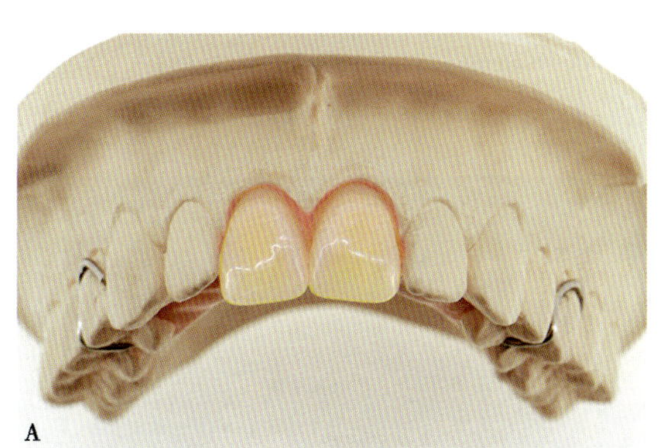

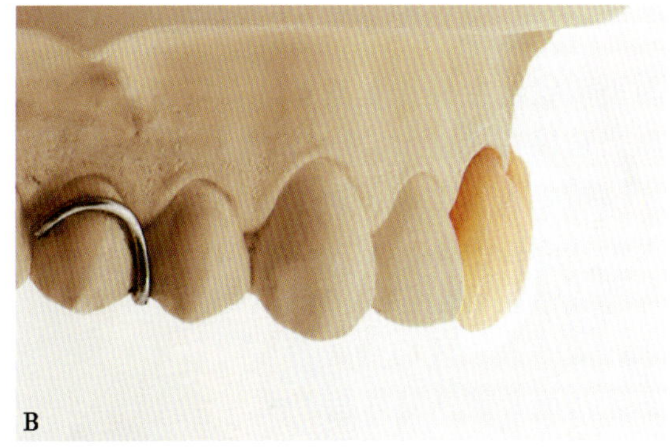

图 6-8　牙槽嵴丰满无唇侧基托
A. 正面观　B. 侧面观

2. 涂布分离剂（apply separation agent）　如果医师要求试戴义齿，须在模型上涂布分离剂。

五、排列前牙

（一）要求

1. 建立正常的覆𬌗、覆盖关系，恢复丰满度及切割功能，力求达到美观、自然的效果。

2. 牙冠的倾斜和扭转应与余留牙协调，并与邻牙有正常的接触关系，与牙弓弧度一致。

（1）遵守前牙排列的倾斜规律。

（2）上颌中切牙近中邻面接触点应和模型上标记的中线一致，不能偏移，以免影响美观；下颌中线因邻牙限制偏移 1～2mm 时，对美观影响不明显。

(3) 上颌中切牙的切缘、尖牙的牙尖与蜡堤下缘或殆平面平齐，侧切牙切缘距离殆平面1mm。

3. 恢复前牙的导向功能(restore anterior guidance)

(1) 下颌进行前伸运动时建立前牙导向殆。

(2) 下颌进行侧方运动时建立尖牙保护殆或组牙功能殆。

(3) 对黏膜支持式义齿建立双侧平衡殆。

4. 恢复发音功能(restore phonic function)

(1) 唇音(labial sound)：前牙的唇舌向位置异常，会影响 b、p 的清晰程度。

(2) 唇齿音(labiodental sound)：发唇齿音 f、v 时，上颌中切牙切缘与下唇的干湿线接触。上颌前牙过长、过短，均会造成唇齿音不清晰。

(3) 齿音(dental sound)：发齿音 s、sh，上下颌前牙切缘接近。如前牙唇舌向位置异常，如下颌前牙过于偏舌侧，覆盖过大等，均会影响发音的清晰度。

(4) 舌齿音(lingua-dental sound)：发舌齿音 t、h 时，舌尖位于上下颌前牙的切缘之间。若上颌前牙过于偏唇侧或前牙覆盖过大，会影响发音的清晰度。

(二) 顺序

按照中切牙—侧切牙—尖牙的顺序排列。

(三) 方法与步骤

1. 排列上颌前牙(setting up upper anterior)

(1) 初步排牙(preliminary setting-up)：用蜡刀取少量蜡片，在酒精灯上烤至熔化状态，滴于网状连接体和基托范围内固定支架(图 6-9)。将人工牙按照正确的倾斜方向用少量的热蜡粘接在模型上，观察支架网状连接体与牙槽嵴是否影响人工牙排列，若影响可调磨人工牙的盖嵴部。若牙槽嵴吸收较多，用蜡片卷成蜡条堆制在吸收较多处，再粘接人工牙。观察人工牙切端是否与同名牙一致、与邻牙协调并能恢复邻接关系。

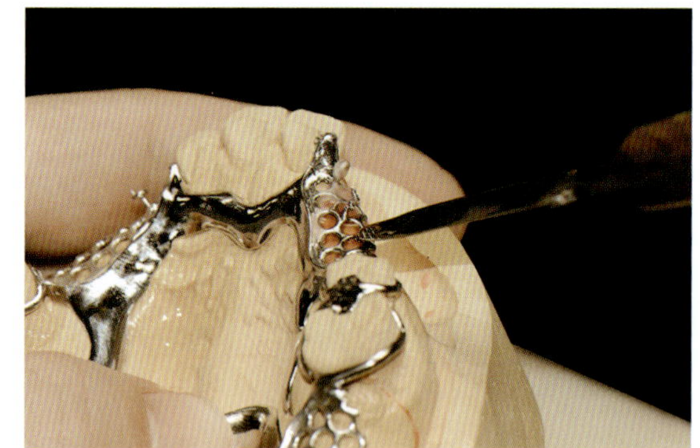

图 6-9　用蜡固定支架

(2) 磨改人工牙(adjusting artificial teeth)

1) 盖嵴部磨改(adjusting alveolar ridge)：①若缺隙区牙槽嵴丰满，导致人工牙无法安放至正确的位置，需调改人工牙的盖嵴部，使之与牙槽嵴形态吻合。人工牙不能磨改过薄，否则造成强度下降，且无法遮盖内部支架的颜色。人工牙唇侧颈缘应比同名牙长约1mm，以利于树脂基托包绕(图 6-10)。②若网状连接体影响排牙，可以切除部分金属网，避免盖嵴部磨改过多，造成人工牙切颈径变短，与邻牙不协调。

2) 邻面磨改(adjusting proximal surface)：从唇、舌侧观察人工牙与天然牙的接触关系。天然牙的邻面一般有支架的邻面板、卡环、支托的连接体等部件，容易阻挡排牙，导致无法恢复良好的邻接关系。此时需将人工牙邻面的相应部位进行磨改以容纳这些部件。调磨邻面时不可破坏外展隙的形态、邻面接触区的位置，以免影响邻接关系的恢复。同时还需保护人工牙唇侧近远中边缘，以保持唇面形态(图 6-11)。

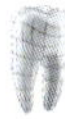

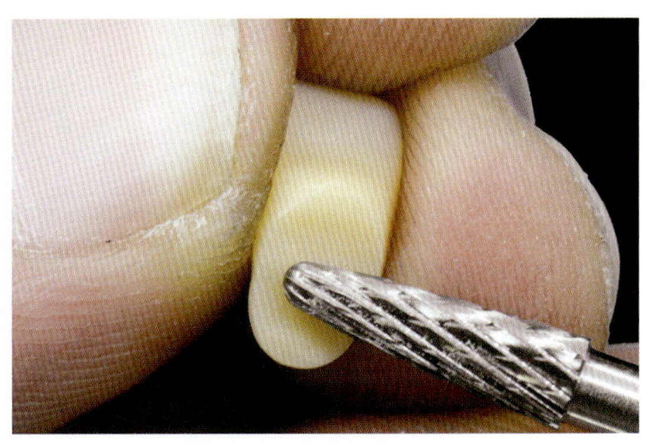

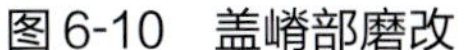

图6-10 盖嵴部磨改

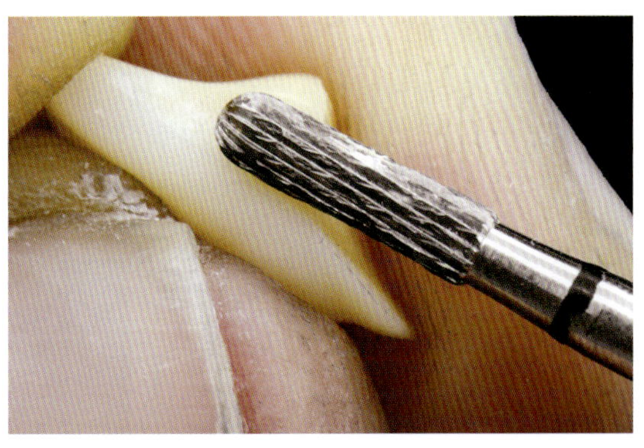

图6-11 邻面磨改

3）固位钉处的磨改（adjusting retention pins）：前牙区为加强人工牙与网状连接体的连接强度，会在网状连接体上增加固位钉。用细的钨钢钻在人工牙的盖嵴部中央，沿切龈径方向磨出沟槽以容纳固位钉。不可磨除过多，以免强度下降且无法遮盖内部金属的颜色。若固位钉位置影响人工牙排列，可将固位钉高度降低（图6-12，图6-13）。

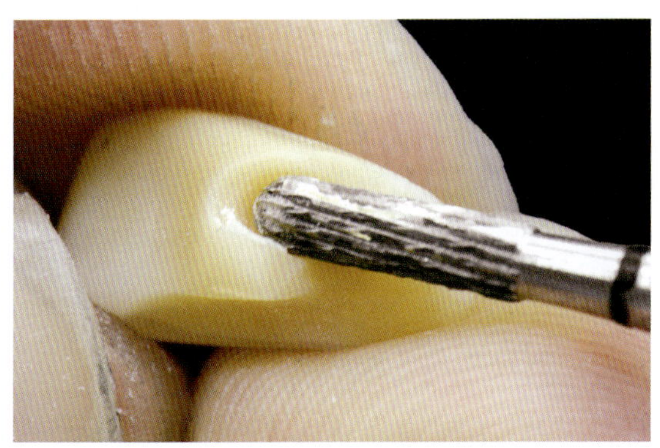

图6-12 磨出沟槽

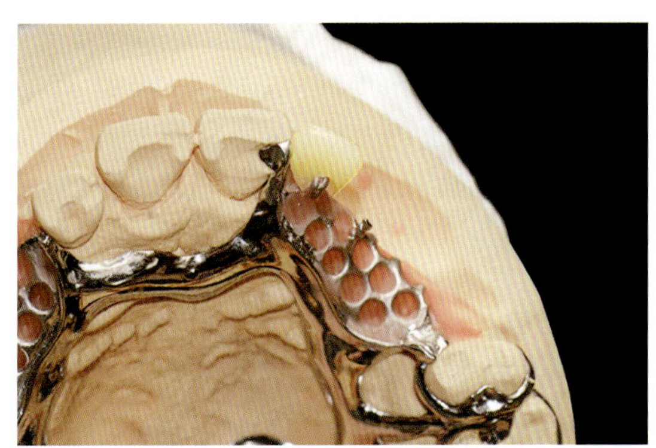

图6-13 人工牙与固位钉的位置关系

4）切端调磨（adjusting incisal edges）：余留牙切端有磨耗或修复老年人前牙时，人工牙的切端应模仿磨耗后的形态进行调磨，使其与同名牙及邻牙相协调（图6-14）。

（3）人工牙位置的最终确定：位置的最终确定必须从唇（颊）舌（腭）向位置、近远中向位置、切（𬌗）龈向位置及人工牙的倾斜和扭转五个方面来判断，这适用于所有人工牙的排列。

1）用少量的蜡将人工牙粘接在基托上，如果加蜡过多，将人工牙包埋过深，则无法作出准确判断。

2）若缺失中涉及两颗中切牙，一定要检查中线是否与标记在模型上的中线一致。

3）从唇面观察人工牙近远中向的倾斜、观察切龈向人工牙高度，从侧面观察人工牙唇舌向的倾斜，从切端观察与牙弓弧度的一致性，观察各个角度的扭转是否与同名牙或

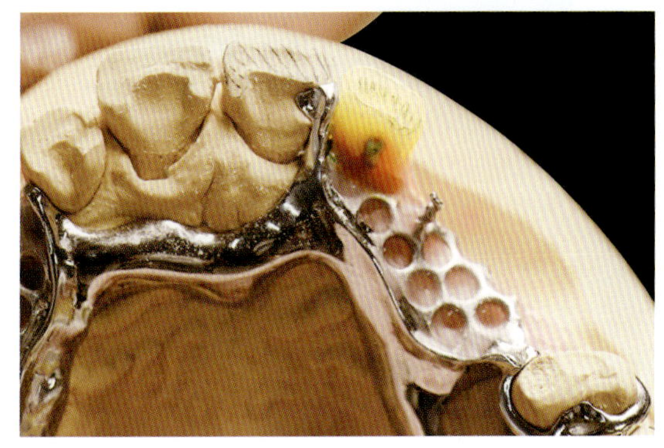

图6-14 切端调磨

邻牙协调（图 6-15）。

4）微调人工牙位置的过程中要不断观察扭转和倾斜角度的变化，人工牙必须充分暴露在视野当中，可先用热的蜡刀将粘接人工牙的蜡烫软，再用雕刻刀刀尖推移人工牙使其逐渐到达最终准确的位置。

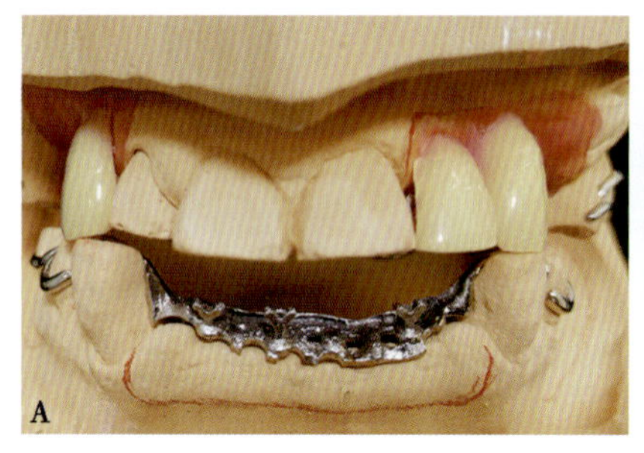
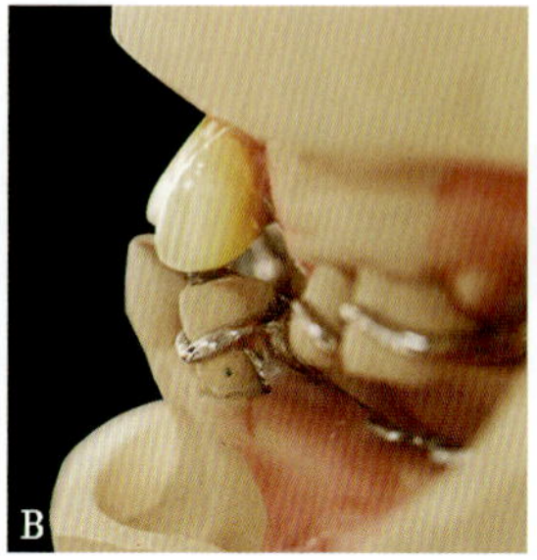
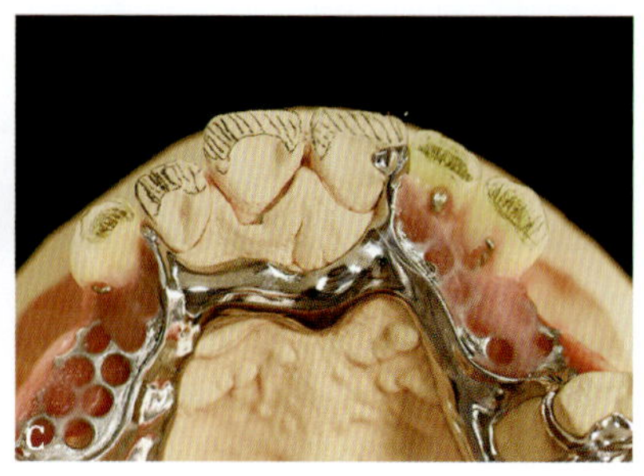

图 6-15　从各个方向观察人工牙
A. 唇面观察　B. 侧面观察　C. 切端观察

（4）检查牙尖交错𬌗：在𬌗架上检查静态咬合关系 - 牙尖交错𬌗。闭合𬌗架后，若切导杆与切导盘之间出现间隙，表明人工牙有早接触点。在上下牙列之间放入咬合纸，轻轻闭合𬌗架，防止力量过大造成人工牙脱落。若人工牙上出现边缘色深中央色浅的环状印迹，即为早接触点，应用钨钢球钻调磨去除浅色部分（图 6-16）。调𬌗后的部位应当模拟天然牙的磨耗做成浅凹形。调至𬌗架的切导杆与切导盘重新接触即可。动态咬合关系在后牙排列完成后再做检查。

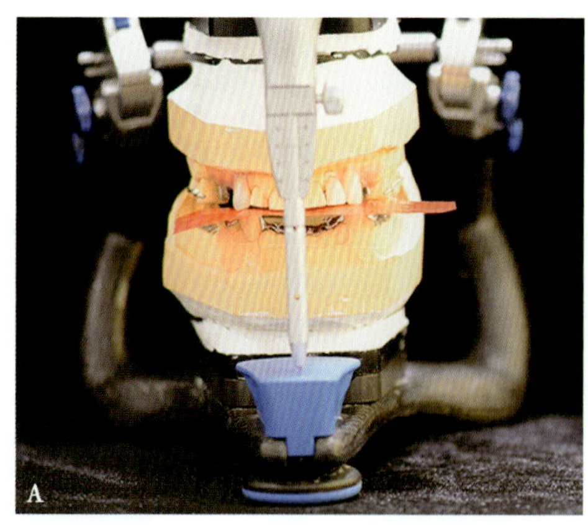
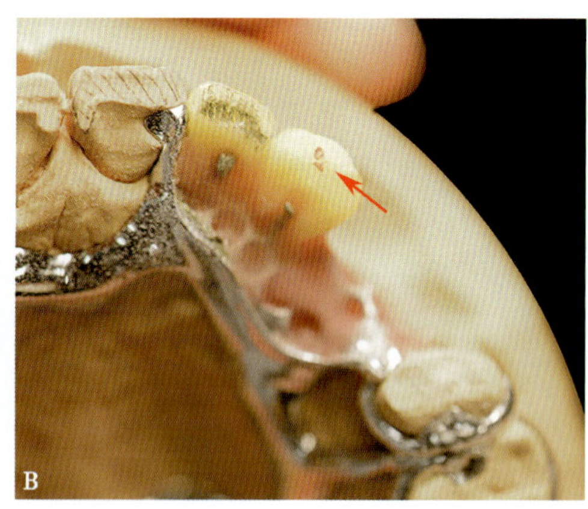

图 6-16　检查早接触点
A. 闭合𬌗架　B. 左侧上颌尖牙可见早接触点

2. 排列下颌前牙（setting up lower anteriors）

（1）由于该病例缺牙间隙较大，排好四个切牙后留下的间隙大于切牙近远中径的 1/2，决定采用增加牙数的方法来排列（图 6-17，图 6-18）。

（2）排牙步骤与方法同上颌前牙（图 6-19）。

（3）检查牙尖交错𬌗：方法同上颌前牙，模仿天然牙的磨耗面进行调磨（图 6-20）。

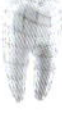

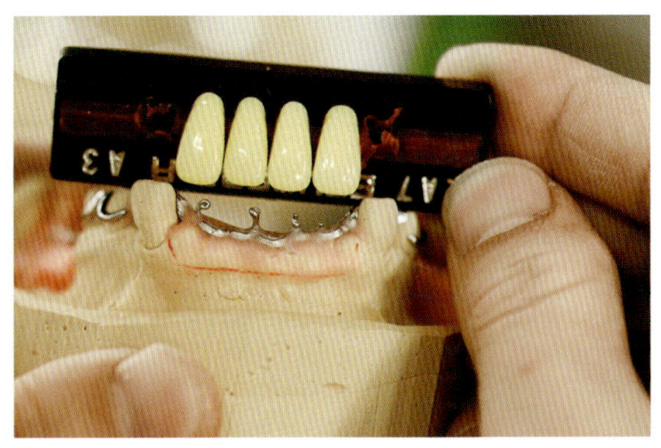

图 6-17　缺失间隙大于所选人工牙

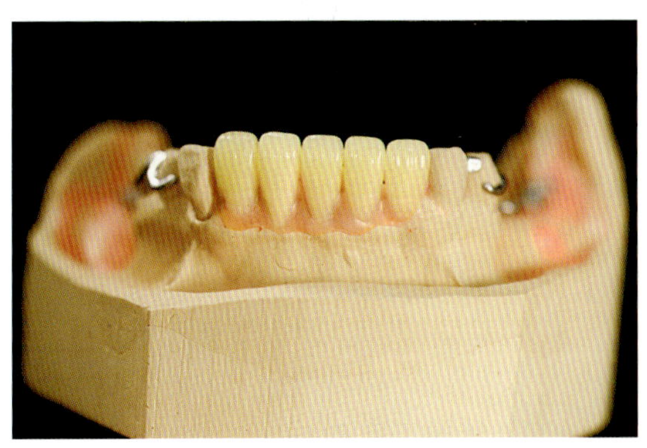

图 6-18　增加牙数排列

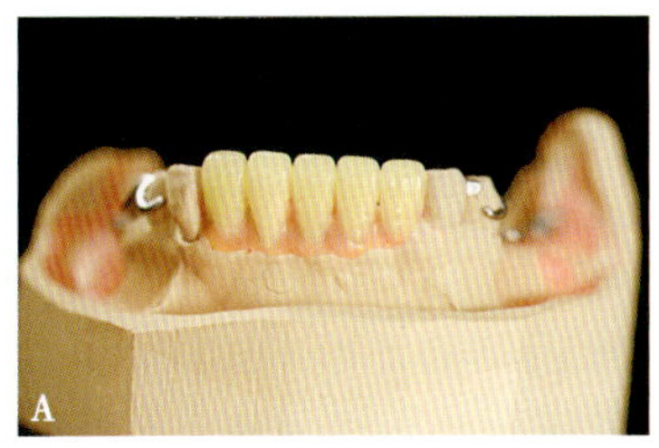

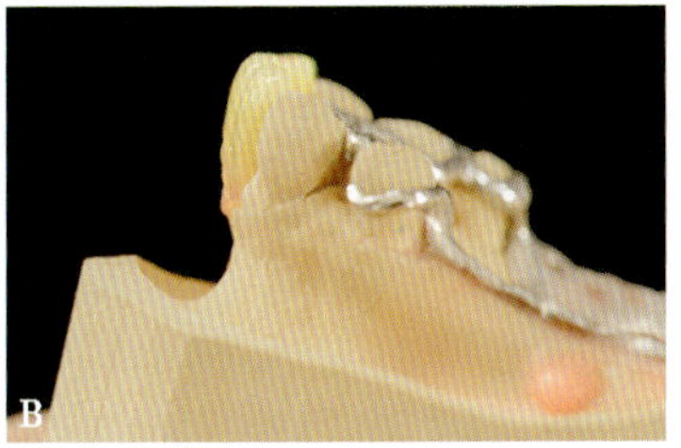

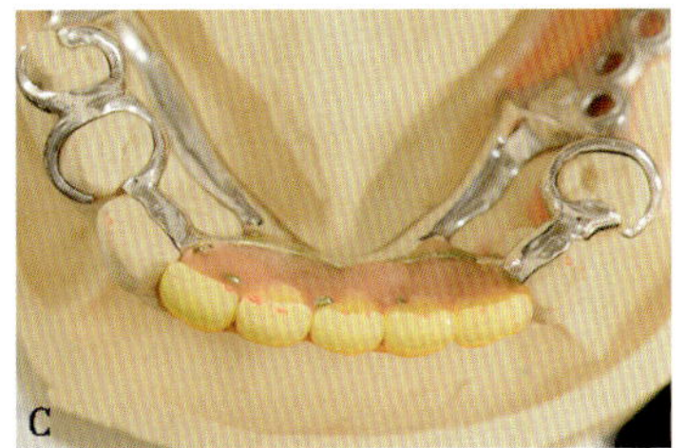

图 6-19　从各个方向观察人工牙

A. 唇面观察　B. 侧面观察　C. 切端观察

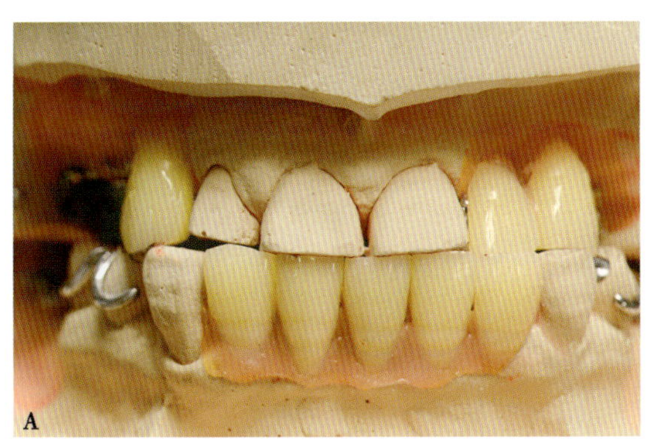

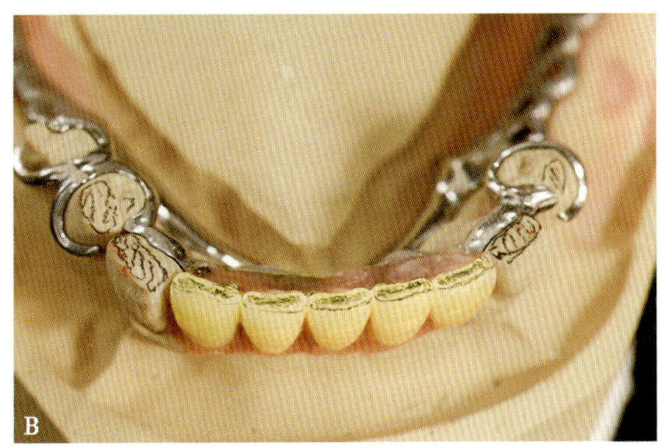

图 6-20　调𬌗后模仿天然牙的磨耗

A. 唇面观察 B. 切端观察

六、排列后牙

（一）要求

1. 牙冠的倾斜与扭转与余留牙协调，建立良好的邻接关系，遵守后牙排列的倾斜规律，形成协调的牙弓弧度及𬌗曲线。

2. 原则上人工牙的功能尖应排在牙槽嵴顶上，使𬌗力沿牙体长轴传导至牙槽嵴顶，有利于义齿的稳定。若人工牙排列过于偏向颊侧，咬合时义齿易出现翘动，造成牙槽嵴黏膜压痛，加速牙槽嵴的吸收，甚至引起基牙损伤或义齿基托折断。当牙槽嵴过度吸收造成下颌牙弓大于上颌牙弓时，可将上颌后牙稍向颊侧倾斜或下颌后牙稍向舌侧倾斜排列，严重时可考虑排成反𬌗，避免牙槽嵴受到不良侧向力加速吸收。

3. 人工牙与对颌牙在牙尖交错𬌗时应当建立正常的覆𬌗、覆盖，形成均匀广泛的尖窝接触关系，稳定的咬合有利于发挥咀嚼功能，提高咀嚼效率。

4. 上下双侧后牙全部缺失，应按全口义齿排牙原则进行排牙，𬌗平面应平分颌间距离，要求有适当的𬌗曲线并达到平衡𬌗。

5. 根据缺牙区的牙槽嵴吸收程度及对颌牙的咬合情况，可适当减径、降低牙尖斜度或减少人工牙数量，以减轻𬌗力、减小基牙负荷，保护牙槽嵴。

（二）步骤与方法

1. 初步排列　用少量蜡将人工牙固定于缺隙内，观察近远中径及𬌗龈高度是否与缺隙匹配。

2. 磨改人工牙　人工牙邻面及盖嵴部受到卡环、支托、网状连接体等部件的阻挡而影响排列时，应磨改人工牙，不可使其外形发生明显改变。

（1）磨改人工牙盖嵴部的阻挡点：用咬合纸检测出网状连接体阻挡人工牙的部位，用钨钢钻调磨人工牙的盖嵴部。若人工牙已较薄，无法调磨时，在保证强度的前提下，可将网状连接体的阻挡部分磨薄磨短（图 6-21）。

（2）磨改人工牙邻面的阻挡点：磨改时应尽量保留人工牙颊舌侧的外形，人工牙与卡环、支托等部件接触部位可磨出一个凹槽，以容纳这些部件，使人工牙与天然牙建立较好的邻接关系（图 6-22～图 6-24）。

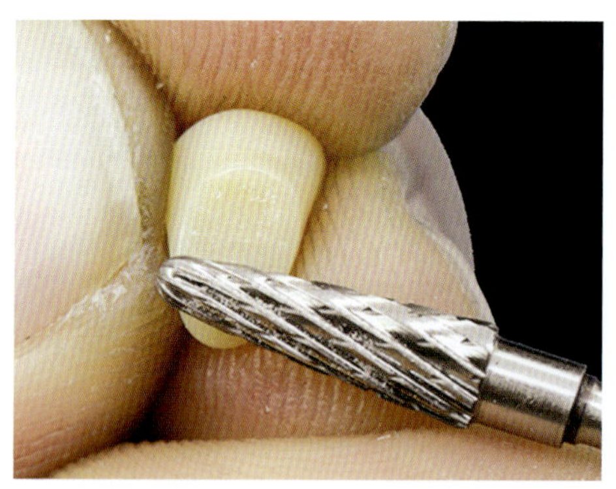

图 6-21　磨改盖嵴部

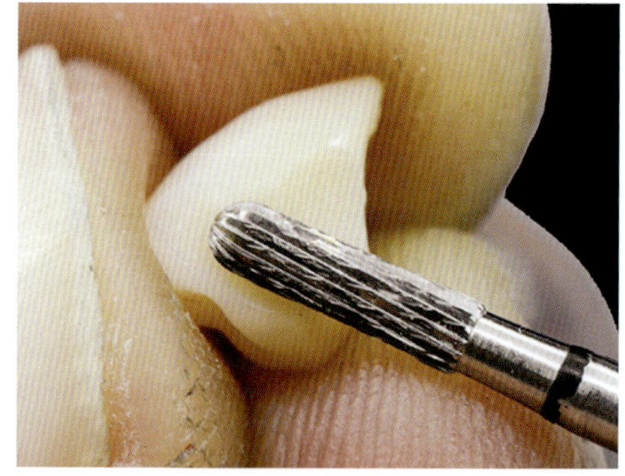

图 6-22　磨改邻面

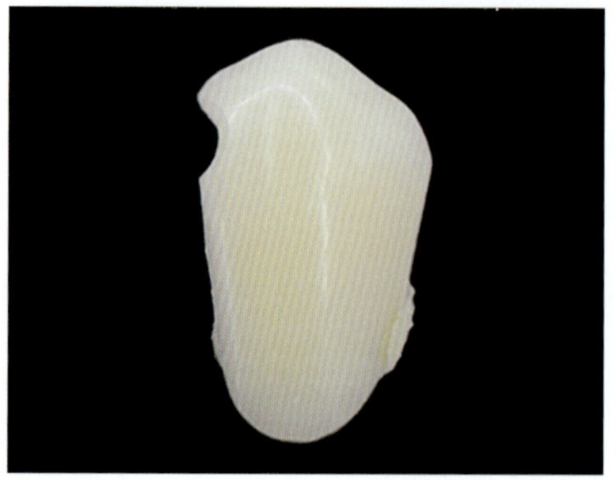

图 6-23　磨改后外形

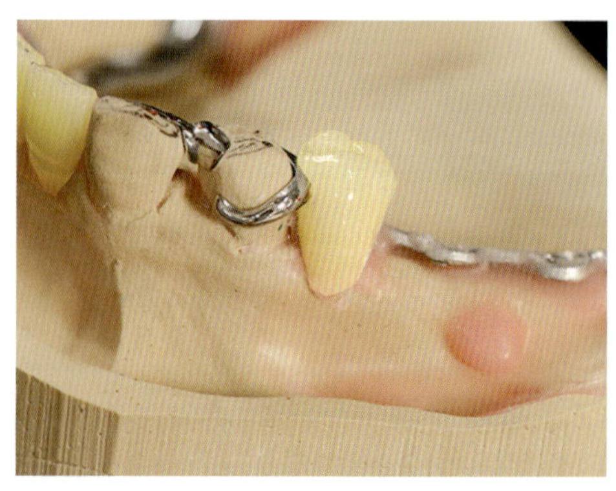

图 6-24　人工牙与天然牙的邻接关系

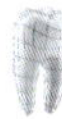

3. 人工牙位置最终确定

（1）将少量蜡滴在缺隙区的牙槽嵴顶，固定人工牙。

（2）人工牙的功能尖排列在牙槽嵴顶上，并调整牙齿的倾斜度和扭转，使之与邻牙协调。

（3）人工牙𬌗面近远中边缘嵴与邻牙高度基本一致，颊侧颈缘与邻牙协调。

（4）从模型后部检查舌侧咬合，若需调整可用热的蜡刀将人工牙舌侧底部的蜡烫软，进行调整，以实现与对颌牙的良好接触。

4. 调𬌗原则

（1）牙尖交错𬌗实现均匀的咬合接触，使𬌗力方向沿牙体长轴传导至牙槽嵴顶。

1）颊舌向𬌗触点分布：颊舌方向呈 A、B、C 三点或 AB、BC 两点接触。

2）近远中向𬌗触点分布：近远中向应有闭合终止点和平衡点。

3）水平面𬌗触点分布：应位于主动中位结构和被动中位结构。

（2）调𬌗顺序：先静态𬌗，后动态𬌗；先前伸𬌗，后侧方𬌗；先平衡侧，后工作侧。

（3）上、下颌均需调𬌗时，分以下几种情况：

1）先将一侧的牙弓视为完整的牙弓，调整对颌义齿来适应前者。

2）当一侧为牙支持式可摘局部义齿，另一侧为黏膜支持式或混合支持式时，先调磨牙支持式一侧，后调磨对颌义齿。

3）当上下颌均为牙支持式可摘局部义齿时，先调磨余留牙多的一侧，后调对颌义齿。

4）当上下颌均为黏膜支持式可摘局部义齿时，可选任意一侧视为完整的牙弓，调整对颌义齿来适应前者。

5. 牙尖交错位调𬌗　检查牙尖交错位是否有早接触点。如果闭合𬌗架后，切导杆与切导盘之间有间隙，说明有早接触点，调磨去除直到切导杆和切导盘重新接触（图 6-25），主要调磨中央窝和近远中边缘嵴。将咬合纸置于上下牙列之间，用𬌗架模拟开闭口运动，查找早接触点。用钨钢球钻进行画圆式调磨，不可降低垂直距离，尽量保留人工牙的耐磨层及𬌗面形态（图 6-26）。

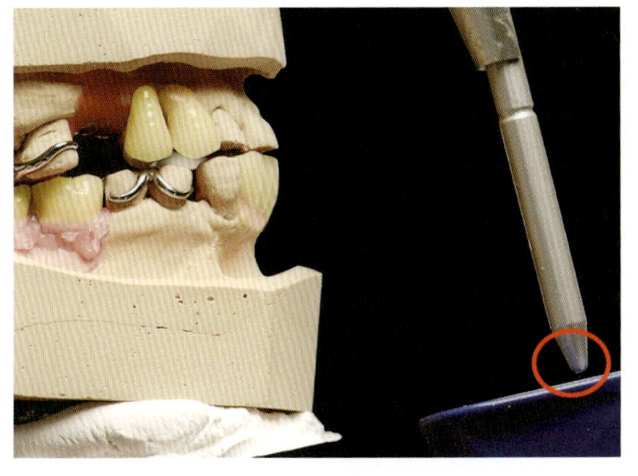

图 6-25　切导杆与切导盘之间有间隙

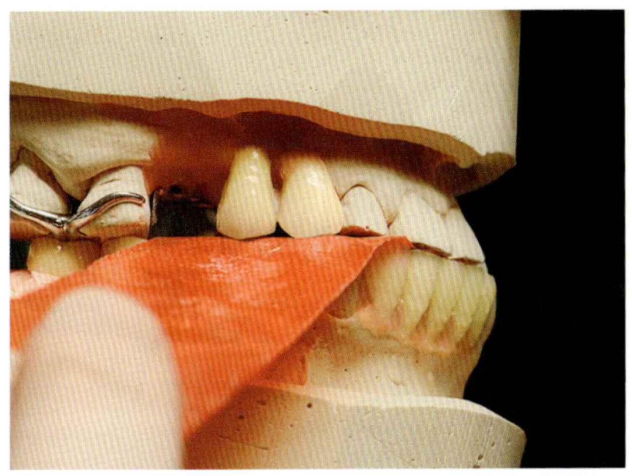

图 6-26　查找早接触点

按照单颌、少量、多次调磨的原则进行调磨，直至人工牙、余留牙和对颌牙都有广泛均匀的咬合接触，咬合印迹均匀分散在整个牙列的咬合面上，并且切导杆与切导盘之间重新接触（图 6-27，图 6-28）。

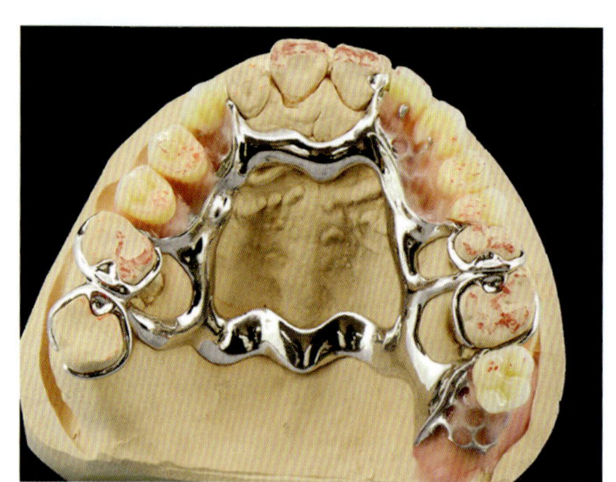

图 6-27　上颌牙列𬌗触点

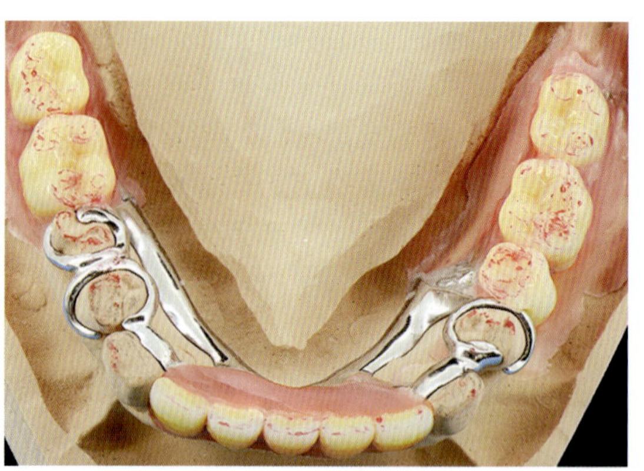

图 6-28　下颌牙列𬌗触点

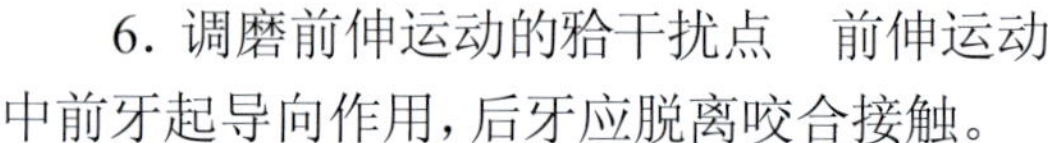

6. 调磨前伸运动的𬌗干扰点　前伸运动中前牙起导向作用，后牙应脱离咬合接触。

打开𬌗架正中锁，推上颌体向后，模拟下颌前伸运动，直至前牙切缘相对，然后使上颌回到牙尖交错位，仔细检查义齿是否有𬌗干扰。若有，则选用不同颜色的咬合纸查找𬌗干扰点，以区别牙尖交错𬌗时的𬌗触点。将咬合纸置于两侧上、下牙列之间，再次模拟前伸运动，后牙上出现咬合印迹，即𬌗干扰点，应调磨该印迹，直至𬌗干扰消失。注意保留牙尖交错位的𬌗触点（图 6-29）。

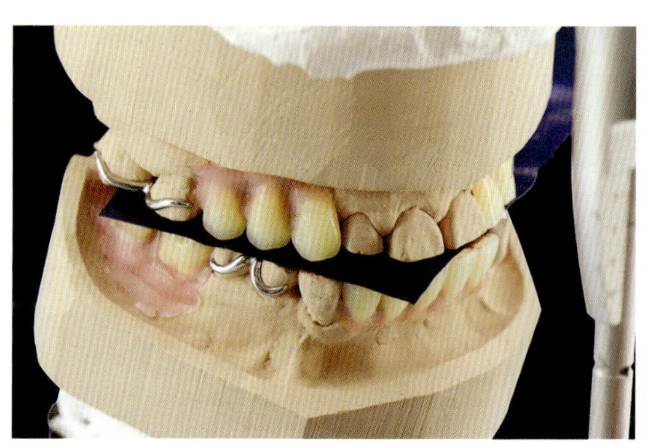

图 6-29　查找前伸运动的𬌗干扰点

前伸运动的𬌗干扰点主要调磨上颌牙尖的远中斜面和下颌牙尖的近中斜面，用钨钢球钻进行画圆式调磨（图 6-30～图 6-32）。

7. 调磨侧方运动的𬌗干扰点　当下颌进行侧方运动时，下颌尖牙沿上颌尖牙的舌面滑动，其余所有牙脱离咬合接触，尖牙独自起导向作用，称为尖牙保护𬌗。该病例中工作侧尖牙缺失，尖牙不能单独起导向作用，和前磨牙共同导向，形成组牙功能𬌗。

打开𬌗架单侧正中锁，推上颌体向同侧，直至对侧后牙颊尖相对，模拟下颌侧方运动。然后使上颌再次回到牙尖交错位，仔细检查义齿是否有𬌗干扰。若有，用不同颜色的咬合纸寻找𬌗干扰点。

将咬合纸置于平衡侧上下牙之间，侧方运动过程中，平衡侧人工牙上出现的咬合印迹即为𬌗干扰点，应调磨该点。平衡侧的𬌗干扰点出现于上下颌功能尖区域，此时应调磨上颌后牙舌尖的颊斜面或下颌后牙颊尖的舌斜面。磨除平衡侧的𬌗干扰点后，调磨工作侧的𬌗干扰点。将咬合纸置于工作侧上下牙之间。工作侧的𬌗干扰点出现于上颌后牙颊尖

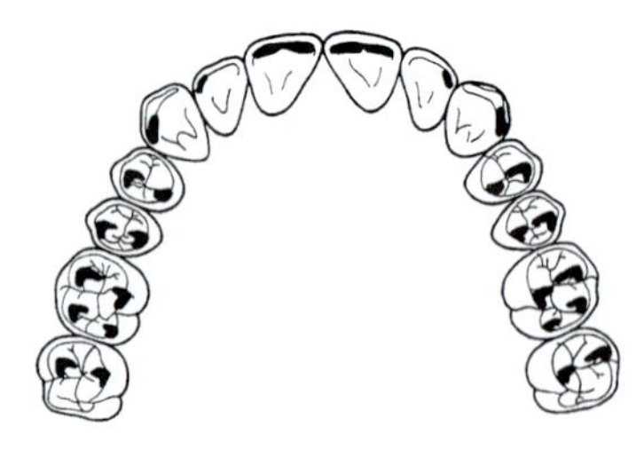

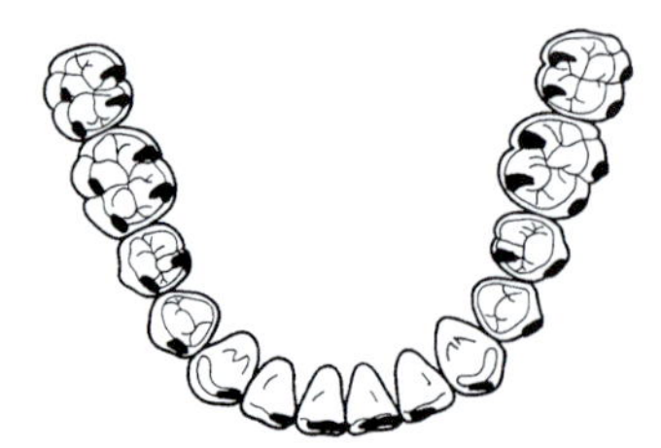

图 6-30　前伸运动𬌗干扰点分布

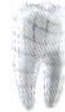

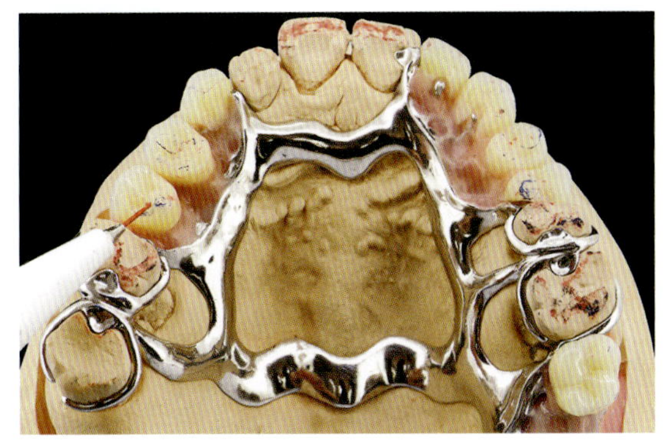

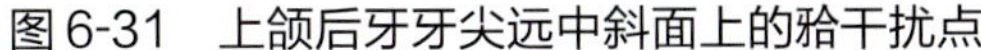
图 6-31　上颌后牙牙尖远中斜面上的殆干扰点

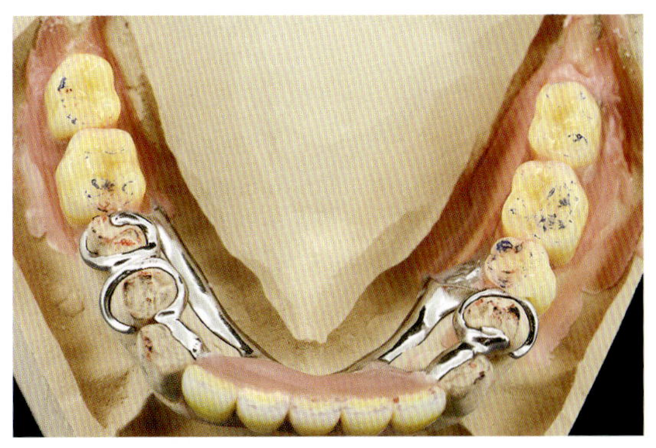

图 6-32　下颌后牙牙尖近中斜面上的殆干扰点

的舌斜面与下颌后牙颊尖的颊斜面之间、上颌后牙舌尖的舌斜面与下颌后牙舌尖的颊斜面之间。调磨直至形成尖牙保护殆或组牙功能殆。该病例应形成组牙功能殆，要求尖牙和前磨牙在侧方运动时共同导向（图 6-33～图 6-40）。

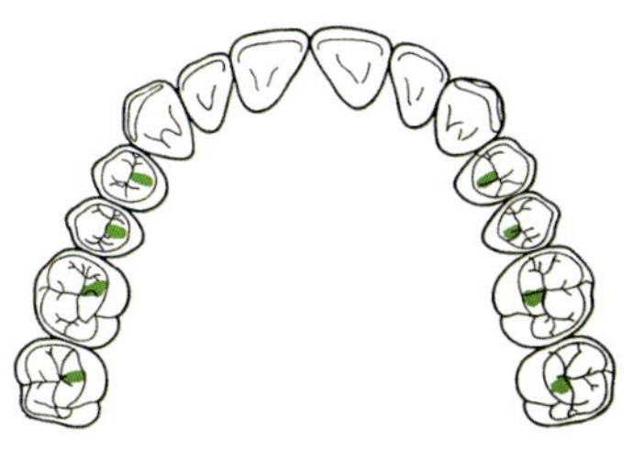

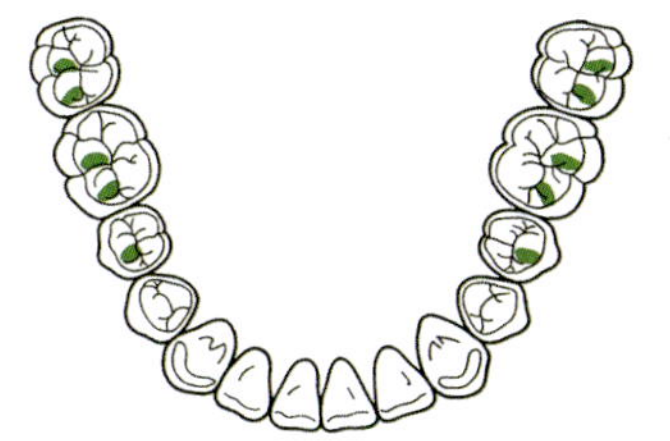

图 6-33　侧方运动平衡侧殆干扰点

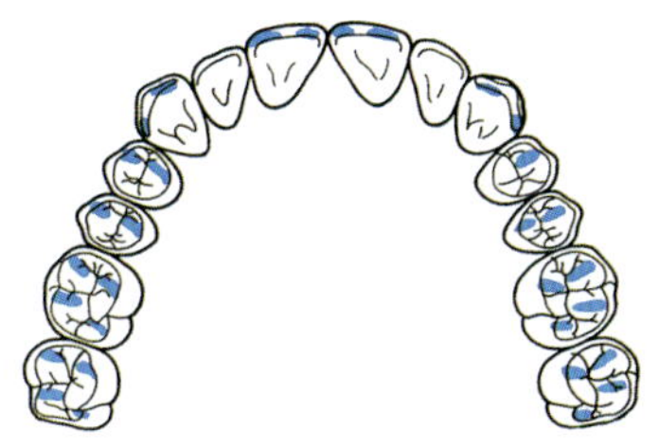

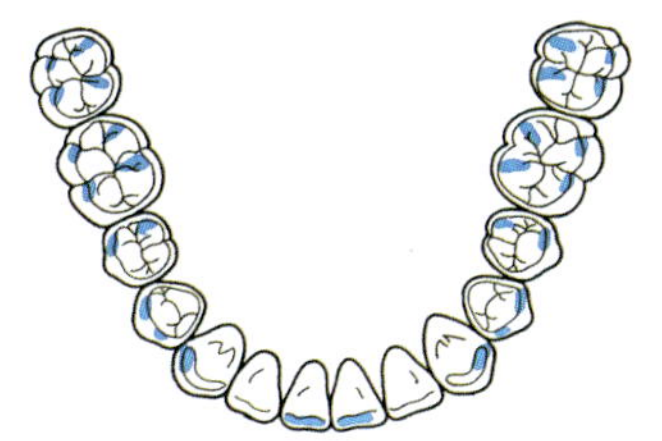

图 6-34　侧方运动工作侧殆干扰点

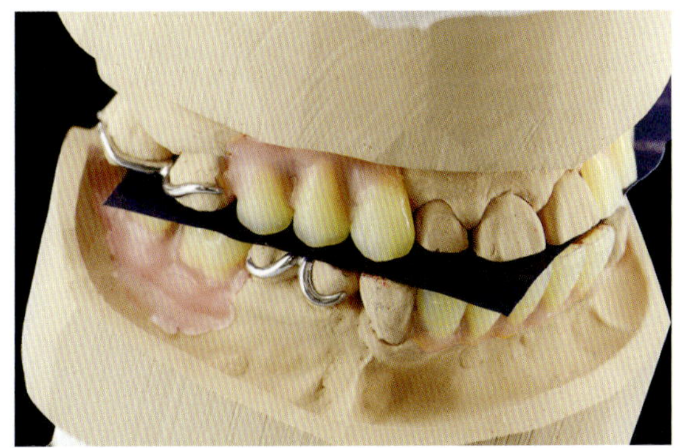

图 6-35　模拟右侧侧方运动

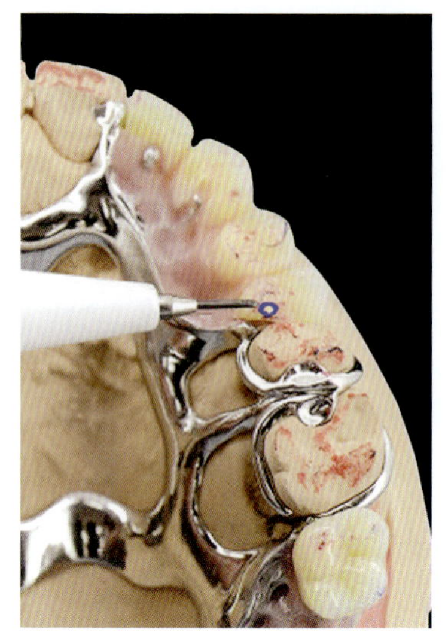

图 6-36　平衡侧第二前磨牙殆干扰点

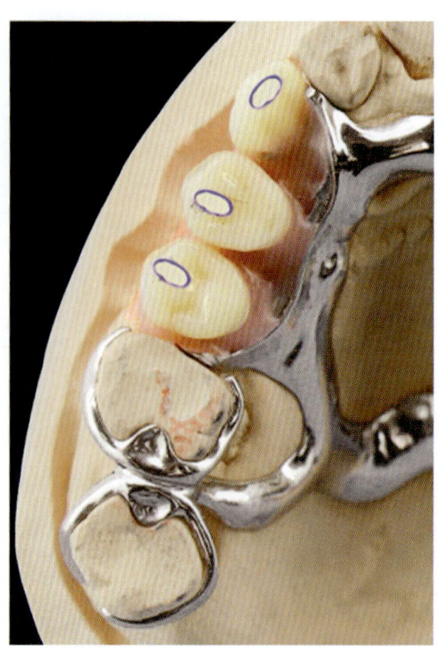

图 6-37　右侧上颌尖牙、前磨牙的侧方运动导向轨迹

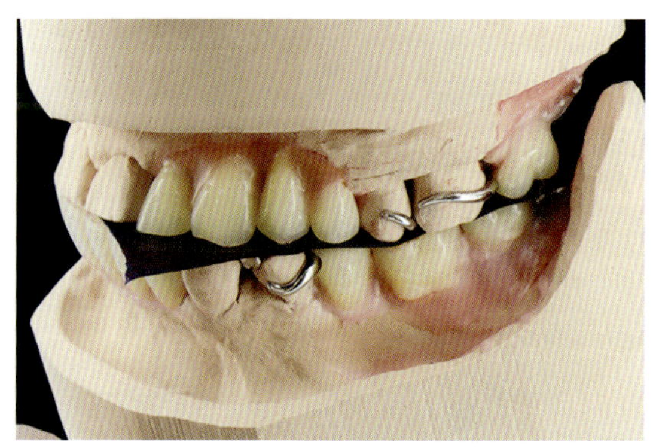

图 6-38　模拟下颌左侧侧方运动

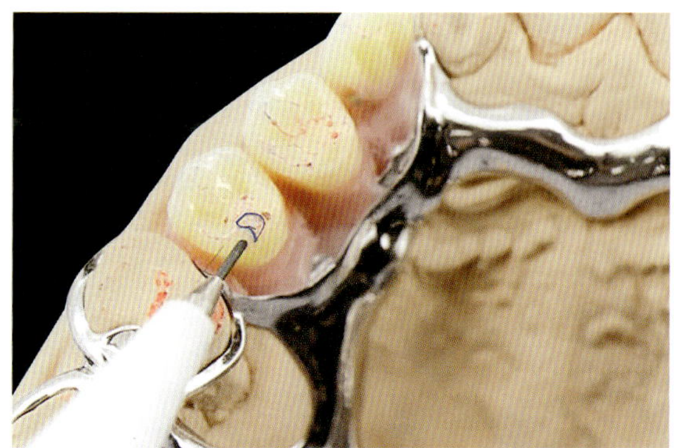

图 6-39　平衡侧第二前磨牙殆干扰点

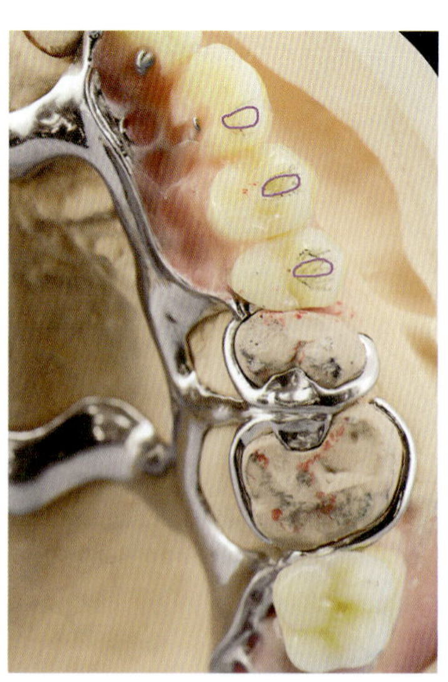

图 6-40　左侧上颌尖牙、前磨牙在侧方运动时的导向轨迹

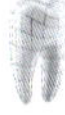

8. 检查咬合　人工牙排列完成后从唇颊侧、舌腭侧检查咬合关系(图6-41)。

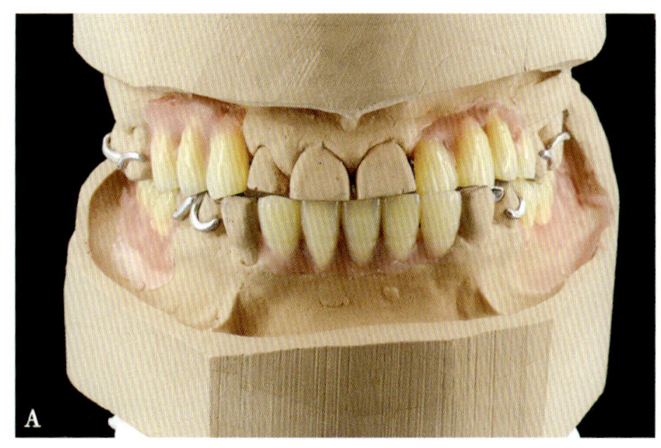
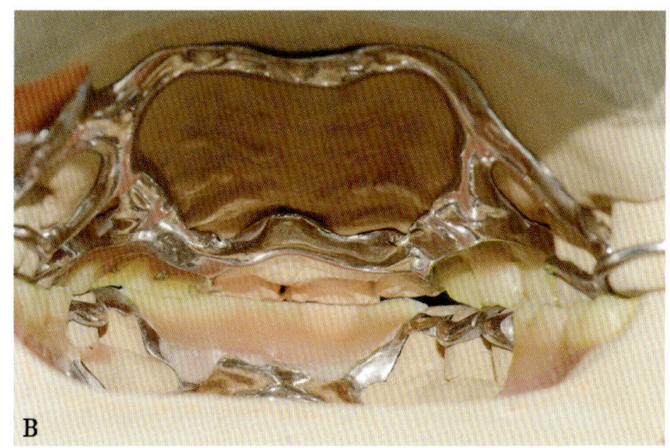

图6-41　检查咬合关系
A. 唇颊侧　B. 舌腭侧

9. 修整𬌗面形态　人工牙𬌗面经过调𬌗，牙尖低平，窝沟变浅，应在不破坏𬌗触点和导向轨迹的前提下，磨除𬌗面锐利的边缘使之圆钝，用裂钻增加窝沟深度，形成牙尖三角嵴，建立牙尖的运行通道和食物的排溢通道，减小牙槽嵴的负荷，确保下颌运行顺畅、省力高效(图6-42)。

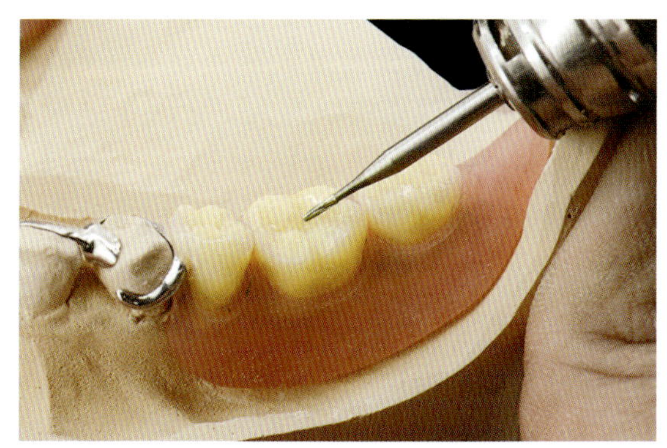

图6-42　修整𬌗面形态

七、几种异常情况的排牙

工作中常遇见患者缺隙过宽、过窄，邻牙错位、移位及咬合关系异常等情况，给排牙造成一定困难。技师应根据具体问题，灵活处理，同时与医师及时沟通，采用口内试戴的方法，达到满意效果。

(一) 前牙

1. 缺隙宽(wide edentulous gap)

(1) 略宽(mild edentulous gap)：排好所选人工牙后，留下的间隙不足一颗人工牙近远中径的1/2。

可选用比同名牙稍大的人工牙，进行唇面形态修整，磨改人工牙远中唇缘使其位置移向近中，远中切角调磨圆钝，或增加人工牙唇面突度，通过视错觉原理使牙显得较小；也可采用适当加大近远中倾斜度，磨改切角和颈缘线的方法占满缺隙；或在远中面留下适当的间隙；若邻牙也有自然间隙，可在近远中都留下少量间隙。

（2）过宽（severe edentulous gap）：排好所选人工牙后，留下的间隙大于一颗人工牙近远中径的1/2。

可采用增加牙数的方法来解决，中线是优先考虑的因素。一般根据缺隙情况，将增加的人工牙外形调改后排在缺隙内最后一颗牙的远中。如上颌两个中切牙缺失而间隙过宽的患者，确定中线位置后，将两颗中切牙排列在中线两侧，根据两侧远中缺隙的大小磨改增加的人工牙，要求形态自然、邻接关系合理；也可将间隙集中于一侧，排列一颗较大的人工牙，但会造成中线偏移，这种情况须征得患者同意。

2. 缺隙窄（narrow edentulous gap）

（1）略窄（mild narrow）

1）个别牙缺失，缺隙略窄，应选用与同名牙大小相等的人工牙（如选用略小的牙时，注意长度不能减小）。将人工牙邻面磨成斜向舌侧的斜面，与邻牙面式接触，修改人工牙远中唇缘使其圆钝，唇面变平，通过视错觉原理使人工牙显得较大；对侧同名牙扭转或倾斜时，排牙时可作对称性的扭转或倾斜排列。

2）两个以上缺失牙，且缺隙略窄时，可对称性的调改人工牙，适当减径来弥补；也可将个别牙作唇向或舌向排列；或将人工牙与邻牙适当重叠排列。

（2）过窄（severe narrow）：缺牙较多但间隙过窄的情况下，选择较窄的牙排入或采取减径、减数的方法，可以利用错位和扭转排列弥补间隙不足。上颌前牙中线位置应与面部中线一致，若采用减数方法排牙，应减去远离中线的人工牙。下颌采用减数排牙法时，可不考虑中线问题。

3. 咬合异常（malocclusion）　由于各种原因，前牙区出现反𬌗、或上颌前突等异常咬合关系，根据情况可采取下列措施：

（1）反𬌗（crossbite）：从美观角度考虑要尽可能排成正常𬌗或对刃𬌗。

（2）上颌前突（prognathic maxilla）：排牙时应将上颌前牙稍向腭侧排列，在不妨碍下颌唇肌活动的情况下，可略加大下颌前牙向唇侧的倾斜度，可适当排成深覆盖。

（二）后牙

后牙同前牙一样，也会出现缺隙过宽或过窄等异常情况。由于后牙的美观要求不高，可通过牙的大小选择、增加牙数、减径、减数等方法进行调整。

1. 缺隙小于原天然牙时，选择小于原天然牙的人工牙或采用减径、减数等方法；可考虑磨牙缺失，用前磨牙代替的方法，也可个别制作。

2. 缺隙大于原天然牙时，选择大于原天然牙的人工牙或采用增加牙数的方法；可考虑前磨牙缺失，用磨牙代替的方法，但由于靠近前牙，需考虑美观问题。

3. 反𬌗（crossbite）

（1）上下牙槽嵴顶连线与水平面夹角大于80°时，可排成尖窝交错接触的关系。

（2）上下牙槽嵴顶连线与水平面夹角略小于或等于80°时，可排成正常𬌗，但要减小后牙覆盖。

（3）上下牙槽嵴顶连线与水平面夹角明显小于80°时，后牙需排成反𬌗关系，第一前磨牙仍可在正常位置，第二前磨牙过渡，即上第二前磨牙颊舌尖均为支持尖，将下第二前磨牙

远中窝向颊舌侧扩展，容纳两个支持尖，上磨牙颊尖和下磨牙舌尖为支持尖，呈反𬌗关系。

使后牙𬌗力集中在牙槽嵴顶，避免牙槽嵴受到不良侧向力加速吸收。

八、容易发生的问题及原因

1. 支架移位（framework displacement）　人工牙磨改不够，强行排入；弯制支架焊接不牢；支架与蜡固定不牢；卡环或连接体处有早接触点。

2. 早接触或𬌗干扰（premature contact or occlusal interferences）　模型安装不正确；调𬌗时损伤对颌石膏牙；支托、卡环体存在早接触点；未作动态𬌗检查。

3. 无咬合接触（no occlusion contact）　一般发生于游离端缺失的义齿，主要因模型安装颌位记录被压低（如采用红蜡片或印模用硅橡胶制取颌位记录）；基托蜡冷却收缩。

第二节　塑形蜡基托

可摘局部义齿基托的形态和大小，对于义齿的修复效果很重要。正确雕刻塑形牙龈缘、龈乳头及牙根突度，对义齿的功能、美观和自洁都有积极作用。

一、基托的作用

1. 传导𬌗力（transformation of the occlusion load）　提供人工牙的排列附着，传导和分散𬌗力到基托所覆盖的支持组织。

2. 连接（connection）　基托将义齿各个部分，如人工牙、连接体、卡环等部件连成一个整体。

3. 修复缺损（restore the defects）　修复缺损的牙槽骨、颌骨及软组织形态，达到恢复面部丰满度和美观的目的。

4. 固位和稳定（retention and stability）　借助基托与黏膜间的吸附力、基托与余留牙之间的摩擦力、反约束力，可以增强义齿的固位及稳定。

5. 功能性刺激（functional stimulation）　基托对其所覆盖的剩余牙槽骨施加功能性刺激，可减缓牙槽骨的萎缩。

二、基托的分类

可摘局部义齿的基托按材料与结构的不同可分为树脂基托、金属基托、金属网加强树脂基托。

（一）树脂基托

1. 优点　色泽近似黏膜组织，美观，重量轻，便于义齿修补和基托重衬，操作简单（图 6-43）。

2. 缺点　强度低，较厚，患者异物感明显，导热性差，易老化。

（二）金属基托

1. 优点　硬度大，不易变形，不易造成局部应力，对牙槽骨影响小。强度大，不易折断，体积小，异物感小。导热性好，易于清洁（图 6-44）。

2. 缺点　需要特殊的加工设备，制作工艺复杂。

（三）金属网加强树脂基托

兼备金属和树脂基托的优点，在树脂基托中加入成品金属网或铸造金属网，以增强树脂基托的机械强度。用于树脂基托易发生折断的薄弱区，如上颌硬区、下颌前牙区等（图6-45）。

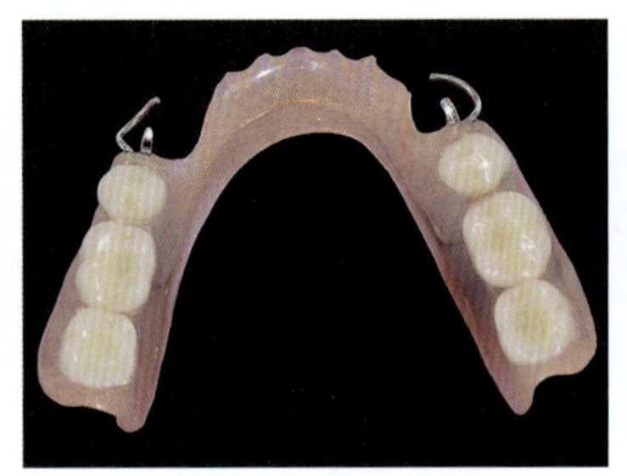

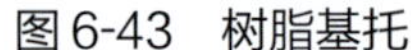

图6-43 树脂基托

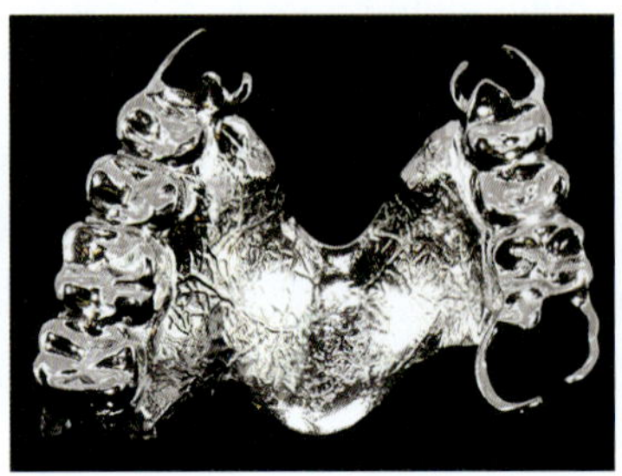

图6-44 金属基托

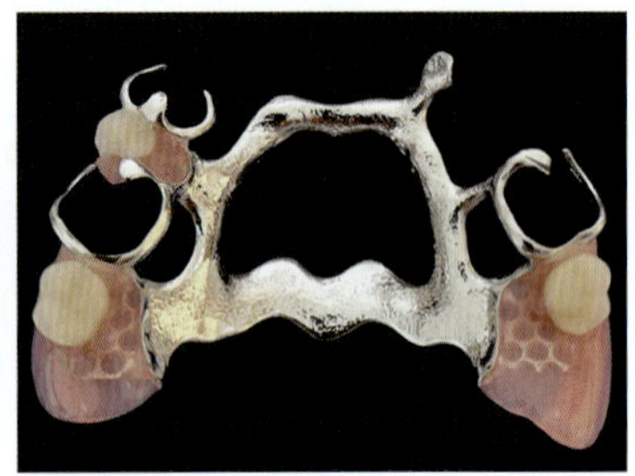

图6-45 金属网加强树脂基托

三、基托的要求

（一）伸展范围

1. 牙支持式义齿　在满足义齿固位和稳定的原则下尽量减小基托的伸展范围，使患者感到轻巧、舒适、美观。颊、舌侧基托范围多以缺隙的近远中为边界。

2. 混合支持式和黏膜支持式义齿　在不影响唇、颊、舌等软组织活动的前提下基托尽量伸展，增大牙槽嵴与软组织对基托的支持面积，充分发挥基托的支持、稳定和固位作用。

（1）一般唇、颊侧基托以缺隙的近远中为界，舌侧基托可包括邻近缺隙的1～2颗天然牙。

（2）上颌末端游离的义齿，游离端基托一般应盖过上颌结节，伸展至翼上颌切迹，双侧末端游离或缺牙数较多时，基托后缘的中部止于软硬腭交界处稍后的软腭上。

（3）下颌末端游离的义齿，基托后缘一般应覆盖磨牙后垫的1/3～1/2。

（4）基托系带区应形成切迹，不妨碍唇、颊、舌等软组织的运动。

（5）基托的唇、颊侧和舌侧边缘应伸展至黏膜转折处或口底处，并与该处组织形态吻合，边缘要圆钝。

基托应全覆盖越过唇颊舌侧骨突，边缘延伸至倒凹区，并对进入倒凹的基托组织面边缘缓冲处理，防止义齿就位或在就位过程中损伤倒凹上部的软组织。

上述基托的伸展范围是根据缺牙部位、数量、基牙健康状况、牙槽嵴的吸收程度、咬合力大小以及邻近软组织缺损程度等综合考虑。

（二）厚度

基托应有一定的厚度保证其强度，各部位厚薄均匀。树脂基托一般约为2.0mm，边缘圆钝，略厚，其厚度依据黏膜皱襞的宽度而定，以保持义齿的边缘封闭作用；金属基托一般厚0.5mm。上颌腭侧的基托及其后缘应稍薄些，减小对发音的影响及异物感。

基托过厚会减少口内空间，使舌体活动受限，义齿舒适性下降；基托过薄则造成强度下降，影响基托连接、支持和固位的效果。因而，总的原则是在不影响基托作用的情况下，可适当做薄。

前牙缺失的患者，伴有牙槽嵴严重吸收的，通过增加厚度来恢复面部丰满度；牙槽嵴丰满的患者，尽量减小甚至不做唇侧基托。

（三）与天然牙的接触关系

缺牙区基托应与基牙邻面非倒凹区密合，不能进入倒凹区，以免影响义齿就位。舌、腭侧基托边缘与余留牙接触时，前牙应盖过舌隆突，后牙应位于导线以上的非倒凹区。良好的接触可以防止食物嵌塞，又可起到对抗臂的作用。

（四）缓冲区域

减轻或去除基托下某些部位所承受的压力的操作，称为缓冲，可避免基托过分压迫黏膜及其下方的硬组织而引起疼痛。缓冲的厚度一般为 0.5mm。

需要缓冲的部位有：

1. 上颌结节颊侧、上颌硬区、腭中缝、下颌舌隆突、下颌舌骨嵴等骨性突起。
2. 牙槽嵴上锐利的骨尖、骨嵴和黏膜较薄处。
3. 基托覆盖的龈缘区、龈乳头和切牙乳突。
4. 黏膜上未愈合的伤口。

（五）形态要求

基托的抛光面在固位和防止食物嵌塞两方面都起到重要的作用，所以外形应与颊、舌软组织和谐共处，既起到对软组织的支撑作用，又不得产生压迫。基托抛光面需高度抛光，边缘圆钝，边缘曲线流畅。老年人由于牙龈萎缩，龈乳头位置降低，造成临床牙冠过长，邻间隙变大，所以要注意基托上牙根凸度、龈缘位置、龈乳头的形态雕刻，与邻牙协调一致。

四、制作蜡基托

（一）添加基托蜡

1. 烫蜡法（by melting）　用蜡刀切取大小合适的红蜡片，在酒精灯上烤至初步熔化的程度，按照预先设计的基托范围添加于人工牙的颊舌侧。蜡片不可过度熔化，否则蜡液流动性大，流向难以控制。添加的蜡覆盖人工牙颈 1/3，封闭人工牙与卡环、支托之间的间隙。两次加蜡应紧密融合，防止蜡基托中出现气泡等缺陷。蜡基托的厚度约 2mm。用热的蜡刀将基托表面烫平整，并在相当于人工牙牙根之间的位置去除少量蜡，模拟形成牙根凸度。外终止线处的基托蜡盖过支架约 0.5～1mm，防止树脂收缩后在此处形成间隙，同时可以补偿打磨抛光时的损耗。义齿完成后，金属与树脂部分达到移行（图 6-46～图 6-48）。

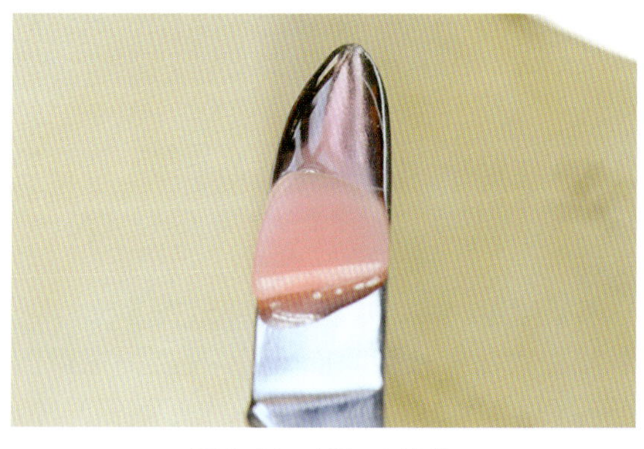

图 6-46　蜡初步熔化

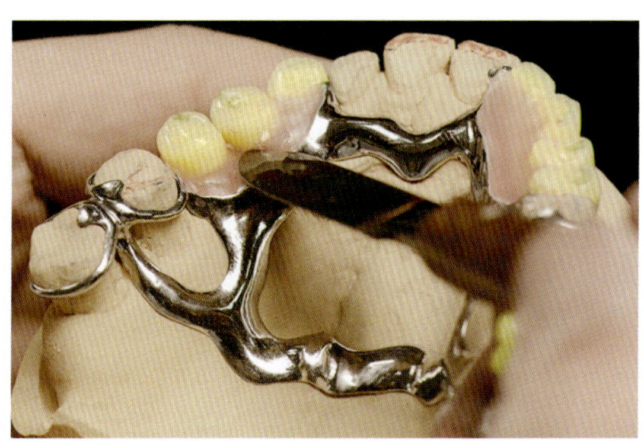

图 6-47　蜡覆盖人工牙颈 1/3

2. 铺蜡法（by laying）　用蜡刀切取大小、厚度合适的红蜡片，在酒精灯上烤至软化，按照预先设计的基托范围铺设于人工牙的颊舌侧。常用于基托范围较大的部位，可节约工作时间，厚度均匀（图 6-49）。

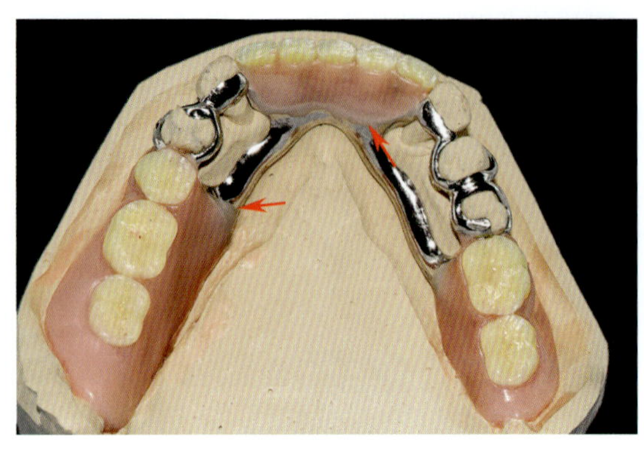

图 6-48　基托蜡盖过终止线

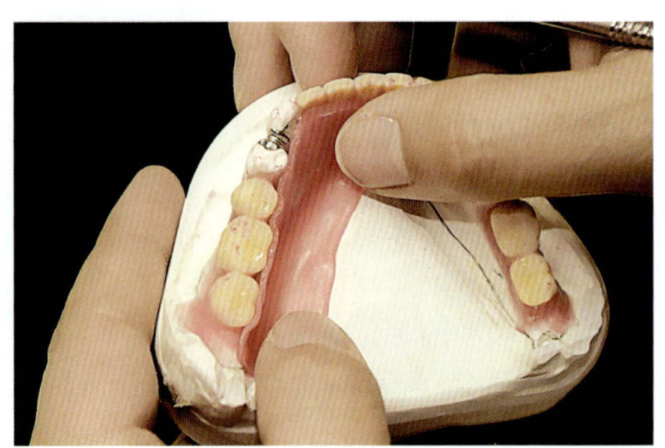

图 6-49　铺蜡法

（二）去除人工牙上多余的蜡

将人工牙上多余的蜡烤软后用棉花擦除，保持牙面洁净。注意，人工牙在火焰上方不可停留，以免灼伤。擦除时避免用力过大，造成人工牙移位（图 6-50）。

（三）修整蜡基托范围

蜡型冷却后，用雕刻刀将基托设计范围以外的蜡切除，边缘修整圆钝。基托的近、远中边缘与牙龈衔接的部位应自然过渡，不可形成台阶或刃状边缘（图 6-51）。

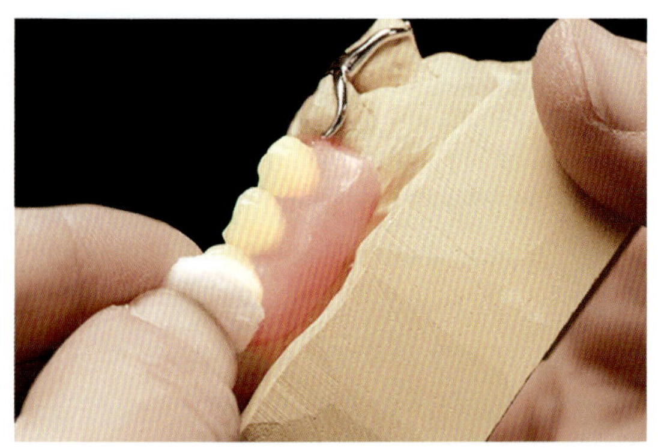

图 6-50　去除人工牙上多余的蜡

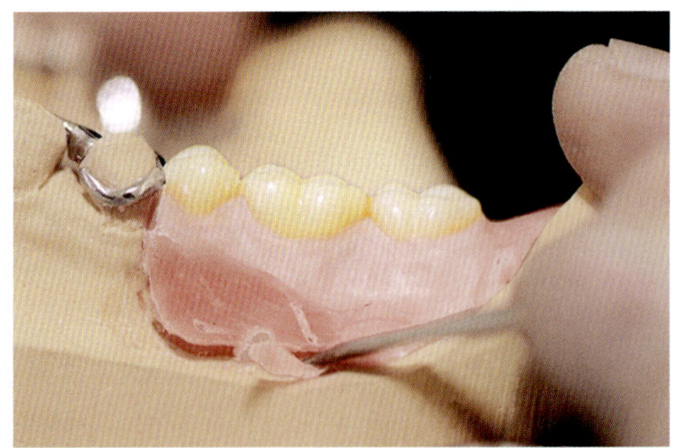

图 6-51　修整蜡基托范围

（四）雕刻龈缘与龈乳头

1. 唇颊侧龈缘（labial gingiva margin）

（1）雕刻刀起始于人工牙的一侧邻接区，沿人工牙颈缘的弧度走行，到达另一侧邻接区，龈缘呈圆缓流畅的曲线（图 6-52，图 6-53）。

（2）蜡刀与人工牙唇颊面呈 135° 夹角（图 6-54）。

（3）形成宽度为 0.5～1mm 的龈缘线，注意与邻牙龈缘对称、协调（图 6-55，图 6-56）。

2. 龈乳头（gingiva papilla）　用雕刻刀的小勺在龈乳头处刮除部分蜡，使表面微微凹陷，不要凸起形成龈乳头增生状，也不能过于凹陷，引起食物嵌塞。龈乳头应充满邻间隙，尖端圆钝，尽可能模拟天然牙龈的形态。

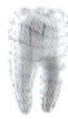

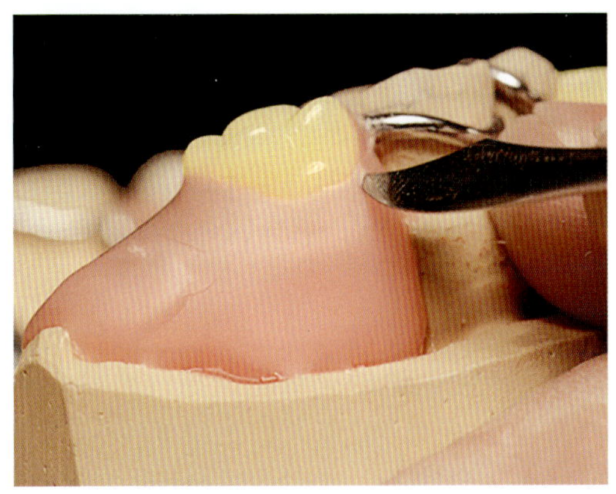

图 6-52　雕刻刀起始部位

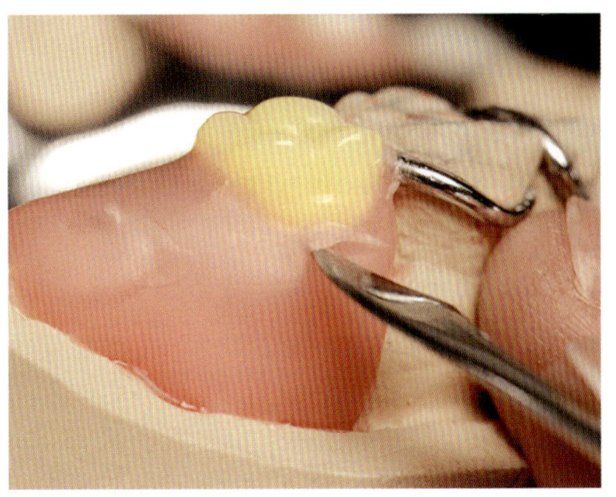

图 6-53　雕刻刀沿颈缘走行

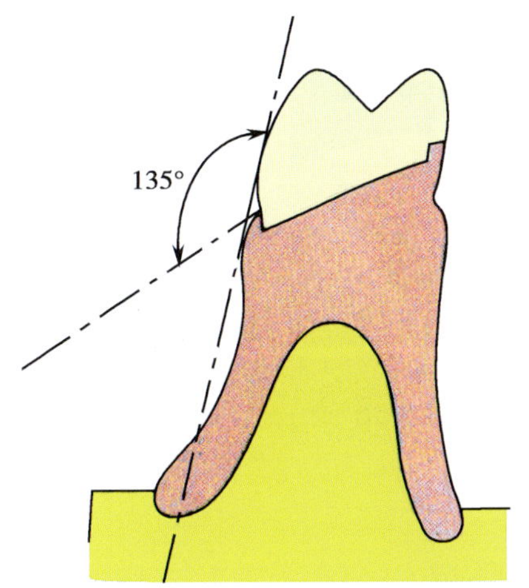

图 6-54　蜡刀与人工牙牙面呈 135° 夹角

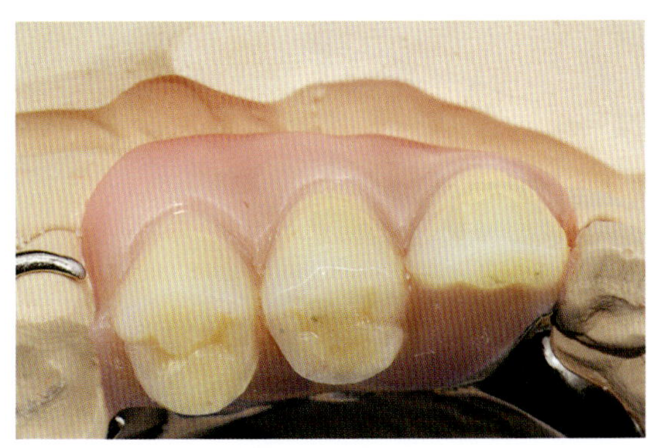

图 6-55　龈缘宽度 0.5～1mm

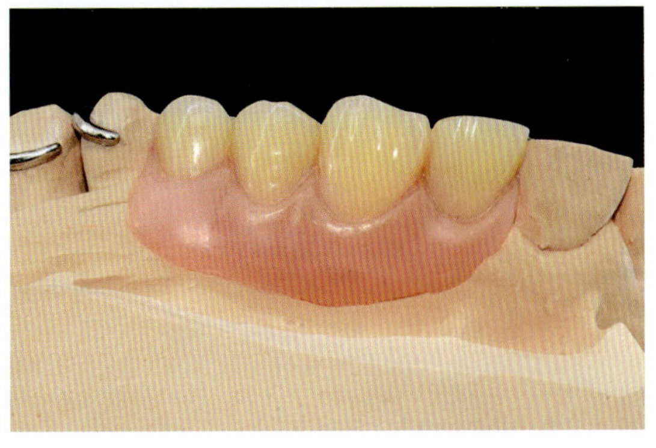

图 6-56　与同名牙和邻牙对称、协调

3．舌腭侧牙龈（lingual palatal gingiva）　因为不影响义齿的美观，所以不需刻意雕刻。在不影响咬合的前提下，蜡基托包绕人工牙至舌面非倒凹区，使树脂与人工牙结合牢固，并光滑连续。腭皱襞的形态对发音的影响很大，其制作方法详见《全口义齿修复工艺技术》第五章第三节。

（五）雕刻牙根凸度

近龈乳头处雕刻成圆缓的V形凹陷，沿牙体长轴向根尖方向逐渐变浅，形成自然的牙根凸度（root convexity）。凹陷不宜过深，以免积存食物。前牙区根部外形上颌尖牙最长，中切牙次之，侧切牙最短；下颌尖牙最长，侧切牙次之，中切牙最短。后牙区不明显，防止食物堆积。牙根凸度从颈部向基托边缘逐渐变小（图6-57）。

（六）喷光

蜡基托雕刻完成后，用软毛刷去除蜡屑（图6-58）。用喷火枪的火焰迅速掠过蜡型表面，使局部蜡型轻微熔化，达到光亮平整的效果（图6-59，图6-60）。避免火焰在局部停留，造成蜡过度熔化，破坏已雕刻好的形态。这时用棉花擦拭人工牙表面，彻底清除余蜡，以免装盒去蜡时人工牙从包埋石膏中脱落。

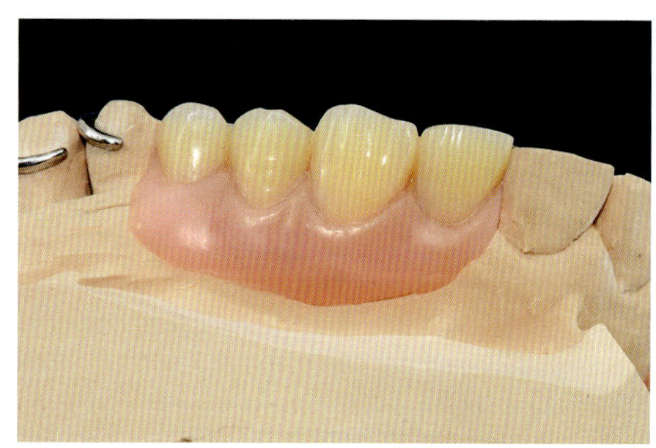

图6-57　形成牙根凸度

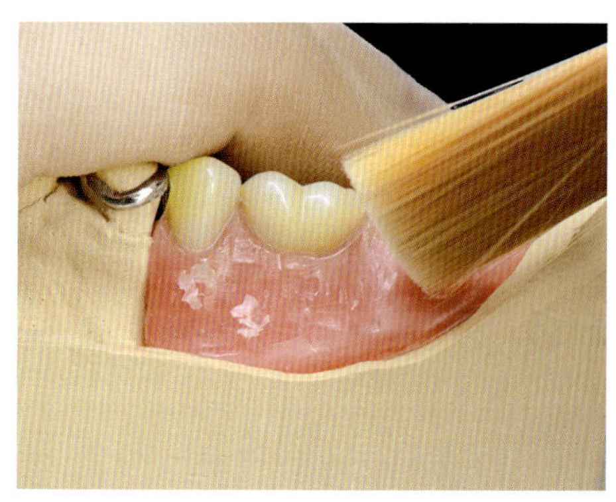

图6-58　去除蜡屑

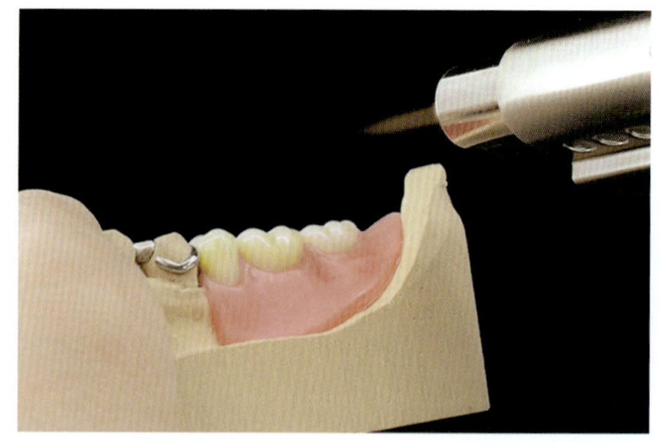

图6-59　喷光蜡基托表面

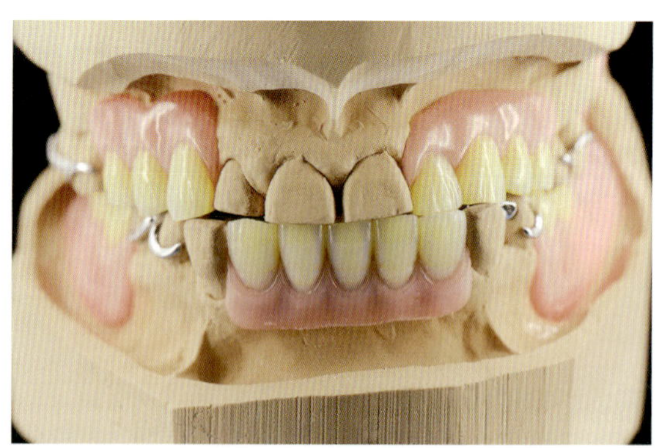

图6-60　蜡基托完成

五、检查咬合关系

将上下颌模型重新安装于𬌗架，模型底座与牙列𬌗面不得有残蜡。从唇颊侧和舌腭侧检查人工牙位置有无因雕刻蜡基托出现移位、咬合间隙。若有，用热蜡刀将蜡烫软，调整人工牙位置。也可在上下牙之间用咬合纸检查，以便准确判断上下牙列的接触情况（图6-61，图6-62）。

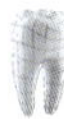

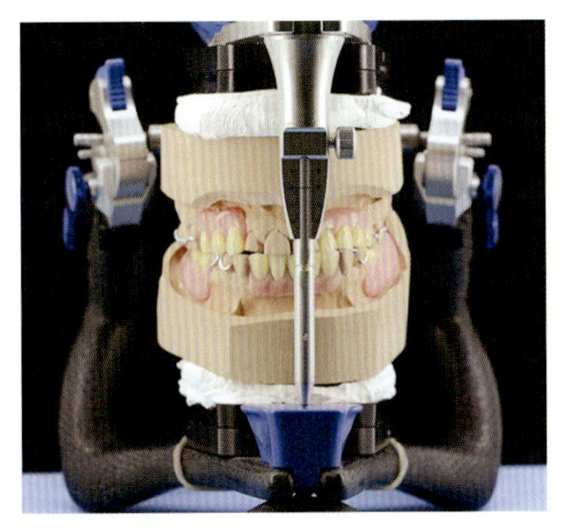

图6-61　检查咬合关系

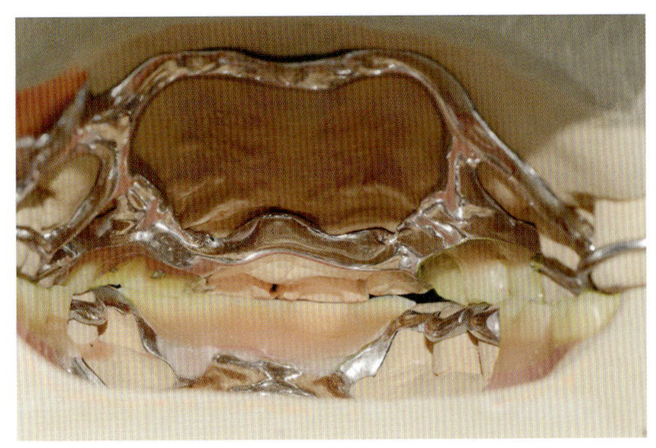

图6-62　从后部观察舌、腭侧咬合

蜡基托也可能形成咬合高点，去除时要注意此处蜡基托的厚度，若过薄，会造成基托强度下降。此时应告知医师适当调磨对颌牙，以保证基托的强度。

六、试戴

可摘局部义齿排牙完成后，蜡基托初步塑形，可在患者口内试戴（try-in）。若发现问题，及时修改或返工。试戴时要检查的主要项目如下（图6-63，图6-64）：

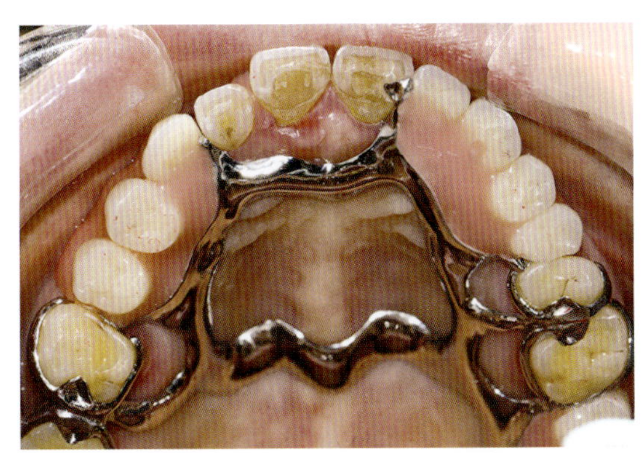

图6-63　上颌义齿口内试戴

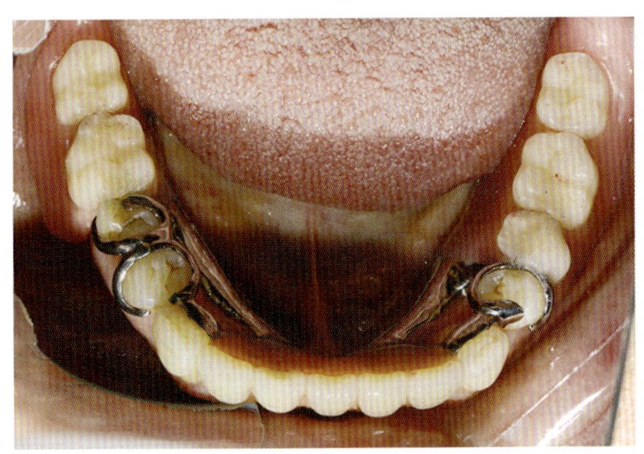

图6-64　下颌义齿口内试戴

1．义齿的就位　义齿应顺利就位，若因蜡基托影响就位，可消除进入倒凹部分的蜡基托。

2．颌位关系　依靠余留牙能确定牙尖交错位时，可通过观察余留牙的咬合判断颌位关系。若余留牙丧失牙尖交错位，医师可用手指分别扪在患者两侧颞部，嘱患者反复做牙尖交错咬合，若能感到双侧颞肌收缩对称、有力，说明下颌没有前伸、偏斜；否则，需重新排牙。

3．前牙　检查人工牙的颜色、形态、大小、中线、露唇度、丰满度等，应特别注意检查发音与导向功能；牙冠的倾斜和扭转应与余留牙协调，并与邻牙有正常的接触关系，与牙弓弧度一致，力求美观、自然。试戴时可征求患者意见进行调改。

4．后牙　检查人工牙排列位置是否适当，与天然牙建立良好的邻接关系，与余留牙形成协调的牙弓弧度及𬌗曲线；牙尖交错位形成尖窝交错的咬合关系，建立正常覆𬌗、覆盖，避免排成对刃𬌗，导致咬颊、咬舌；功能运动时无𬌗干扰。

5. 基托　检查边缘伸展是否合适，基托外形是否影响唇、颊、舌肌的活动。

七、质量目标

1. 模型与设计单要求一致。

2. 人工牙与天然牙的大小、形态协调，颜色与医师的比色一致。

3. 前牙中线与模型标记线或唇系带一致，排列与牙弓曲线一致。

4. 覆𬌗、覆盖、横𬌗曲线、纵𬌗曲线与余留牙协调，后牙尖窝相对，咬合紧密，𬌗触点分布均匀，形成前牙导向𬌗或组牙功能𬌗。如果是黏膜支持式义齿，应形成平衡𬌗。

5. 蜡基托伸展范围与设计线一致，厚度一般为 2mm，形成的牙龈颈缘线清晰连续，宽度为 0.5～1mm，龈乳头呈尖圆形，牙根凸度自然美观。系带处形成切迹。

6. 外终止线的基托蜡盖过支架 0.5～1mm。

7. 工作模型、对颌模型、金属支架、人工牙表面干净整洁。

（张兴明　吴邵波）

思　考　题

1. 简述 Bonwill 圆及其切线、Pound 线对排列人工牙的指导意义。

2. 简述选择人工前牙的方法。

3. 简述后牙的排列要求。

4. 简述后牙的调𬌗原则。

5. 简述排牙与基托蜡型质量目标。

6. 简述基托蜡型的制作方法与步骤。

第七章　树脂基托成型技术

树脂基托成型技术是指支架制作、人工牙排列、基托蜡型制作完成后，用硅橡胶或石膏包埋蜡型形成材料转换腔，在腔内将蜡替换为树脂的技术。它是可摘局部义齿制作中的最后一个环节，若操作失误，可能导致从头开始返工，所以需要熟练掌握该技术。

第一节　常用成型法

树脂成型方法有热聚合填压法（stuffing and pressing technology of the thermopolymerization）、冷聚合注射法（cold polymerization injection method）、热聚合注塑法（thermopolymerization injection technology）等，因操作方法和制作要求的不同，所以应根据其适应证及生产条件进行选择。

一、热聚合填压法

（一）装盒

装盒（flasking）的目的是在型盒内用石膏将模型连同义齿蜡型按一定方式包埋起来，经加热去蜡，在型盒内形成材料转换腔，以便填塞树脂，经热处理后，用树脂代替蜡型。

1. 材料与器械

（1）材料：普通石膏、石膏分离剂（gypsum separating agent）、凡士林（vaseline）。

（2）器械：调拌刀、橡皮碗、毛笔、排笔、雕刻刀、型盒（flask）、振荡器（vibrator）、石膏模型修整机（plaster model trimmer）等。

2. 装盒方法

（1）正装法（positive-flasking method）：又称整装法。将支架、人工牙的唇颊面连同模型一起包埋固定于下层型盒，仅暴露人工牙的舌腭面和基托蜡型。待下层型盒石膏硬固后，涂布分离剂，装上层型盒。开盒去蜡后，支架及人工牙都在下层型盒，上层型盒内无义齿组成部分。树脂充填在下层型盒进行。

优点是人工牙和支架不易移位，咬合关系稳定，便于填塞树脂。适用于前牙缺失且唇侧无基托的可摘局部义齿。

（2）反装法（reverse-flasking method）：又称分装法。将石膏基牙修除，卡环及支托悬空，模型包埋固定在下层型盒石膏内，暴露悬空的卡环、支架、人工牙和蜡基托。开盒去蜡后，卡环、支架、人工牙和蜡基托均被翻置于上层型盒，下层型盒内无义齿。树脂充填在上层型盒内进行。

这种方法便于涂布分离剂和充填树脂。但是支架容易移位。适用于全口义齿、缺牙多或卡环包埋在下层型盒内不便操作的可摘局部义齿。

（3）混装法（combined positive-reverse flasking method）：又称混合法。装下层型盒时，将模型和支架包埋固定于下层型盒石膏内，充分暴露人工牙及蜡基托部分。开盒去蜡后，支架在下层型盒，而人工牙被翻置于上层型盒。树脂充填分别在上、下层型盒内进行。

优点是支架和模型包埋在一起，充填树脂时支架不易移位，是可摘局部义齿最常用的一种装盒方法。若为雕刻蜡牙，在上层型盒充填人工牙树脂，人工牙颈缘线可做修剪，在下层型盒充填基托树脂，人工牙颈缘线与基托的分界线清楚。

3．装盒步骤（以混装法为例）

（1）准备型盒（preparing　the flask）：型盒多为铜、铝等金属材料制成。由上、下型盒和顶盖组成，型盒各部件应彼此组装密合（图 7-1）。

1）选择型盒（selecting flask）：模型与型盒边缘应有 5～10mm 以上的距离。蜡型的唇颊侧边缘应与下层型盒边缘平齐或稍低，人工牙的殆面（切缘）与上层型盒顶盖之间应留有至少 5mm 以上的距离。若型盒过小，无法留出包埋石膏足够的空间，则包埋石膏强度不足，在填充树脂加压时，易致石膏碎裂。

2）清洁型盒（cleaning flask）：装盒前应清洁型盒。在型盒内壁涂一薄层凡士林，使石膏不会黏附在型盒内，便于包埋石膏顺利脱出。

（2）准备模型（preparing model）

1）模型修整（trimming model）：用石膏模型修整机将模型修小、修薄，以适应型盒的大小。并将模型上石膏牙的牙尖修平，特别是放置卡环的基牙，以利于石膏的包埋固定（图 7-2）。若采用反装法，应将放置卡环、支托的石膏牙全部修去，使卡环、支托完全悬空游离，便于支架可以翻置于上层型盒内。

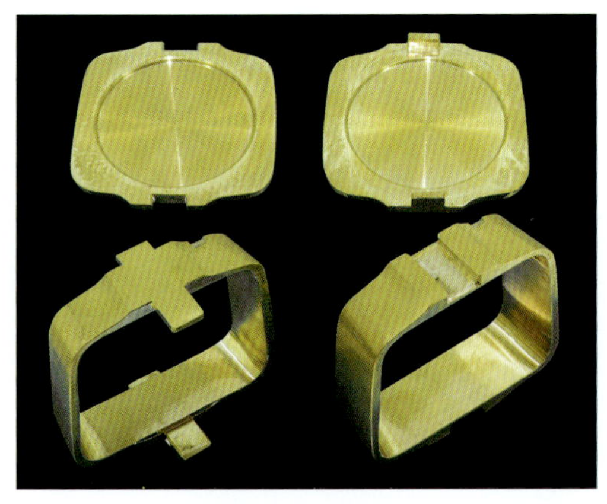

图 7-1　铜型盒

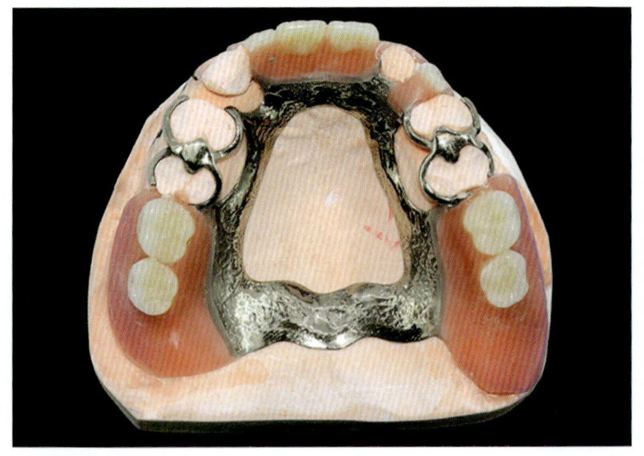

图 7-2　修整模型

2）模型浸水（model soaking）：石膏模型必须进行浸水处理。干燥的模型会吸收包埋石膏的水分，从而影响石膏的凝固。将模型的底部置于室温水中，待石膏底座吸足水分，无气泡排出，再将整个模型浸入水中约 10 分钟。如果水温低于模型温度，温差会造成蜡型冷却变形，导致基托边缘与模型分离，包埋石膏进入蜡型组织面，影响义齿的精确性。

（3）装下层型盒（intalling lower flask）

1）将调拌好的石膏充填于下层型盒，约占型盒的 1/2～2/3 的高度，借助振荡器轻轻振荡型盒，以排出石膏中的气泡。

2）将浸湿的模型放入型盒石膏中，使人工牙的长轴方向与开盒方向一致。基托蜡型的唇颊侧边缘与下层型盒的边缘平齐或稍低。当义齿存在倒凹区时，应将模型向减小倒凹的方向倾斜，以便开盒时上、下层型盒可以顺利打开。

3）用石膏将模型、余留牙、支架全部包埋，并将人工牙及基托蜡型完全暴露。

4）待石膏接近凝固时，在缓慢流水下，用手指或排笔将包埋石膏的表面处理光滑，应无倒凹斜面形成（图 7-3）。

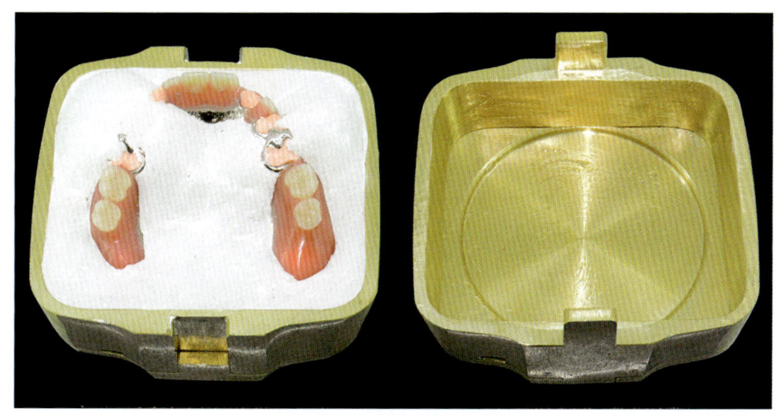

图 7-3　装下层型盒

5）去除人工牙、基托蜡型表面及型盒边缘的石膏，复位上层型盒，检查上、下层型盒是否密合，包埋石膏有无倒凹、锐缘。

（4）装上层型盒（installing upper flask）

1）下层型盒石膏基本凝固后，用毛笔在石膏表面涂布分离剂，以防止上、下型盒石膏粘连。

2）待分离剂晾干，将上层型盒复位于下层型盒上。

3）用毛笔蘸取调拌好的石膏刷于牙间隙、颈缘，以减少这些部位产生气泡。

4）将调拌好的石膏从型盒的一侧边缘缓慢灌入，并轻轻振荡型盒或借助于振荡器，排出石膏中的气泡，并使石膏灌满整个上层型盒，石膏应略溢出上层型盒为宜（图 7-4）。

5）盖好型盒顶盖，加压使之与上层型盒密合（图 7-5）。

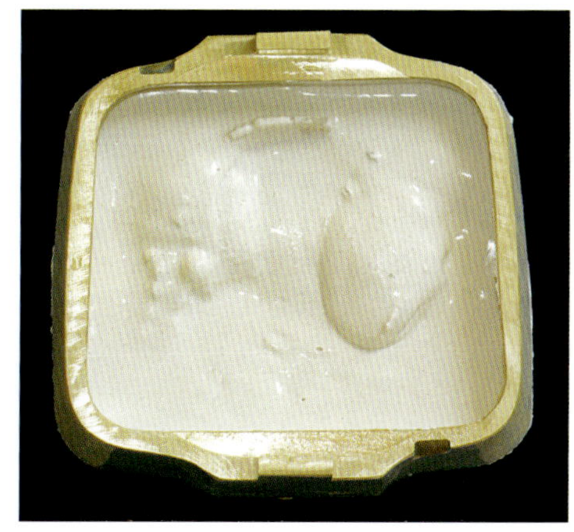

图 7-4　装上层型盒

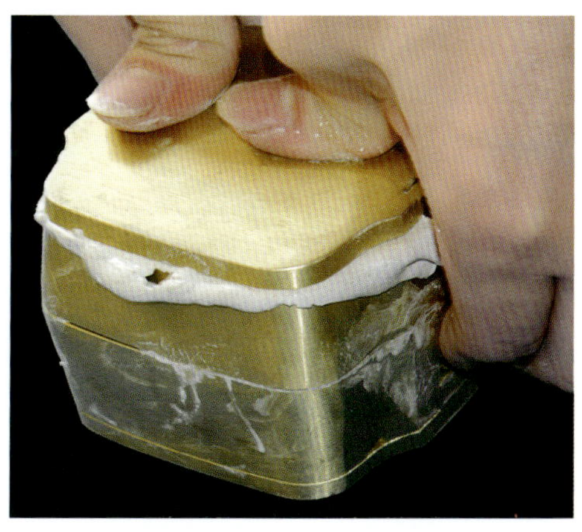

图 7-5　盖好型盒顶盖

4. 注意事项

(1) 模型修整时，保护支架、蜡型及人工牙，避免粗暴用力，导致模型损坏、折断。

(2) 型盒各部件能够密合地组装在一起。

(3) 蜡型应充分暴露，以便填充树脂。

(4) 模型、支架应包埋牢固，并给上层型盒包埋石膏预留足够的厚度，以保证其强度。

(5) 下层型盒包埋石膏的表面应光滑，无气泡，不能形成倒凹，以便上、下型盒顺利分开。

（二）去蜡、涂布分离剂

去蜡是将型盒内的蜡型去除干净，形成材料转换腔，以便充填树脂。

1. 材料与器械　藻酸盐分离剂（alginate separating agent）、毛笔、冲蜡机（wax washing machine）、蒸汽清洗机（steam cleaning machine）。

2. 步骤与方法

(1) 待型盒内石膏完全凝固后，将型盒置于 80℃热水中浸泡 10 分钟，使蜡受热软化，便于打开型盒。

(2) 从热水中取出型盒，用石膏调拌刀在上、下型盒分界处的两侧同时撬动，然后沿垂直向分开型盒。用雕刻刀挑出大块软化蜡。注意不能从型盒的一侧撬开，避免石膏断裂。

(3) 将型盒置于冲蜡机内，用沸水冲洗去蜡。将材料转换腔边缘的薄壁锐缘用雕刻刀修整圆钝，避免填塞树脂时石膏受压破碎，进入树脂中；用蒸汽清洗机彻底清除残余蜡和石膏碎屑。

(4) 涂布分离剂

1) 从整瓶分离剂中取适量倒入小的容器中。因为涂分离剂时毛笔的残液中含有石膏，这些石膏会污染分离剂，使整瓶分离剂性能下降。

2) 毛笔应保持清洁，涂布时，毛笔只能朝一个方向，不可来回涂布，否则会破坏已形成的藻酸钙薄膜。

3) 涂布完分离剂的型盒应直立或倾斜放置，以便多余的分离剂流出，防止在型盒的低洼部位形成积液。

4) 涂好分离剂的模型应及时充填树脂，不能长时间放置，否则分离剂会失水干裂，使分离性能下降，造成树脂与石膏的粘连。

5) 严禁用压缩空气喷枪吹已经涂布好的分离剂，否则会破坏已经形成的藻酸钙薄膜。

3. 注意事项

(1) 浸泡时间：型盒在热水中浸泡时间不能过长，否则，蜡过度熔化浸入石膏模型内，不易冲净影响分离剂的涂布，使石膏黏附于树脂上，给义齿打磨带来困难。浸泡时间也不能过短，蜡型若没有充分软化，上、下型盒分离时易导致石膏模型的损坏或支架移位。

(2) 开盒后的检查：型盒冷却后，检查型盒内有无脱落部件，若有，应当冲洗干净，待模型干燥后准确复位，并用粘接剂固定。所有人工牙都应当用雕刻刀检查是否有松脱现象，若有松脱，用粘接剂固定。

（三）填塞树脂

将调和好的树脂填塞到材料转换腔的过程。

1. 材料与器械　电子秤、量杯、不锈钢调拌刀、小瓷碗、玻璃板、玻璃纸、牙托粉与牙托

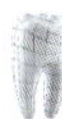

水、型盒夹(flask clamp)、压榨器(expresser)。

2. 调和树脂

(1) 量取牙托粉及牙托水：通常牙托粉与牙托水的调和比例为3∶1(体积比)或2∶1(重量比)。根据义齿蜡型的大小量取适量的牙托粉与牙托水。

(2) 调和：将牙托粉置于有盖清洁的玻璃或陶瓷调杯中，用滴管逐滴加入牙托水。用不锈钢调拌刀调拌均匀，同时振荡排出气泡，加盖防止单体挥发造成粉液比例失调。

(3) 填塞：将手洗净或戴聚乙烯薄膜手套，取适量面团期(doughing period)树脂揉捏均匀，使其颜色一致，压入型盒内，使其充满整个材料转换腔，填塞量宜比实际用量略多一些。用浸湿的玻璃纸隔开上、下型盒之间后，置于压榨器上缓慢加压，直至上下型盒边缘完全接触。多余的树脂在压力的作用下溢出。在加压状态下保持30秒，打开型盒，去除玻璃纸，检查树脂填塞情况以及人工牙和支架是否移位，若支架移位，应复位并固定。若边缘无树脂溢出，树脂表面有皱纹、不光滑，表明树脂填塞不足。在不足部位再填塞适量树脂，重复上述步骤。

(4) 固定型盒：去除玻璃纸后，最后一次加压。将型盒置于型盒夹内，在压榨器上进行加压，并将型盒夹的螺丝在加压状态下拧紧，确保压力不下降，树脂必须在压力状态下聚合。螺丝拧紧后，准备热处理(图7-6)。

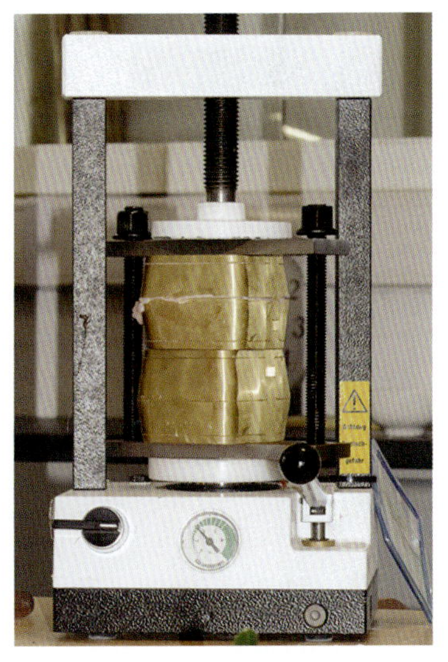

图7-6　固定型盒

3. 注意事项

(1) 填塞时期(injection period)：最佳的填塞时期是面团期，若填塞过早，有多余的牙托水，基托内会留下不规则气泡；若填塞过迟，调和物变硬，易填塞不足形成缺陷，还可造成人工牙和支架的移位。

(2) 型盒加压(pressuring flask)：型盒加压时若感到有阻力，应暂停加力，留给树脂溢出的时间。之后重复此过程，加压至2 000kg直到型盒闭合为止。当树脂不再溢出时，加压结束。型盒边缘有树脂溢出，并不能证明树脂已经充满材料转换腔。只有树脂表面光洁而且具有半透明的红色，才表明充满。

(3) 型盒夹固定(fixation by flask clamp)：在压榨机内加压固定型盒夹，拧紧螺丝。上、下型盒边缘紧密接触无间隙，否则可致义齿变形、咬合抬高。

(四) 热处理

热处理(thermal treatment)的目的是使义齿树脂在一定的温度和压力下，逐渐完成聚合反应，固化成型。

1. 器械　聚合器(polymerizer)

2. 三种水浴加热法(water-bath heating)

(1) 将型盒放入室温水中，缓慢加热，在1.5～2小时内缓慢升温至沸腾，维持0.5～1小时，自然冷却后开盒。

(2) 将水温加热至70～75℃，放入型盒，维持恒温1.5小时，然后升温至沸腾，维持0.5～1小时，自然冷却后开盒。

（3）将水温加热至70～75℃，放入型盒，维持恒温9小时，自然冷却后开盒。

上述三种方法中，最后一种单体聚合最完全，树脂基托性能最佳，但用时较长（图7-7）。

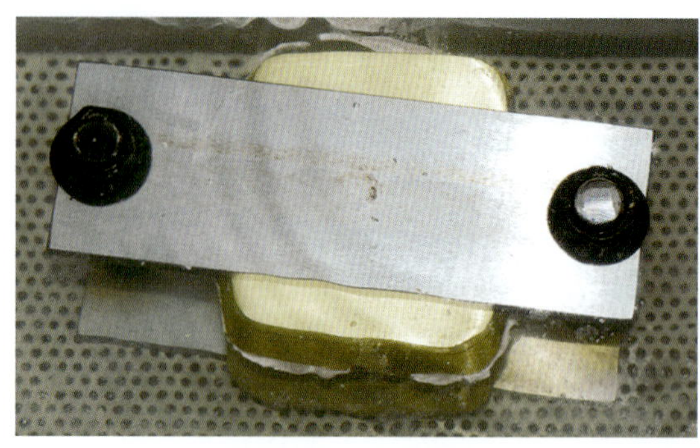

图7-7　热处理

3. 注意事项

（1）进行热处理时水应没过型盒，切忌升温过快、过高，以免基托树脂内形成气泡。

（2）热处理后，型盒应自然冷却后再开盒。冷却过快，开盒过早，易引起树脂基托变形。

（五）开盒

开盒（deflasking）是将上下型盒分开，用石膏剪去除义齿周围石膏，将义齿和模型分离，各部件不能产生断裂和变形。

1. 器械　石膏剪（plaster scissor）、木锤、气凿（pneumatic chipper）、蒸汽清洗机（steam cleaner）。

2. 步骤

（1）从型盒夹上取下型盒，在型盒两侧用调拌刀轻撬，使上、下型盒分开。

（2）去除上、下层型盒盖，用木锤敲击石膏面，使整块石膏从型盒中脱出。

（3）用石膏剪或气凿将模型从包埋石膏中分离，再将义齿从模型上分离。

（4）用流水冲洗义齿，再用蒸汽清洗机去除义齿上黏附的石膏。

3. 注意事项

（1）包埋石膏从型盒内脱出时，不可敲打上、下型盒边缘部分，以免破坏型盒各部件的密合度。

（2）用石膏剪沿模型边缘去除包埋石膏。

（3）去除模型时，可用气凿将模型凿出裂纹，并应小心去除，注意保护义齿各部件，防止变形、折断。使用气凿、石膏剪时注意分力方向。应在颊侧与牙槽嵴垂直方向施力，切忌从舌、腭侧中份剪开，易使义齿基托折断。

（六）可能出现的问题及预防措施

1. 基托内气泡（bubbles inside the denture base）　基托树脂成型过程中最常见的问题。气泡的存在不但影响美观，并且会导致该处基托强度降低，在使用过程中易发生断裂。

（1）原因

1）粉液比例不当（improper water-powder ratio）：①牙托水过多：树脂聚合时体积收缩过大而且不均匀，常在基托表面形成不规则的大气泡；②牙托水过少：牙托粉溶胀不充分，则在基托内形成分布均匀的微小气泡。多见于调和时牙托水过少或分离剂涂布不良，造成牙托水渗入石膏模型内。

2）填塞树脂时机不准（improper time to fill acrylic resin）：①填塞过早：树脂流动性过大，不易成形，树脂在聚合过程中体积收缩过大，易在基托表面形成大而不规则的气泡。②填塞过迟：树脂变硬，可塑性（plasticity）和流动性（liquidity）降低，形成充填缺陷。

3）树脂的填塞量或压榨机加压不足：填塞量不足，可在基托内产生不规则的较大气泡

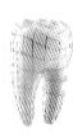

或空腔，尤其在基托细微部位，易形成不规则的缺陷性气泡；压榨机加压不足，则会在基托内出现广泛均匀的小气泡。

（2）预防措施

1）严格按照粉液比调拌树脂，搅拌均匀。

2）应在面团期填塞树脂。

3）填塞树脂量及压榨机加压应足够。

4）涂布分离剂，隔绝牙托水渗入石膏。

5）做好聚合器的日常维护工作，保证工作时正常运行。

2．基托变形（denture base deformation）

（1）原因

1）填塞过迟：树脂已过面团期，可塑性降低，强行压入，造成模型损坏。

2）基托厚薄不均匀：造成基托聚合收缩不均匀。

3）热处理时升温及冷却速度过快。

（2）预防措施

1）应在面团期填塞树脂，掌握加压力量。

2）保证基托厚度均匀。

3）热处理时应缓慢升温、自然冷却。

3．咬合增高（increased bite）

（1）原因

1）填塞树脂过硬或填塞量过多。

2）压榨机加压不足。

（2）预防措施

1）应在面团期填塞树脂。

2）压榨机加压至 2 000kg。

4．人工牙与基托结合不牢固（non-firm bonding between the artificial teeth and the denture base）

（1）原因

1）人工牙盖嵴部的蜡及分离剂未清理干净。

2）人工牙盖嵴部未用牙托水溶胀。

3）树脂填塞时机过迟。

4）树脂填塞量不足。

（2）预防措施

1）彻底清除人工牙盖嵴部的蜡及分离剂。

2）用蘸有牙托水的小棉球擦拭人工牙的盖嵴部。

3）应在面团期填塞树脂。

4）确保足够的填塞量。

5．基托颜色不均匀（uneven denture base color）

（1）原因

1）树脂粉液未按比例调拌或调拌不均匀。

2）牙托水挥发。

3）填塞时手和用具有残留水渍或不洁净。

4）填塞过迟。

（2）预防措施

1）按粉液比均匀调拌树脂，并加盖静置。

2）保持手和用具干燥、洁净。

3）面团期填塞。

二、冷聚合注射法

冷聚合注射法是用硅橡胶将义齿蜡型与部分模型按一定的方式包埋起来，经加热去蜡，在硅橡胶内形成材料转换腔，以便注射树脂，经加压聚合后，用树脂替代蜡型。

（一）材料与器械

1. 材料　自凝牙托粉、自凝牙托水、硅橡胶、藻酸盐分离剂、粘接剂。

2. 器械　钨钢钻（carbide bur）、手术刀、镊子、雕刻刀、注射器、小瓷碗、玻璃板、量杯、电子秤、石膏刀、气凿（pneumatic chisel）、𬌗架、冲蜡机（Steamed wax melting machine）、蒸汽清洗机（steam cleaner）、压力聚合器（pressure polymerizer）。

（二）优点

1. 树脂与模型及硅橡胶易于分离，固化的表面光滑，减少了基托的后续加工量。

2. 硅橡胶在23℃时约5分钟凝固，与石膏包埋法相比，速度快、废弃物少。

3. 收缩小、精度高，基托几乎不存在内应力（图7-8）。

4. 聚合完成后模型完整，方便重新在𬌗架上检查咬合。

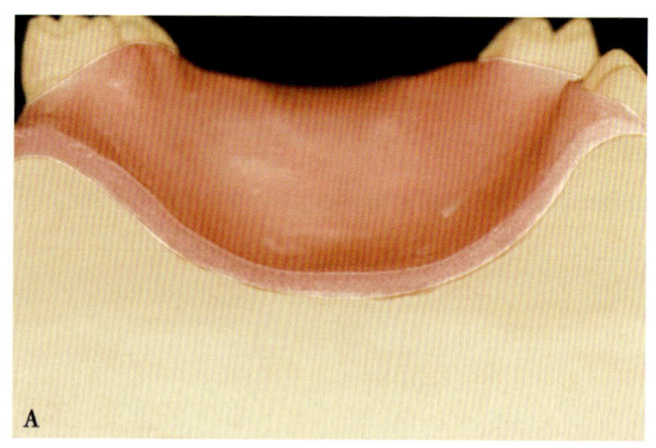

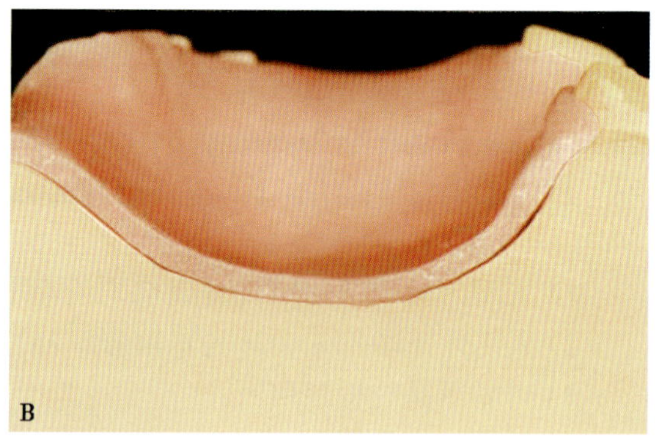

图7-8　基托断面密合度对比

A. 硅橡胶包埋法　B. 石膏包埋法

（三）步骤与方法

1. 制作硅橡胶印模

（1）混合硅橡胶：取适量硅橡胶与催化剂手动混合，直至颜色均匀（图7-9）。

（2）包埋：将混合好的硅橡胶置于基托唇、颊面，缓慢推向𬌗面及基托舌、腭面。硅橡胶要与人工牙及蜡基托密贴，厚度3～5mm（图7-10）。

（3）检查印模：待硅橡胶凝固后，取下硅橡胶印模，检查其内的颈缘、𬌗面是否清晰、完整。由于制作硅橡胶印模所需时间较短，若有问题，可及时重新制作，而不影响工作进度。

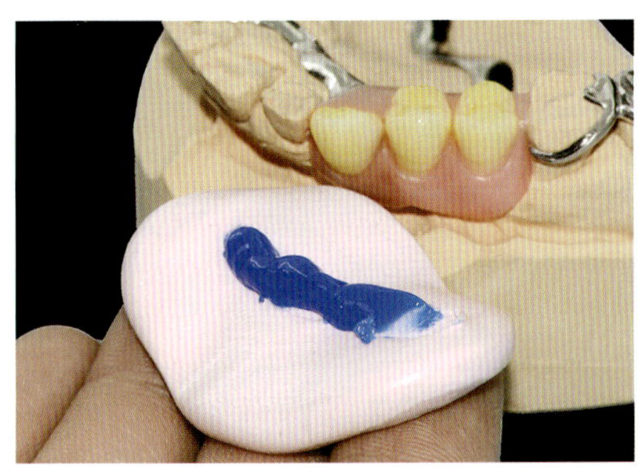

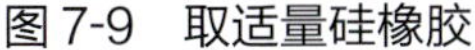

图 7-9　取适量硅橡胶

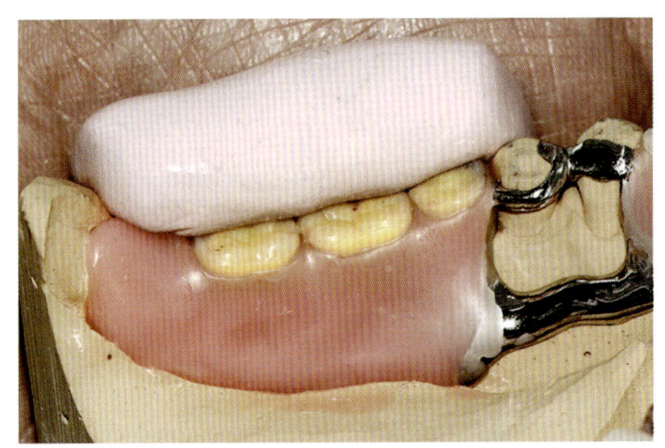

图 7-10　从唇颊侧缓慢推向舌、腭侧

（4）形成注塑孔道：选择与注射针管口直径相同的钨钢钻头，在基托较大一侧的中部，垂直于硅橡胶印模，磨出注塑孔道，并将孔道内硅橡胶碎屑清理干净，避免注塑时碎屑混入树脂（图 7-11）。

（5）形成排溢口（molding overflow exit）：为排出材料转换腔内的空气和观察树脂是否充满转换腔，在注塑孔对侧基托边缘转角处用手术刀切出两个 V 形排溢口，暴露基托边缘（图 7-12）。

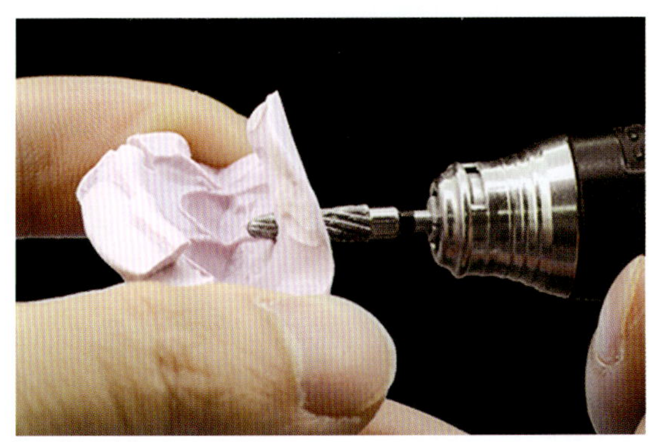

图 7-11　磨出孔道

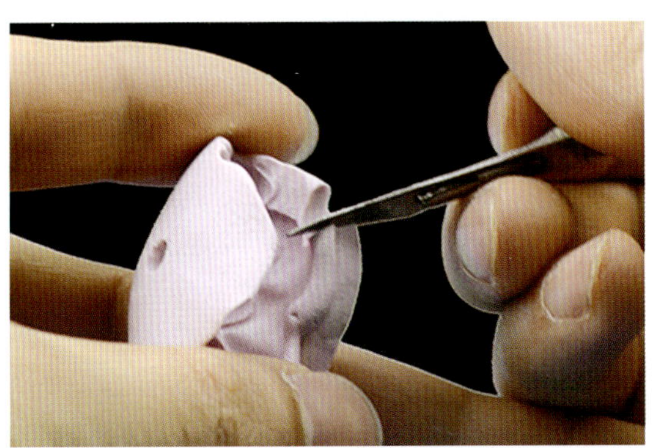

图 7-12　切出排溢口

注意事项：①印模覆盖范围应超出基托蜡型边缘 3～5mm，盖过相邻基牙的 1/2（图 7-13）；②印模边缘应较薄，便于和模型粘接（图 7-14）。

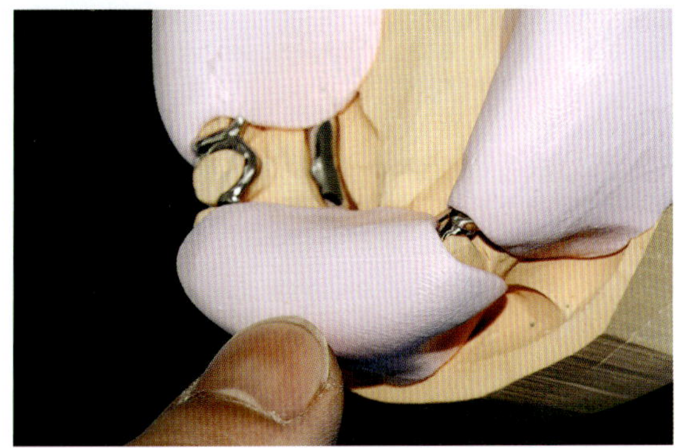

图 7-13　印模盖过相邻基牙一半

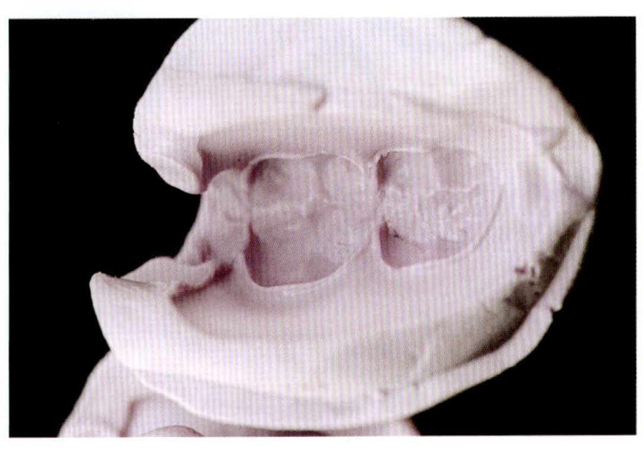

图 7-14　印模边缘较薄

2．去蜡

（1）方法：用蜡刀将人工牙撬下，清点数量，置于特制筛网中用蒸汽清洗机清洗，清洗后再次清点牙数，防止丢失。将模型置于冲蜡机内，去除模型和支架上的基托蜡。最后手持模型、支架，利用蒸汽清洗机彻底清洗残蜡（图 7-15，图 7-16）。

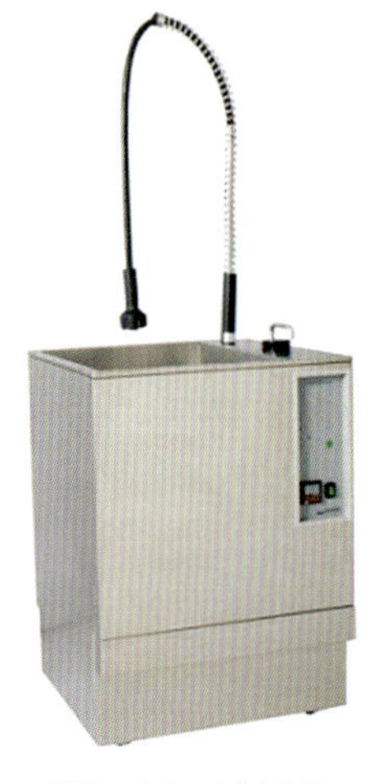

图 7-15　冲蜡机

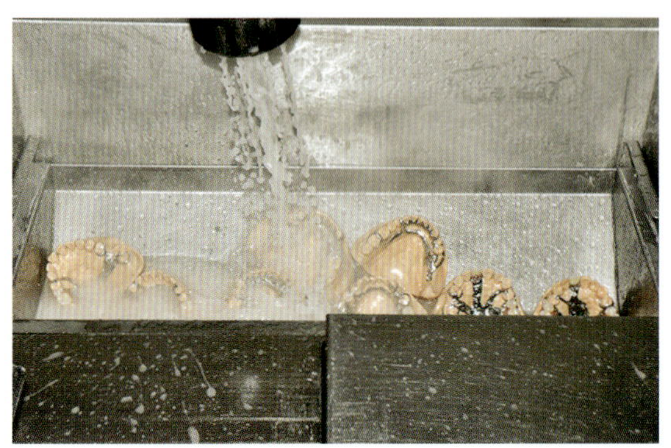

图 7-16　冲蜡机内去蜡

（2）注意事项

1）不可一次清洗多个相似义齿的人工牙，以免混淆。

2）彻底清洗残蜡，避免造成人工牙脱落、模型分离效果差。

3．涂布分离剂　在初步冷却干燥后的石膏模型上涂布藻酸盐分离剂，可防止单体进入石膏，避免石膏与树脂发生粘连。

4．人工牙处理

（1）方法：用蘸有牙托水的小棉球溶胀人工牙的盖嵴部或在盖嵴部磨出浅的沟槽，以增大与树脂基托的结合强度和接触面积（图 7-17，图 7-18）。

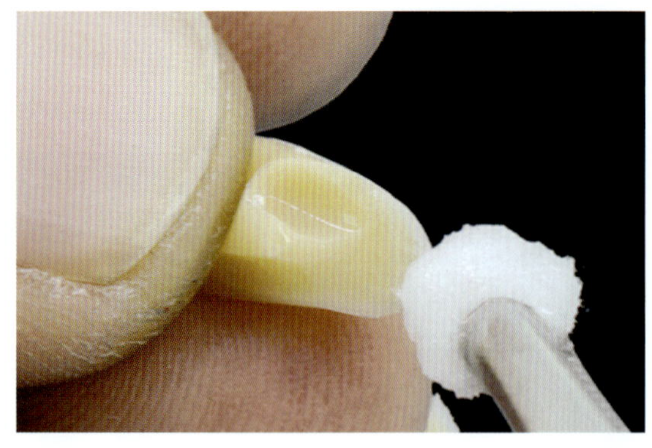

图 7-17　溶胀盖嵴部

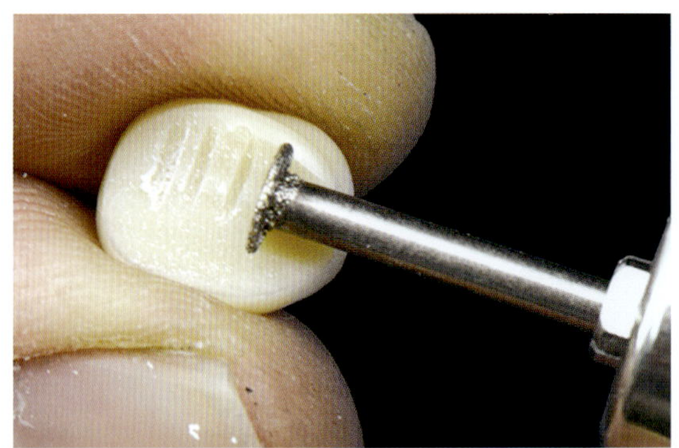

图 7-18　磨出浅的沟槽

（2）注意事项：避免牙托水流动溶胀人工牙其他部位，造成牙面不光滑。若人工牙盖嵴部较薄，不能磨沟槽。

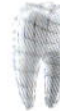

5. 人工牙复位粘接

（1）复位（repositioning）：将人工牙在硅橡胶印模内复位，并检查人工牙与印模是否密合，防止相似的人工牙混淆（图 7-19）。

（2）粘接（cementation）：在人工牙的唇、颊侧涂布少量的粘接剂，粘固于印模内，防止树脂注入时人工牙移位，粘接剂过多会造成人工牙位置改变（图 7-20）。

（3）检查：用蜡刀检查人工牙粘接是否牢固，若有松脱，重新粘接（图 7-21）。

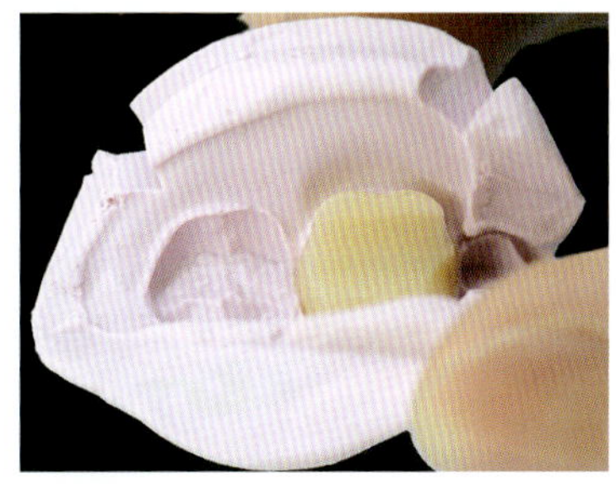

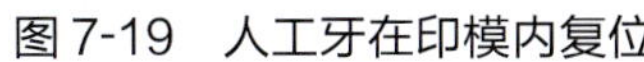
图 7-19　人工牙在印模内复位

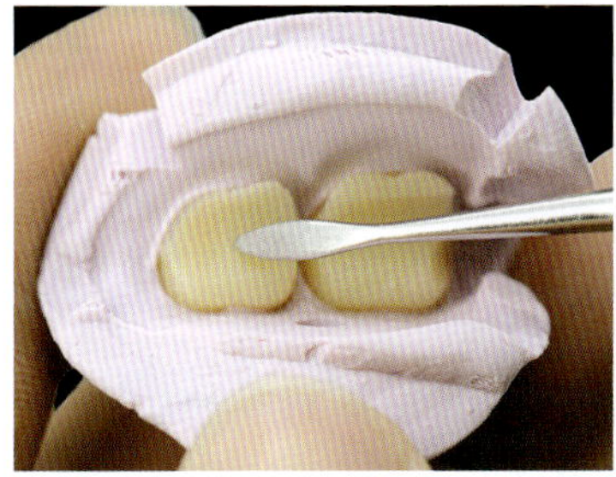

图 7-20　人工牙在印模内粘接固位

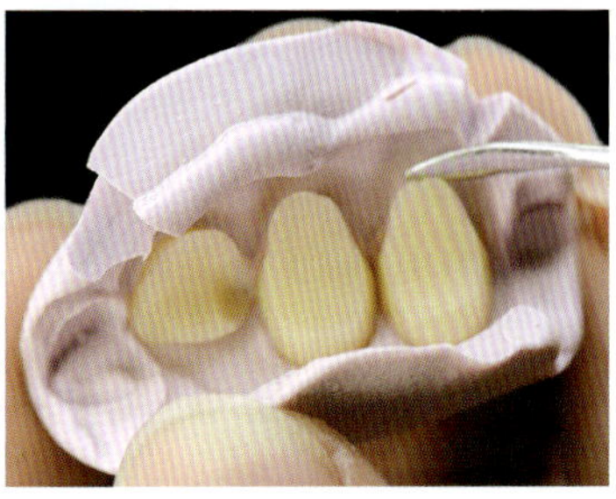

图 7-21　检查粘接是否牢固

6. 形成材料转换腔（molding the material conversion chamber）　去蜡后形成的空腔称为材料转换腔。

（1）将清洗干净的支架在模型上复位固定。

（2）将粘好人工牙的印模准确复位到模型上形成材料转换腔。

（3）用粘接剂粘接印模边缘与模型，防止注塑时材料泄漏（图 7-22）。

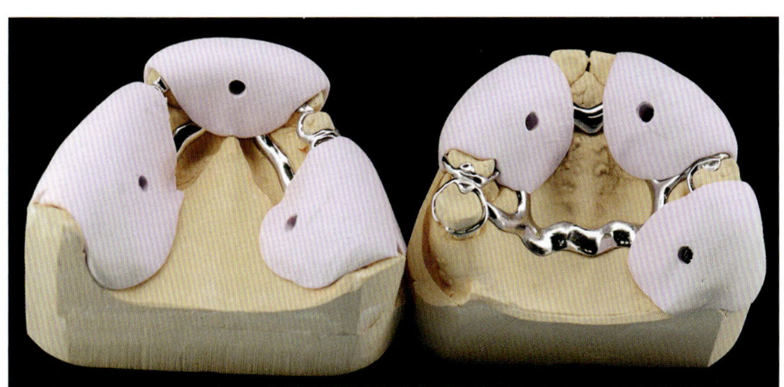

图 7-22　形成材料转换腔

7. 注塑（injecting）

（1）方法：按粉液比 1.5g∶1ml 取适量牙托粉和牙托水。牙托粉用电子秤秤取，牙托水用量杯量取（图 7-23）。在小瓷碗中搅拌均匀，加盖玻璃板，待稀糊期抽取到注射器内，针管口朝上排出气泡（图 7-24，图 7-25），通过注塑孔道将树脂注入材料转换腔，直至排溢口有树脂溢出，表明已充满转换腔。在注塑孔道处留下少量树脂，以补偿树脂聚合时引起的收缩（图 7-26）。

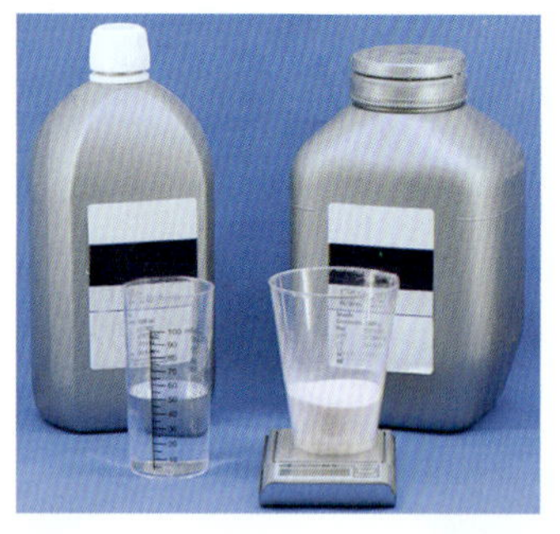
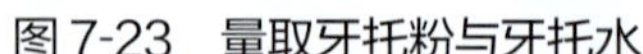
图7-23　量取牙托粉与牙托水

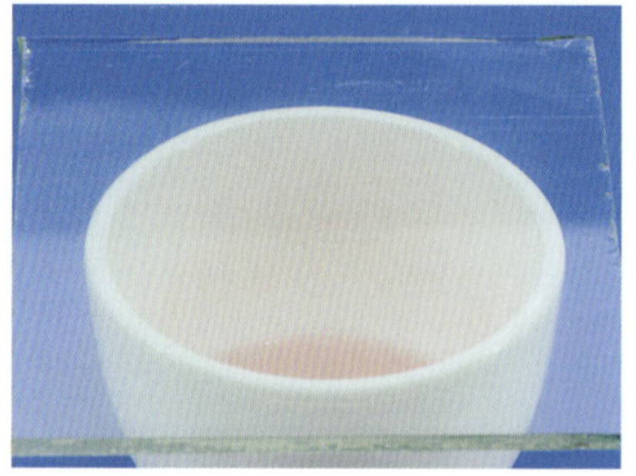
图7-24　调和树脂

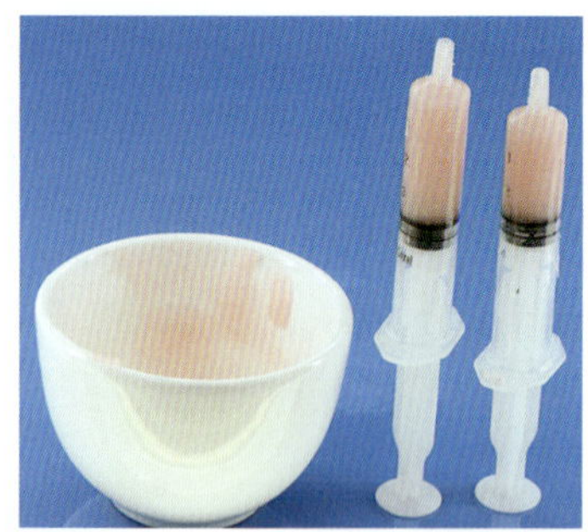
图7-25　排出气泡

（2）注意事项

1）注入过早，会出现较大气泡。

2）注入过迟，树脂流动性下降，会导致人工牙移位；印模受力过大，导致义齿变形；树脂不能完全充满材料转换腔，形成充填缺陷。

8．聚合成形（polymerizing）

（1）向压力聚合器内加水至其深度的1/2，设定温度55℃，压力0.2～0.25MPa，时间30分钟（图7-27）。

（2）将注塑完成的模型放入聚合器内（图7-28）。

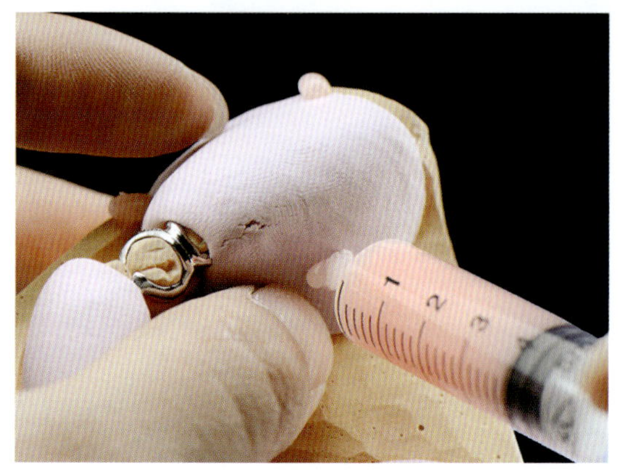
图7-26　注塑

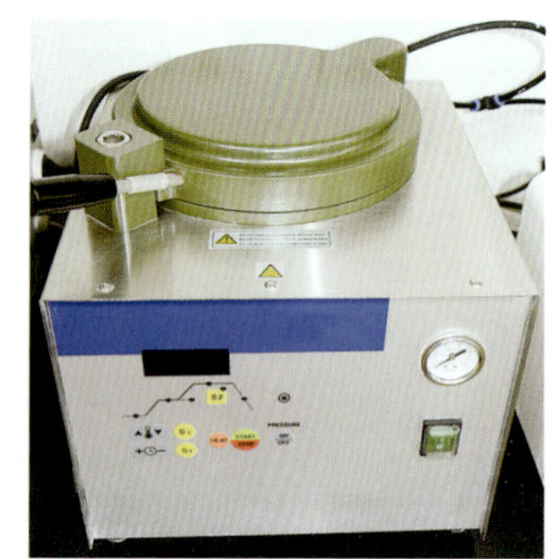
图7-27　压力聚合器

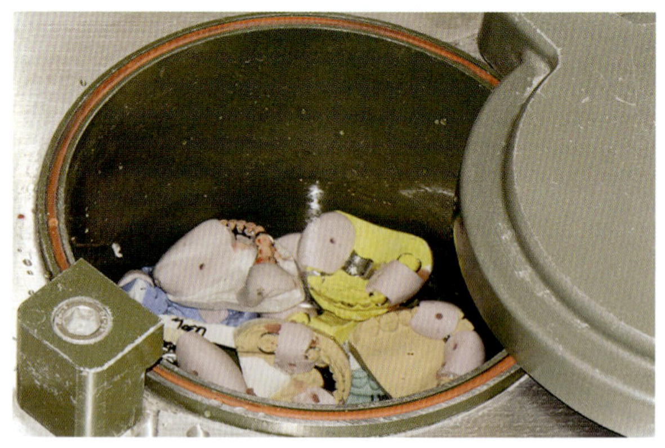
图7-28　将模型放入聚合器

（3）聚合期内应保持压力恒定。若出现压力不足，基托内会产生大量的小气泡。

9．去除硅橡胶印模（removing silicone impression）　用蜡刀撬动硅橡胶印模边缘，使其脱位（图7-29，图7-30）。

10．检查咬合（checking occlusion）　聚合完成后，将模型在𬌗架上复位。保持义齿与模型不分离，人工牙的𬌗面与模型的底部干净，无黏附的树脂或杂质（图7-31）。

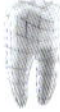

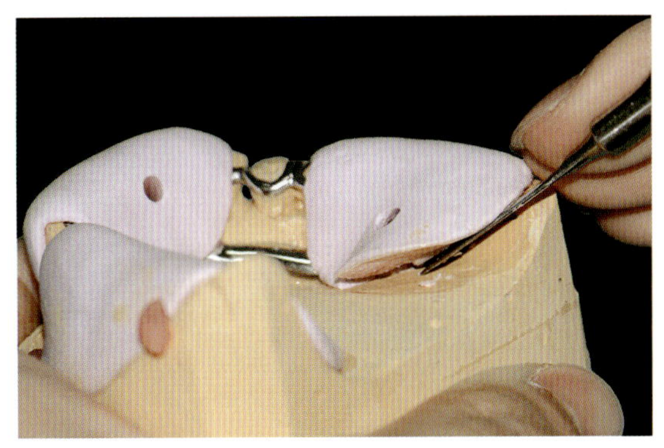

图 7-29 去除硅橡胶印模

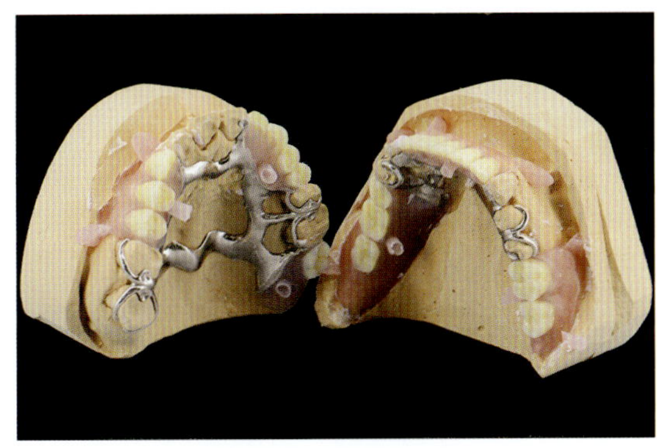

图 7-30 聚合完成

复位后可见切导针与切导盘不接触，咬合略有抬高，这是由于树脂聚合时体积变化所致。再次调𬌗，使切导针与切导盘接触。调磨原则与人工牙排列时相同。可有效减少医生调𬌗时间。

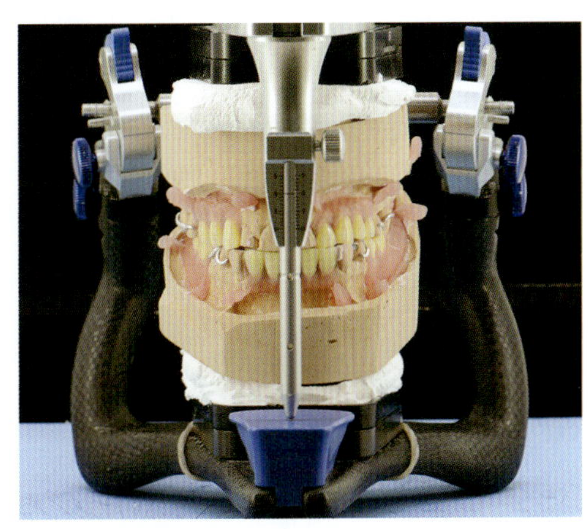

图 7-31 模型在𬌗架上复位

11. 义齿与模型分离（separating the denture from the model） 去除石膏基牙或不利倒凹，将义齿从模型上分离。

（1）去除石膏基牙：常用的方法有以下三种：

1）石膏刀刮除：用时较长，不会损伤义齿卡环、支托等（图 7-32）。

2）石膏钻磨除：速度较快，但容易伤及卡环、支托等。要求支点稳定，少量多次磨除（图 7-33）。

3）气凿去除：用时较短。由于气凿力量较大，而且在凿开模型时产生分力，容易造成基托变形或断裂，使用时应当十分小心（图 7-34）。

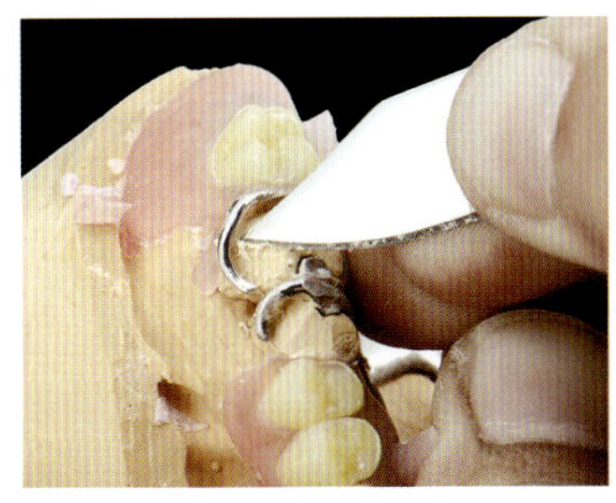

图 7-32 石膏刀刮除

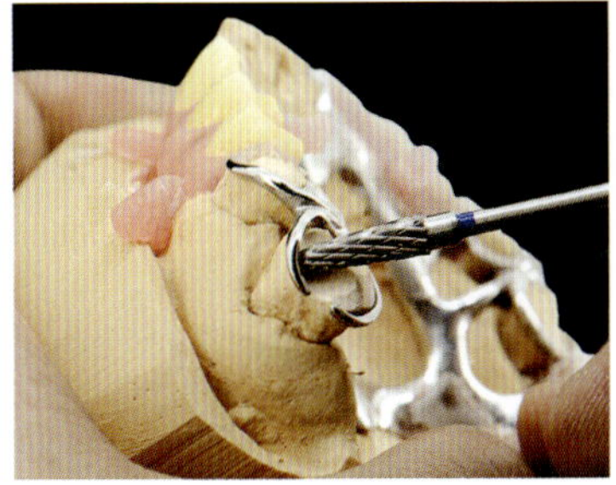

图 7-33 石膏钻磨除

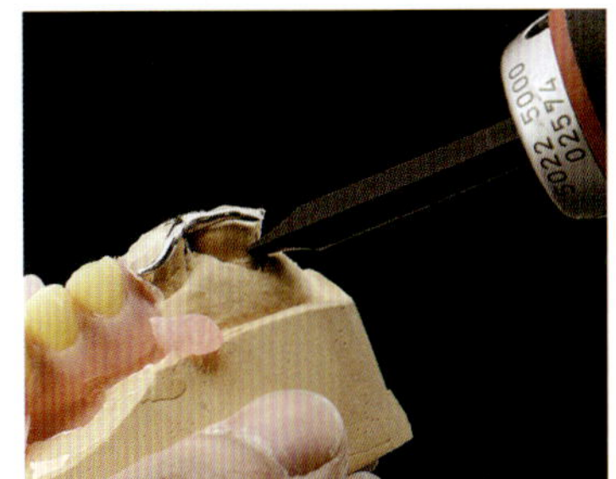

图 7-34 气凿去除

（2）去除模型

1）磨除排溢口处进入倒凹区的树脂，减少义齿与模型分离时的阻力。磨除注塑孔道处多余树脂（图 7-35，图 7-36）。

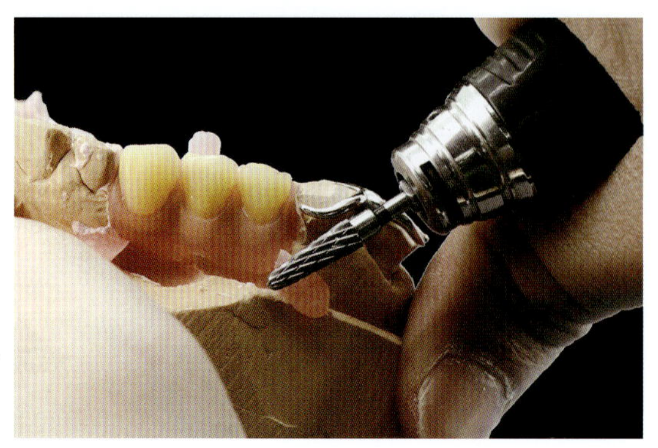

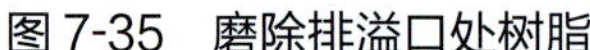
图7-35　磨除排溢口处树脂

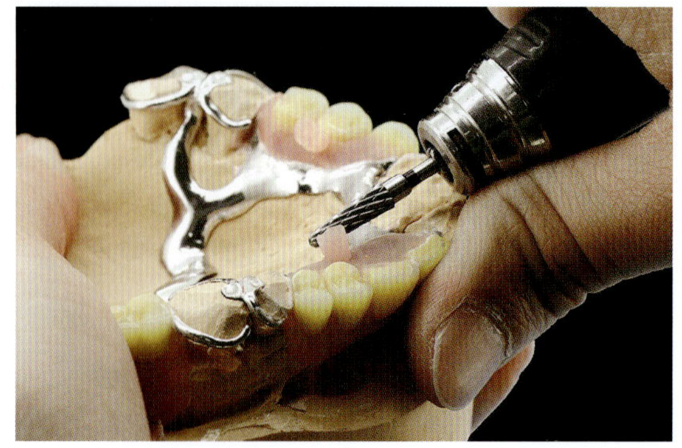
图7-36　磨除注塑孔道处多余树脂

2）选择基托唇、颊侧与舌、腭侧较厚的部位，用石膏刀同时撬动，使义齿与模型分离。避免单侧撬动力量过大，造成义齿受力变形或断裂（图7-37）。

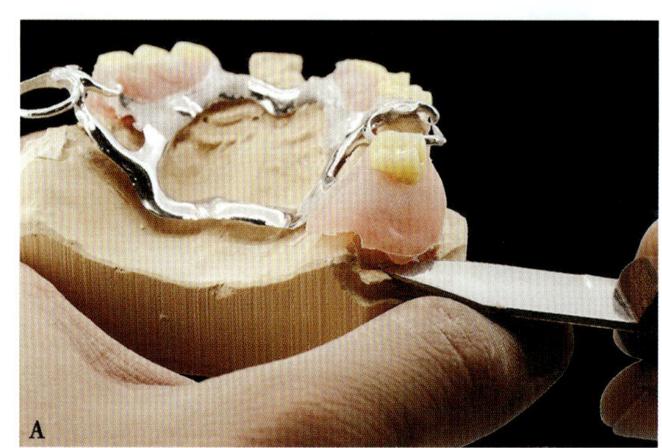

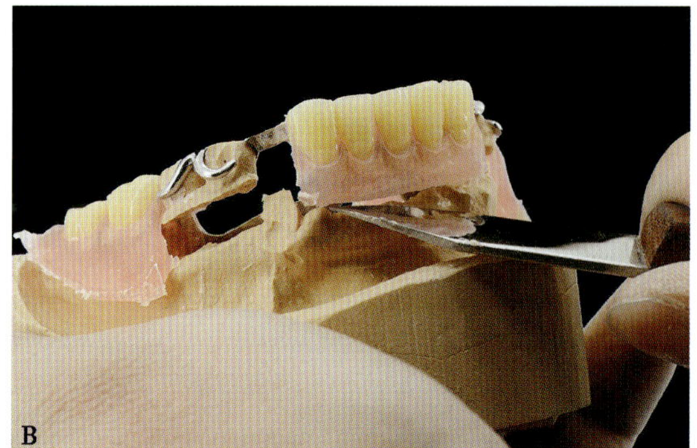

图7-37　轻撬义齿脱位
A. 上颌义齿　B. 下颌义齿

（四）可能出现的问题及预防措施

1. 人工牙移位（artificial teeth displacement）

（1）原因：未在人工牙的唇、颊侧涂布粘接剂或涂布粘接剂过少、过多。

（2）预防措施：硅橡胶印模复位至模型前，仔细检查人工牙是否牢固，若有松动，及时粘接。

2. 基托内气泡

（1）原因

1）粉液比例不当。

2）注射针管口未朝上放置，无法排出气泡。

3）注胶的时机不准：①注胶过早：树脂流动性过大，不易成形，树脂在聚合过程中体积收缩过大，易在基托表面形成大而不规则的气泡。②注胶过迟：树脂变硬，可塑性和流动性降低，形成充填缺陷。

4）树脂的注入量不足或聚合压力不足。

（2）预防措施

1）严格按照粉液比例均匀调拌树脂。

2）注射针管口朝上放置。

3）应在稀糊后期注入树脂。

4）注入树脂量应足够，并在注塑孔道处留下少量树脂，以补偿树脂聚合收缩。

5）涂布分离剂，隔绝牙托水渗入石膏。

6）做好聚合器的日常维护工作，保证工作时正常运行。

3. 基托变形、咬合增高（deformed denture base，increased bite）

（1）原因

1）注入过迟：树脂已过稀糊后期，流动性降低，强行加压注入，引起硅橡胶印模变形或破损。

2）硅橡胶印模过薄：过薄的硅橡胶印模强度较小，当材料转换腔内压力较大时，可导致其变形、破裂。

3）硅橡胶印模边缘粘接剂封闭不严，注射时树脂外溢或将其撑开。

（2）预防措施

1）应在稀糊后期注入树脂，掌握加压力量。

2）确保硅橡胶印模有足够的厚度与强度。

3）硅橡胶印模边缘封闭良好。

4. 支架移位（framework displacement）

（1）原因

1）卡环阻挡硅橡胶印模复位，未做处理，强行复位。

2）弯制卡环与支架焊接固定不牢。

3）注胶时树脂过硬、过多。

（2）预防措施

1）遇卡环阻挡时，可将相应部位的硅橡胶适当切除，待其顺利复位后，用热的蜡液进行封闭。

2）弯制卡环与支架制作时应焊接成一个整体。

3）应在稀糊后期注入树脂。

5. 人工牙与基托结合不牢固

（1）原因

1）人工牙盖嵴部的蜡未清理干净。

2）人工牙盖嵴部未用牙托水溶胀或制备固位沟槽。

3）注入过早造成树脂流失或注入量不足。

（2）预防措施

1）用蒸汽清洗机彻底清除残蜡。

2）用蘸有牙托水的小棉球擦拭人工牙的盖嵴部或用钻头磨出沟槽。

3）应在稀糊后期注入树脂。

4）确保足够的注入量。

6. 基托内部有异物

（1）原因

1）树脂存放时未密封。

2）硅橡胶碎屑、调和工具及注射器未清洁。

（2）预防措施

1）树脂使用完后应当密封存放。

2）将孔道内硅橡胶碎屑清理干净，清洁调和工具及注射器。

7. 基托颜色不均匀　原因及预防措施同石膏包埋法。

三、热聚合注塑法

热聚合注塑法是用石膏将模型连同义齿蜡型按一定的方式包埋起来，经加热去蜡，在型盒内形成材料转换腔，以便加压注入树脂，经热处理后，用树脂替代蜡型。

（一）材料与器械

1. 材料　树脂胶囊、石膏分离剂、蜡线。

2. 器械　型盒、型盒夹、压榨器、聚合器、树脂搅拌机、注塑机、气凿、石膏剪、木锤、蒸汽清洗机、调拌刀、调碗、雕刻刀、毛笔、排笔。

（二）注塑法定向聚合原理

型盒弧形面朝下放入热水中，聚合时水的热量首先传导至型盒前部，因此聚合从前部开始逐渐向后进行。由于材料中牙托水比例较高，聚合收缩率较大，在树脂基托内会形成气泡或凹陷。但此时模型后部及胶囊内的树脂仍处于可塑状态，气泡或凹陷可被一直处于0.6MPa压力下的树脂从后部补充并填满（图7-38，图7-39）。

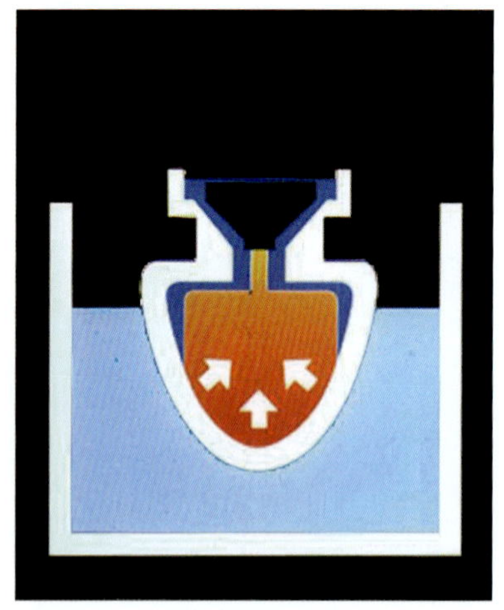

图7-38　从型盒前部逐渐向后部聚合

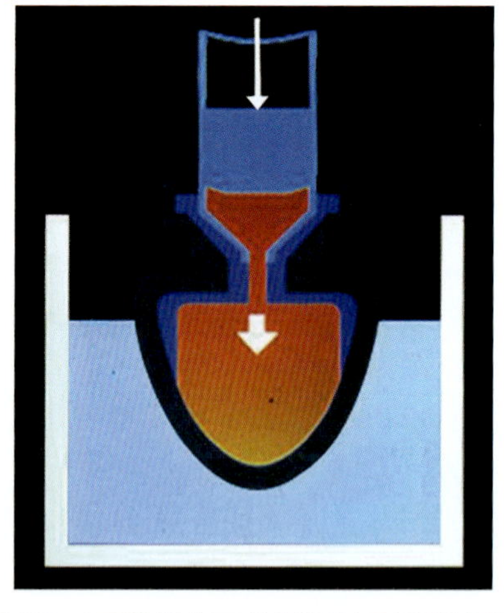

图7-39　可塑状态下的树脂从后部进行补充

（三）优点及适应证

1. 优点

（1）强度大：注塑法制作的义齿具有密度高、无气泡、强度大、高韧性、不易折断等特点。

（2）精度高：基托与模型密贴，收缩小。基托表面更光洁，有效缩减了打磨抛光的时间。

（3）速度快：热处理大约需要65分钟，工作效率高。且调拌树脂与注塑有专用设备，使

用方便。

2. 适应证　适用于全口义齿、铸造可摘局部义齿；不适用于弯制支架义齿和金属网加强树脂义齿。

（四）步骤与方法

1. 装下层型盒的方法和要求同石膏包埋法。

2. 下层型盒石膏凝固后，用蜡铸道连接铸道口和义齿蜡型，铸道直径3～5mm，将连接部分用蜡刀烫圆滑（图7-40）。

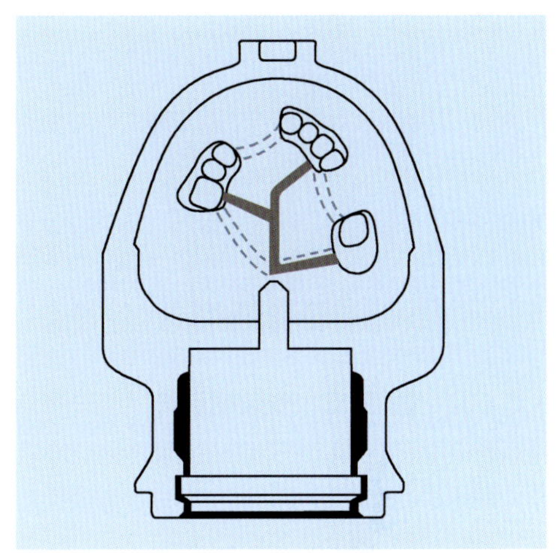

图7-40　安插铸道

3. 装上层型盒、去蜡和涂布分离剂的方法和要求同石膏包埋法。

4. 调拌树脂　牙托粉和牙托水生产时已做好配比，用时仅需将牙托水倒入装有牙托粉的胶囊内，在搅拌器上搅拌5分钟，即可获得可塑性非常好的面团期树脂。排出胶囊内的气泡备用（图7-41）。

5. 型盒加压　型盒置于专用型盒夹内，在压榨器内加压至2 000kg时锁紧型盒夹的夹板，以维持压力（图7-42）。

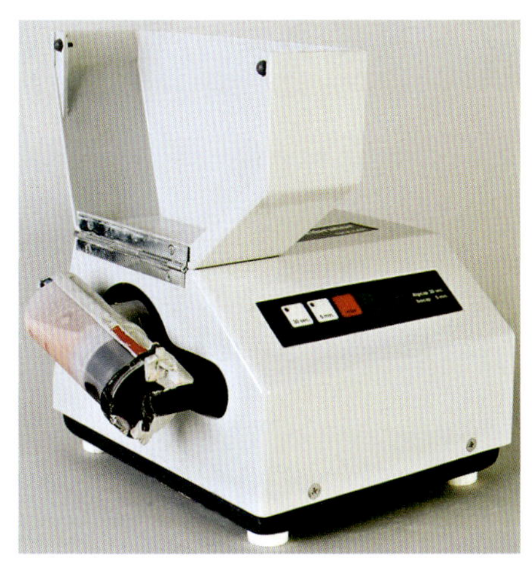

图7-41　调拌树脂

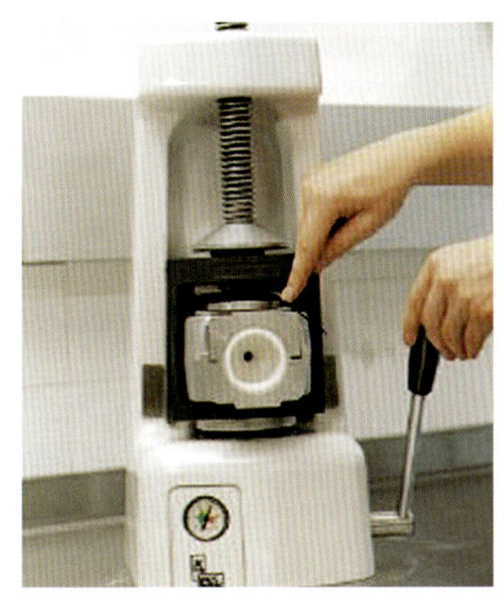

图7-42　型盒加压

6. 型盒安装于注塑机　将型盒夹直立放置，去掉胶囊盖，置于型盒尾部的白色铸道口内（图7-43）。将注塑机的活塞对准胶囊尾部，使压力垂直于型盒，若压力不垂直，则树脂胶囊在加压注塑时会变形或损坏，活塞会卡死在胶囊内（图7-44）。

7. 注塑　调节注塑机的压力至0.6MPa，加压5分钟，使树脂充满材料转换腔内所有空间，完成注塑（图7-45）。当看到活塞杆上的红色标记时，说明树脂胶囊内所剩材料已不足，需要换新的胶囊。对于颜色已变深，在冷藏柜中存储的树脂胶囊，应压注10分钟（图7-46）。

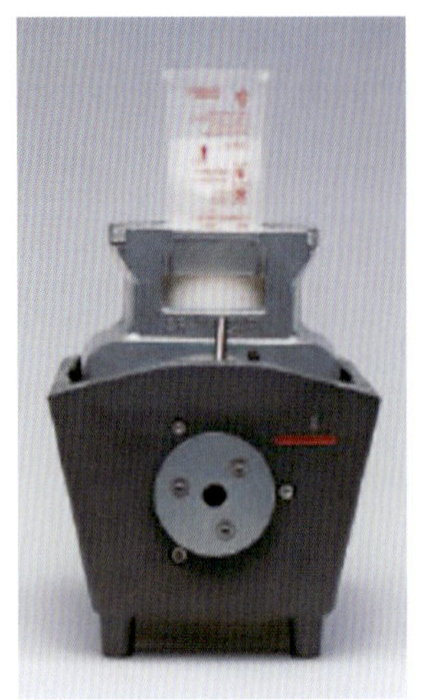
图 7-43　安装树脂筒

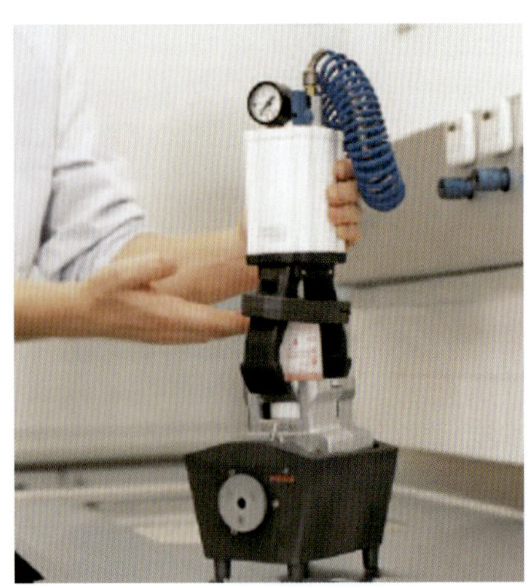
图 7-44　安装于注塑机

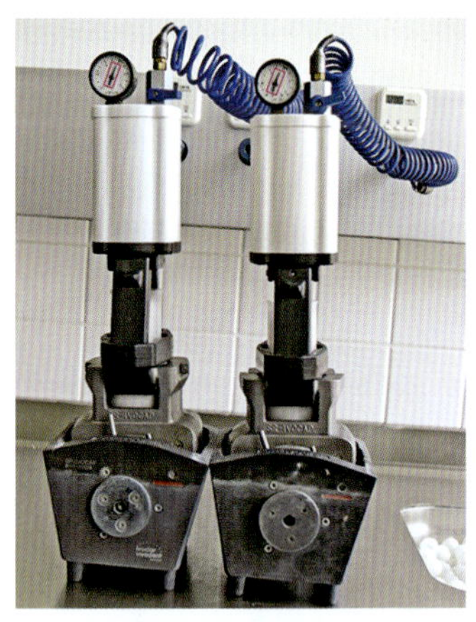
图 7-45　注塑

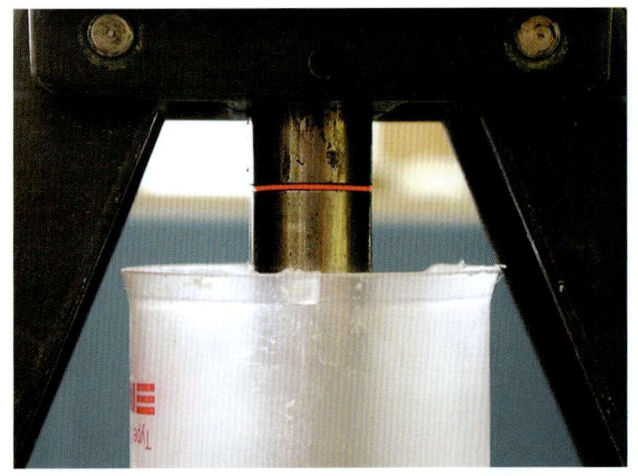
图 7-46　活塞杆上的红色标环显露

8. 热聚合（thermopolymerization）　在 0.6MPa 压力下将型盒连同注塑机置于沸水中 35 分钟，使树脂充分聚合（图 7-47）。

注意：

（1）聚合过程中如果压力下降，聚合期产生的热量会使牙托水挥发形成气泡。

（2）水位必须精确控制在型盒夹的红线处，才能实现定向聚合。

（3）在水面放空心树脂球防止水蒸气挥发。因为水蒸气会加热暴露在水面上部的型盒和树脂胶囊，引起后部树脂聚合。

9. 冷却　完成聚合后，在保持压力的情况下将型盒放入冷水中冷却 20 分钟，迅速冷却可防止胶囊内的树脂发生聚合（图 7-48）。然后卸下注塑机。取下胶囊并复位胶囊盖，放入冷藏柜中备下次使用，储存不可超过 2 周。

10. 开盒　同石膏包埋法。

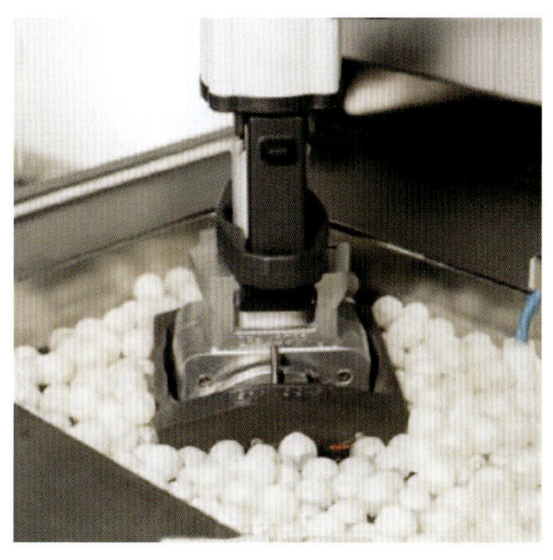

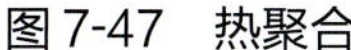
图7-47　热聚合

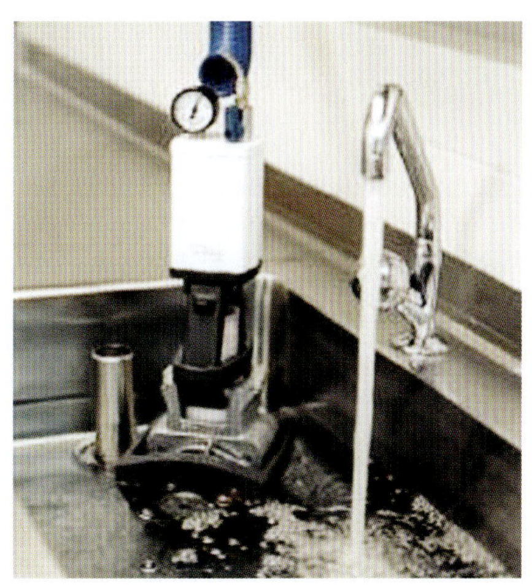

图7-48　冷却

第二节　打磨与抛光

打磨抛光是义齿制作的最后环节。抛光后的义齿表面平滑、高度光洁、自然美观。义齿边缘圆钝，不损伤口腔组织，患者戴入后感觉舒适、美观，能改善咀嚼及发音功能，食物残渣不易沉积。打磨抛光严格按照由粗到细、由平到光的顺序进行。

一、打磨

打磨也称磨光。从模型上完好取下可摘局部义齿，磨去飞边，对基托形态进一步修整，使基托表面平整，以便下一步抛光。

（一）材料与器械

1. 材料

（1）铣刀（milling cutter）：铣刀具有整齐排列的切刃，利用硬质合金锋利的刃来切削工件。用于打磨基托过厚、过长的部位。

（2）钨钢磨头（tungsten bur）：有球钻、裂钻等，用以磨除基托表面的树脂瘤或残余石膏。

（3）纸砂片（sand paper disc）：纸砂片只有一面有砂粒，用来将卡环从树脂中分离出来。使用时应将有砂粒的一面朝向树脂基托。

（4）橡胶磨头（rubber bur）：有粗细之分，按由粗到细的顺序，消除前一步骤留下的打磨纹路。橡胶磨头打磨越充分，抛光就越容易（图7-49）。

2. 器械　打磨手机，用于义齿打磨和抛光。

（二）步骤与方法

1. 粗磨（rough grinding）

（1）基托边缘：用铣刀将基托周围飞边及边缘过长、过厚部分磨除，打磨时以拇指为支点，对铣刀适当加压，避免将基托磨短、磨薄（图7-50）。磨除进入倒凹的部分，以免影响义齿就位或在就位过程中损伤倒凹上部的软组织。修整系带区切迹，打磨后义齿基托边缘圆钝，与黏膜衔接自然、流畅（图7-51）。

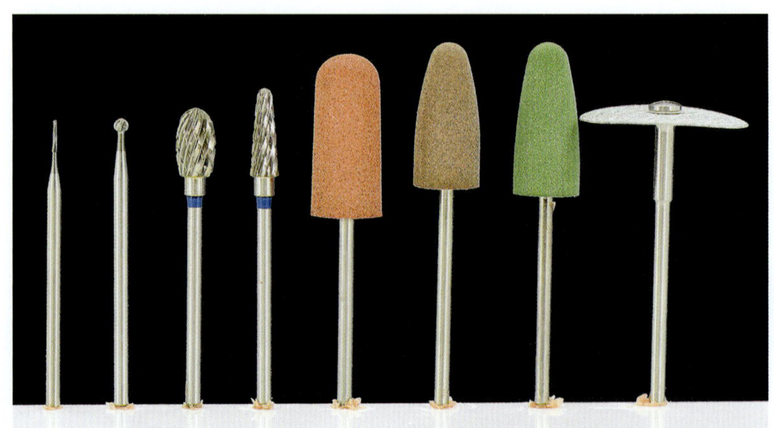
图 7-49　打磨材料

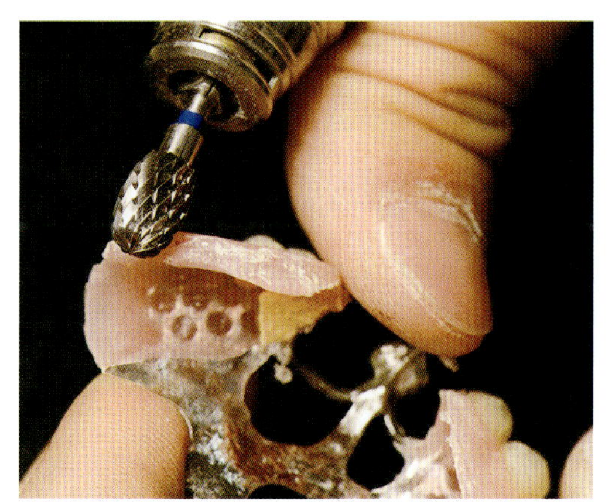
图 7-50　磨除飞边

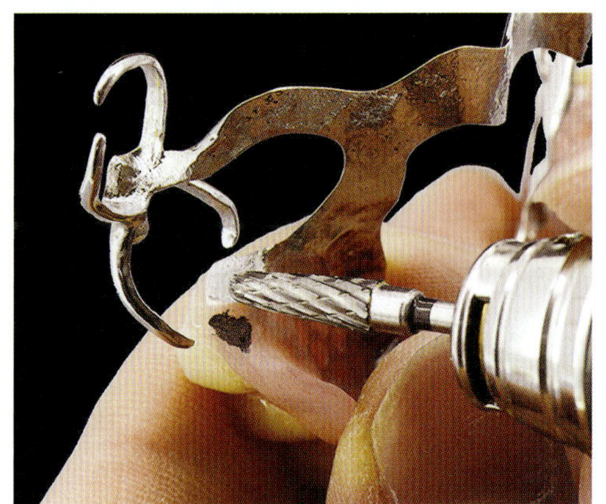
图 7-51　磨除进入基牙邻面倒凹的树脂

（2）卡环：在卡环臂与基托交汇处，利用单面纸砂片磨除多余树脂，将卡环尖至卡环体从基托中分离出来，避免卡环弹性受到影响，同时可将邻近的基托边缘修磨整齐（图 7-52）。

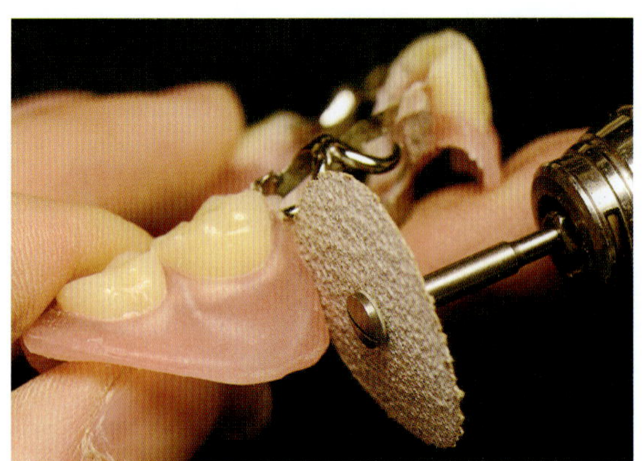
图 7-52　分离卡环

（3）基托表面：用小球钻或裂钻磨除人工牙颈缘、牙间隙及基托组织面的树脂瘤或石膏（图 7-53，图 7-54）。并磨除组织面与龈缘附近的尖锐突起，龈缘和龈乳头处也应做缓冲，以免戴牙时产生压迫。

2．细磨（fine grinding）：义齿抛光前应对磨光面进行修平。义齿打磨的越平滑，抛光越容易。用橡胶磨头轻压义齿磨光面，叠压式地磨除切削纹路，研磨时应朝同一方向进行，不宜来回移动橡皮棒，使磨光面光滑平整。使用橡皮棒时应按照颗粒度由粗到细的顺序进行。用形状尖细的橡皮棒研磨颈缘和龈乳头等细小部位。将终止线处多余的树脂磨除，与支架部分移行（图 7-55）。

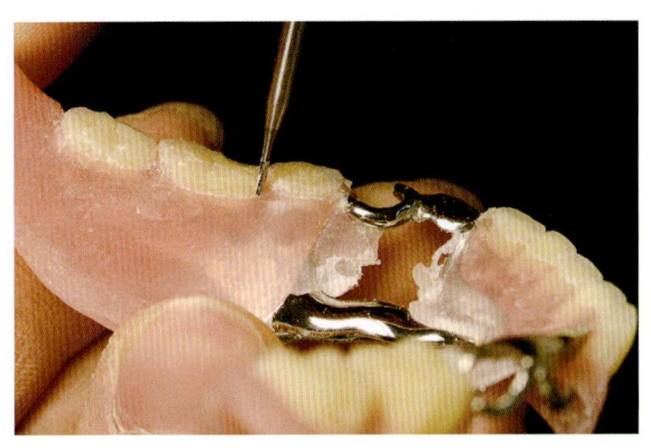

图 7-53　去除牙间隙的树脂瘤

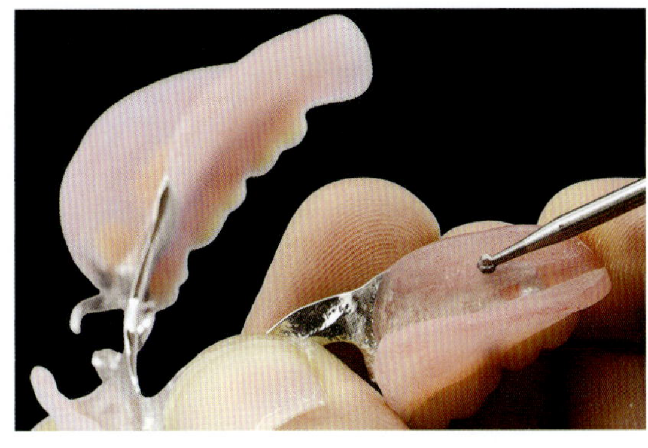

图 7-54　磨除组织面的树脂瘤

（三）注意事项

1. 打磨时使用器械和磨光材料应由粗到细，先平后光，循序渐进。

2. 打磨过程中，不能损伤卡环、支托及人工牙。

3. 打磨基托时，应变换义齿角度和打磨部位，使基托表面均匀受力，避免长时间不间断打磨产生的热量使树脂基托变形。

4. 修整基托磨光面时，不可将唇颊面的牙根突度磨除，不能损伤人工牙之间的龈乳头。

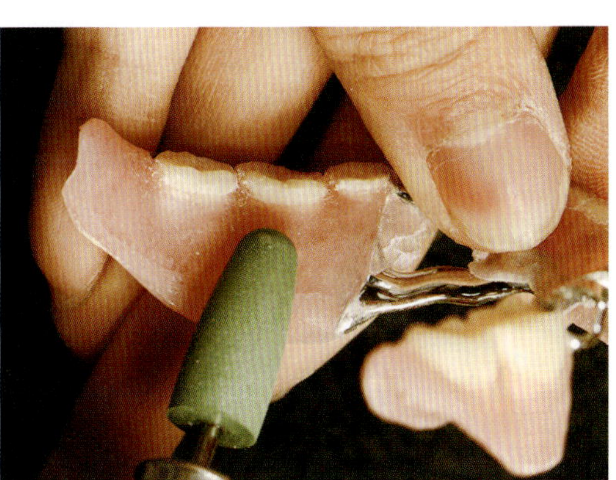

图 7-55　细磨

二、抛光

抛光是在打磨完成后，对基托表面进行光亮处理的过程。打磨后极微细的纹路仍然存在，需要进一步抛光。抛光不良的义齿容易沉积软垢和菌斑，导致口腔软组织的炎症。抛光后的义齿表面非常致密，其力学性能得到改善，具有更好的美学效果。

（一）材料与器械

1. 材料

（1）各种抛光剂（polishing compound）：如石英砂、硅藻土、浮石粉等。

（2）抛光轮（polishing wheel）：用布或皮革制成的圆盘，也称布轮和皮轮。配合石英砂、浮石粉在湿润状态下抛光树脂。

（3）毡轮（felt wheel）：用毛毡制成的磨轮，也称绒轮，硬度大于布或皮革制成的抛光轮。有轮状和锥状各种规格，需与抛光材料配合使用，可抛光义齿的各个部位。

（4）毛刷轮（bristle brush wheel）：用猪鬃或马鬃制作而成，有多种尺寸和软硬之分。一般配合以碳酸钙、浮石粉、硅藻土、石英砂等抛光材料使用，可用于牙面、人工牙邻间隙及义齿表面的抛光（图 7-56）。

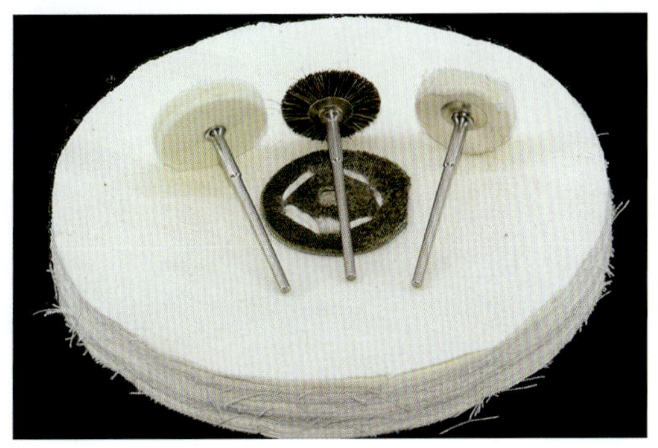

图 7-56　抛光轮

2. 器械　打磨手机、抛光机、蒸汽清洗机。

（二）步骤与方法

1. 初抛光　在抛光机上用湿布轮蘸浮石粉糊剂进行初抛光。

（1）唇、颊侧：双手握持待抛光义齿的两端并保护好卡环，将义齿推向旋转的布轮，间断有力的交叉抛光，避免沿一个方向进行。若基托牙根凸度较明显，可用布轮的边缘抛光凹陷部分（图 7-57，图 7-58）。

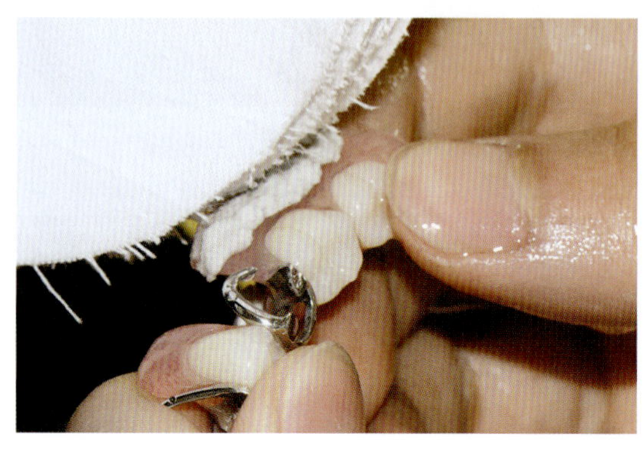

图 7-57　唇颊侧基托抛光

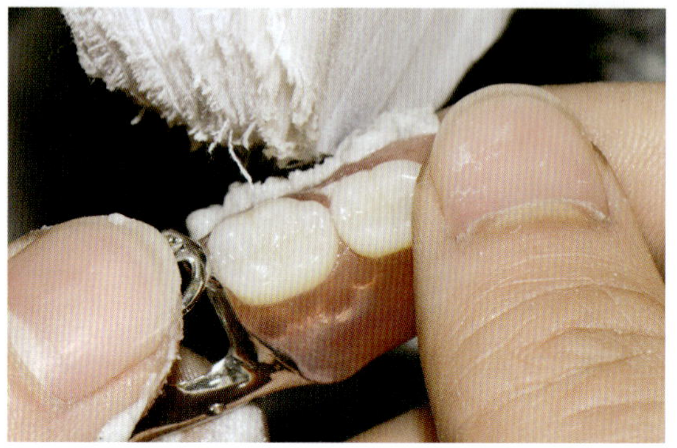

图 7-58　抛光基托凹陷部分

（2）舌、腭侧：抛光方法同唇、颊侧。腭穹窿较深时，可选用直径小的布轮或用打磨手机抛光。细小或深的部位无法用抛光机时，也可用打磨手机抛光（图 7-59）。

（3）基托边缘：将人工牙朝向操作者，使基托边缘与布轮（cloth wheel）轻接触，不能施加过大压力，以免基托被磨短。抛光后的边缘圆钝流畅（图 7-60）。

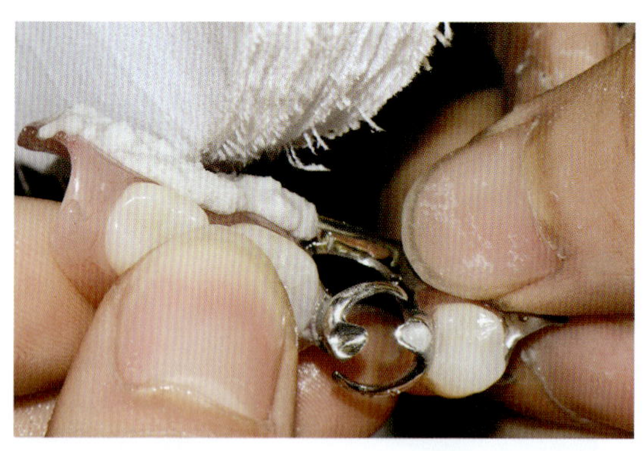

图 7-59　舌、腭侧基托抛光

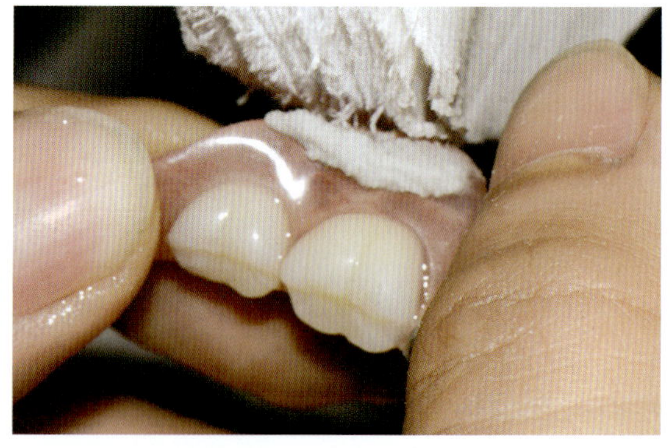

图 7-60　基托边缘抛光

2. 光洁抛光

（1）基托：在抛光机上换用干的布轮蘸抛光膏对义齿表面进行无压力抛光，即可达到镜面效果（图 7-61，图 7-62）。

（2）细小部位：在打磨手机上用小布轮蘸抛光膏将大布轮无法抛到的部位进行抛光（图 7-63）。

（3）支架：支架在经过多道工序后，光泽度下降，用毡轮蘸抛光膏抛光。树脂基托比金属的强度低，同时毡轮硬度较大，在靠近外终止线时，极易磨损树脂基托，所以一定要在直视状态下抛光支架，使得金属与树脂呈移行状态（图 7-64）。

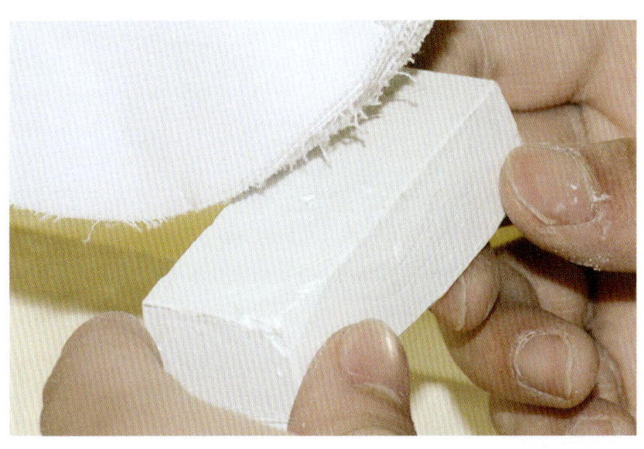
图 7-61　蘸取抛光膏

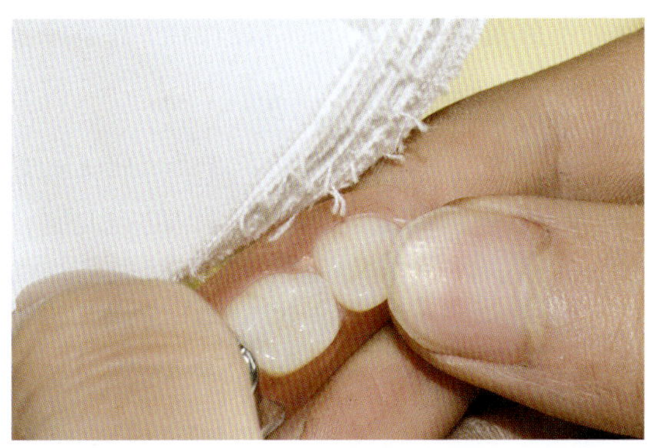
图 7-62　抛光义齿表面

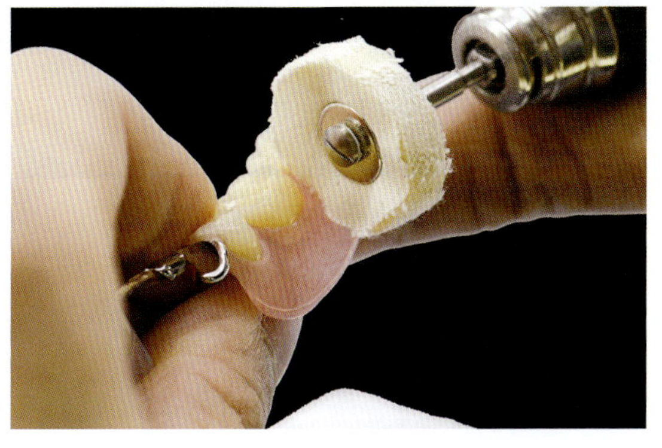
图 7-63　用打磨手机抛光细小部位

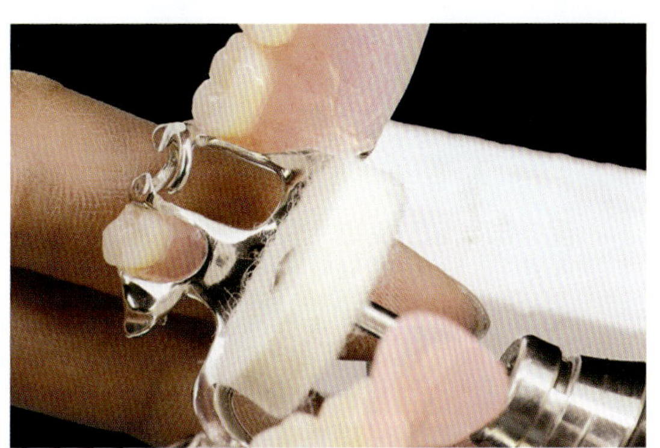
图 7-64　抛光支架

（4）人工牙：用鬃轮蘸抛光膏轻压在𬌗面、牙龈缘处，小幅度、快速移动抛光，抛光过程中应不断蘸取抛光膏（图 7-65，图 7-66）。

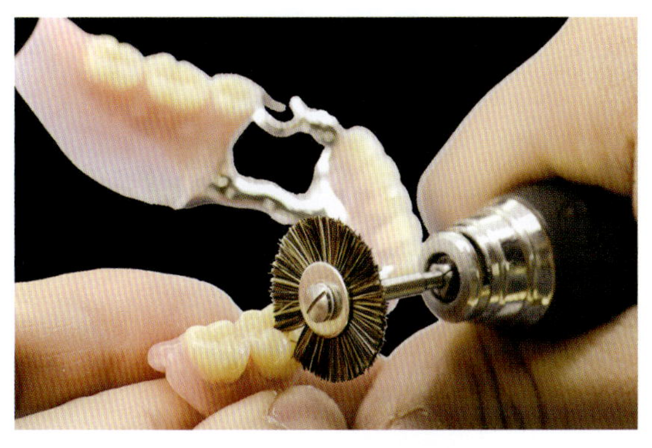
图 7-65　抛光𬌗面

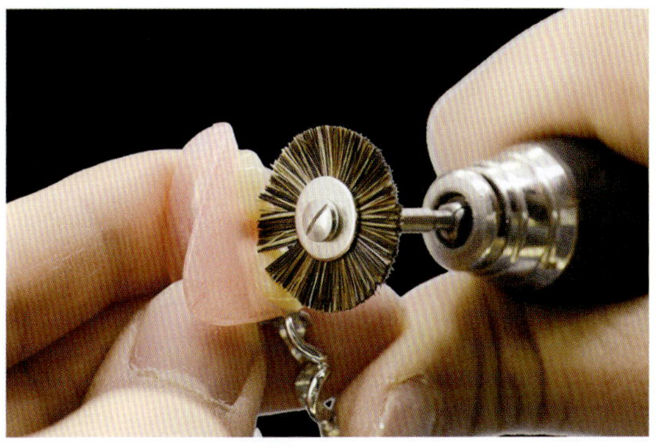
图 7-66　抛光龈缘

（三）注意事项

1. 抛光应遵守由粗到细，由平到光，由光到亮的原则。

2. 抛光时应有支点，用力均匀，尽量使布轮的旋转方向与卡环臂的弯曲方向一致，保护好卡环等金属支架，防止卡环被布轮挂住牵拉变形，甚至将义齿甩出致使基托折断。

3. 抛光时应不断变换义齿角度和部位，防止义齿抛光时产热，导致树脂基托焦化或变形。使用浮石粉糊剂抛光时，须将布轮浸湿，并不断加入抛光糊剂；光洁抛光时，应间断进行并不断蘸取抛光膏，起降温作用，减小摩擦产热。

三、清洁、完成义齿

1. 将抛光好的义齿置于温热的清洁剂溶液中浸泡。
2. 用牙刷刷洗义齿表面残留的抛光膏，并用干净的水清洗(图7-67)。
3. 用蒸汽清洗机彻底清洁义齿，尤其注意窝沟、颈缘、牙间隙等细小、深在的部位(图7-68)。
4. 将义齿就位于试戴模型完成制作(图7-69)。

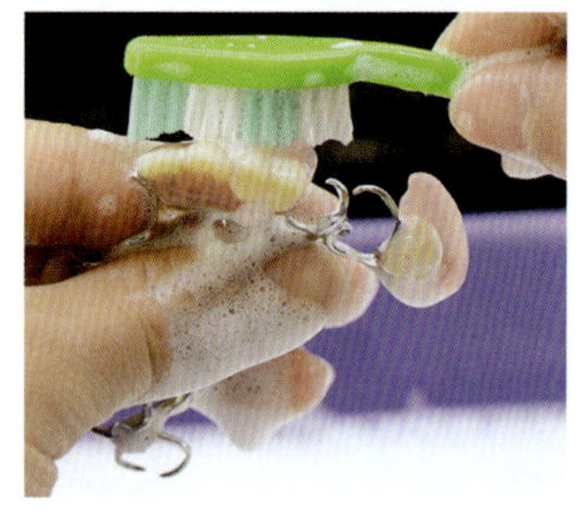
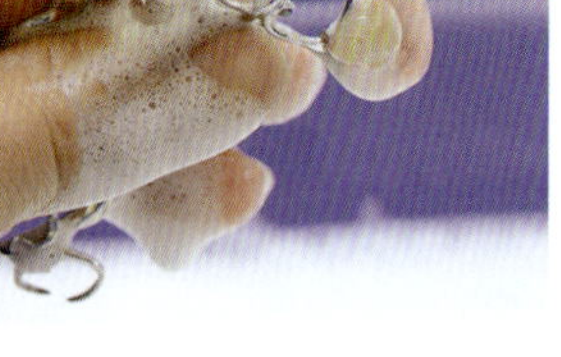

图7-67　刷洗义齿

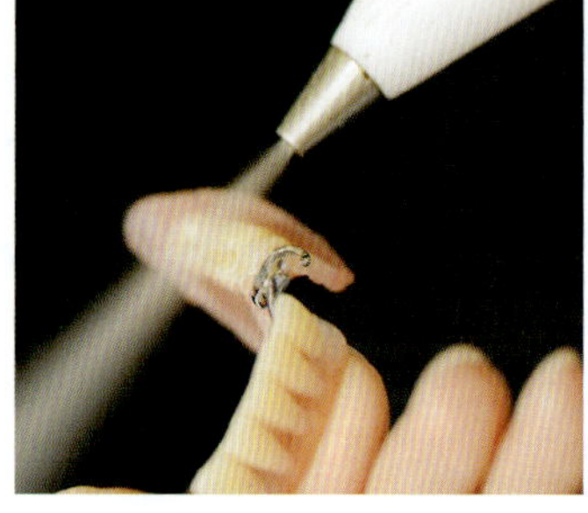

图7-68　蒸汽清洁

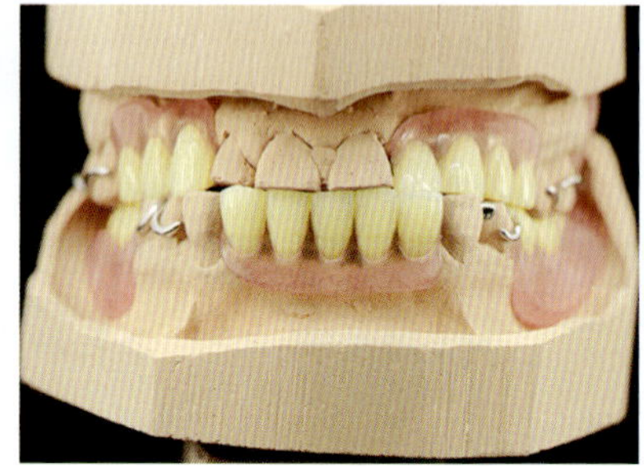

图7-69　义齿完成

四、质量目标

1. 义齿与设计单要求一致。
2. 试戴模型上人工牙无移位，支架无变形，咬合紧密。
3. 义齿表面触摸光滑，人工牙无损伤，终止线过渡平整光滑、无台阶。
4. 基托牙龈颈缘线清晰连续，牙根隆起，形态自然美观。
5. 树脂基托色泽均匀，无缺陷、无气泡、无裂纹、无异物。厚度约2.0mm，边缘圆钝，系带区充分避让。
6. 组织面无瘤子、石膏、粘接剂等异物。
7. 殆架上检查，人工牙与对颌牙咬合紧密，动态殆无早接触点。
8. 试戴模型与义齿干净整洁。

五、戴牙

戴牙时检查义齿的固位、咀嚼、发音和美观等功能(图7-70～图7-72)。

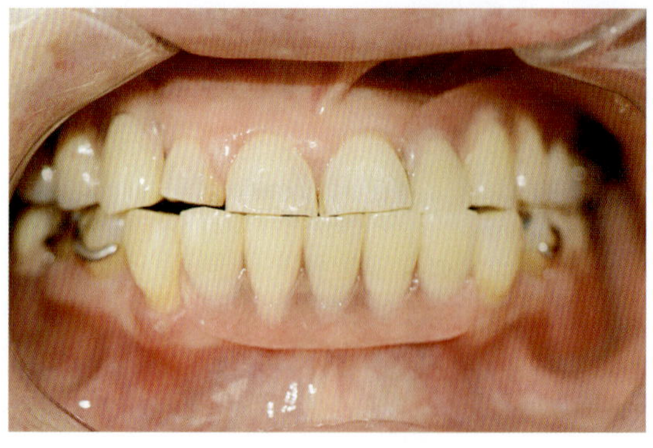

图7-70　正面观

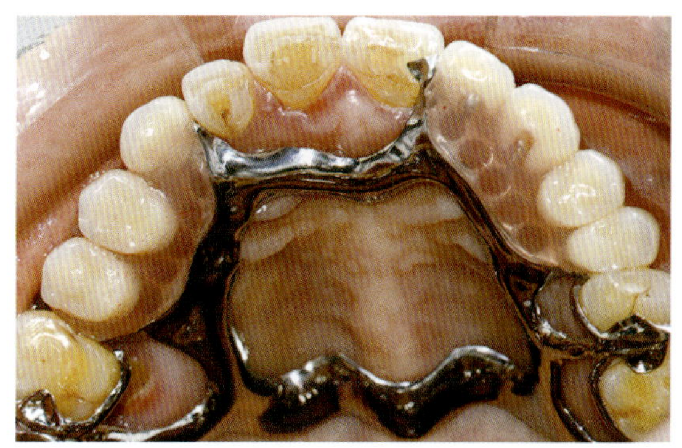

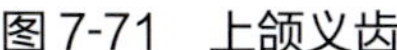

图7-71　上颌义齿

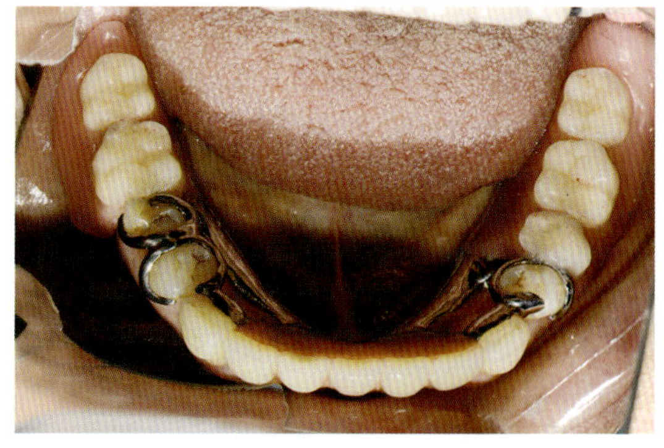

图7-72　下颌义齿

（吴邵波　张　波）

思　考　题

1. 简述硅橡胶包埋法优点。
2. 简述硅橡胶包埋法中硅橡胶印模的制作方法。
3. 简述热聚合注塑法的聚合原理。
4. 简述义齿打磨的步骤与方法。
5. 简述树脂成形质量目标。

第八章　可摘局部义齿的修理

义齿的使用寿命是有限的。使用一段时间后，由于各种原因，如患者口内软硬组织解剖形态的改变、义齿材料老化、磨损等，导致义齿的固位变差，咀嚼效率下降，人工牙脱落，基托、连接体断裂等问题，因此需要修理或者重做义齿。

将损坏的义齿戴入患者口内制取印模，同时需制取对颌印模，然后灌注石膏模型，交给技工室修理。修理时常需要去除人工牙及基托，修理完成后再根据对颌牙重新排牙，恢复基托。

一、人工牙修理

（一）折断、脱落

将义齿戴入口内制取印模并灌注石膏模型，从模型上取下义齿，去除断裂部位的余留基托（图 8-1，图 8-2）。

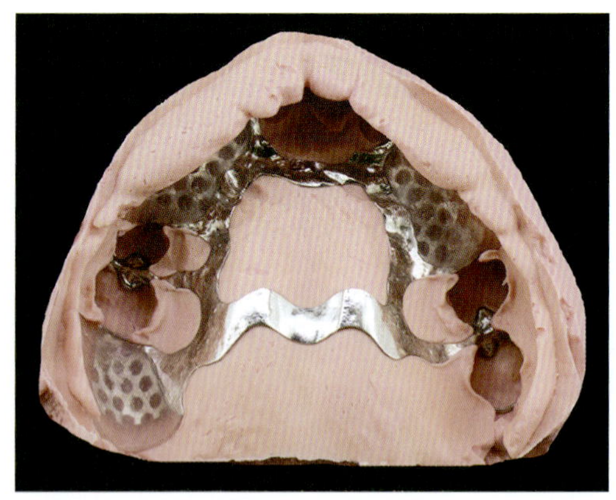

图 8-1　制取印模

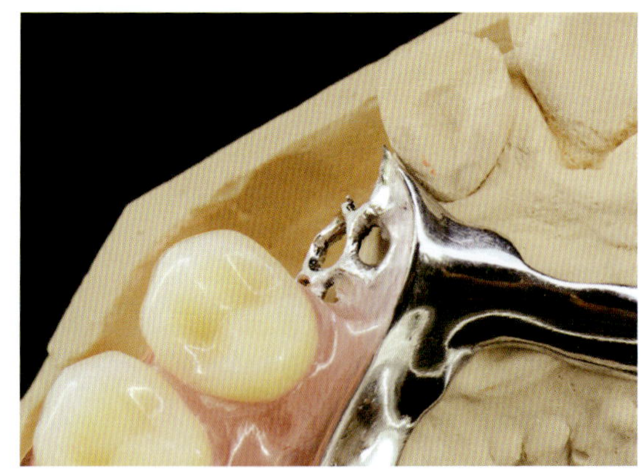

图 8-2　磨除断裂部位的基托

排列与原义齿颜色、形态一致的人工牙，用硅橡胶制作导模。在缺失的人工牙处焊接固位钉装置，增加人工牙与支架的连接强度。固位钉的位置根据导模中人工牙位置而定。由于固位钉比较突出，充胶后会造成金属暴露影响美观，可在固位钉表面涂布遮色层，然后再充胶（图 8-3，图 8-4）。有些义齿是由于基托与人工牙结合不好导致人工牙脱落，修理时只需要将基托去除一部分并重新充胶即可。

（二）增加人工牙

可摘局部义齿戴用一段时间后，可能出现余留牙脱落、基牙脱落等问题，这种情况下就需要增加人工牙和（或）固位体。增加固位体，一定要与义齿原固位体有共同就位道。

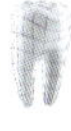

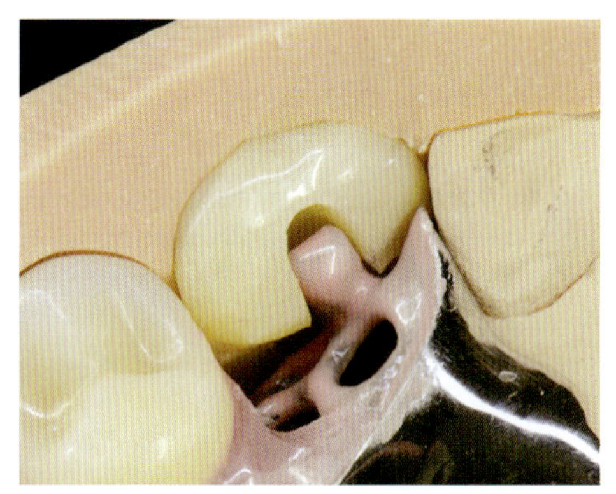

图 8-3　固位钉涂布遮色层

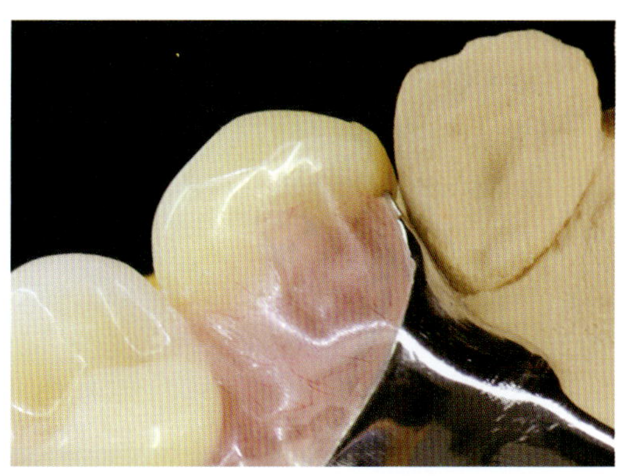

图 8-4　充胶完成

增加人工牙，需要在增加部位制作连接体，有两种制作方法：

1. 钢丝连接体（wire connector）　模型灌注完成后（图 8-5），磨去义齿影响修理的部分，然后排牙，应排到最终位置，制作硅橡胶导模（图 8-6）。用 1.2～1.5mm 的钢丝制作固位钉，与支架焊接在一起，必须保证焊接的强度，注意保护焊接点周围的义齿部分，最好选择激光点焊。如果用火焊，应将焊点周围的义齿磨除，并用耐火材料包埋。焊接完成后，在固位钉与人工牙接触的部位涂布遮色层，以使充胶后的义齿更美观（图 8-7）。焊接完成后仔细检查支架有无变形，然后根据导模排牙并充胶完成义齿修理（图 8-8）。

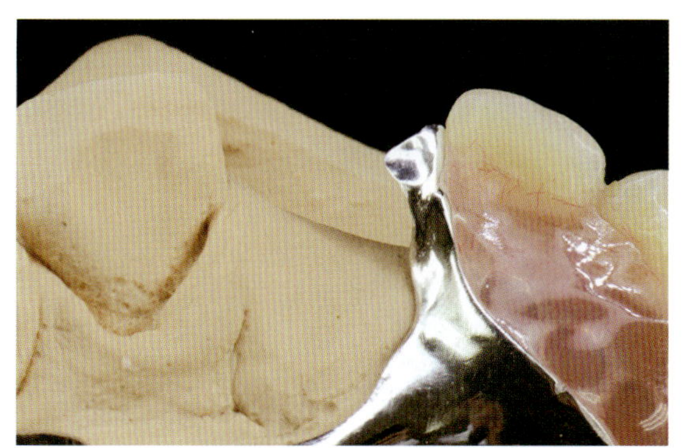

图 8-5　灌注模型

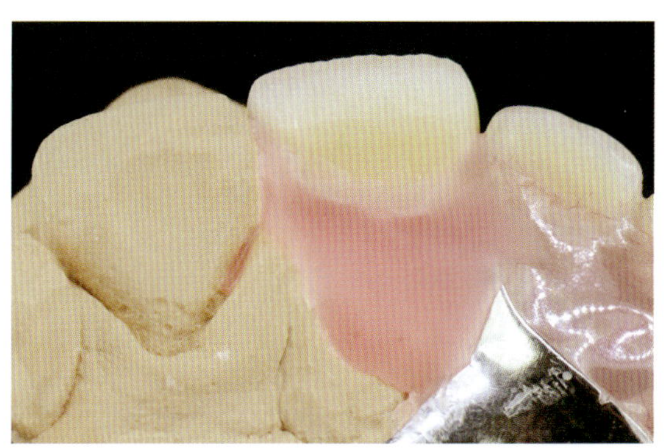

图 8-6　制作硅橡胶导模

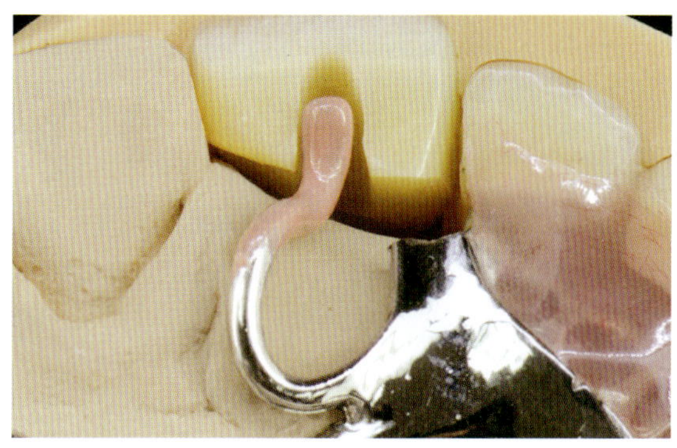

图 8-7　焊接固位钉，涂布遮色层

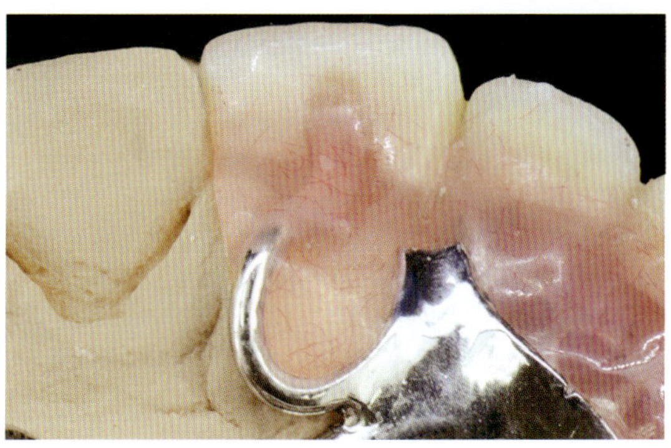

图 8-8　充胶完成

2. 铸造连接体(cast connector)　模型灌注完成后，选择形状、颜色与原义齿一致的人工牙排列在缺失部位，并制作硅橡胶导模(图 8-9)，人工牙的连接体采用铸造法完成。为了使新铸造的连接体与原义齿连接处结合紧密，便于后期的焊接，必须打磨义齿连接部位，形成与模型移行的斜面(图 8-10)。硅橡胶导模就位于模型，然后翻制耐火模型，使连接体位置更准确(图 8-11)。制作连接体蜡型时应注意与支架连接部位密合，便于后期焊接(图 8-12)。支架打磨后，将新铸件与原义齿结合部位完全对位并仔细检查铸件与模型、原支架是否密合，焊接时避免支架变形(图 8-13)。焊接完成后，抛光焊接面，使其与支架连接处移行，利用硅橡胶导模排牙、充胶(图 8-14)。

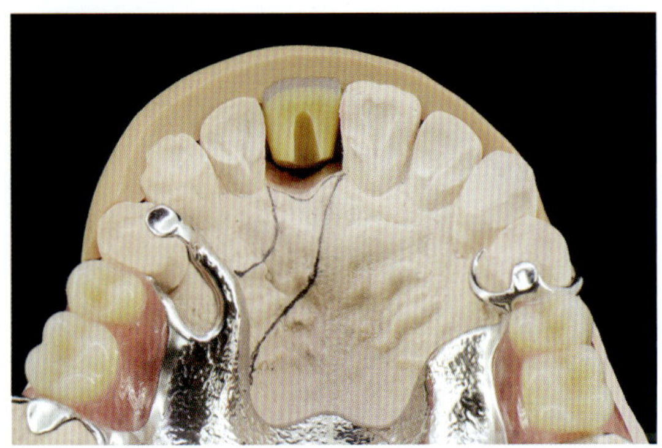
图 8-9　制作硅橡胶导模

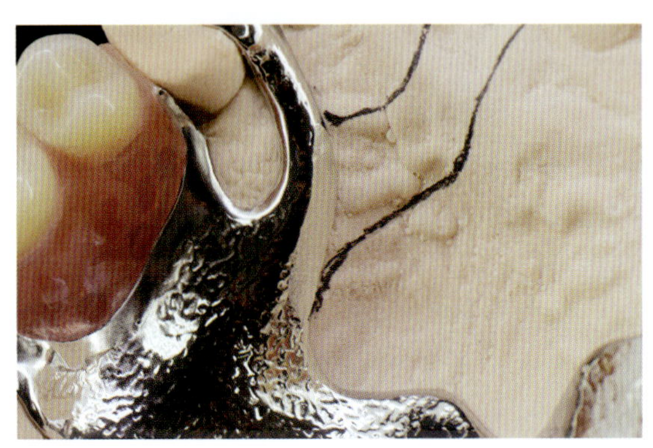
图 8-10　打磨支架连接处与模型移行

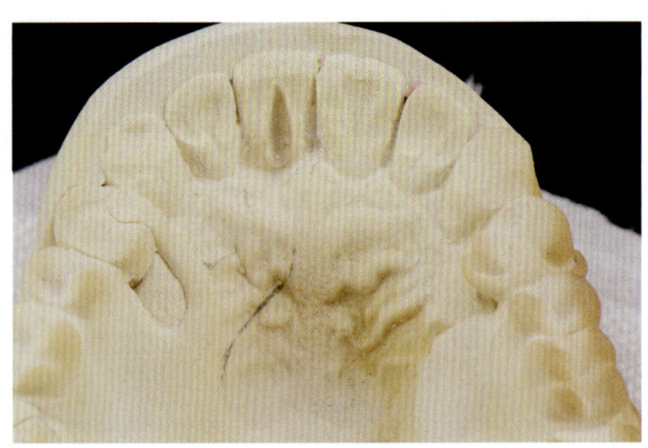
图 8-11　翻制耐火模型

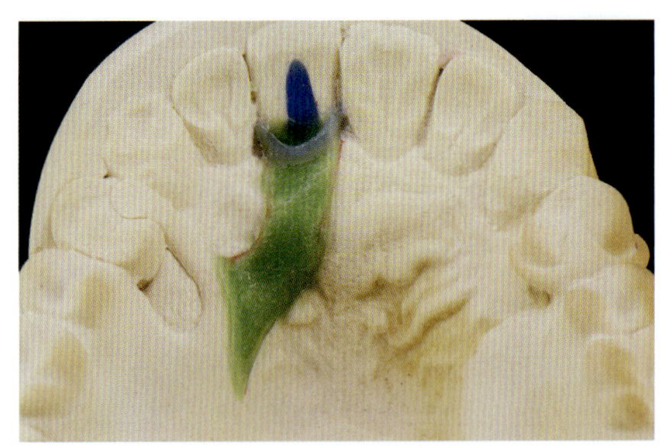
图 8-12　制作连接体蜡型

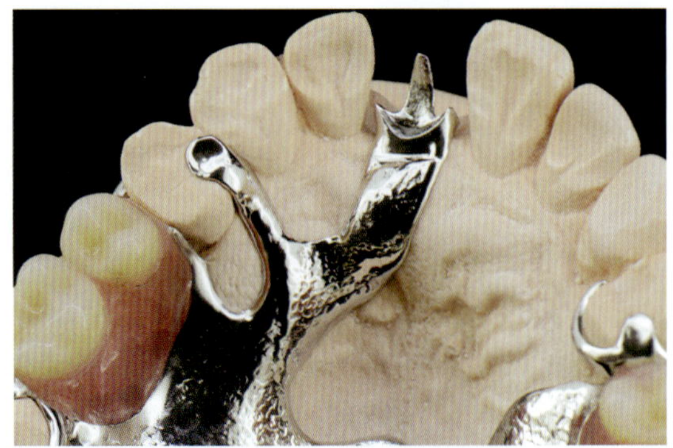
图 8-13　打磨连接体并焊接

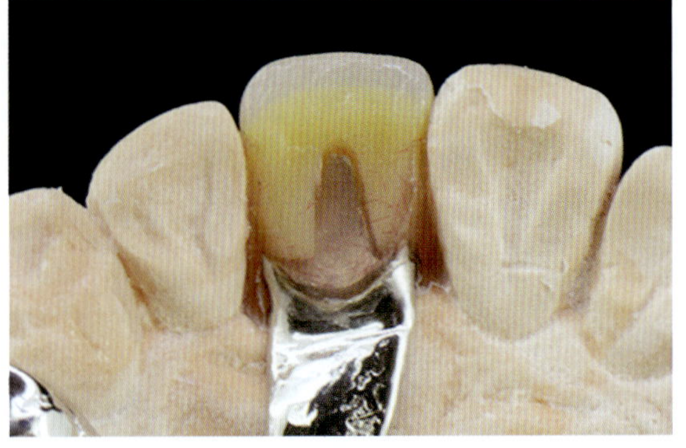
图 8-14　排牙、充胶完成

二、固位体修理

（一）卡环折断

1. 卡环折断（clasp fracture）　有以下几个原因：

（1）卡环臂进入倒凹过深：卡环臂进出过大倒凹时反复弯曲，如果牙周支持力大于卡环臂的疲劳限度，就会发生卡环折断；否则出现基牙松动，最终因持续性的压力作用而脱落。可通过模型观测，将卡环臂放在固位力适当的部位来避免这种情况。

（2）卡环臂结构缺陷：铸造卡环臂形状不合适或打磨造成结构的缺陷。制作卡环臂时从起始到尖端应逐渐变细，使其具有弹性。

（3）患者使用不当。

2. 修理方法　有以下两种：

（1）采用弯制卡环代替铸造卡环。

1）弯制卡环固定于树脂基托内：调磨残余的卡环体部及相邻树脂牙，留出弯制卡环连接体越过𬌗面外展隙的空间（图 8-15），弯制卡环时应注意与原义齿就位道一致（图 8-16）。卡环的连接体固定于邻近的舌侧树脂基托内（图 8-17），在卡环的末端制作防旋固位形（图 8-18）。

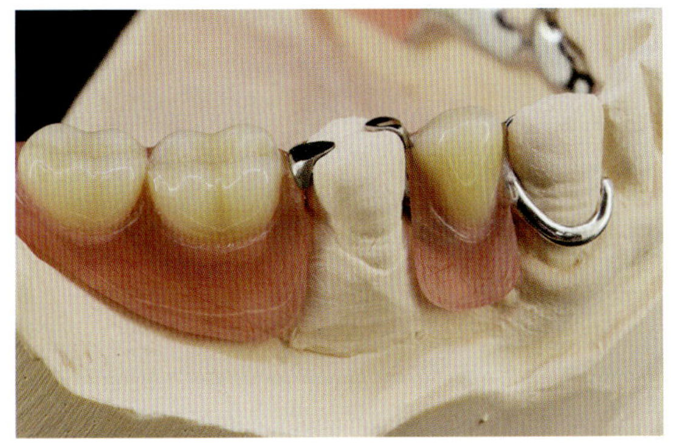

图 8-15　调磨残余的卡环体部

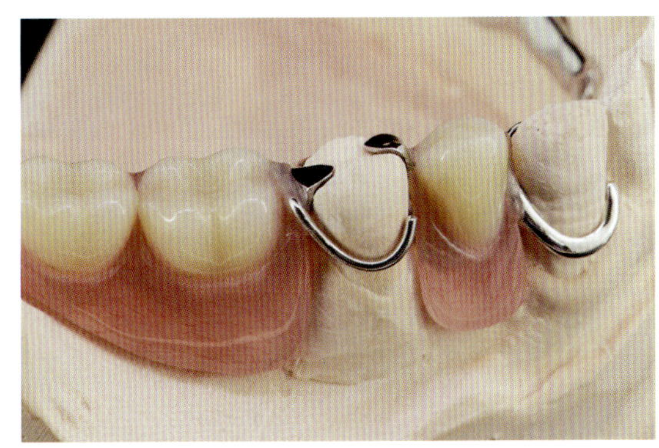

图 8-16　弯制卡环

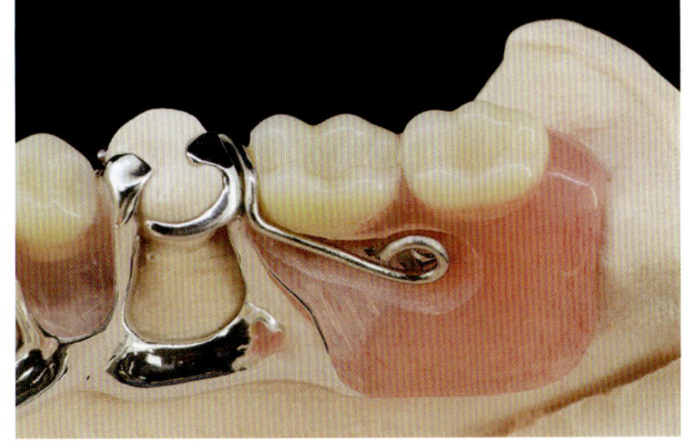

图 8-17　弯制卡环连接体

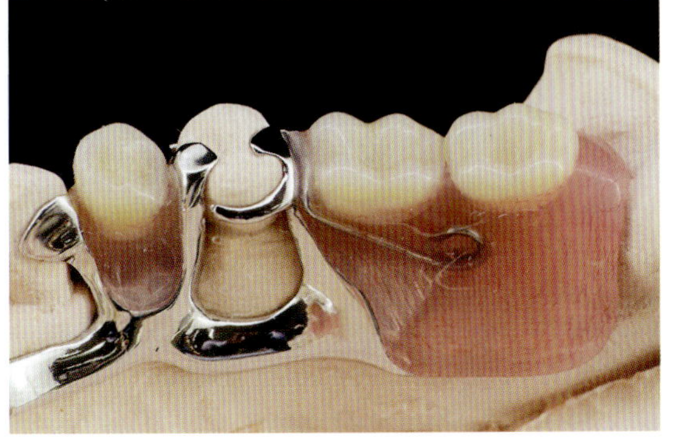

图 8-18　充胶完成

2）弯制卡环焊接在原义齿金属部：将卡环焊接在义齿上时，如果焊接的位置在树脂基托内（图 8-19），则必须将树脂基托及人工牙磨除（图 8-20）。磨除前应确认是否有对颌模型，以便在焊接以后重新排牙。如无对颌模型，可在磨除之前制作硅橡胶导模指导排牙（图 8-21）。弯制卡环前观测模型，确认就位道，修整折断部位，避免影响放置卡环体。使用 0.9mm 或 1.0mm 钢丝弯制，将卡环连接体焊接在支架上（图 8-22）。最好采用激光点焊，由于邻近的基托及人工牙已去除，也可采用火焊。焊接完成后利用导模或对颌模型恢复磨除的基托及人工牙。

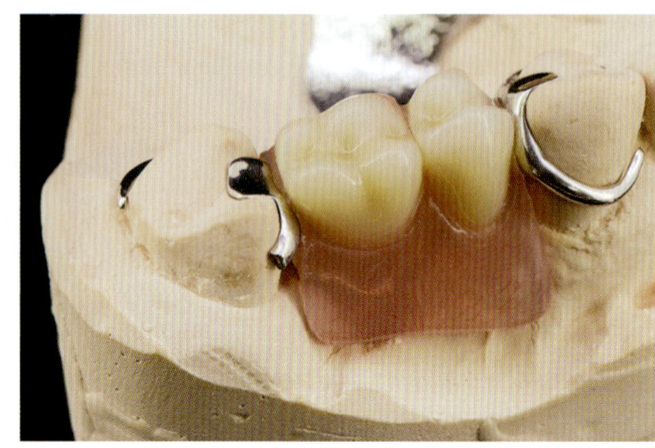
图 8-19　卡环折断

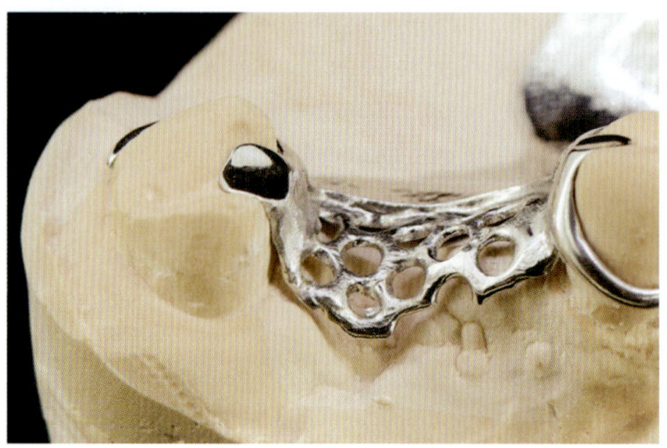
图 8-20　磨除基托及人工牙

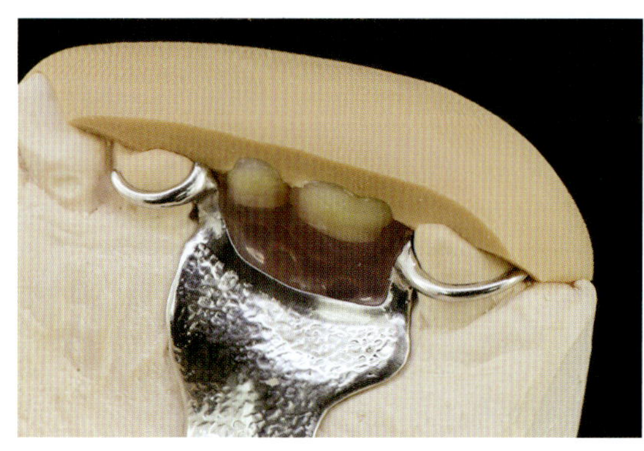
图 8-21　制作硅橡胶导模

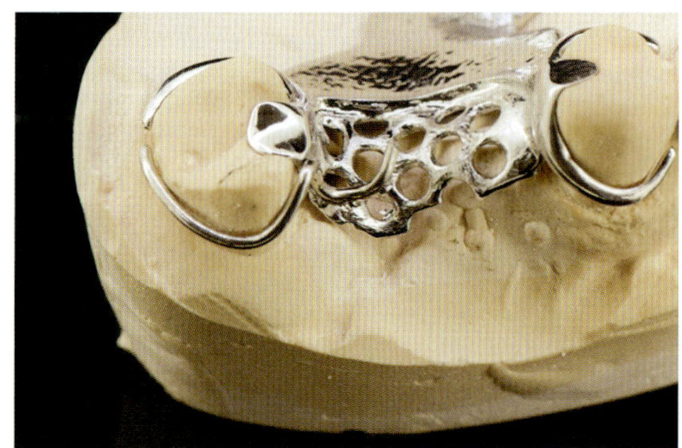
图 8-22　弯制卡环并焊接于支架

有些卡环可直接焊接在义齿上，例如铸造联合卡环、间隙卡环等。打磨卡环断裂部位，一方面磨出足够空间来容纳弯制卡环，另一方面形成与支架平滑过渡的结合面（图 8-23），弯制卡环与支架打磨部位紧密贴合。焊接时注意在保证焊接强度的前提下，尽可能选择较小的功率，以免造成支架变形（图 8-24）。焊接完成后将焊接部位抛光，如有对颌模型，调𬌗去除早接触点。

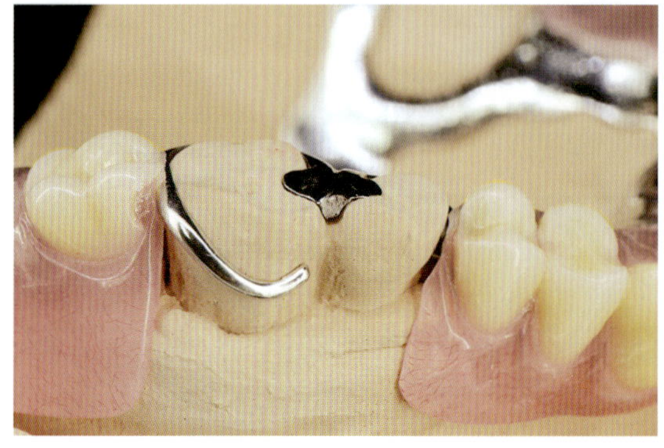
图 8-23　打磨断裂部位

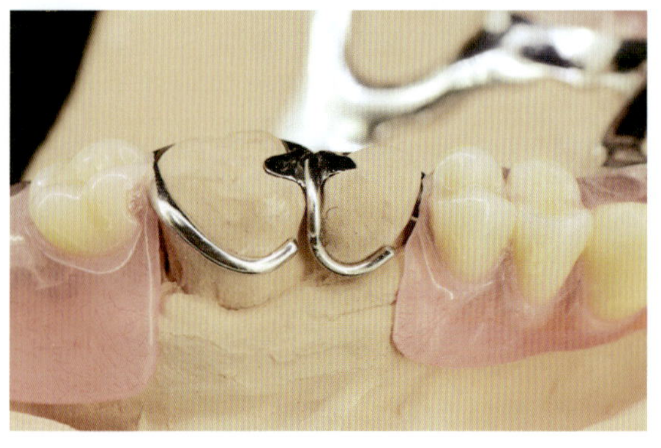
图 8-24　弯制卡环直接焊接于𬌗支托

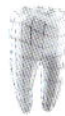

（2）焊接铸造卡环（welding of the cast clasp）：焊接前制作断裂卡环邻近部位人工牙及基托的硅橡胶导模，焊接后如果人工牙及基托有损伤，可利用导模恢复。断裂卡环部分如果保存完好，可直接焊接，如果丢失，需重新制作卡环蜡型，铸造并焊接（图 8-25，图 8-26）。

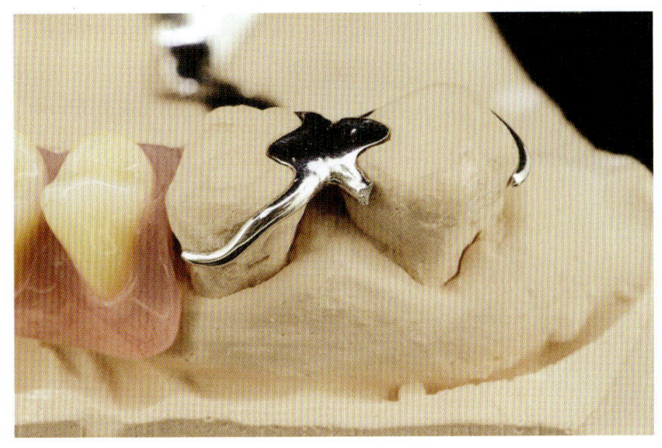

图 8-25　卡环断裂

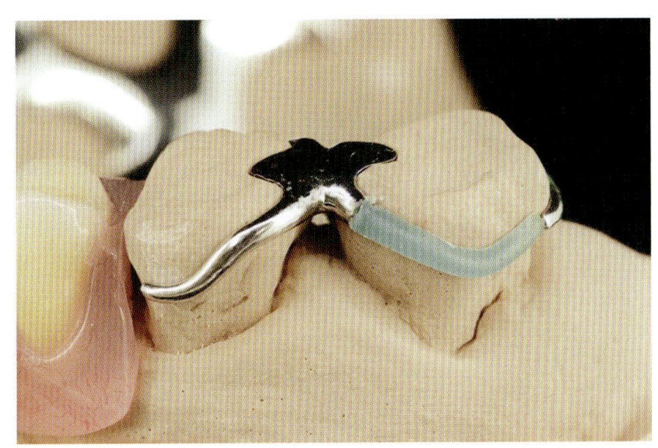

图 8-26　制作卡环蜡型

将卡环断裂部位磨成楔形对接（图 8-27），将焊接深度和面积尽可能加大，以提高焊接后强度。焊接时注意保护基托及人工牙。

卡环焊接后打磨、抛光即可（图 8-28）。抛光后将义齿戴入模型，检查卡环部位是否密合，注意卡环体部不要损伤石膏基牙。

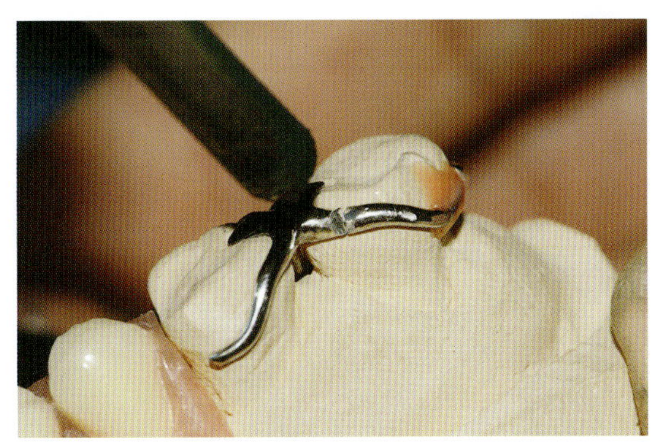

图 8-27　焊接卡环

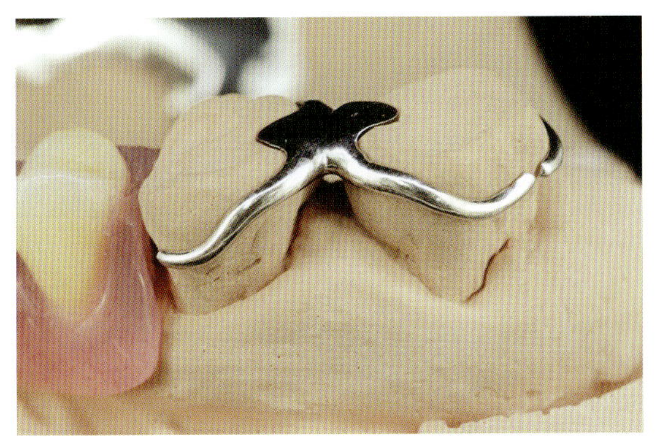

图 8-28　打磨、抛光卡环

（二）𬌗支托折断

1. 折断原因

（1）基牙𬌗支托凹预备不合理，如过浅、有锐利边缘等。

（2）技师打磨过多导致𬌗支托过薄。

（3）有铸造缺陷。

（4）应力集中，咬合不平衡。

2. 修理方法　临床医师仔细检查患者口内情况，对𬌗支托凹重新进行预备，戴入义齿后取集合印模及对颌印模，交技师修理（图 8-29）。

将邻近𬌗支托部位的人工牙制作硅橡胶导模后磨除（图 8-30，图 8-31），制作𬌗支托蜡型并连接于支架的邻面板，包埋铸造（图 8-32），可以利用导模检查𬌗支托蜡型是否影响人工牙排列（图 8-33）。

将铸造完成的𬌗支托就位，并检查是否密合，然后焊接（图 8-34）。焊接时避免形成假焊。由于焊接面积较大，焊件容易变形、不密合。根据导模位置重新排牙、雕刻基托、充胶。

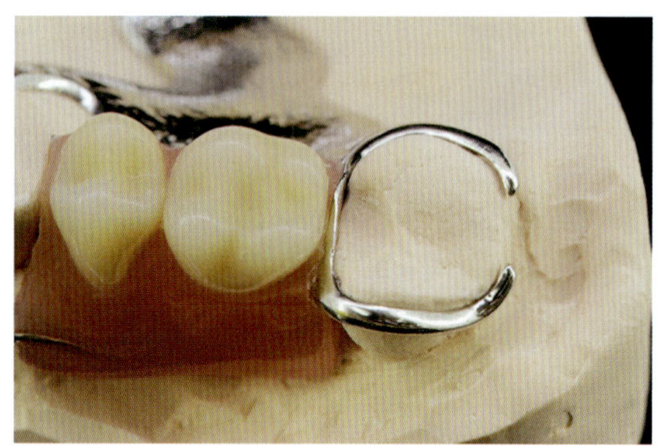
图 8-29　灌制模型

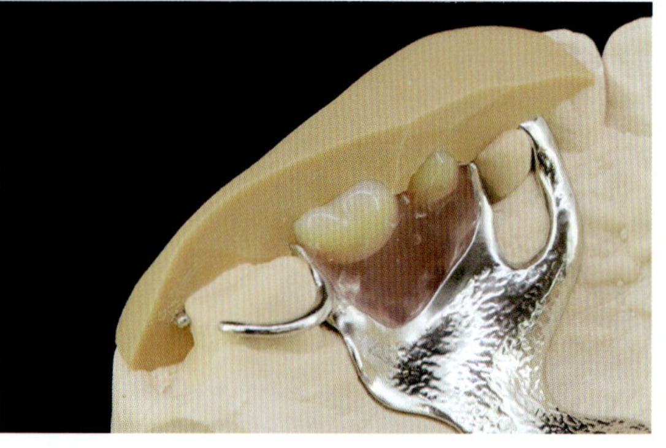
图 8-30　制作导模

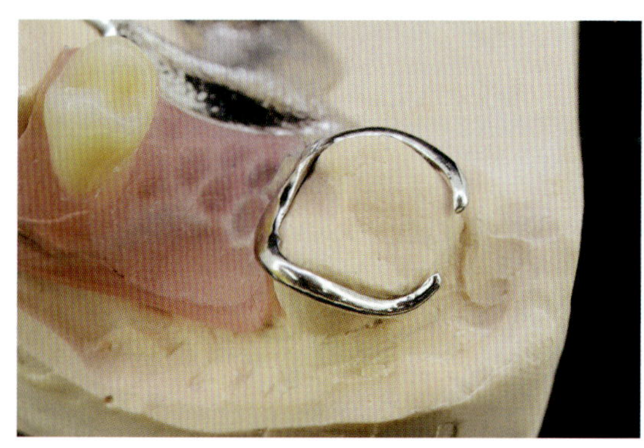
图 8-31　磨除人工牙与部分基托

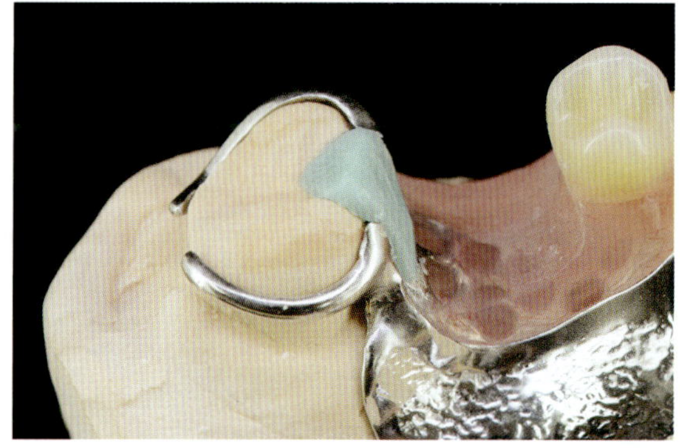
图 8-32　制作𬌗支托蜡型

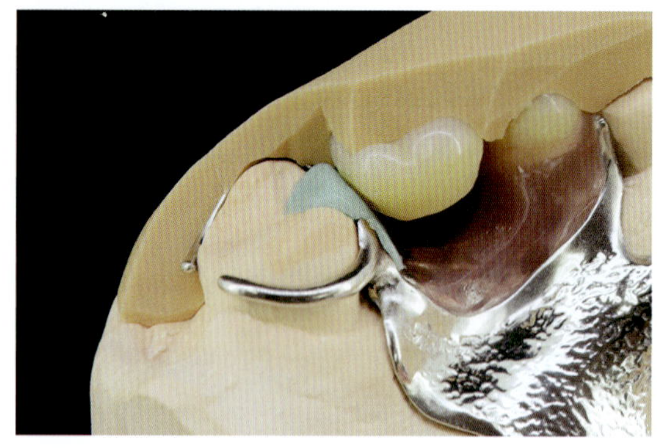
图 8-33　用导模检查蜡型

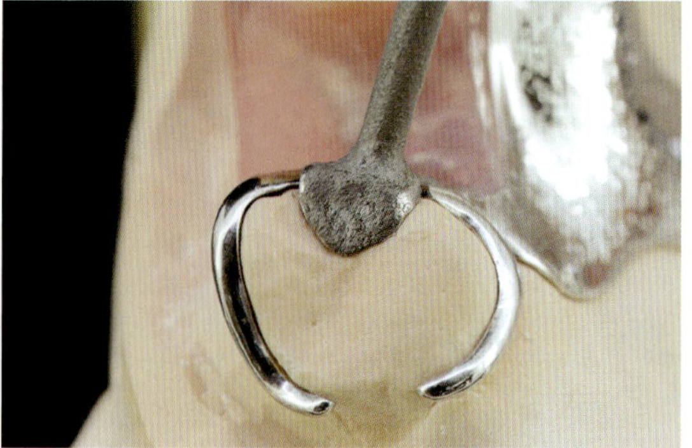
图 8-34　𬌗支托就位

三、连接体修理

（一）大连接体折断

将折断的义齿戴入口内制取集合印模并灌注石膏模型。若支架在口内位置不稳定，可用自

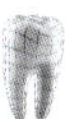

凝树脂将断面连接固定再取印模。修理时义齿与模型紧密贴合，以确保焊接完成的义齿无变形。

将大连接体断面磨成楔形的对接面（图 8-35），以增加焊接强度。焊接过程中注意检查支架与模型的密合度，焊接面不能形成假焊，焊接完成直接打磨、抛光（图 8-36）。焊接时最好选用激光点焊机，可以更好地控制焊接的强度，减少支架变形。

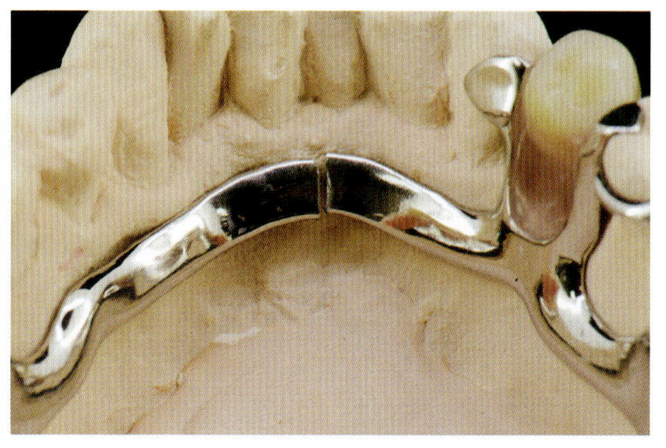

图 8-35　打磨对接面

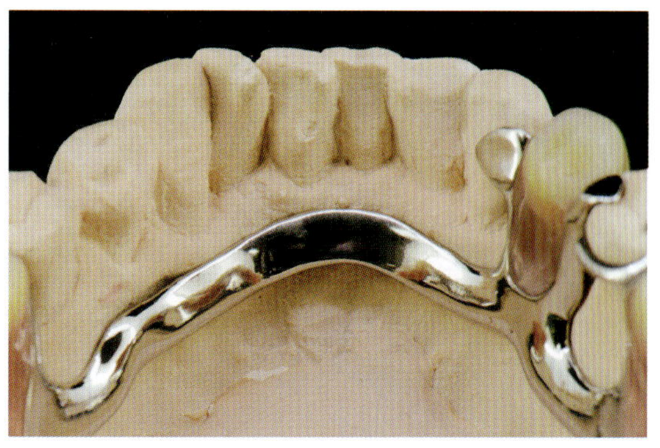

图 8-36　焊接后打磨、抛光

如果断面间距比较宽（图 8-37），可先制作与断裂区形态匹配的蜡型（图 8-38），包埋铸造后将铸件就位焊接（图 8-39）。如果焊接位置距离人工牙较近，必须将人工牙及基托先磨除后再焊接，焊接后抛光义齿各部位（图 8-40）。

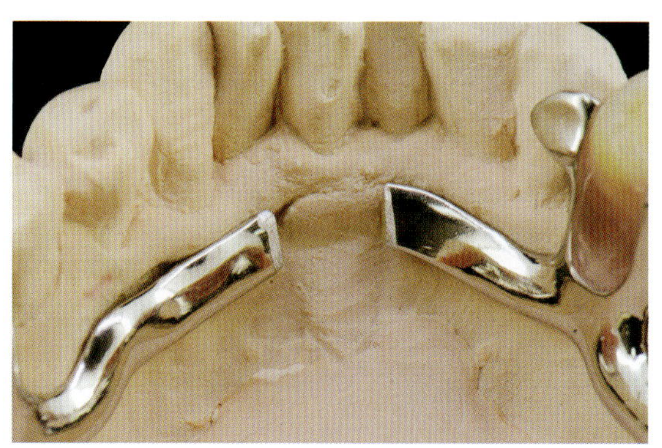

图 8-37　断面间距较宽

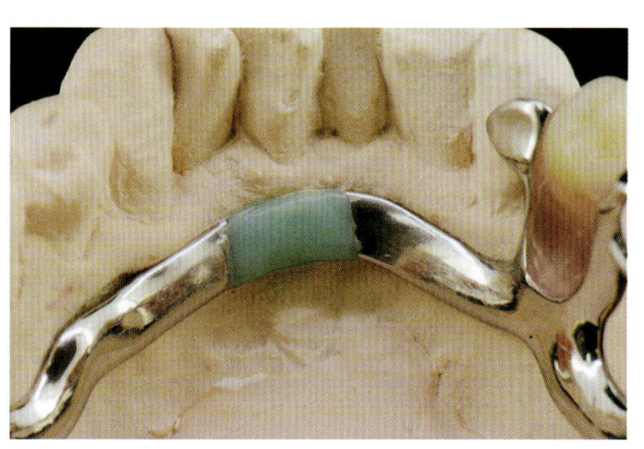

图 8-38　制作蜡型

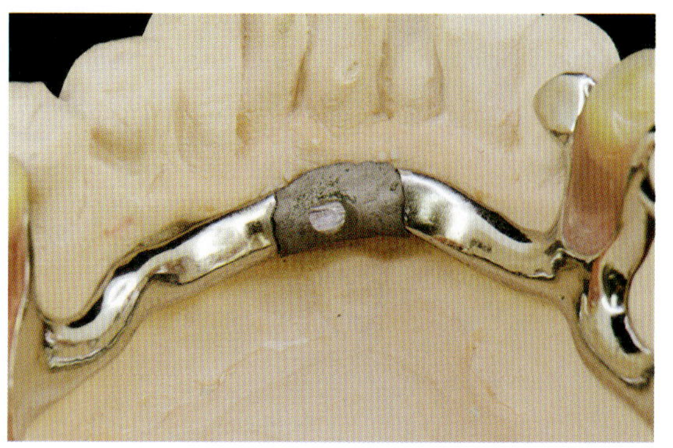

图 8-39　铸件就位

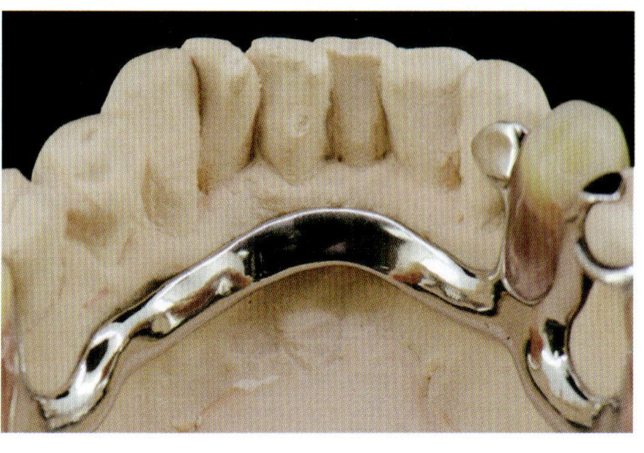

图 8-40　焊接后打磨、抛光

（二）小连接体折断

临床医师处理方法同大连接体（图 8-41）。

如断裂的连接体保存完好，将连接体的断面磨成楔形（图 8-42），用激光点焊机焊接断面，焊接时必须用与原义齿材料相同的金属焊丝（图 8-43），常规打磨、抛光焊接面即完成修理（图 8-44）。

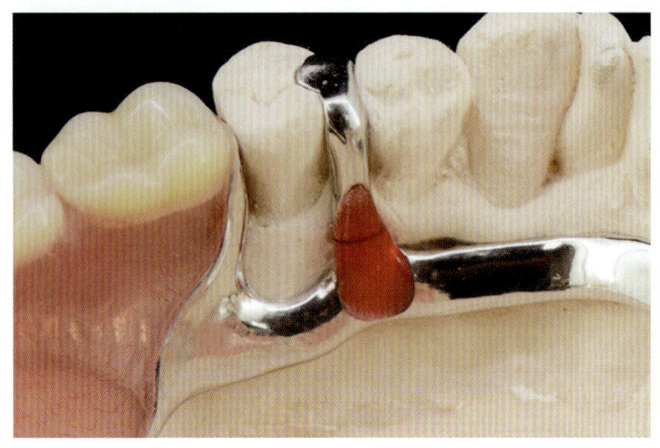

图 8-41　灌注模型

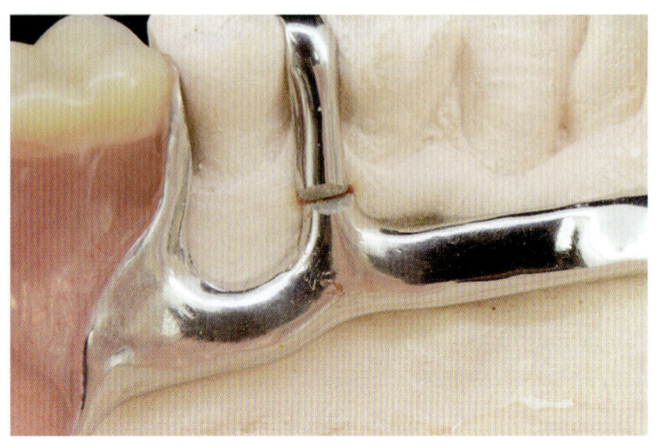

图 8-42　打磨对接面

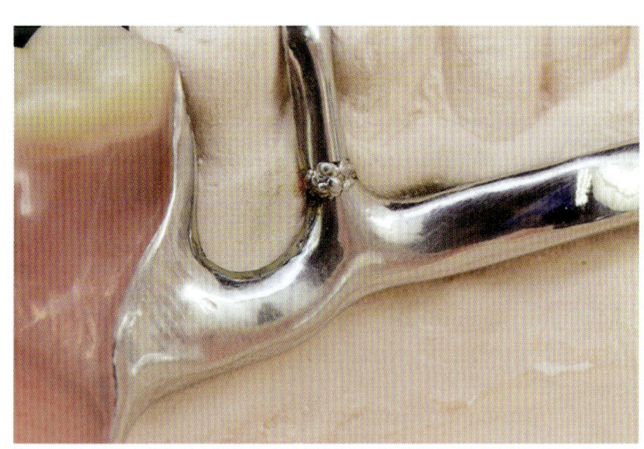

图 8-43　焊接

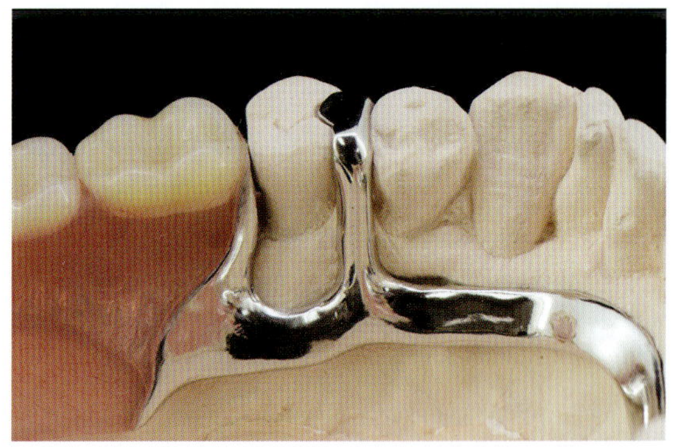

图 8-44　打磨、抛光

四、基托修理

（一）基托断裂原因

1. 基托过薄。
2. 咬合间隙小或殆力大。
3. 基托内部没有金属网加强。

（二）修理方法

将折断的义齿戴入口内后制取集合印模并灌注石膏模型，交于技师修理（图 8-45）。

1. 过薄的基托重新制作，增加基托的厚度。
2. 咬合间隙过小或殆力大的位置制作金属牙，增加基托部位的强度。
3. 去除余留的基托及人工牙，将支架网状部位焊接加宽（图 8-46），排牙后充胶（图 8-47）。

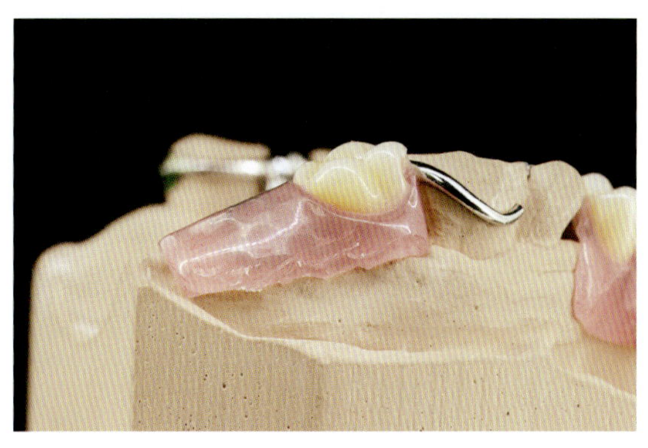

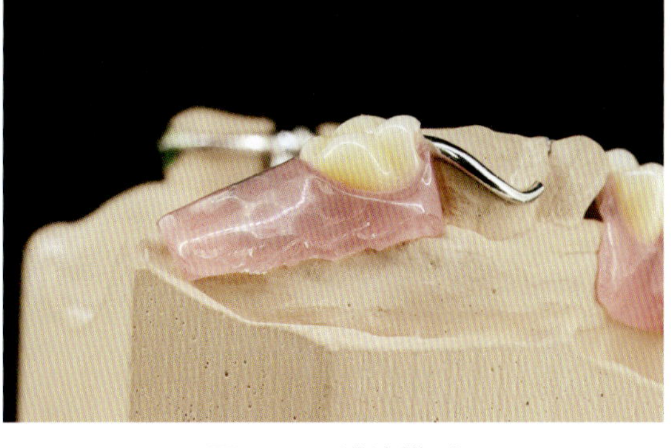

图 8-45　灌注模型

图 8-46　加宽网状

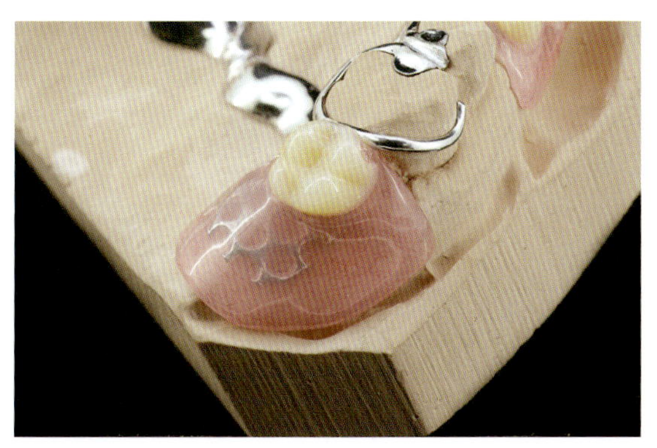

图 8-47　排牙、充胶

（常　江）

思　考　题

1. 简述卡环折断的原因及修理方法。
2. 简述基托断裂原因及修理方法。

第二篇

固定 - 可摘义齿

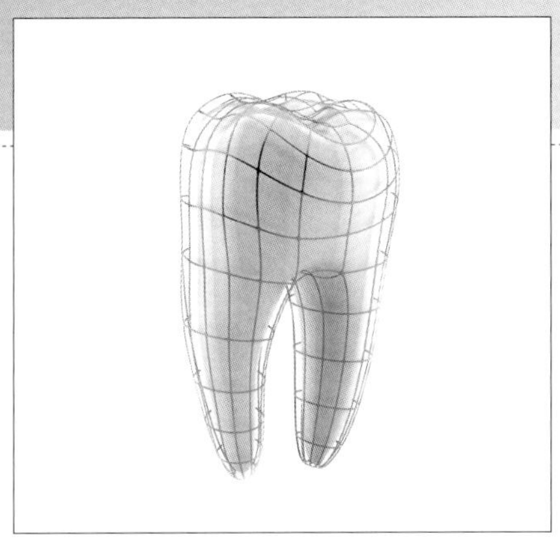

固定 - 可摘义齿是指以套筒冠、附着体为固位体的可摘局部义齿。套筒冠是通过内、外冠之间的摩擦力产生固位；附着体是通过阴性和阳性结构的结合产生固位。固定 - 可摘义齿的固位效果优于卡环固位的可摘局部义齿，并能保持持久的固位力。

第九章　固定 - 可摘义齿基本理论

第一节　套筒冠义齿

一、定义及分类

（一）定义

套筒冠义齿是指以套筒冠为固位体的可摘义齿。套筒冠有多种形态与结构，如圆柱型（cylinder-shaped telescopic crown）、圆锥型（cone telescopic crown）、缓冲型（buffered conical telescope dentures）等，基本结构相似。固位体是由内冠（primary crown）和外冠（secondary crown）构成的双层冠，内冠粘固于基牙上（图 9-1），外冠刚性地连接于义齿，通过外冠与内冠间的嵌合作用产生固位力，以得到良好的固位与稳定。义齿支持由基牙与颌骨载体共同承担，有利于基牙及牙周组织的健康（图 9-2）。

套筒冠固位体的研究与临床应用，已有较长的历史。Peeso FA 于 1924 年首先提出套筒冠固位体的概念，又称二重冠固位体、套叠冠固位体，并在临床试用。1929 年 Houpl k、ReHm H、Reichborm-Kjennerud I 等开始在可摘局部义齿修复设计中采用套筒冠固位体提供固位与支持。随着固位体的临床应用，以及口腔修复材料和工艺技术的不断发展，Steiger A、Bottger H、Gaermy A、Korber KH 等在原套筒冠固位体的理念上提出更多的设计思路，推出了多种结构与形态的套筒冠固位体，如圆柱型套筒冠、缓冲型套筒冠、圆锥型套筒冠等。

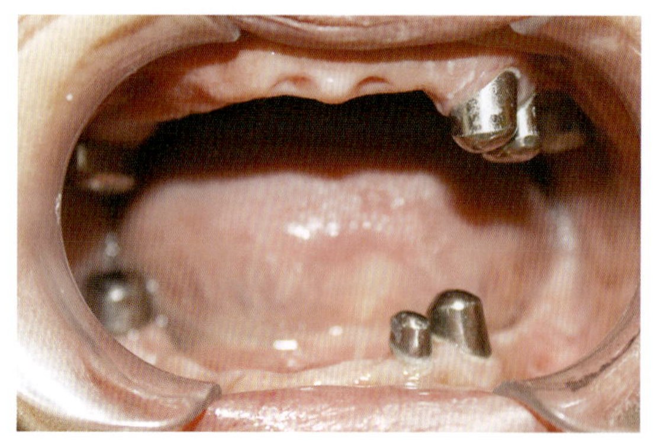

图 9-1　内冠粘固于基牙

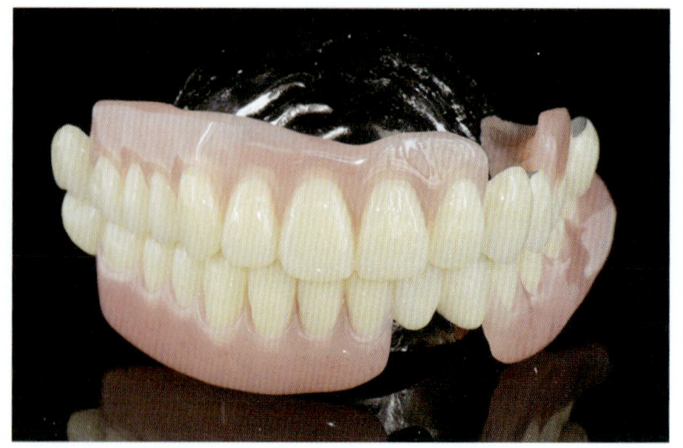

图 9-2　外冠与支架刚性连接

（二）分类

1. 按内、外冠外形分类（图 9-3）

（1）圆柱型套筒冠：内冠轴面互相平行，轴面与殆面呈直角。

（2）圆锥型套筒冠：内冠轴面向𬌗方略有内聚角度。

（3）圆柱、圆锥结合型套筒冠：内冠高度 1/2 处至颈部的轴面互相平行，1/2 处至𬌗面向𬌗方略有内聚度。

2．按固位机制分类（图 9-4）

（1）摩擦固位型（friction retention）。

（2）圆锥楔合固位型（cone wedge retention）。

（3）利用辅助件固位型（retention by accessories）。

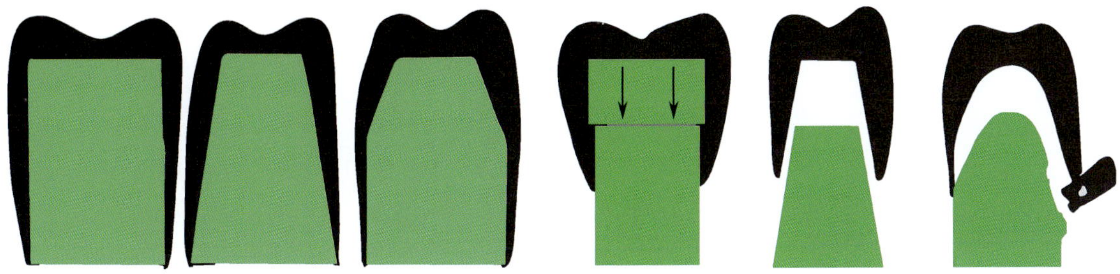

图 9-3　按内外冠外形分类　　　图 9-4　按固位机制分类

随着临床不断推广应用，Korber 于 1958 年提出的圆锥型套筒冠被认为是较理想的固位体，越来越广泛地应用于临床。该固位体内冠为圆锥形，内、外冠之间形成楔合作用，固位力大小可以通过内冠的内聚角度进行调节。采用该固位体的可摘局部义齿修复牙列缺损，义齿就位后，固位和稳定性能良好，能较好地恢复咀嚼功能。

二、刚性支持理论

义齿在承受𬌗力时，由于基托下沉而引起以基牙为支点的杠杆力，会导致基牙牙周组织损伤。义齿初戴入患者口腔后会使患者的原有牙周受力机制改变，设计合理的修复体可以避免或者减小牙周组织的损伤。可摘局部义齿在咀嚼时会发生水平运动，对基牙产生剪切力作用，而且义齿运动是摆动式的，忽左忽右。如果牙周组织已有病变，再加上长期配戴功能不良的义齿，就会使义齿固位变得更差，在牙槽嵴上的摆动会更加明显。

刚性支持（rigid support）指的是所有基牙通过固位体及连接体连成一个刚性整体，共同承担𬌗力，减小义齿摆动，有利于保护牙周健康。

（一）刚性支持的基牙受力分析

当桥体受力时，𬌗力 K 有两个基牙支持，K 作用于桥体的中点时，两个基牙受到的压力 P1 和 P2 满足以下关系：K=P1+P2；P1=P2。

如果义齿属于牙支持型，则 K 会使基牙向牙槽嵴方向下沉 S 距离，直到牙周组织的支持力与 K 相同为止。刚性连接的优点是，无论外力作用于桥体的任何位置，所有基牙的牙周组织同时承担𬌗力，而且基牙只是下沉，不会出现倾斜、扭转。因此，原先松动的基牙在长期配戴套筒冠义齿后又恢复了其稳固性。而卡环固位式义齿相对余留牙的运动幅度较大，对基牙产生较大的扭力，容易引起牙周损伤。真正能形成刚性支持的修复体是套筒冠或者圆锥型套筒冠，附着体和套筒冠式卡环也能起到接近刚性支持的效果（图 9-5，图 9-6）。

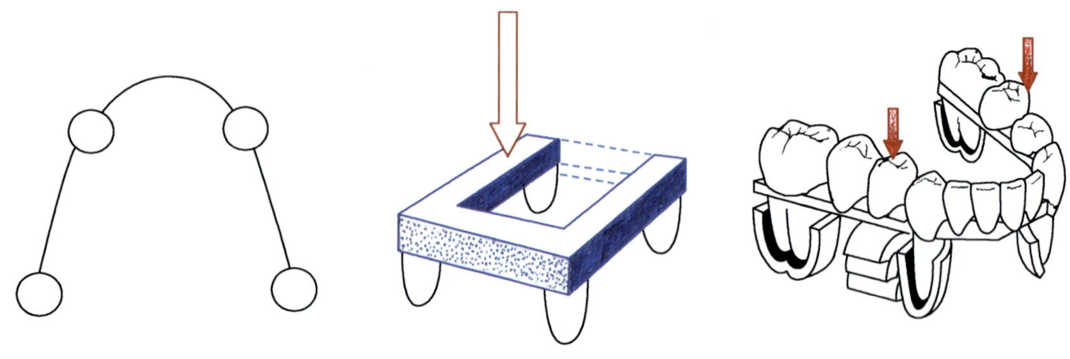
图 9-5　刚性支持义齿承受殆力时基牙运动

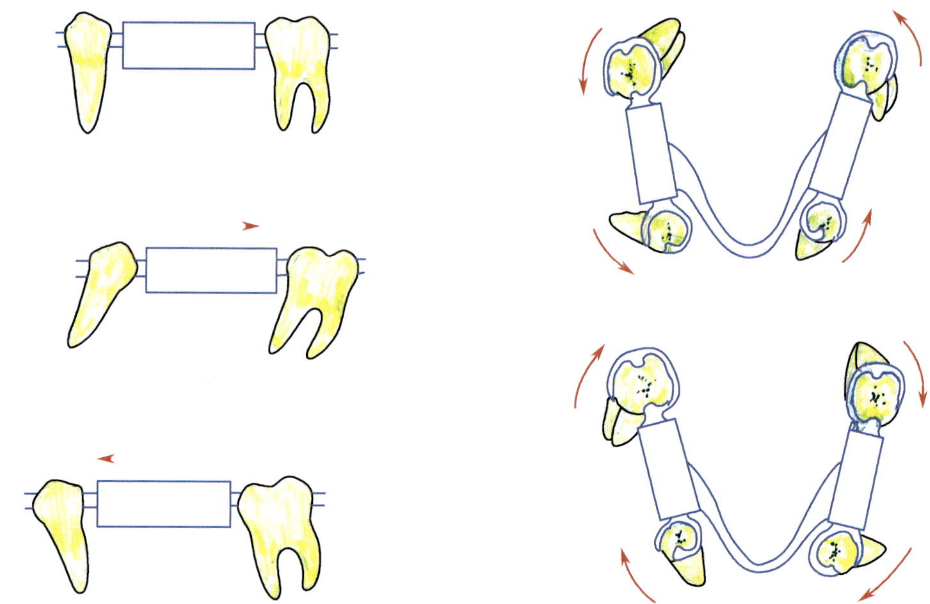
图 9-6　卡环义齿承受殆力时基牙运动

（二）基牙分布与刚性支持的关系

正常情况下，上下颌牙弓至少有 28 颗牙齿，因此牙的缺失方案超过 2 亿个。牙支持型与混合支持型义齿的基牙分布可有 5 个基本类型：

1. 多基牙（multi-abutment）　可形成最佳的牙周支持。
2. 四基牙（four-abutment）　牙列由四个基牙进行牙周支持。
3. 三基牙（three-abutment）　存在三个支持中心，是不对称的支持形式。
4. 双基牙（double abutment）　牙列双侧缺损比较常见，由两个支持中心构成牙周支持基础。
5. 单基牙（single abutment）　仅存在一个基牙或一个基牙组。义齿由一个支持中心来构成牙周支持。

义齿的游离部分修复时情况要复杂很多，此时牙槽嵴也起支持作用。如果义齿的游离端与基牙完全刚性连接，基本不会发生基牙牙周组织损伤或者牙槽骨的异常萎缩。义齿的游离端基托应尽量加长，因为在下沉相同时，游离端基托越长，基牙受力时的扭转角度越小。对一些患者所做的测量结果如下：当𬌗力作用于基牙中心时，牙槽嵴部位只承受总𬌗力的 0～4%；当𬌗力作用于靠前的 1/4 点时，牙槽嵴承受 30% 的𬌗力；作用于靠后的 1/4 点时，牙槽嵴则承受 91% 的𬌗力。为了使义齿游离端基托下的黏膜压缩量尽可能小，使基牙上所承受的力矩尽可能为零，可以将后牙只修复到第一磨牙处，而义齿基托则尽可能向后延伸。要实现刚性支持，义齿基托的长度和牙槽嵴的抗压缩能力起重要的作用（图 9-7）。

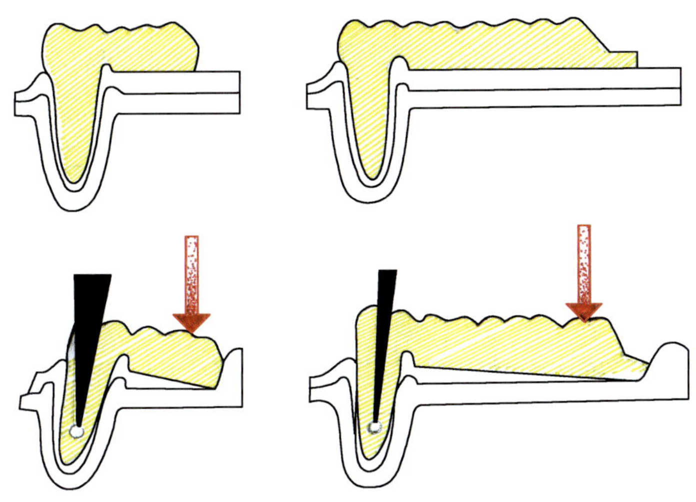

图 9-7　义齿的游离端基托应尽量加长，因为在下沉相同时，游离端基托越长，基牙受力时的扭转角度越小

三、基牙分类及义齿结构设计

（一）基牙分类

下述分类方法只考虑单颌余留牙的分布，不考虑咬合接触情况。目的是迅速找出和标注各种基牙负荷分布的状态和特点，更便于指导义齿设计。

套筒冠义齿的特点是，义齿有很高的刚性支持并且不含有引起应力中断的部件，例如附着体等。当基牙呈双侧分布时，整个咬合区域都是由牙周组织来支持的，𬌗力均匀分散。当基牙呈单侧分布时，则将义齿基托延伸并刚性地连接于固位体上。临床观察表明刚性连接的基托对基牙牙周组织具有良好的保护作用。

对于刚性支持的义齿而言，𬌗力分布与余留牙的数量有关；基牙的分布类型对𬌗力引起的基牙运动特点起决定性作用。

图 9-8 是四类典型的基牙分布（Ⅰ、Ⅱ、Ⅲ、Ⅳ类）。这种分类方式的优点是容易分析义齿的运动特性。下图右侧的两种双基牙分布形式具有很不利的力学特性，即对角式分布和径向式分布。

1. 第Ⅰ类　基牙较多且基本上呈对称和均匀分布状态，可细分为若干亚类：A 为双侧对称连续缺失几颗牙，C 和 E 为间隔拔牙所形成的不连续缺失；B、D 和 F 为与之相对应的亚类，但又缺失前牙。第Ⅰ类的特点是具有远端对称基牙（图 9-9）。

2. 第Ⅱ类　特点是可形成三个支持中心，也可分成若干亚类：A 和 B 具有较强的抗拉能力和防止义齿旋转的能力；C 和 D 也具有抗拉与防旋转的能力，但相对较弱；而 E 和 F 的能力最差，因为只有一颗牙抵抗拉力（图 9-10）。

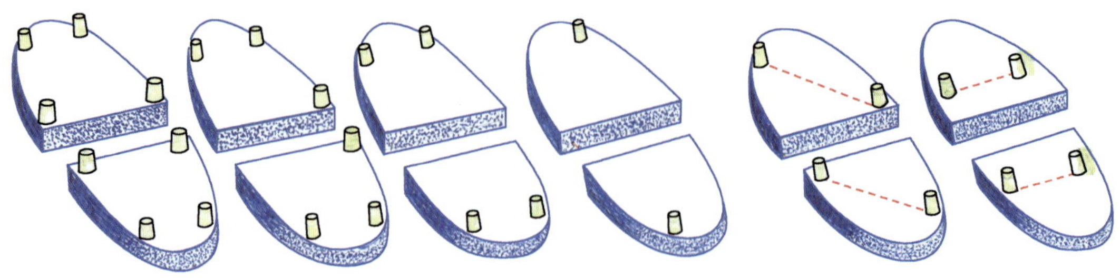

图 9-8 基牙分布的几种情况

从左向右分别为：Ⅰ类四基牙，Ⅱ类三基牙，Ⅲ类二基牙，Ⅳ类单基牙。右侧两图分别表示了基牙呈对角分布和径向分布的情况。

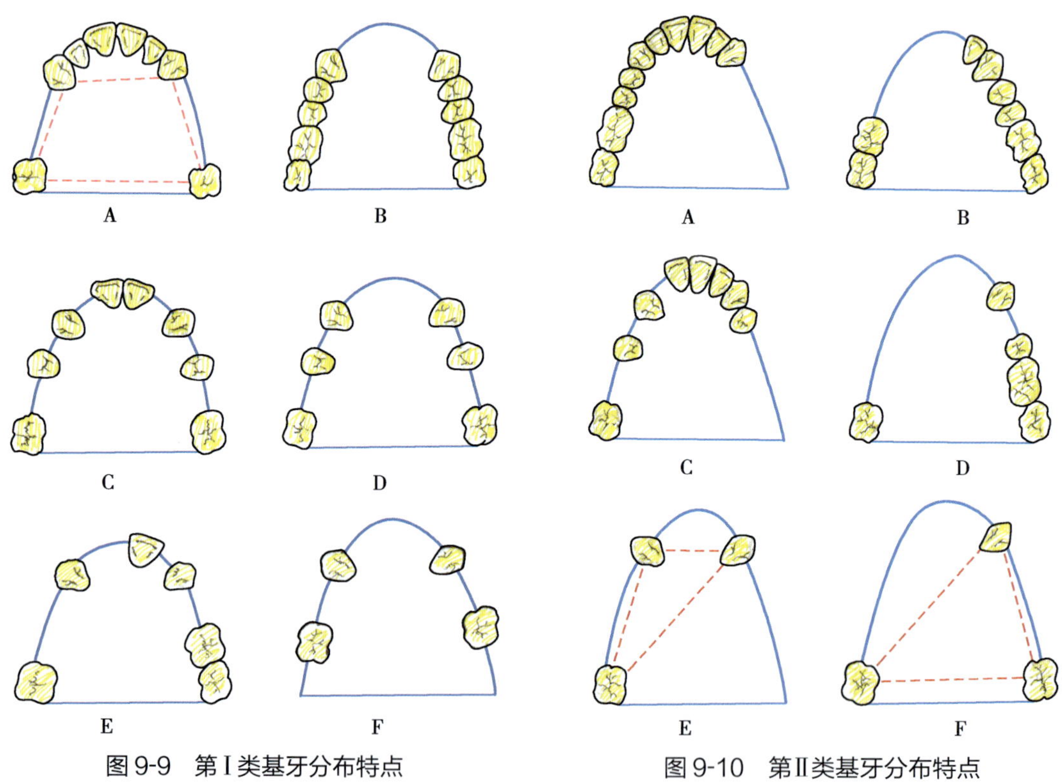

图 9-9 第Ⅰ类基牙分布特点　　图 9-10 第Ⅱ类基牙分布特点

3. 第Ⅲ类　牙齿缺失数量较多，有些是对称游离缺失。这类基牙分布容易形成转动轴，引起整个义齿的旋转。

第Ⅲ类基牙分布包含以下亚类：其中 A 为基牙均位于前方，即由 6 个前牙构成，D 和 A 相似，但缺失了两个侧切牙，G 只剩下两个尖牙；第 2 组中 B 至 H 的特点是只剩下磨牙，而且数量依次减少；第 3 组 C 至 J 的特点是基牙只分布于牙弓的一侧，基牙数量依次减少，容易形成转动轴而造成义齿不稳定（图 9-11）。

4. 第Ⅳ类　特点是只残留一颗牙或一个区连续的几颗牙。其中的 A、D 和 G 均有 3 颗连续的余留牙，而 B、E 和 H 均只有 1 颗余留牙，显然前一组固位力优于后一组（图 9-12）。

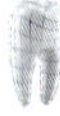

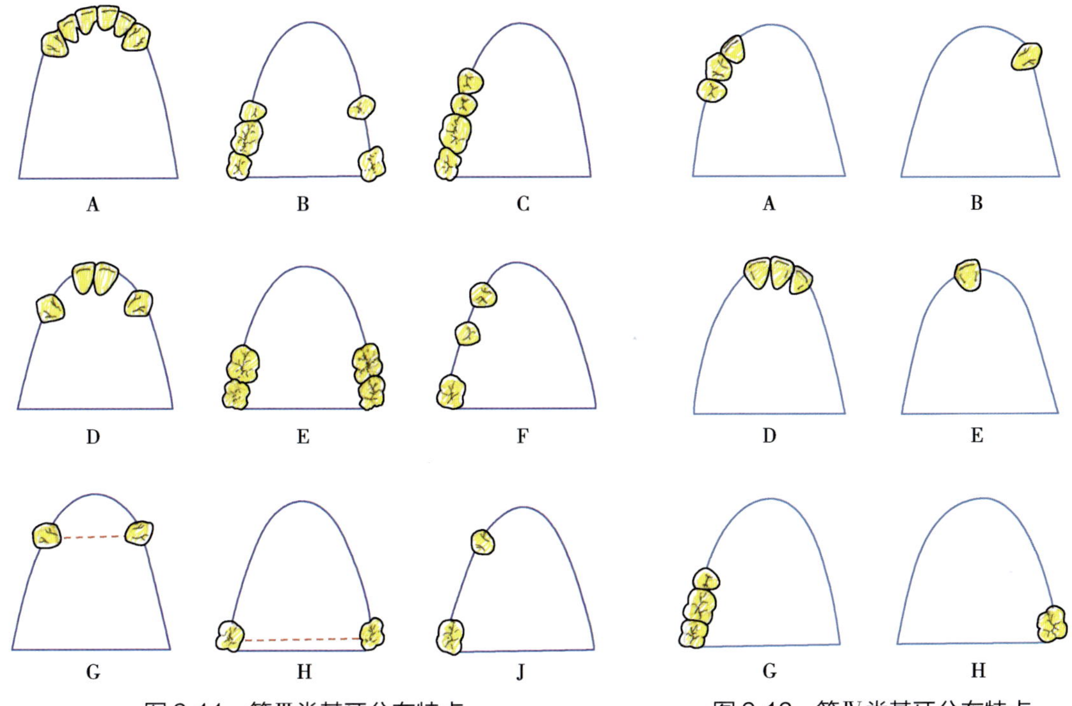

图 9-11　第Ⅲ类基牙分布特点　　图 9-12　第Ⅳ类基牙分布特点

5. 不适于采用刚性支持的基牙分布类型　有两种情况：①对角式分布与径向式分布。对角式分布指的是一颗基牙在尖牙区，另一颗基牙是对角处的磨牙；②径向式分布指的是基牙位于左右牙弓的中点处。其亚组分类原则类似于第Ⅳ类。对角式分布的基牙连线易形成转动轴，当义齿承受𬌗力时，基牙会发生大幅度摆动，易造成牙周组织损伤。径向式分布的基牙也容易发生这种情况（图 9-13）。

（二）各种基牙分布类型的生物力学特征

上颌和下颌的生物力学特征相同。在前面各图中均只画出了上颌，有关的规律也完全适用于下颌。一个支持区可以只含一个基牙，也可包含一组基牙；从生物力学的角度看，它们的特性是相同的。当然，基牙数量越多，义齿的固位性能越好。下面分别介绍各基牙分布类型的生物力学特点。

1. 第Ⅰ类　四支持区（four supporting areas），是一种稳定的支持类型，𬌗力基本上沿牙槽骨方向传导。本类第 1 组的特点是前牙基

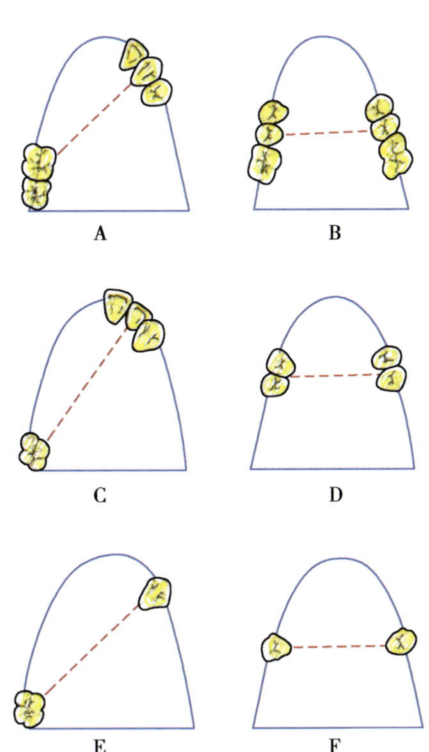

图 9-13　不适于采用刚性支持的基牙分布类型
A、C、E. 对角式分布　B、D、F. 径向式分布

本不缺失，前牙区也是支持区；本类第2组的特点是前牙全部缺失，前牙区无支持。

2. 第Ⅱ类　三支持区（three supporting areas），由于两个支持区可构成支点线，因而使第三个支持区受到拉力作用。本类第1组的特点是牙列缺损区跨度均不很大，因此产生的力矩也不大；而第2组的牙列缺损区跨度很大，包括了完全缺失的前牙区，因此会产生很大的力矩和拉力。

3. 第Ⅲ类　双支持区（double supporting area），由于基牙太少，因此需要基牙与基托下方覆盖的牙槽嵴共同分担𬌗力。在𬌗力作用下，基牙会发生倾斜；基牙数量越少，倾斜越严重。本类第1组的特点是支持区位于牙弓前部，第2组的特点是支持区位于牙弓后部，第3组的特点是支持区位于牙弓的一侧。

4. 第Ⅳ类　单支持区（single supporting area），只存在一个支持区，𬌗力通过大面积基托传递于整个牙槽嵴上。临床经验证实，最好由尖牙构成支持区。

5. 其他类（other types）　此类曾被列为第Ⅴ类，现在被称为其他类。包括对角分布式双支持区和径向分布式双支持区两种情况，均不适合于采用圆锥形套筒冠。

（三）义齿结构设计

当采用圆锥型套筒冠义齿时，不应使用附加的义齿固位装置，例如：卡环，𬌗支托，舌板、腭板等，附加装置会妨碍口腔功能并引起食物残渣堆积。此外，在特殊的病例中可采用大连接体来增加圆锥型套筒冠义齿的强度。

各类牙列缺损最佳义齿结构形式（图9-14）：

1. 第Ⅰ类牙列缺损

（1）缺牙数量不多时，采用固定义齿的桥体结构（套筒冠桥）。

（2）缺牙数量大于3个（牙冠宽度）时，应采用带有鞍式基托的桥体。

（3）牙列游离缺失时，可采用小巧的义齿基托，基托在唇颊侧结束于黏膜转折处，而在腭侧或舌侧仅覆盖牙槽嵴的垂直面。

（4）义齿不包括前牙时，应用腭杆或舌杆把义齿的左右端连接起来，以便提高整个义齿的强度。

2. 第Ⅱ类牙列缺损　建议在牙弓前部设计带基托的桥体，并利用基托使牙弓延长到必要长度。当存在多个牙缺失时，如采用圆锥形套筒冠义齿，不必用连接体来增加义齿的强度；如果采用铸造支架义齿，则必须用连接体将义齿左右连接。基牙条件不好时，如果固定桥和铸造卡环义齿组合使用，配合精度难以保证，不能为义齿提供足够的固位力（图9-15）。

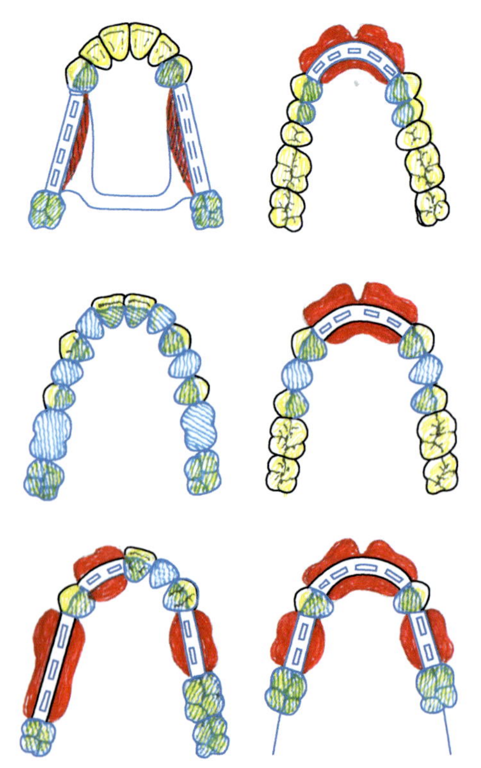

图9-14　第Ⅰ类牙列缺损应采用的义齿设计方案

带基托的桥体与圆锥型套筒冠的组合十

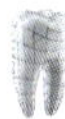

分有利于牙周卫生，桥体与普通固定桥的形态相同，因为桥体是可摘的，更加有利于进行口腔卫生工作。

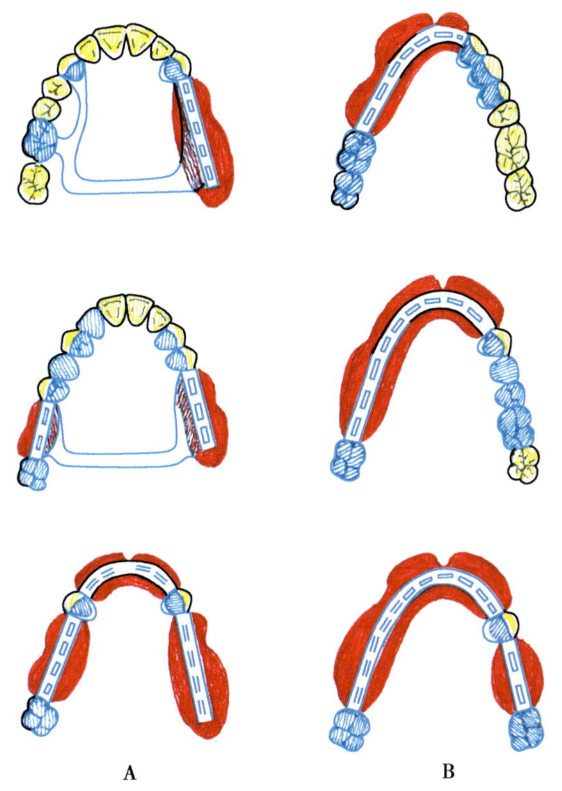

图 9-15　第Ⅱ类牙列缺损应采用的义齿设计方案

A. 单侧游离缺失　B. 牙弓上存在范围很广的弧形缺失

3. 第Ⅲ类牙列缺损　有两种义齿结构形式，必须选择适应证（图 9-16）：

（1）使局部义齿仅支持于牙列末端的基牙上。用腭杆或舌杆把两个游离端义齿连成一个整体。此方案适合于以下情况：

1）基牙无牙周病，而且牙根具有正常的长度。

2）游离端连续缺失的牙数不少于 3 颗。

3）牙槽嵴坚硬平整。

4）没有必要与前牙进行连接。

（2）使局部义齿支持于所有余留牙上，此时就没有必要采用大连接体。腭杆或舌杆将由自身具有稳定作用的前牙套筒冠、桥或带基托的前牙桥体来代替。此方案适合于以下病例：

1）由于龋齿、美学等原因，前牙组必须加冠。

2）尖牙条件较差，不能单独做基牙。

3）牙槽嵴形状不佳，有可能引起旋转力。

4）存在增加垂直距离等不利因素，可能出现负荷过重。

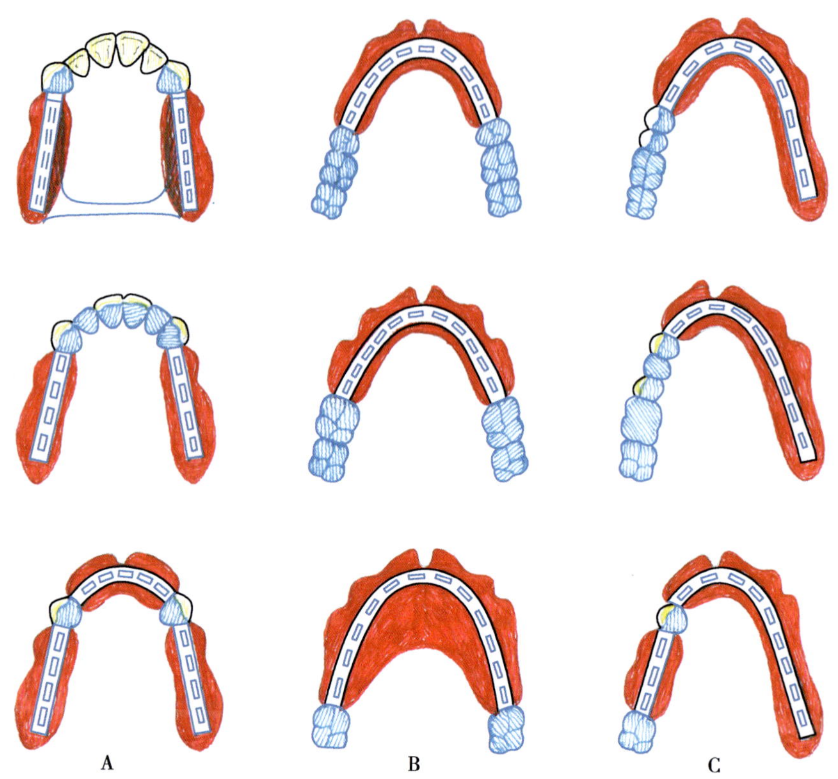

图 9-16　第Ⅲ类牙列缺损应采用的义齿设计方案

A. 基牙位于前牙区　B. 基牙位于后牙区　C. 基牙位于牙弓一侧

4. 第Ⅳ类　单支持区。

经常遇到以下病例：前牙列是唯一的余留牙，其余牙都已缺失。上颌尖牙余留的概率最大，其次是上颌切牙，再其次是下颌尖牙，制作大连接体使殆力通过基托传导至牙槽嵴顶。

把余留前牙与义齿连接成一个整体，其具体结构形式根据口腔内余留牙牙周情况而定。前牙列位置设计套筒冠义齿者，患者的异物感明显且影响发音。为了保证义齿有足够的固位力，内冠舌侧制作较厚，相应处的外冠必须设计得很薄，才能尽量减轻患者的异物感。此时为了保证机械强度，将义齿的左右两端用大连接连接起来（图 9-17）。

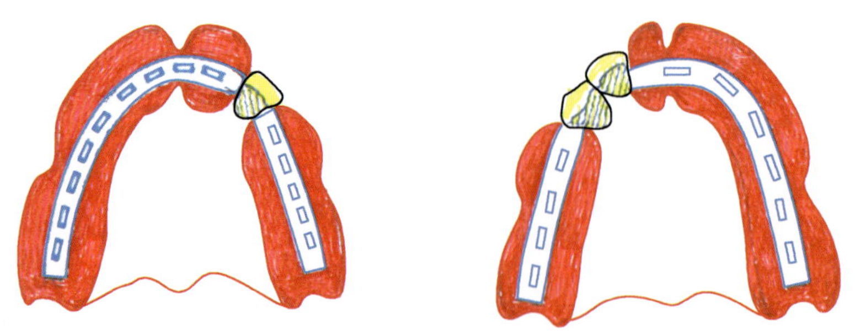

图 9-17　第Ⅳ类牙列缺损应采用的义齿设计方案

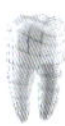

5. 大连接体的设计　制作上颌义齿时，一般用腭杆把义齿左右横向连接起来，通常位于第一磨牙处。腭杆不会形成压迫点，患者不易感觉到，因为舌尖几乎碰不到腭杆。腭杆必须具有足够高的机械强度，呈双端折弯形，杆宽 4mm，厚 2.5mm，截面约呈半圆形。也可做成板形，厚约 1mm，中段宽约 10mm，越往两端越宽些。

钴铬合金可制作出重量轻且强度很高的支架，把支架焊接于圆锥型套筒冠义齿的外冠。研究发现，当游离端义齿发生 0.5mm 下沉时，作用于钴铬合金支架上的力比作用于贵金属支架上的力大 50%。

下颌采用的连接体是舌杆。舌杆通常靠近口底，但应尽可能远离龈缘。舌杆边缘应离开龈缘至少 6mm，以免刺激牙龈。

如果前牙缺失，那么带基托的前牙桥即可起到大连接体的作用；如果前牙不缺失，可以在前牙上制作套筒冠来取代大连接体（图 9-18）。

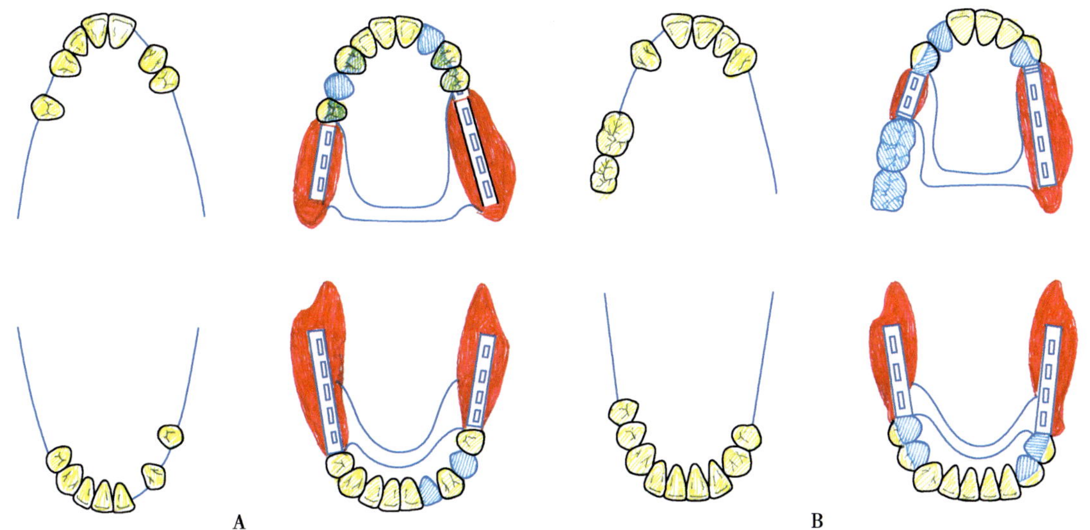

图 9-18　有利于牙周卫生的义齿结构设计

A. 套筒冠桥与游离端义齿的组合。双侧均有游离端义齿，它们都刚性地连接于套筒冠桥上，其中 22 号牙是单端桥　B. 上颌为一个游离端义齿与一个套筒冠桥相组合，下颌为两个游离端义齿组合。

四、适应证、禁忌证和优缺点

（一）适应证

1. 牙弓缺失段呈弧形　当采用固定义齿时，通常要求基牙呈直线排列，基牙呈弧形排列时不能承受正常的咀嚼负荷。采用圆锥型套筒冠义齿，由于义齿与牙槽嵴密切贴合，即使基牙呈弧形排列也能承受正常的咀嚼负荷，义齿可以自由摘戴有利于口腔卫生。

2. 基牙间距离很大　固定义齿需要根据余留牙牙周膜的面积来计算基牙是否能承受咬合力，而刚性支持的义齿，义齿承受的𬌗力由基牙及牙槽嵴共同承受。

3. 前牙缺失且美学要求较高　当前牙缺失时，由于牙槽嵴萎缩，采用固定义齿很难获得满意的效果，如果将桥体部向唇侧加厚，后期义齿很难清洁。采用圆锥型套筒冠义齿，可以用基托恢复唇侧的外形，并且可以自行摘戴，方便义齿的清洁。

4. 采用卡环提供不了足够的固位力　当采用卡环式义齿不能得到可靠的固位时，可选择圆锥型套筒冠义齿。

5. 因某些原因必须给基牙作冠修复　牙面出现无法充填修复的缺损、为防止发生继发龋、天然牙无足够大的卡环固位空间或固位面，此时，必须给基牙作冠修复。卡环在饰面瓷表面的固位效果不如圆锥型套筒冠。

6. 牙齿大范围缺失　连续缺失2颗及2颗以下的可以用固定义齿修复。缺失较多不能形成稳定的咬合或基牙的牙周支持力不足，可利用圆锥型套筒冠的刚性连接分散咬合力。单侧后牙多颗缺失需将修复体连接到对侧，以增加义齿的横向稳定性。

7. 基牙倾斜方向不一致　当采用固定义齿修复时，牙体预备量大，很难保留牙髓活力。如采用圆锥型套筒冠义齿，可以通过内冠纠正基牙的倾斜方向，达到保留牙髓活力和形成共同就位道的目的。

8. 牙周条件差引起的固位力不足。

9. 采用固定桥修复后容易发生牙周炎。

（二）禁忌证

1. 余留牙的牙冠过短且咬合较紧者。

2. 年轻恒牙。

3. 牙周炎未治疗者。

4. 易患龋患者。

（三）优缺点

1. 优点

（1）固位力可调节和维持：固位力可根据义齿的需要和基牙条件进行调节。通常利用内冠的聚合角度来调整固位力。由于金属强度高，反复摘戴也不会降低内外冠之间的密合度，因此固位力不会明显下降。

（2）利于基牙保护和牙周组织健康：基牙完善治疗后用内冠覆盖，基牙预备时建立合理的冠根比例，可防止继发龋或牙体折断。内冠表面高度抛光，菌斑不易附着，使基牙保持良好的卫生状态，可预防牙周组织病变。合理的受力分布也有利基牙牙根的健康。

（3）利于保存牙槽骨：套筒冠义齿修复后，行使咀嚼功能时，𬌗力通过固位体传递至基牙，通过基托传递至基托下的软、硬组织，𬌗力分散，有利于保存牙槽骨。

（4）牙周夹板效果：套筒冠义齿就位后，外冠和支架将基牙之间连接成整体，起到牙周夹板的作用。义齿受力时，牙齿由单个运动转变成整体运动，从而保护基牙牙周组织健康。

（5）可调整咬合关系：设计套筒冠义齿时可对倾斜牙或伸长牙进行牙体预备，调整牙冠的倾斜度或牙冠的长度，恢复咬合关系。对重度磨损的患者，可恢复被磨损的牙冠高度及垂直距离，减轻颞下颌关节紊乱患者的临床症状。

（6）美观：固位体金属暴露少，基牙和人工牙的颜色和形态可以协调，相对于卡环固位义齿，美学效果较好。

2. 缺点

（1）牙体制备量大：固位体的内冠、外冠厚度有一定要求，基牙牙体制备时，磨除的牙体组织量较多。如果选择活髓基牙，预备时容易损伤牙髓组织，遇到冷热刺激时容易引起牙髓炎，因此不利于保存活髓。

（2）内冠金属暴露：清洁义齿时，将修复体取出，金属内冠暴露，影响美观。选用陶瓷材料制作内冠，可解决美观问题。

（3）颈缘金属线暴露：内冠和外冠边缘的移行处有一条窄金属边，影响义齿美观。为了增加外冠的强度，有时在外冠的颈部制作宽度 0.5mm 左右的金属边缘线，也会影响义齿美观。

（4）制作成本高：最理想的固位体材料为全瓷内冠与金沉积外冠配合使用，其次为贵金属，例如金-钯合金、铜-金合金等，套筒冠的制作工艺复杂，所以制作成本较高。

五、固位原理及应用

（一）固位原理

不同刀刃角度的刀在楔入物体时，外力相同，刀刃角度越小楔入物体越深，而撤出越困难，圆锥型套筒冠固位体的固位原理与之相似（图 9-19）。套筒冠固位体就位时，外冠沿内冠轴面滑行与内冠密合，义齿就位后，外冠紧密包围内冠，内外冠之间保持固位力。

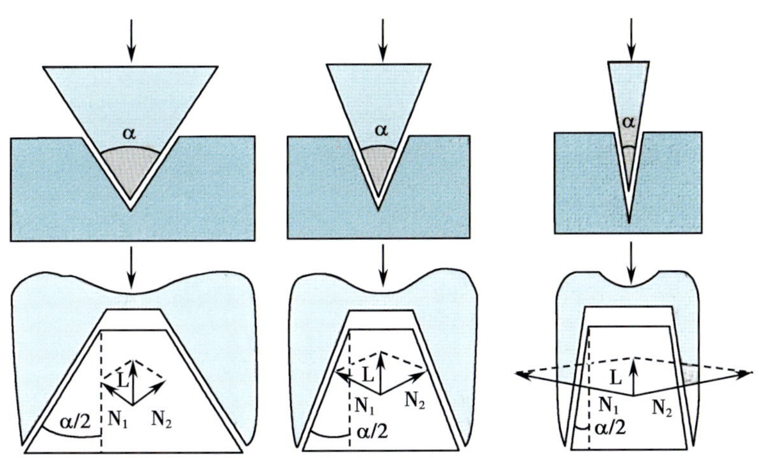

图 9-19　刃状角度与圆锥角度比较

（二）圆锥型套筒冠义齿固位

1. 义齿固位力（denture retention）　义齿的固位和稳定与固位体固位力大小有着密切的关系，一些学者认为可摘局部义齿的各固位体之间产生的固位力之和，一般在 1.5～2kg 较为合适。

圆锥型套筒冠固位体的固位力可以根据固位体内冠的内聚角度推算，义齿的固位力比较容易控制。若为多基牙的圆锥型套筒冠义齿，可根据基牙的条件与位置，选择三至四颗基牙，在制作固位体内冠时，内冠轴面向合方的内聚度控制在 6°，义齿的固位力就能控制在所需要的范围，而其他固位体的内冠内聚度大于 8°（图 9-20），此时义齿在修复牙列缺损后就能达到良好的固位与稳定，同时修复体又能摘戴自如。

圆锥型套筒冠义齿的固位力除固位体形成的固位力以外，修复的基托与被覆盖的黏膜之间形成的吸附力和大气压力也起到固位作用。根据义齿设计的类型不同，两种固位力所发挥的作用各有差别。基牙较多的病例采用圆锥型套筒冠义齿修复，固位体的固位力起主

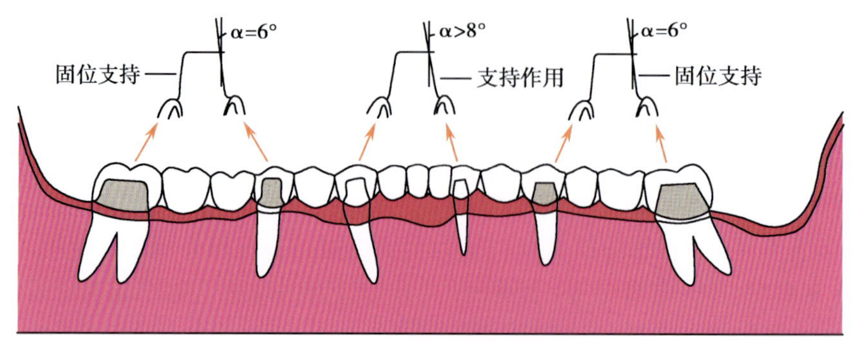

图 9-20　固位体的固位力选择

要作用；反之，基牙数或残留基牙牙周组织破坏吸收较多的病例采用圆锥型套筒冠修复，为减轻患者基牙承受的负荷，修复体的基托与被覆黏膜之间形成的吸附力和大气压力起主要固位作用。

2. 固位体与固位力关系

（1）内冠内聚度（convergence angle of primary coping）：圆锥型套筒冠固位力大小可根据固位体的内冠内聚度计算公式推算，内冠内聚度与固位力成反比关系。为验证内冠内聚度所推算的固位力是否符合临床的实际情况，一些学者对此进行了实验测试。结果显示：内冠的高度设定在 6mm，载荷 10kg，其内冠内聚角度为 2°时，固位力 4 000～4 500g；内聚角度为 4°时，2 100～2 600g；内聚角度为 6°时，650～850g（图 9-21）。Korber KH 对内冠内聚角度 α/2 和固位力之间的关系解释如（图 9-22），内冠内聚角度增加，其固位力逐渐下降；相反，内冠内聚角度越小，固位力越大。圆锥型套筒冠固位体的固位力与内冠内聚角度有密切关系，对义齿的固位力设计具有指导性。

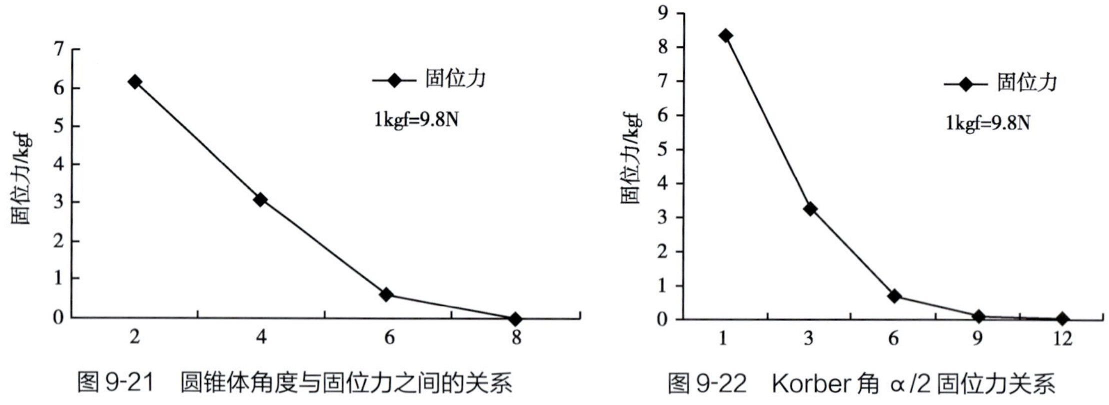

图 9-21　圆锥体角度与固位力之间的关系　　图 9-22　Korber 角 α/2 固位力关系

（2）内冠垂直高度（vertical dimension of coping）：内冠垂直高度的实验结果分析提示，内冠垂直高度对固位力的影响较内冠内聚角度的作用小，特别是内聚角为 0°～6°时，其内冠高度对固位力的影响较小。但内冠垂直高度降低，固位力仍有减小趋势。实验结果测得，用 20kg 拉力作用于内聚角 5°内冠上时，垂直高度为 2mm、4mm、6mm 的内冠产生的固位力平均为 516g、836g、1 003g，这一结果证实了该趋势的存在。由此可见，圆锥型套筒冠固位体基牙的牙冠𬌗龈高度越大，制作的内冠垂直高度越大，获得的固位力也越大。

(3) 内冠颈部直径(cervical diameter of coping):研究发现圆锥型套筒冠内冠颈部直径越大,固位力越大。实验测得:内冠高度相同,直径分别为 6mm、8mm、10mm,内聚角 5°,做 20kg 拉力测试,其固位力分别为 745g、1 067g 和 1 376g。同时发现,无论是加载殆向还是侧向力,当内冠垂直高度大于颈部直径宽度时,固位力增大;反之,固位力减小。

(4) 内冠与外冠密合度(adaptation between primary and secondary crown):内冠与外冠之间接触关系应符合临床设计要求,非缓冲型圆锥型套筒冠,内冠的轴面和殆面应与外冠组织面紧密嵌合,不易形成间隙,确保固位体的固位力。缓冲型圆锥形套筒冠,内冠轴面和殆面与外冠之间有一定的间隙,其间隙大小按患者牙槽嵴顶黏膜弹性而定。一般轴面为 0.03mm,殆面为 0.3mm。圆锥型套筒冠的内冠与外冠之间密合度影响固位力,因此其制作工艺和精度会对固位力产生一定影响。

3. 固位力保持 圆锥型套筒冠义齿固位体的摘戴次数对固位力影响程度实验结果提示,从摘戴 100 次循环到 10 000 次,固位力随摘戴次数的增加有所降低,从 100 至 1 000 次循环测试结果显示,其固位力无明显变化,从 1 000 至 10 000 次循环后固位力略有下降,但对义齿的固位影响不大。临床长期观察也证实了圆锥型套筒冠义齿长期使用后,仍能保持较好的固位力(图 9-23)。

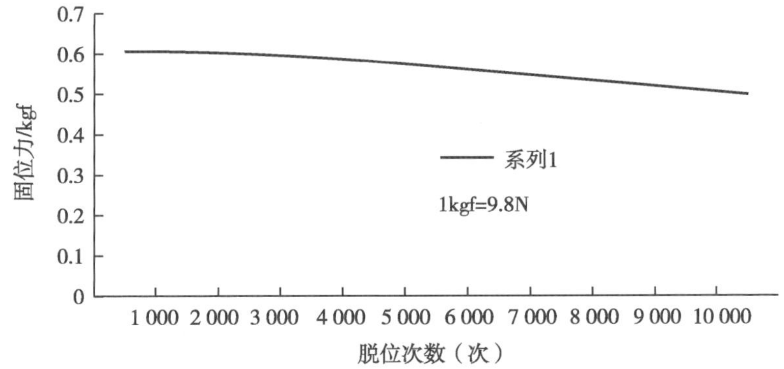

图 9-23 圆锥型套筒冠 10 000 次脱位循环固位力的变化

六、组成

圆锥型套筒冠义齿修复的设计是根据患者口腔软硬组织条件而定的,因此它的组成会有所不同。一般包括固位体、连接体、基托、人工牙、桥体(图 9-24)。

(一) 固位体

圆锥型套筒冠固位体由内冠和外冠组成,固位力容易控制,能达到最佳效果。

1. 内冠的作用 基牙有龋坏、大面积缺损等情况,通过制作内冠来保护基牙免受损坏;根据口内基牙的条件设计出合适的内聚角度,使义齿有合适的固位力;通过内冠来获得义齿的共同就位道。

2. 分类

(1) 按内、外冠之间接触形式(contact pattern)分为两类:

1) 非缓冲型(non-buffering type):这类固位体的内、外冠之间为紧密嵌合。一般用于基牙数多,牙周支持组织条件较好的牙齿,能对义齿起到良好的支持与固位作用。

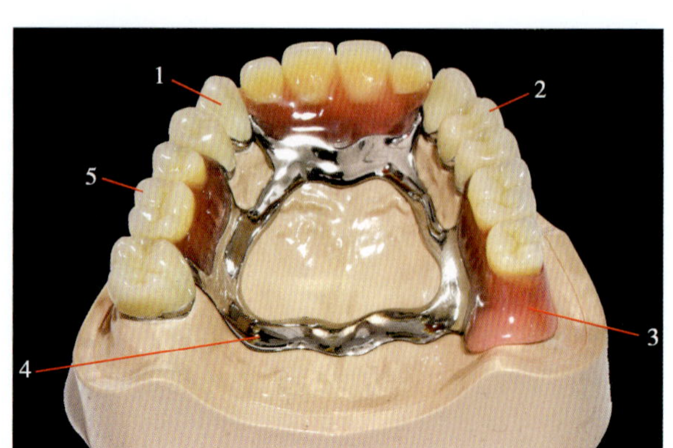

图9-24　圆锥型套筒冠组成

1. 固位体　2. 桥体　3. 基托　4. 连接体　5. 人工牙

2）缓冲型（buffering type）：固位体的内、外冠之间存在一定间隙，临床用于基牙数较少，牙周支持组织条件略差，或为了减轻基牙承受的殆力时采用。

（2）根据所选用的材料和制作工艺不同分为以下四类：

1）金属固位体（metal retainer）：该固位体内、外冠均采用同种金属材料制作，主要用于磨牙区。

2）金属烤瓷固位体（metal-porcelain retainer）：该固位体内冠用金属制作，外冠为金属烤瓷全冠，适用于前牙与前磨牙区，应用较少。

3）金属树脂固位体（resin retainer）：该固位体内冠为金属内冠，外冠为金属树脂冠，适用于前牙与后牙，比较常用（图9-25）。

4）全瓷内冠固位体（all-ceramic primary crown）：内冠采用氧化锆全瓷材料制作，外冠为金属树脂冠，适用于前牙与后牙（图9-26）。

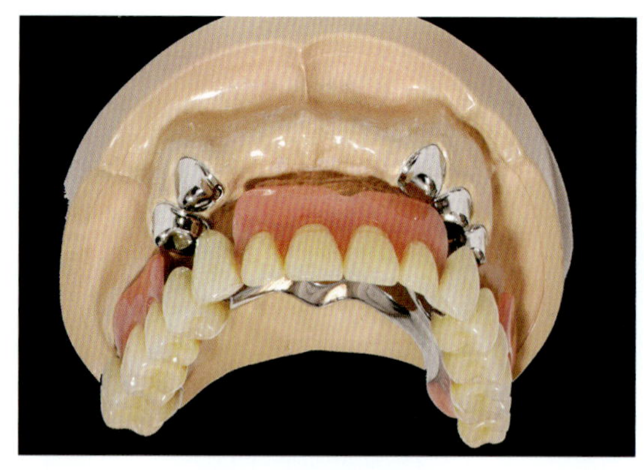

图9-25　金属树脂固位体

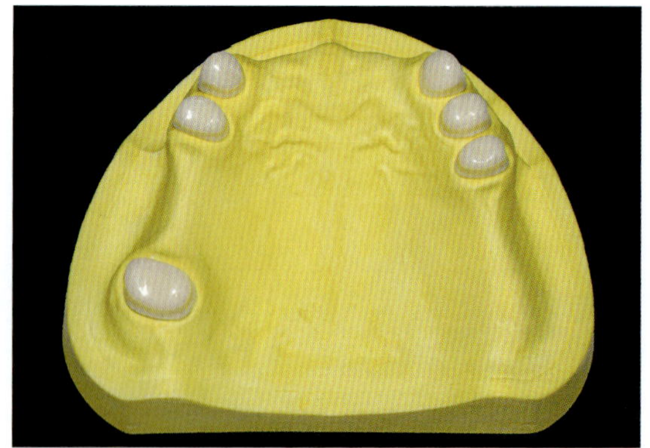

图9-26　全瓷内冠

（二）人工牙

人工牙在圆锥型套筒冠义齿中起恢复缺失牙解剖形态和功能的作用。按制作工艺和材料不同，可分为以下两种类型：

1. 树脂牙（成品牙，prefabricated teeth）　一般采用成品复色层树脂牙，其色泽和透明度较好，解剖形态与天然牙相似。临床多用于天然牙缺失较多区域的修复（图9-27）。

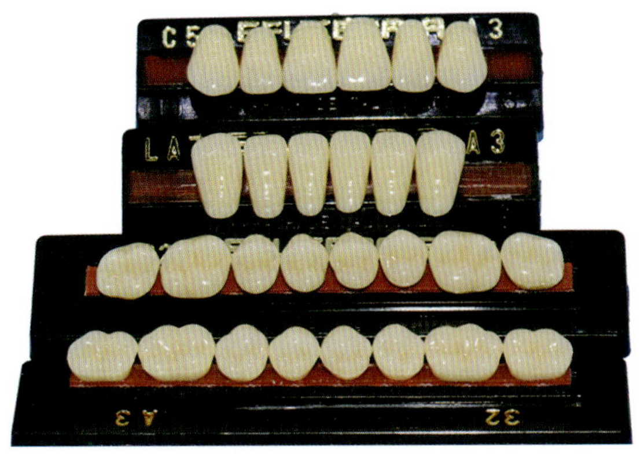

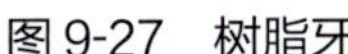
图 9-27　树脂牙

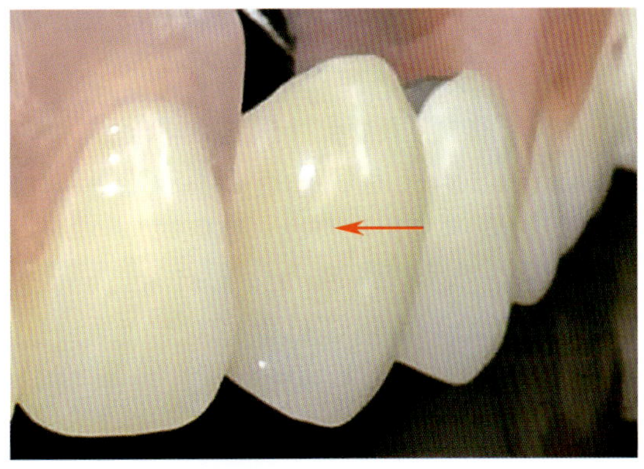

图 9-28　金属树脂牙

2. 金属树脂牙　一般用于制作桥体，其表面采用与余留牙色泽相同的树脂光照固化形成，色泽好（图 9-28）。

（三）基托

根据设计要求，可选用金属基托或树脂基托。

（四）连接体

分大连接体和小连接体。

1. 大连接体　套筒冠义齿大连接体主要有腭板、腭杆、舌板、舌杆（图 9-29）。

2. 小连接体　小连接体的连接强度要求较高，通过小连接体将套筒冠固位体与义齿的其他组成部分形成牢固连接（图 9-30）。

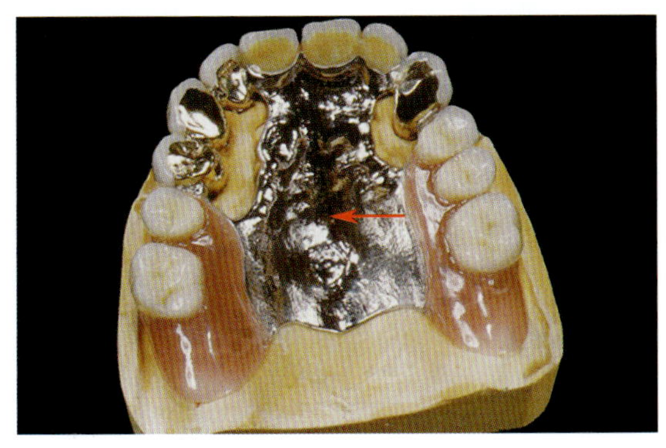

图 9-29　大连接体

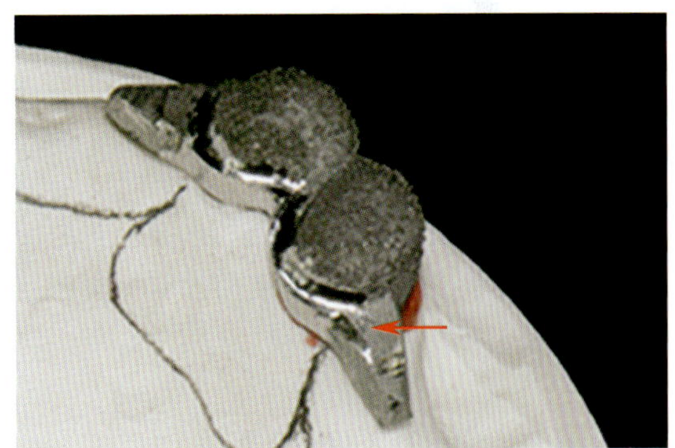

图 9-30　小连接体

第二节　附着体义齿

附着体义齿（attachment denture）是以附着体为主要固位形式的可摘局部义齿或固定-可摘义齿。通常由阴阳两部分组成，一部分与基牙结合；另一部分与可摘局部义齿结合，为义齿提供良好的固位、支持、稳定和美学效果。

一、分类

（一）根据在基牙上位置不同分类

1. 冠内附着体（intracoronal attachment） 附着体阴性结构位于基牙牙冠内，阳性结构位于相对应的义齿支架上（图 9-31）。

2. 冠外附着体（extracoronal attachment） 附着体阳性结构部分或全部突出于基牙牙冠外，阴性结构位于相对应的义齿支架上（图 9-32）。

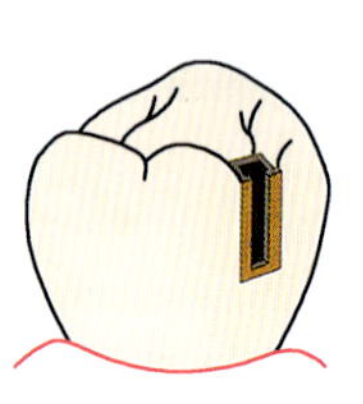
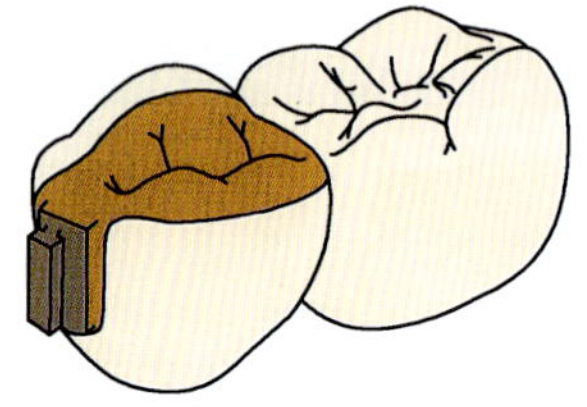

图 9-31 冠内附着体

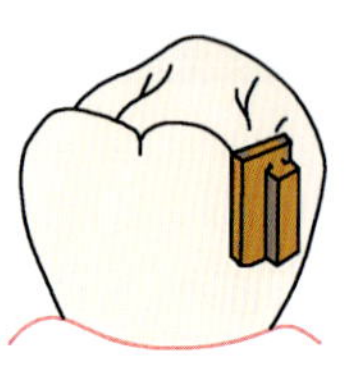
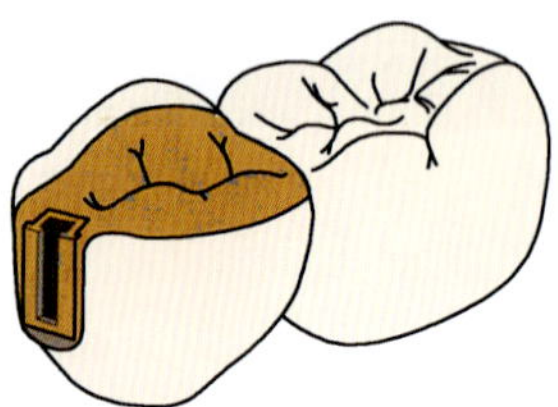

图 9-32 冠外附着体

3. 根面附着体（root surface attachment） 附着体一部分结构位于基牙牙根的根面上或根面内，另一部分结构位于相对应的基托组织面（图 9-33）。

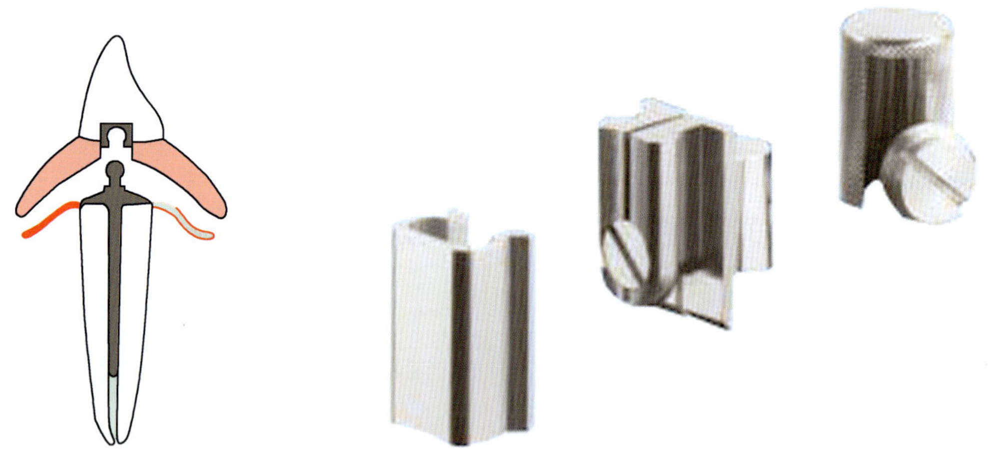

图 9-33 根面附着体

图 9-34 摩擦固位型附着体

（二）根据固位原理分类

1. 机械式附着体（mechanical attachments） 依靠附着体两部分机械结构获得固位力。该类附着体中因固位原理不同，又可分为以下几种：

（1）摩擦固位型（attachments of friction-fixation type）：有些附着体阴性结构的颊舌向轴面形成从颈部向殆面扩展的锥度，有些附着体阴性结构的颊舌向轴面互相平行，靠阴阳结构结合时产生的摩擦作用固位（图 9-34）。

（2）制锁固位型（lock attachments）：附着体阴性和阳性基本结构与摩擦固位型附着体相似，呈栓体栓道式（key and keyway），通过机械锁结（mechanical lock）的方式起到固位作用（图 9-35）。

(3)定位锁式(locating lock type):附着体阴性和阳性结构结合后,附着体轴面颊舌向通过定位销固定作用形成固位力(图 9-36)。

2. 磁性附着体(magnetic attachments) 附着体由位于基牙上的衔铁和义齿组织面内的磁铁组成,通过衔铁与永磁铁之间的磁引力形成固位力(图 9-37)。

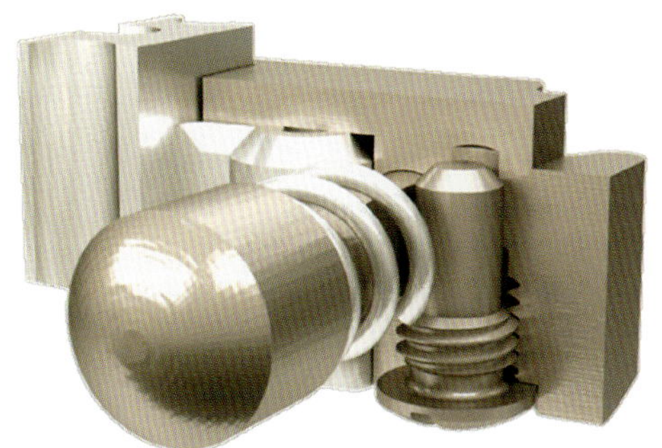

图 9-35 制锁固位型附着体

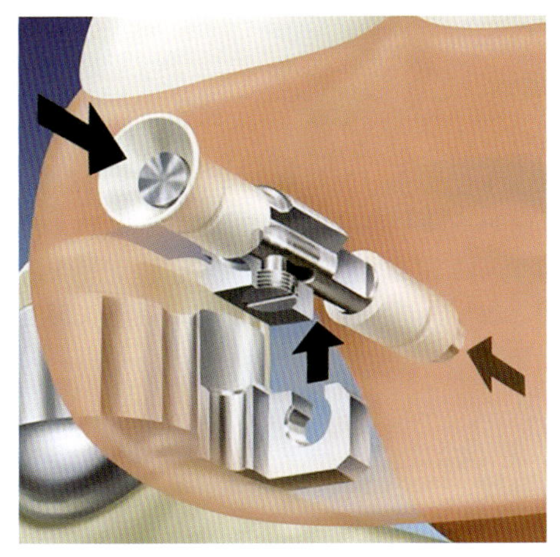

图 9-36 定位锁式附着体

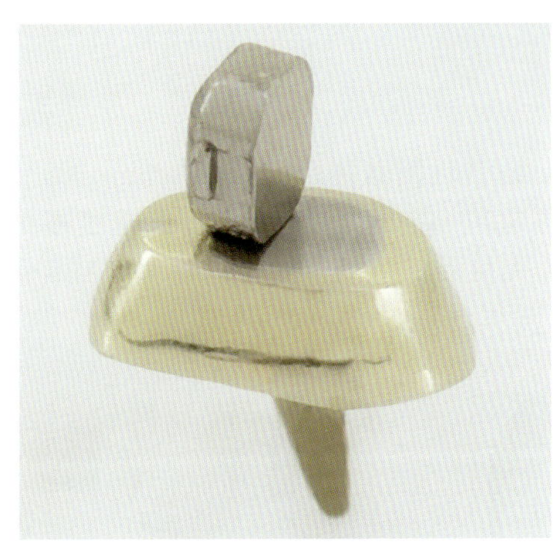

图 9-37 磁性附着体

(三)根据精密程度分类

1. 精密附着体(precision attachments) 其阴阳性结构均为金属成品件,附着体两部分在义齿就位后非常吻合。通常附着体一部分结构可通过焊接、粘接或物理固位方法固定于基牙牙冠近中或远中面上,而另一部分结构放置在缺牙区义齿支架上(图 9-38)。

2. 半精密附着体(semi-precision attachments) 其阴阳两部分结构中一部分结构为预成可铸树脂件或者通过蜡型铸造而成,另一部分为金属成品件。树脂预成品的附着体部分与牙冠基底层蜡型或义齿支架蜡型连接成整体,通过包埋、铸造、研磨形成附着体金属件,并与金属成品件结合,其吻合程度比精密附着体低(图 9-39)。

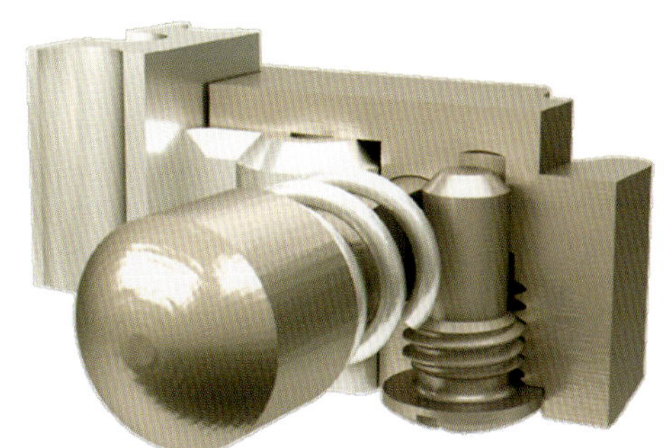

图 9-38 精密附着体

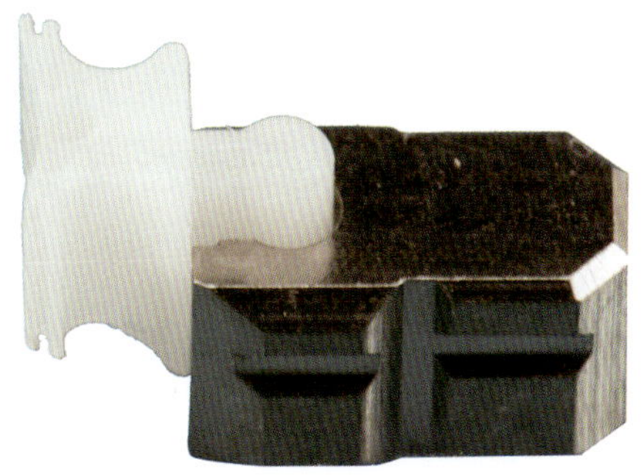

图 9-39 半精密附着体

（四）根据结合形式分类

1. 刚性附着体（rigid attachment）　附着体阴阳部分接触紧密并呈刚性结合，除就位相反方向外，无任何活动度，在义齿中起到较强的固位、稳定、支持作用（图 9-40）。

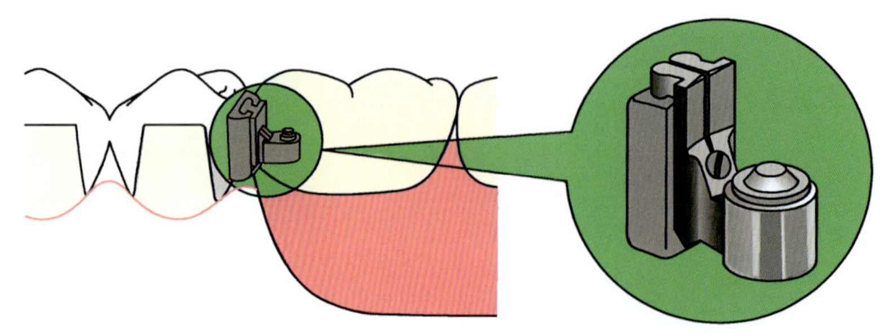

图 9-40　刚性附着体

2. 弹性附着体（elastic attachment）　阴阳结构两部分结合后，阴性与阳性结构之间有一定方向和一定的量的活动度，此动度根据附着体的设计可以多方向旋转运动，也可以沿一个方向做铰链运动。此类附着体可减轻基牙承受的负荷，以增加缺牙区基托下支持组织受力（图 9-41）。

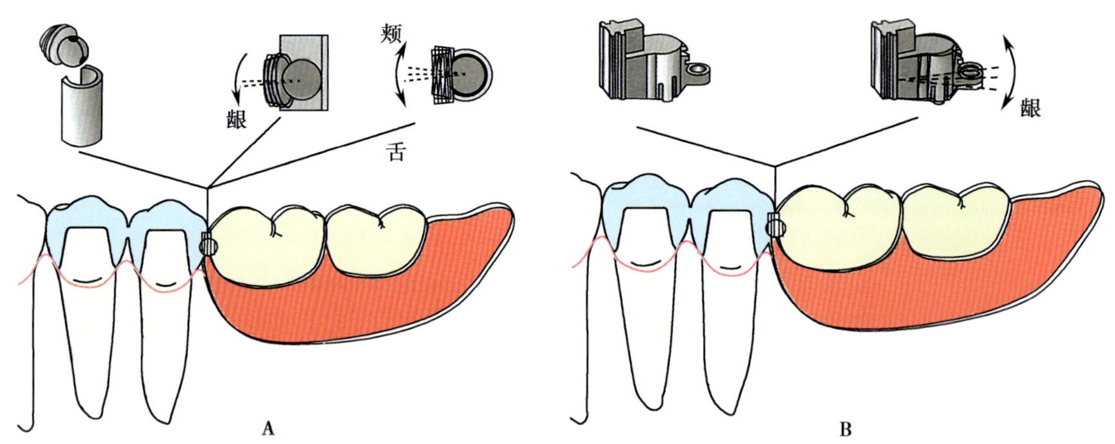

图 9-41　弹性附着体
A. 多方向运动　B. 单方向运动

（五）根据附着体形态分类

根据附着体形态分为栓道式、杆卡式、按扣式、球帽式等类型附着体。

二、适应证、禁忌证和特点

（一）适应证

1. 各类牙列缺损　附着体义齿适用于各类牙列缺损。Kennedy Ⅰ、Ⅱ类牙列缺损修复设计时，由于远中无基牙，义齿承受殆力时会发生翘动和摆动，对义齿远期效果产生不利作用。如果选择附着体义齿，可根据邻牙的牙体、牙周情况、缺牙区的数量及软硬组织的条件，选择合适的附着体作为固位体，提供固位力并分散殆力。可采用人工牙减径、减数、增加基牙数量，根据牙周条件选择刚性或弹性附着体等方式来保护口腔软硬组织，达到较好的远期效果。

KennedyⅢ、Ⅳ类牙列缺损修复设计时，根据缺失牙的数量、缺牙区牙槽嵴条件、基牙牙周组织的条件可选择可摘义齿、固定义齿、种植义齿，也可以选择附着体义齿。当基牙缺乏共同就位道，需要制作固定义齿时，可通过附着体设计取得共同就位道，咀嚼时通过桥体将骀力传导至基牙，义齿的支持形式与固定义齿一致（图9-42）。

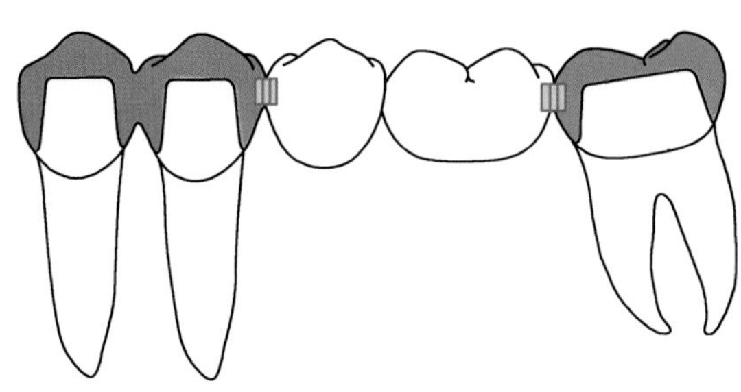

图9-42　可卸式桥体结构

2. 牙列缺失　牙列缺失修复时可在种植体植入后，上部结构选择附着体作为义齿的固位体。临床上高而宽的牙槽嵴对义齿的固位、稳定和支持作用好。而牙槽嵴窄而低时，义齿的固位和稳定作用差，修复后的功能差。若增加种植固位的附着体，可使义齿的固位得到明显的改善。

3. 轻度牙周炎　如果牙周袋≤4mm，附着丧失1～2mm，X线片显示牙槽骨吸收不超过根长1/3，经牙周治疗后，菌斑附着及牙槽骨吸收被控制，可以采用附着体义齿修复。重度牙周炎患者牙槽骨吸收超过根长1/3或1/2，义齿修复后牙周组织的破坏吸收难以控制，远期效果较差，不宜采用附着体义齿修复。

4. 先天性牙列缺损　临床常见的如唇、腭裂患者，上颌牙槽骨发育不良，前牙牙列畸形伴有部分牙齿缺失，咬合关系不良，患者经手术后唇、腭裂得到修复，但牙列畸形或牙齿缺失仍然存在，影响患者的美观和功能。此时，可选择附着体义齿来修复牙齿的美观及功能。

5. 颌骨部分切除造成的牙列缺损　颌骨部分切除同时会造成牙列缺损，可根据余留牙及牙周组织的情况设计不同类型的赝复体。赝复体的固位体可选择卡环、套筒冠、附着体等。近年来采用种植体植入后，上部结构使用附着体作为固位体，使赝复体得到良好的固位、稳定和支持作用。

（二）禁忌证

1. 龋易感者　有些患者由于多种原因牙齿容易龋坏，而且经过治疗以后仍易发生龋坏。如果采用附着体义齿修复，附着体的基牙一旦发生龋坏，将会造成修复失败。因此此类患者不宜选择附着体义齿修复。

2. 中、重度牙周炎　牙列缺损伴有中、重度牙周炎患者，牙周袋加深，附着丧失明显，牙齿松动度增加，牙周储备力明显降低。如果患牙承担骀力超过其负荷能力，将导致牙周组织加速破坏。因此，此类患者不适合设计附着体义齿。

3. 伸长、倾斜的活髓牙　伸长、倾斜牙在牙体制备时需要磨除较多牙体组织，容易损伤牙髓而影响牙体健康。此时，需要给牙齿做根管治疗后再行修复。有些倾斜过大的基牙，虽然牙体预备将基牙纠正，但在承受骀力时即使是垂直的骀力也会因为牙齿倾斜而转变为侧向力，造成基牙及牙周组织的损伤。

4. 缺牙区骀龈距离过小者及牙冠高度过低者　因为对颌牙伸长过多、天然牙磨损严重或天然牙牙冠过短等原因导致附着体制作空间不足。影响附着体阴、阳极的安置，使其固位力达不到要求，附着体的固位垫反复损坏，这种病例不适合设计附着体义齿。

5. 牙列缺损、缺失修复的禁忌证　如龋患未经治疗，义齿承托区及其周围组织黏膜病患或其他疾病，不宜配戴义齿者，均不宜选择附着体义齿。

（三）特点

1. 固位和稳定性好　卡环固位体是利用卡环臂进入基牙倒凹区，摘戴时卡环与天然牙之间产生摩擦力来提供义齿的固位。随义齿反复摘戴的次数增加，金属卡环会产生疲劳，卡环的固位力也明显下降。而附着体义齿是利用附着体阴、阳结构结合而产生固位力，固位力不会随着摘戴次数的增加而明显下降。义齿戴用很长时间后，由于阴、阳件的磨损而导致义齿固位力下降后，也可通过更换或调整附着体的方法来恢复义齿的固位力。

采用附着体时，修复体就位后除有良好的固位效果外，其稳定效果也很好。如双侧游离缺失的修复，采用附着体义齿其稳定性明显优于卡环固位义齿。当使用弹性附着体时，由于附着体的作用，义齿游离端受力下沉时，基牙没有受到明显的扭力，义齿仍能达到较好的稳定效果。

2. 利于基牙保存　附着体义齿通过双基牙或多基牙的共同支持，可减少基牙所受的扭力，使䝨力尽量沿牙长轴方向传导，防止对基牙牙周组织造成创伤。除了双基牙和多基牙以外，根面附着体的设计也不会对基牙产生扭力，䝨力可沿牙长轴的方向传导。义齿受力时，基牙既能受到生理刺激，又不会对牙周组织造成创伤，从而可以有效地保存基牙。

3. 咀嚼效率高　国内外的学者对附着体义齿修复牙列缺损后的咀嚼效率进行了实验研究，证实与卡环固位义齿相比，采用附着体义齿可提高患者的咀嚼效率。修复体的支持、稳定和固位效果较好，使患者的咀嚼效率恢复到接近天然牙的状态。

4. 美观效果好　附着体安放的位置一般在基牙的近、远中或者根面上，从外观上看无金属暴露不影响义齿的美观。如天然牙有形态或颜色的改变，可在修复时用烤瓷冠来恢复，以达到美观的效果。

5. 制作工艺复杂　需要专用的材料及设备，制作精度要求高，阴、阳极匹配不能有任何的偏差。因此义齿制作工艺要求高，制作周期长，所需的费用也高。

三、组成

一般由固位体、人工牙、基托和连接体组成（图 9-43）。

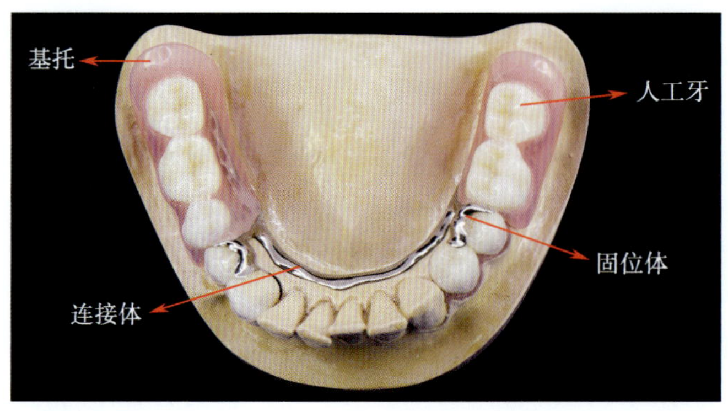

图 9-43　附着体义齿的组成

（一）固位体

附着体义齿的固位体由阴阳两部分结构组成：固定在基牙牙冠上的阴性（阳性）结构与固定在义齿支架上的阳性（阴性）结构（图 9-44，图 9-45）。

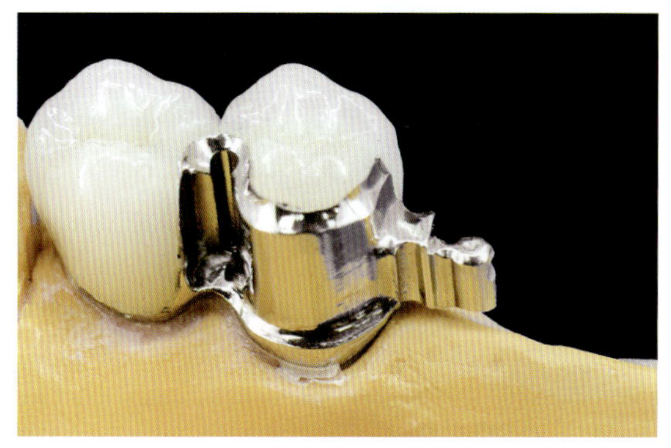

图 9-44　固位体阳性结构

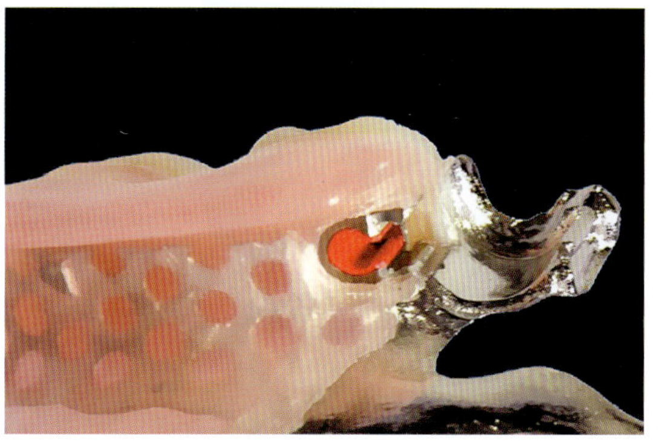

图 9-45　固位体阴性结构

（二）人工牙

人工牙根据设计可采用树脂牙，也可采用金属树脂牙。

（三）基托

根据修复体设计要求，可选用金属或树脂基托。

（四）连接体

连接体是指附着体义齿中的大连接体，主要有腭板、腭杆、舌板、舌杆等。

四、常用附着体

（一）球帽附着体

球帽附着体（ball-socket attachments）适用于双侧游离缺失、种植体上部结构修复等。附着体阳性部分为球形，阴性部分为半开面椭圆形，通过阴阳结构之间的卡抱作用固位。阴阳结构结合后，阴性结构有垂直向和颊舌向微量动度，起到缓冲作用（图 9-46，图 9-47）。

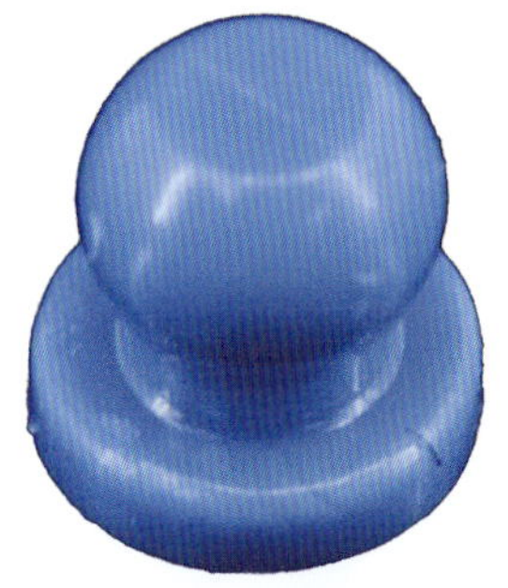

图 9-46　球帽附着体阳性结构

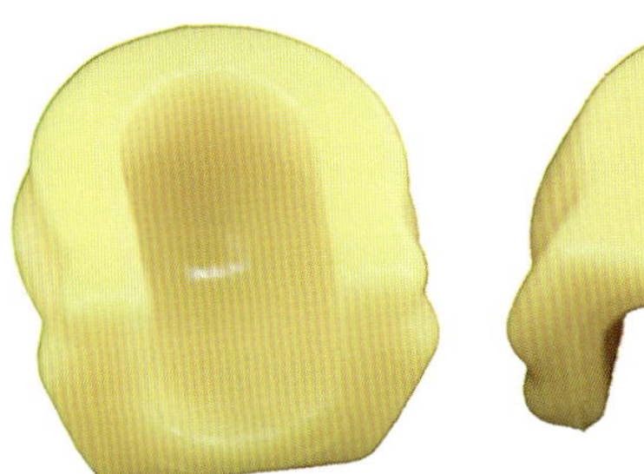

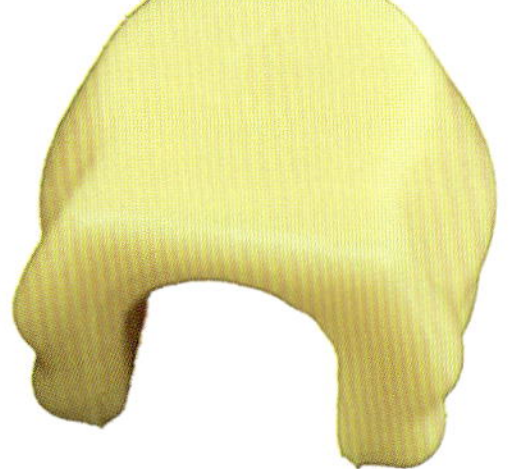

图 9-47　球帽附着体阴性结构

（二）ROD 附着体

适用于双侧游离缺失、种植体上部结构修复等。附着体阳性部分为柱状，阴性部分为半开面柱状（图 9-48，图 9-49）。

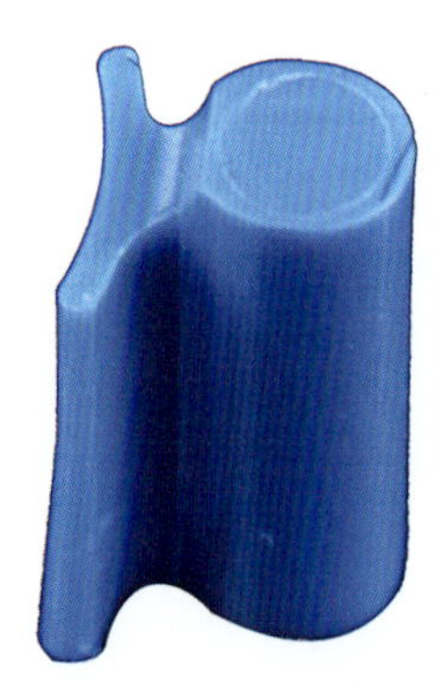

图 9-48　ROD 附着体阳性结构

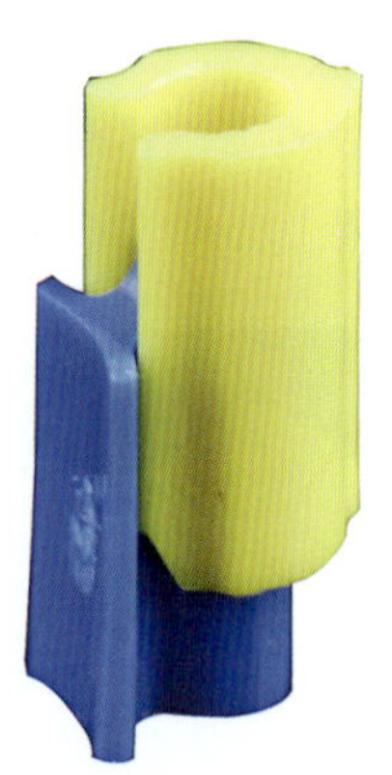

图 9-49　ROD 附着体阴性结构

（三）太极扣附着体

太极扣附着体（ERA attachment）适用于双侧游离缺失、种植体上部结构修复等，分为侧壁型和根面型。附着体通过阴阳结构之间的卡扣作用固位。

侧壁型阴性部分为中空型，固定在固位体上，阳性部分为半开面圆形，固定在可摘局部义齿基托上（图 9-50，图 9-51）；根面型阴性部分为底部封闭的中空型，固定在固位体上，阳性部分为圆形，固定在可摘义齿基托上（图 9-52，图 9-53）。阴阳结构结合后，阳性结构垂直向有 0.4mm 下沉空间，咀嚼时起缓冲作用。

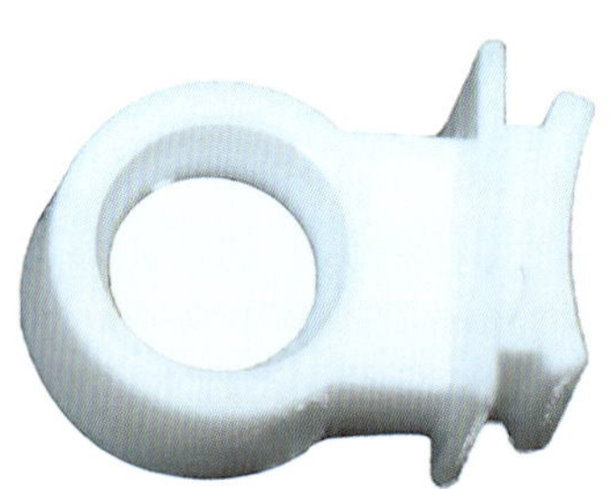

图 9-50　侧壁太极扣阴性结构

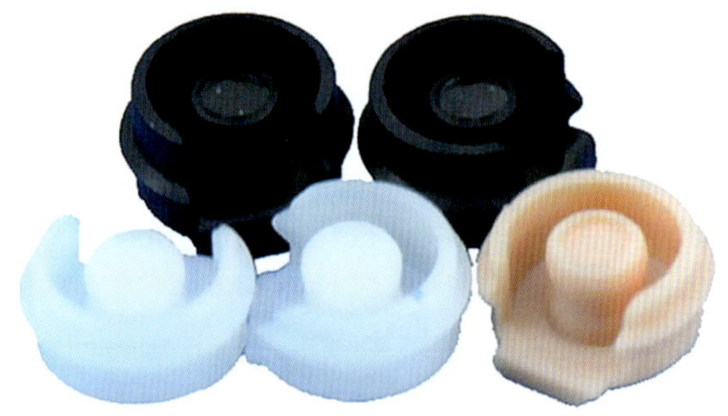

图 9-51　侧壁太极扣阳性结构

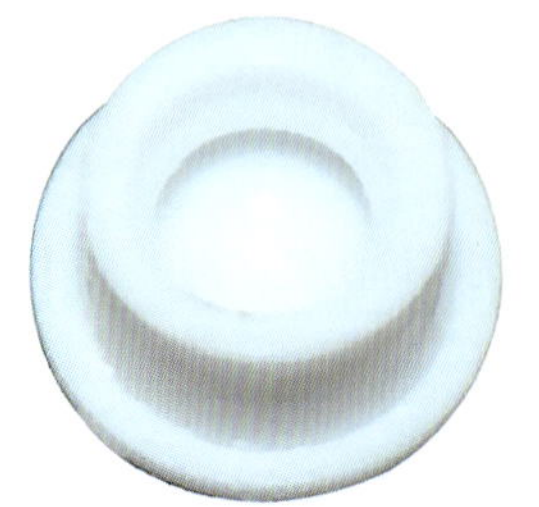

图 9-52　根面太极扣阴性结构

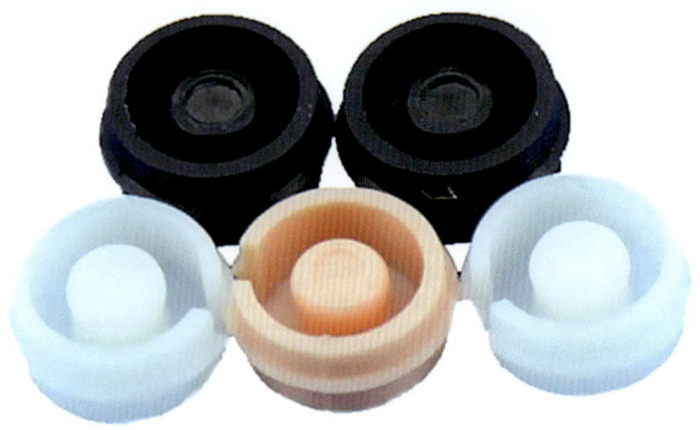

图 9-53　根面太极扣阳性结构

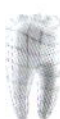

（四）杆式附着体

杆式附着体（bar-clip attachment）适用于非游离缺失、根面覆盖义齿、种植覆盖义齿，可根据设计需要铸造而成。固位垫为弹性垫，使用1～2年后可更换。杆卡也可为纯钛或贵金属成品部件，制作完成的精度更高（图9-54，图9-55）。

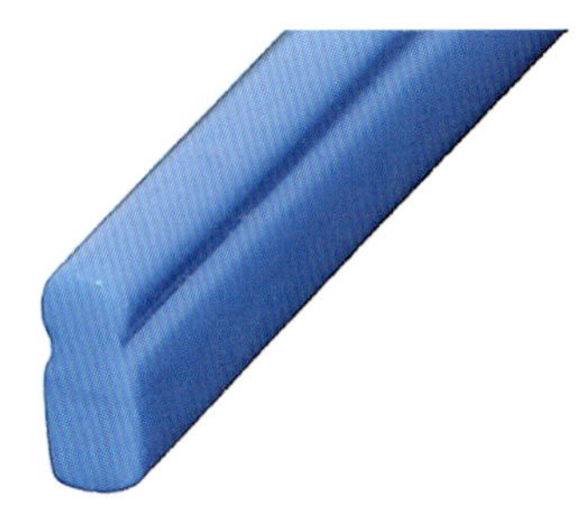

图9-54　杆式附着体阳性结构

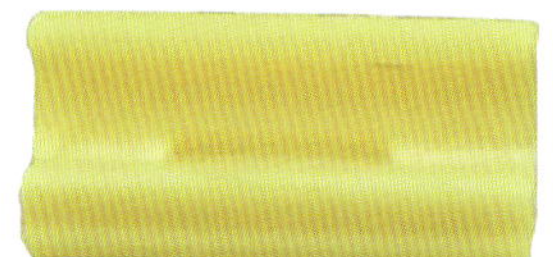

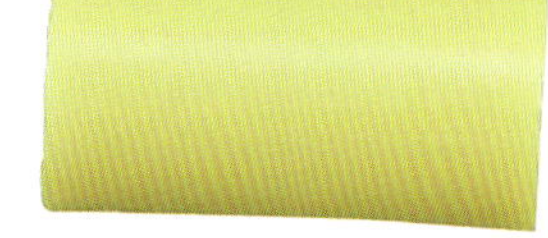

图9-55　杆式附着体阴性结构

（五）可调式附着体

可调式附着体（adjustable attachments）适用于双侧游离缺失、种植体上部结构修复等，附着体阳性部分为柱状，阴性部分为成品金属部件。阴性部分可以根据义齿的松紧来进行调整，以解决义齿固位力的问题（图9-56，图9-57）。

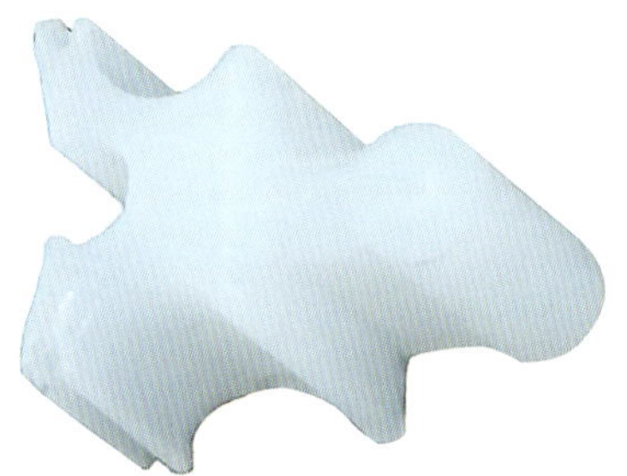

图9-56　可调式附着体阳性结构

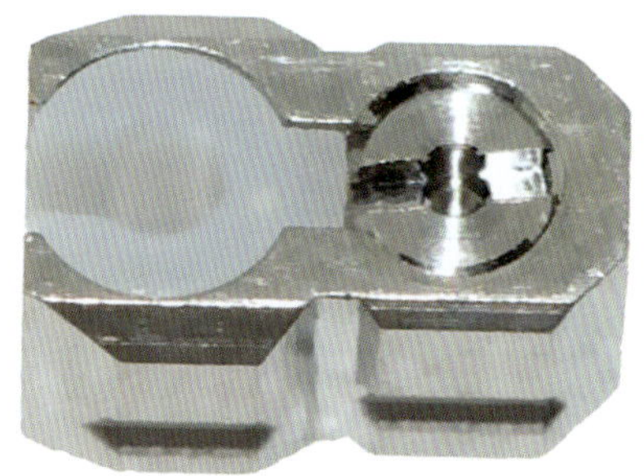

图9-57　可调式附着体阴性结构

（六）锁式附着体

锁式附着体（SD attachments）适用于单侧游离缺失、种植体上部结构修复等，附着体阳性部分为柱状，阴性部分为成品金属部件，固定于基托内。通过阴阳结构之间的机械锁结作用固位，颊侧或舌侧有按压栓钉可摘戴义齿（见图9-35）。

（七）磁性附着体

磁性附着体（magnetic attachments）见图9-37。

（张兴明　常　江）

思　考　题

1. 简述套筒冠义齿定义及分类。
2. 简述套筒冠义齿适应证、禁忌证和优缺点。

3. 简述套筒冠义齿的组成。
4. 简述附着体的分类。
5. 简述附着体义齿的组成。
6. 列举常用的附着体。

第十章　固定-可摘义齿制作技术

固定-可摘义齿工艺技术除了掌握常规义齿制作技术，还必须掌握平行研磨技术。平行研磨技术即使用平行研磨仪在固定-可摘义齿固位体的轴面，按照需要的角度进行研磨，使其具有一定固位力和共同就位道的技术。

第一节　圆锥型套筒冠义齿

套筒冠义齿是指以套筒冠为固位体的可摘局部义齿。套筒冠固位体由内冠与外冠组成，内冠粘接在基牙上，外冠与义齿其他组成部分连接成整体，义齿通过内冠与外冠之间的嵌合作用，产生固位力，使义齿取得良好的固位与稳定，义齿的支持由基牙或基牙与基托下组织共同承担。

一、义齿设计及初次取模

医师根据患者基牙牙冠、牙髓、牙根的条件以及牙周组织的条件选择合适的基牙，并且确定固位基牙与支持基牙的牙位，设计完善的治疗计划（图 10-1）。

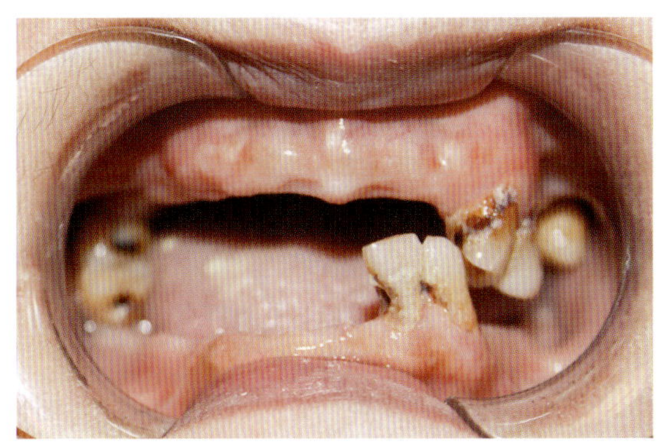

图 10-1　修复患者口内外形

（一）牙体预备

牙体预备（tooth preparation）时聚合度应尽量小，以 2°～6° 为宜。边缘应位于平龈或者龈下 0.3～0.5mm，共同就位道应尽量平行，但不像固定义齿那么严格。如果牙体预备后基牙角度相差较大，会导致制作完成的义齿颈部内冠暴露过多（图 10-2）。

牙列大范围缺损时，应在牙体预备前制取颌位记录，以准确转移颌位关系。

（二）初次取模

初次取模（primary impression）要求使用硅橡胶印膜材料。印模应清晰、完整，肩台清楚，无气泡、无变形（图 10-3）。

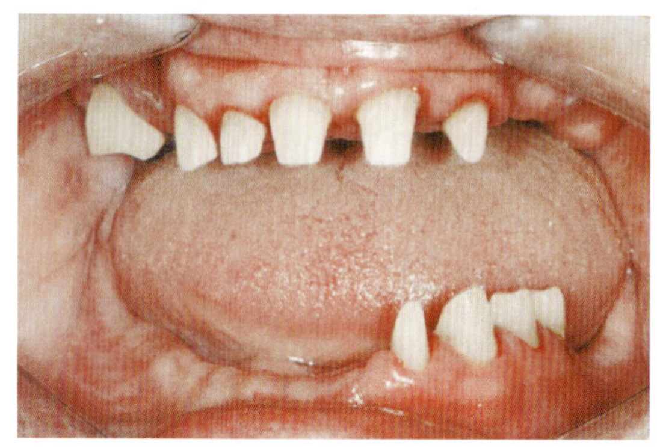

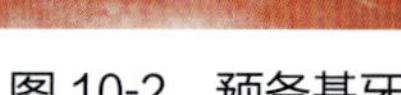

图 10-2　预备基牙

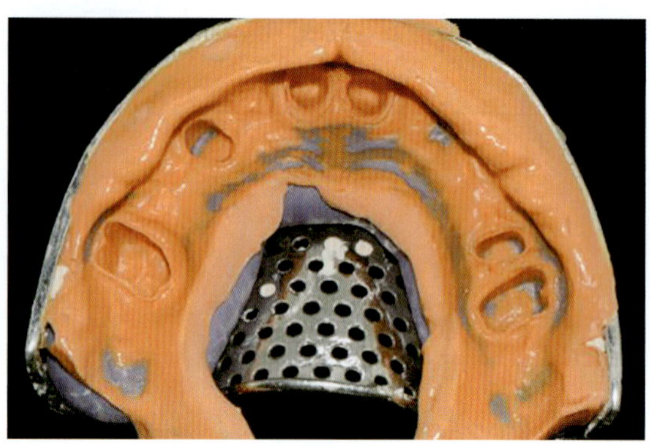

图 10-3　硅橡胶印模

二、制作内冠

（一）材料与器械

1. 材料　基底蜡（base wax）、颈部蜡（cervical wax）、研磨蜡（grinding wax）。

2. 器械　平行研磨仪（parallel grinding machine）、观测台（surveying platform）、气泡仪（spirit level）、蜡研磨车针（wax grinding bur）（0°、2°、4°、6°）（图 10-4～图 10-7）。

其余材料及器械同固定义齿基底冠制作。

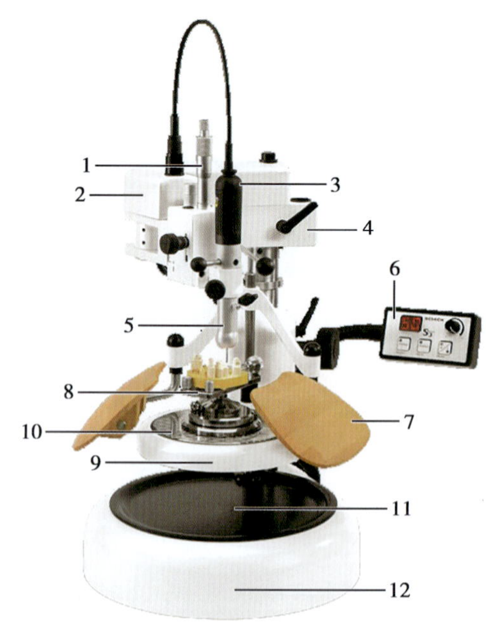

图 10-4　平行研磨仪

1. 调节深度的千分尺　2. 3D 研磨臂　3. 研磨手机　4. 多角度关节　5. LED 照明灯　6. 控制面板　7. 可调节支撑臂　8. 观测台　9. 研磨台　10. 电磁平台　11. 废料收集盘　12. 基座

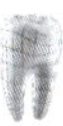

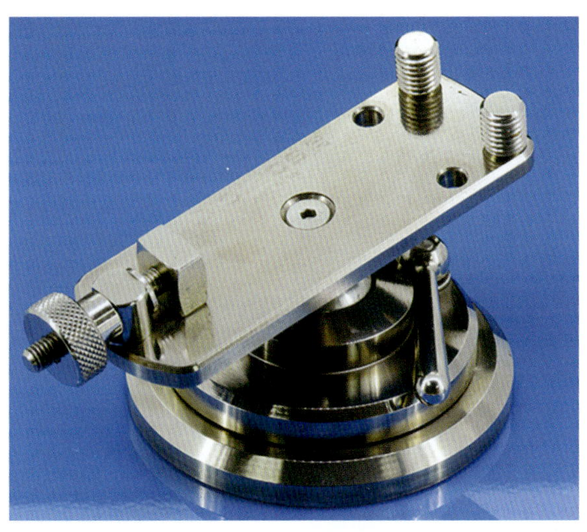

图 10-5　观测台

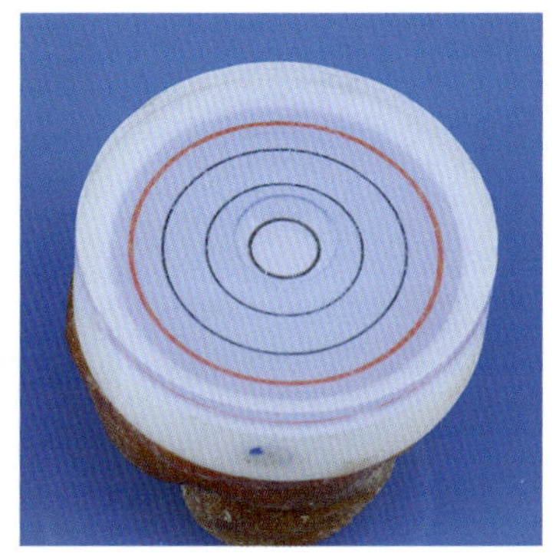

图 10-6　气泡仪

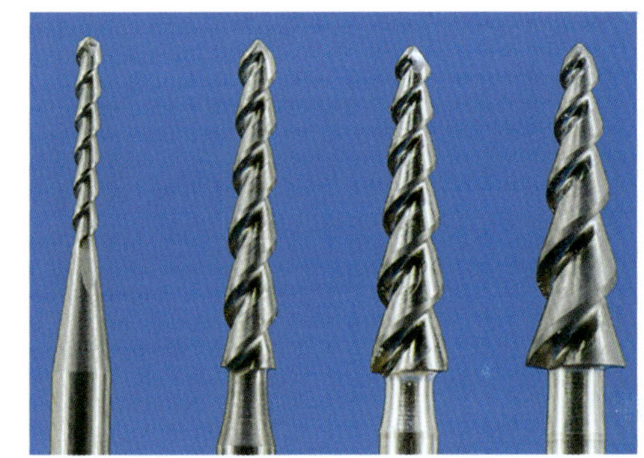

图 10-7　蜡研磨车针

（二）步骤与方法

1. 制作可卸代型（fabricating detachable dies）　与固定义齿制作的方法相同，注意在代型的表面可不涂间隙剂，使基牙与内冠之间更加密贴。由于蜡型、金属部分的研磨都需要在可卸代型上操作，为了避免研磨时代型损坏影响义齿的制作精度，制作时要确保可卸代型的牢固度。

2. 确定共同就位道（determining common insertion）　根据余留牙、基牙、牙槽嵴的位置，在平行研磨仪上确定共同就位道。尽量照顾前牙，避免前牙部位过多的暴露金属，可以用 0° 车针来观测并确定就位道（图 10-8）。

3. 固定气泡仪（fixing spirit level）　使气泡仪中间的气泡位于 0°，然后用粘蜡将之固定于模型或观测台上，这个角度就是义齿的共同就位道（图 10-9）。气泡仪上有四条线，从内到外分别表示 0°、2°、4°、6°。研磨时根据所使用的研磨车针角度，在线条范围内向任何方向倾斜，以获得基牙最好的研磨效果，既没有过多的金属边缘暴露又不影响最终义齿的就位。

4. 制作内冠蜡型（fabricating wax coping）　蜡型要求厚薄均匀，厚约 0.4mm，边缘密合，表面光滑平整，研磨的各轴面至少有 3mm 的高度，冠边缘有 0.1～0.2mm 的斜面。

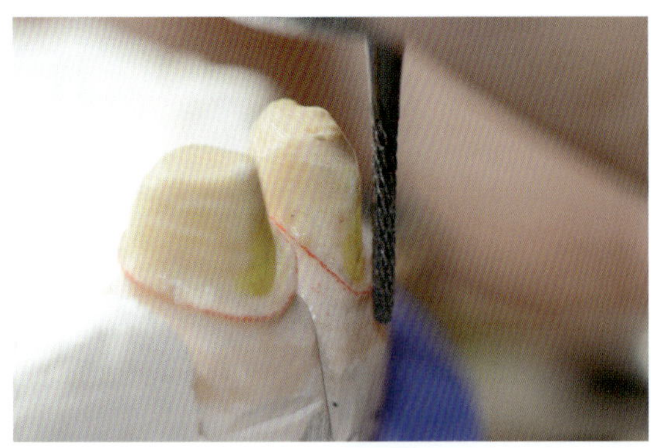

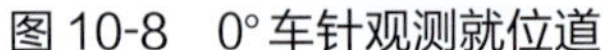
图 10-8　0°车针观测就位道

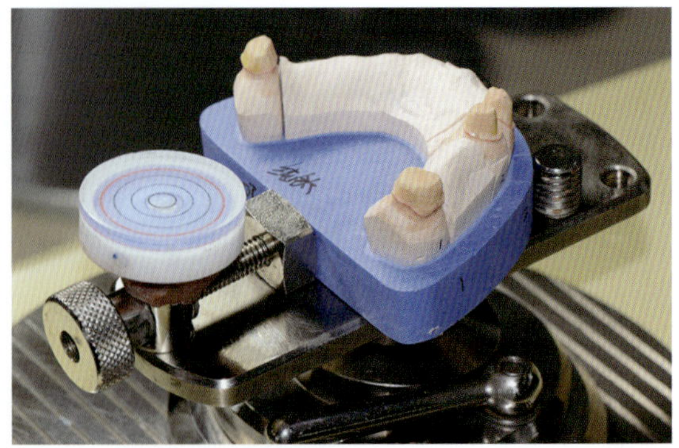

图 10-9　固定气泡仪

（1）涂分离剂（apply separating agent）：用毛刷在代型表面均匀涂布一层（图 10-10），过多的分离剂用吸水纸去掉。分离剂过多会使内冠蜡型过松，进而导致铸造完成的金属冠过松。

（2）加基底蜡（apply base wax）：基底蜡硬度高、弹性大，成型性能好（图 10-11）。用蜡刀取适量的蜡，均匀的加在代型表面（图 10-12），并与其贴合紧密。加蜡时将多次添加的蜡衔接处烫平，保证蜡型不形成接缝，以免影响强度。基底蜡厚约 0.3mm。

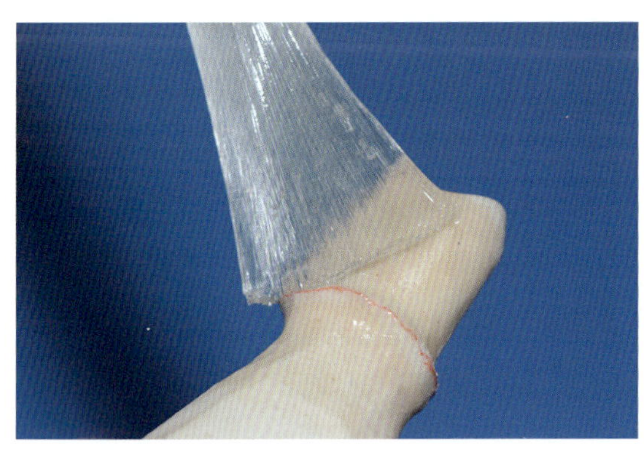

图 10-10　涂分离剂

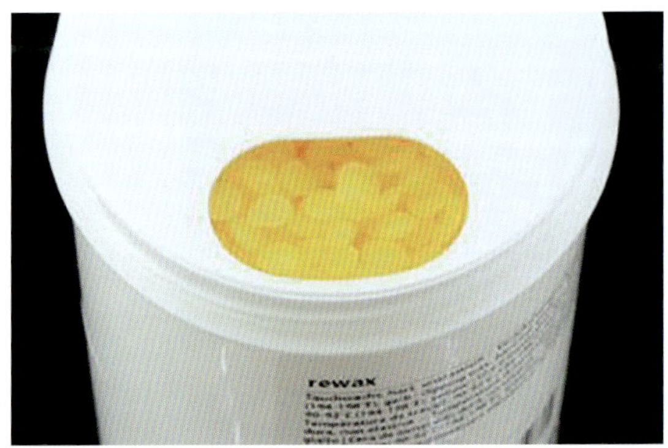

图 10-11　基底蜡

（3）加颈部蜡（apply cervical wax）：颈部蜡有良好的可塑性，且无应力，柔韧性好，体积稳定，用于蜡型颈部不会断裂、脱落，可确保边缘的准确性（图 10-13）。

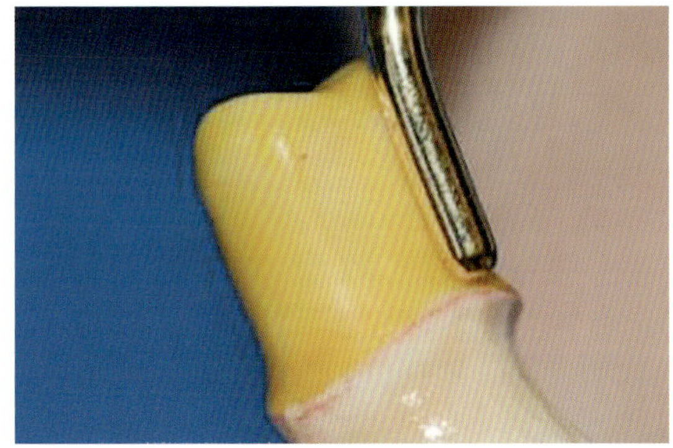

图 10-12　滴蜡法加基底蜡

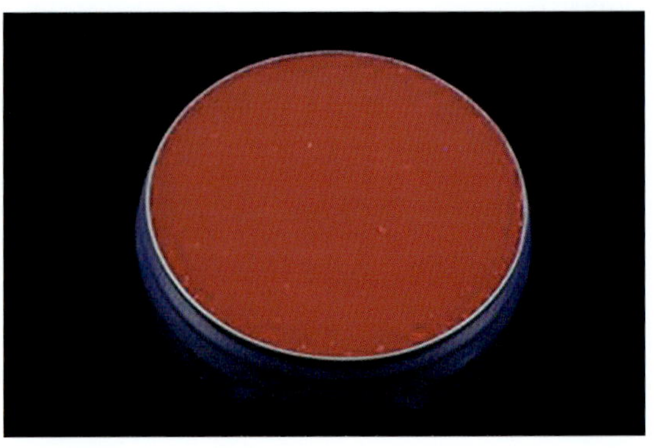

图 10-13　颈部蜡

用手术刀将基底蜡肩台处均匀地切掉 1mm 的宽度（图 10-14），颈部蜡恢复切掉的部分。在肩台处可稍盖过 0.5～1mm，以利于修整边缘，厚度约 0.3mm（图 10-15）。加完蜡后将蜡型表面修整光滑、平整，保证厚度均匀一致（图 10-16）。颈部蜡不宜过厚或过薄，过厚，研磨时颈部蜡会粘在研磨钻上面，使研磨角度不准或边缘过厚；过薄，修整边缘时蜡容易破裂、脱落，蜡型也不易取下。颈部蜡与基底蜡在衔接处一定要完全融合，以免形成接缝。

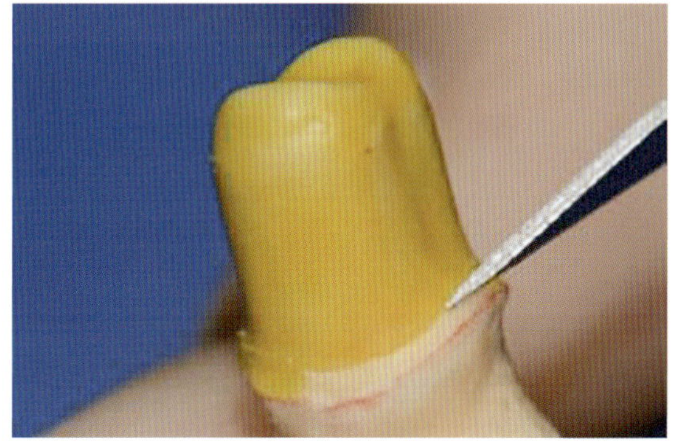

图 10-14　切除颈部基底蜡

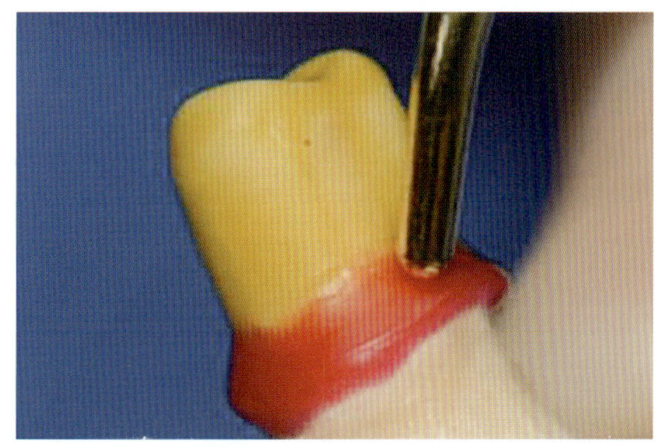

图 10-15　加颈部蜡

（4）加研磨蜡（apply grinding wax）：研磨蜡适用于铣具和刮具的机械加工，研磨加工时形成蜡屑少，不易与器具粘合，主要用于套筒冠、附着体蜡型的制作（图 10-17）。

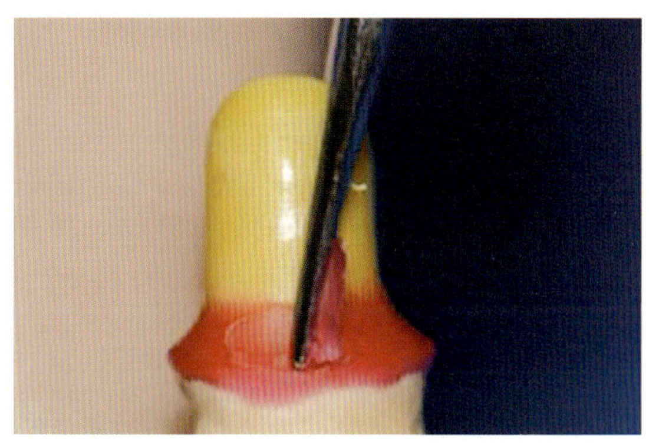

图 10-16　修整颈部蜡

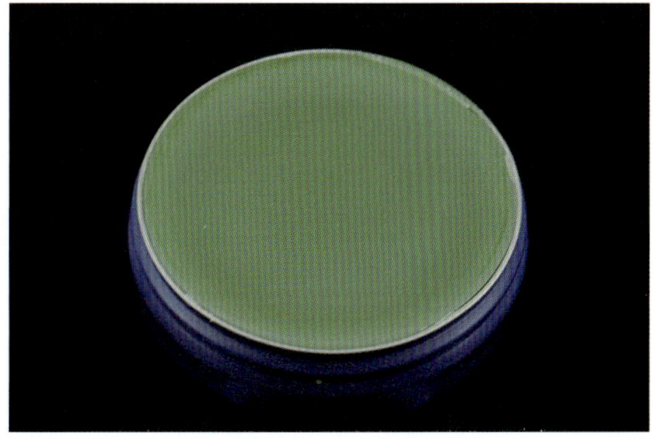

图 10-17　研磨蜡

把研磨蜡均匀的滴在基底蜡和颈部蜡的表面，以研磨钻能磨到的厚度为准。加蜡时先加𬌗面与轴面交角处，再加各个轴面，厚度约 0.2mm（图 10-18，图 10-19），不宜过薄或过厚。过厚，研磨时需要将多余的蜡磨除，费时费料；过薄，则研磨钻不能磨到，必须再次加蜡。再次加蜡时，由于研磨蜡收缩较大，容易使边缘出现缝隙，而使内冠不密合。

（5）修整边缘（trim margins）：用锋利的雕刻刀在放大镜下修整边缘，必须使边缘高度密合、无缝隙，尤其注意肩台处的蜡不应长过肩台（图 10-20）。修整边缘时，在边缘处可形成小的斜面，研磨后应保留约 0.1mm 的宽度，为内冠就位及金属研磨预留空间（图 10-21）。

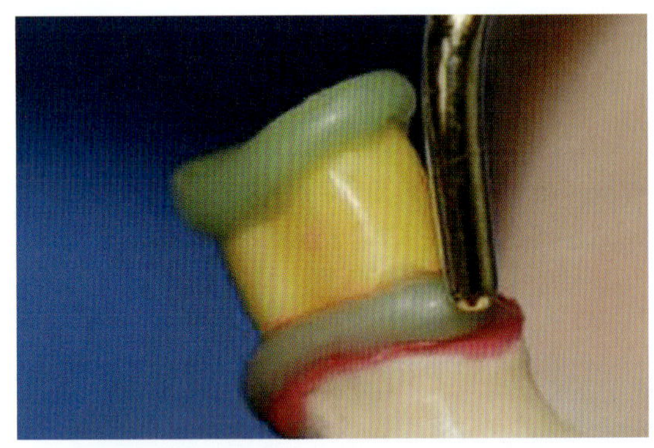

图 10-18　在颈部与轴角处添加研磨蜡

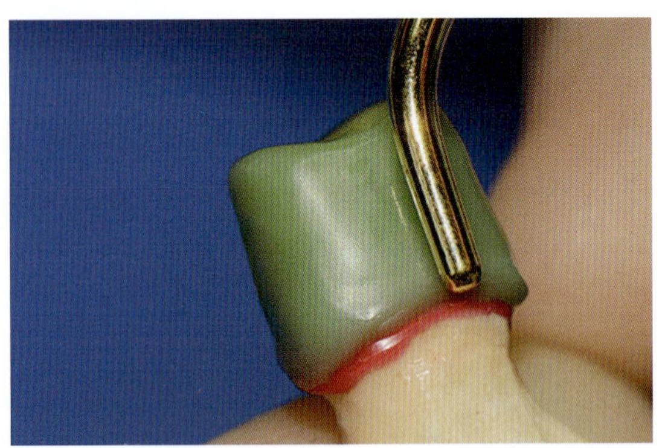

图 10-19　轴面添加研磨蜡

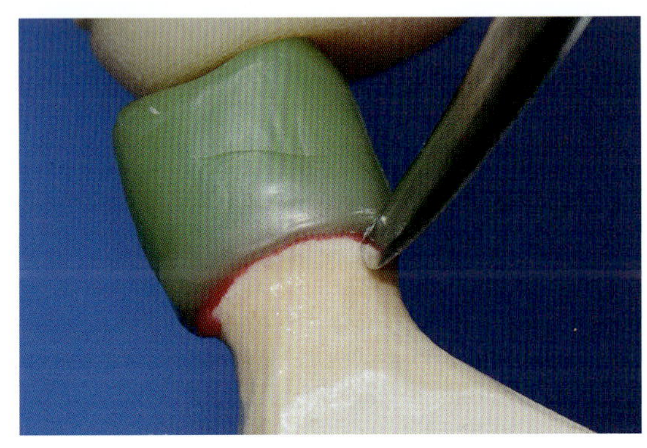

图 10-20　蜡型边缘与模型高度密合

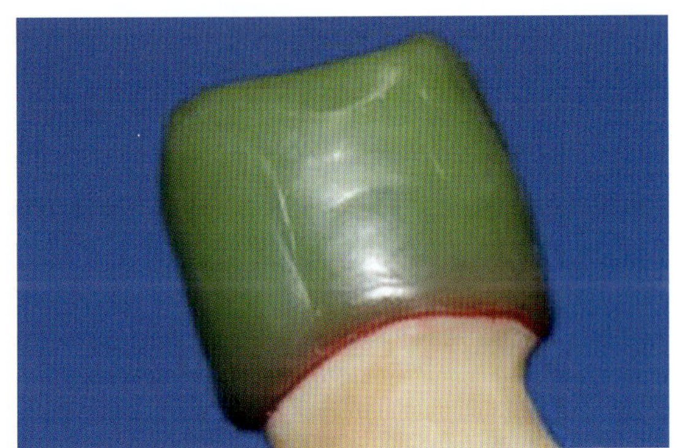

图 10-21　边缘处行成小的斜面

5. 研磨蜡型（grinding waxing-up）　将代型放回底座，取下内冠蜡型，选择合适的研磨车针观测单颗基牙。利用气泡仪使每颗基牙都找到最佳的研磨方向，保证前牙边缘处金属斜面小于 0.1mm，以利于前牙的美观效果（图 10-22，图 10-23）。蜡型研磨的效果与研磨车针、研磨方向和研磨手机转速有关（图 10-24）。用手指固定代型，转速 3 000～5 000 转 / 分，反向研磨，可使研磨后的蜡型表面光滑（图 10-25，图 10-26）。研磨每个内冠蜡型时，都要检查代型是否就位到底，气泡仪的位置是否有变动。

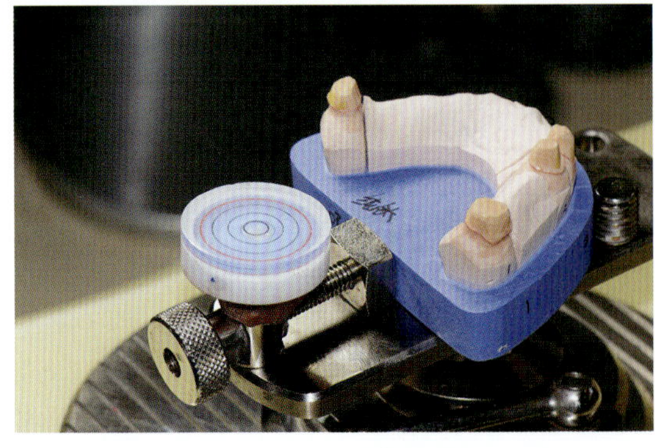

图 10-22　确定单个基牙的就位方向

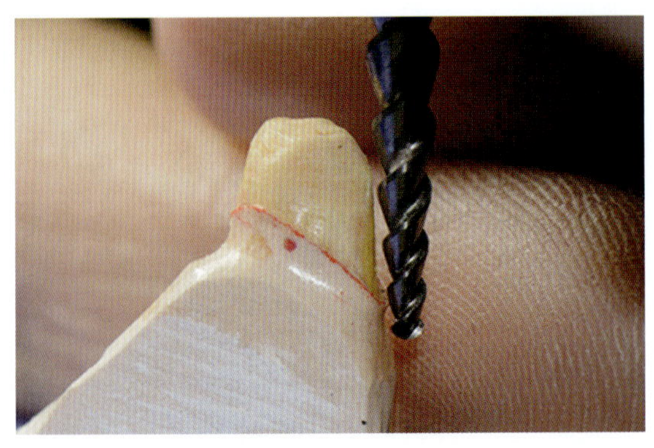

图 10-23　调整就位方向

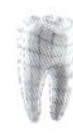

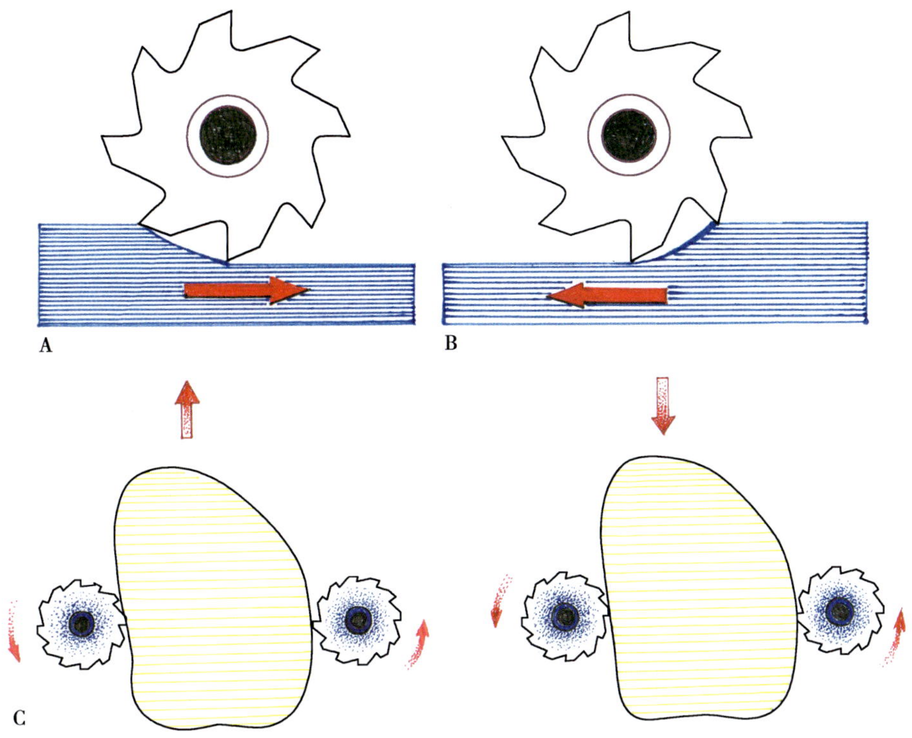

图 10-24　正向铣削与反向铣削

A．反向式铣削，则光洁度高　B．正向铣削，则光洁度低

C．工件给进方向（R_1 或 R_2）与铣刀旋转方向的关系

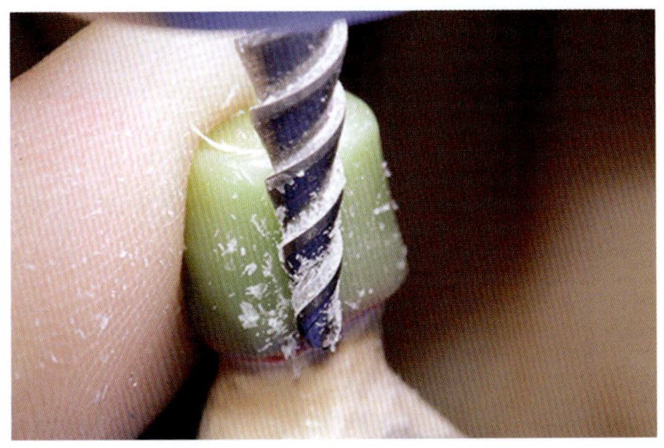
图 10-25　研磨蜡型轴面

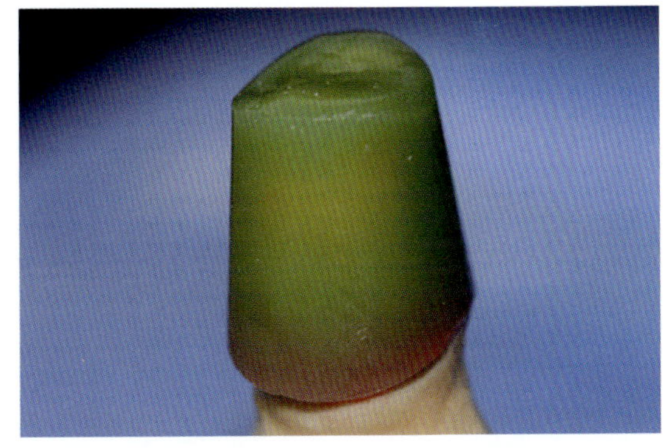
图 10-26　研磨完成的蜡型

研磨后轴面高度应不小于 3mm，否则外冠很难形成合适的固位力。如果设计的基牙较多，只需要 3～4 颗基牙有固位力即可，其余的牙齿以支持为主，这样就可以将影响美观、发音的部位尽量做薄（例如前牙的唇侧、舌侧）。如果轴面高度不够，应根据咬合来决定是否加高。有咬合空间则加，无则不加。空间不够时，可以考虑把外冠设计成金属殆面或金属舌背。

研磨完蜡型的厚度：钴铬 0.4mm、纯钛 0.5mm、铸瓷 0.7～0.8mm、二氧化锆 0.6mm。研磨时一定要避免磨到代型边缘处，损坏代型。蜡型边缘应留约 0.1mm 的斜面，为下一步工作做好准备。

6．修整内冠，安插铸道（trimming coping and applying sprue）　用雕刻刀修整内冠的

殆面及边缘至光滑，轴角处应圆钝。在内冠殆面近远中各制作一个金属小球，直径 1～1.5mm，其作用是临床取集合印模时，内冠能牢固的固定在硅橡胶内，一起被取下。铸道用直径 2mm、长度 5mm 的蜡线，连接处应烫光滑圆钝。铸道都位于颊侧，便于将来检查内冠是否戴错（图 10-27～图 10-30）。

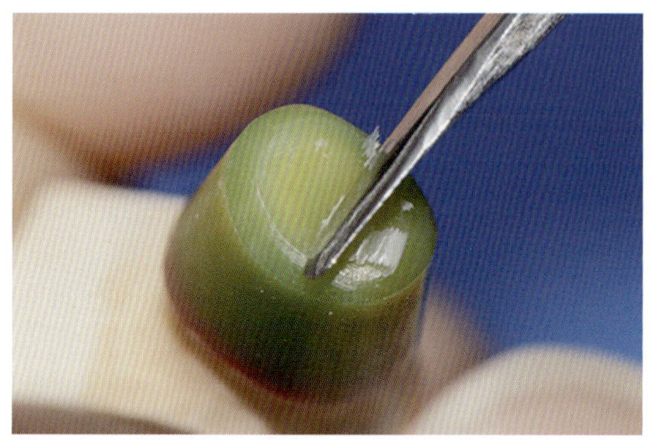
图 10-27　修整殆面

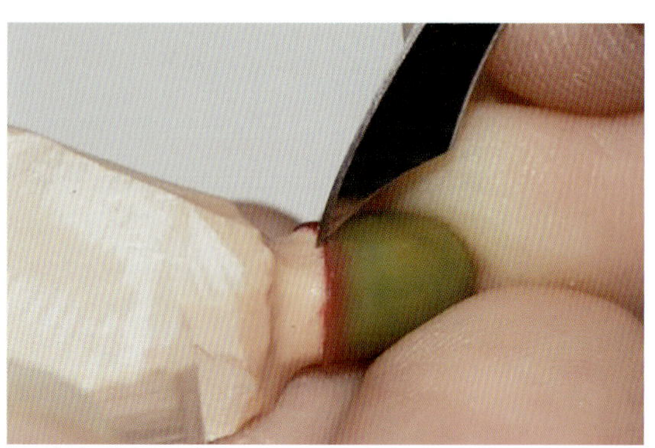
图 10-28　修整边缘

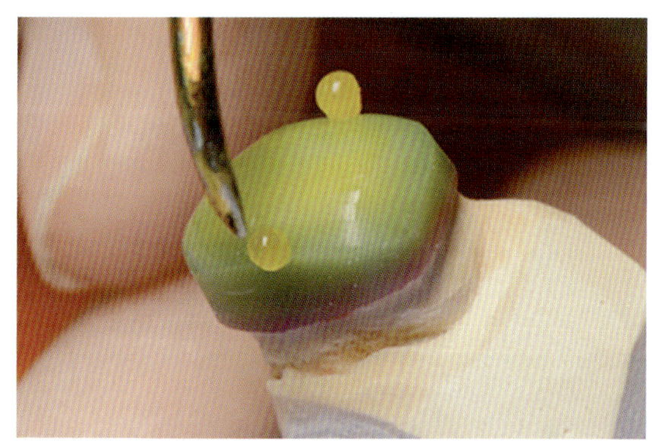
图 10-29　制作固位小球

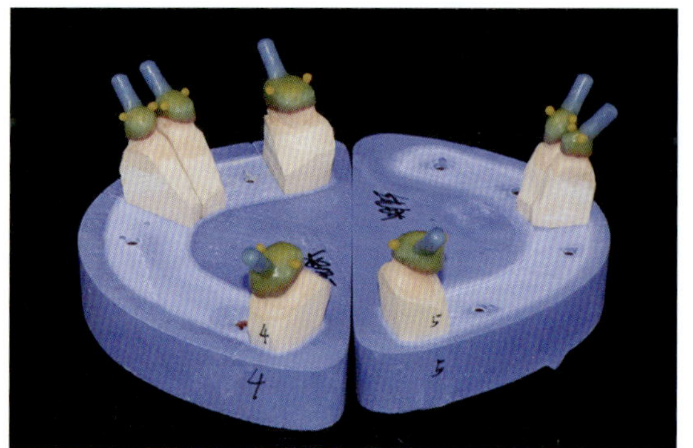
图 10-30　安插铸道

7. 包埋、铸造、打磨　与固定义齿操作方法一致（图 10-31，图 10-32），包埋时严格按照厂家的说明书使用，以保证铸件的精密度。内冠蜡型完成后，也可使用 CAD/CAM 方法制作，扫描蜡型后，切削或 3D 打印成型。目前，纯钛、钴铬可选择使用 3D 打印或切削，二氧化锆主要使用切削方法。

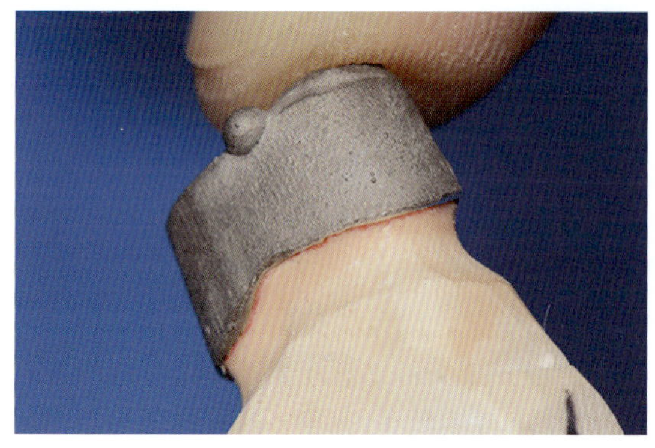
图 10-31　内冠就位于代型

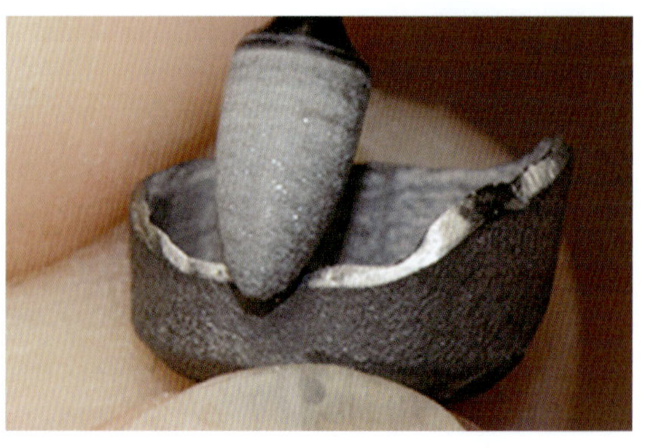
图 10-32　修整金属内冠边缘

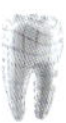

三、试戴内冠、取第二次印模

试戴内冠时，医师需要检查内冠与基牙的密合度以及与对颌牙的空间，以确保制作外冠的空间充足。仔细检查取印模时内冠有无移位，如内冠组织面进入了较多的硅橡胶材料，说明内冠有移位。制作支架及排列人工牙的位置应清晰、完整（图 10-33，图 10-34）。

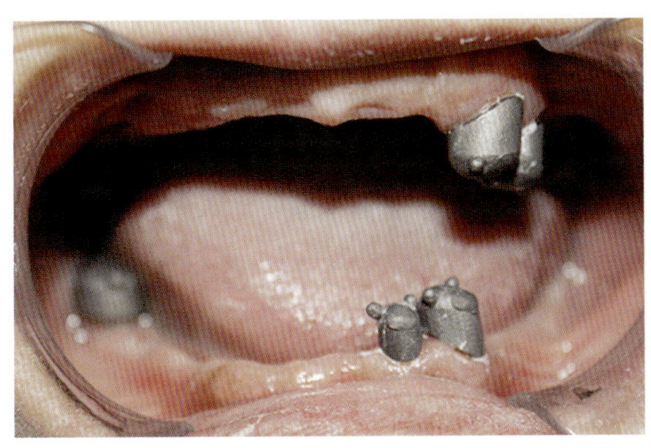

图 10-33　内冠

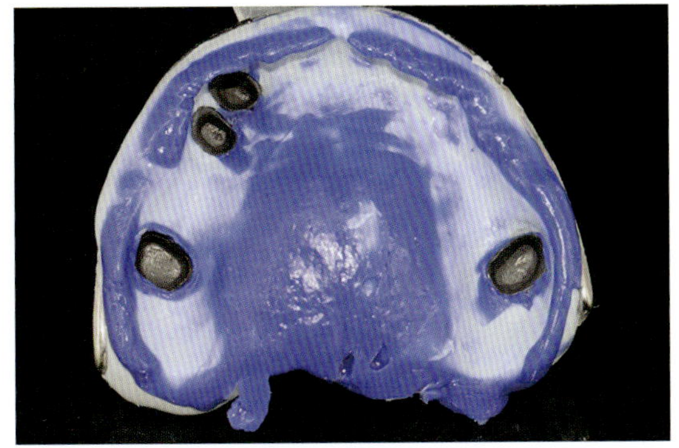

图 10-34　第二次印模

四、制作外冠

（一）灌注模型

1. 灌注树脂代型（pouring resin dies）　在内冠的组织面均匀的涂布一层凡士林，不可过多，以分离树脂代型与内冠。按粉液比调拌适量树脂，将稀糊状树脂滴满内冠，代型钉在酒精灯上稍微加热，插入冠内，不要倾斜。加热的目的是为了促进树脂凝固。凝固后，在代型钉周围添加少许树脂，凝固后形成树脂代型（图 10-35～图 10-37）。

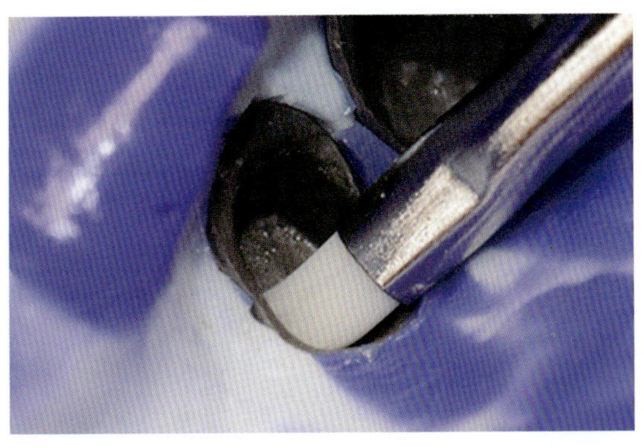

图 10-35　冠内涂布凡士林

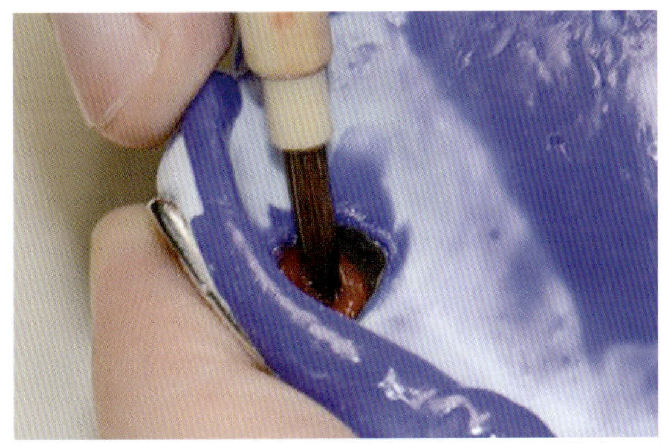

图 10-36　将稀糊状树脂滴入内冠

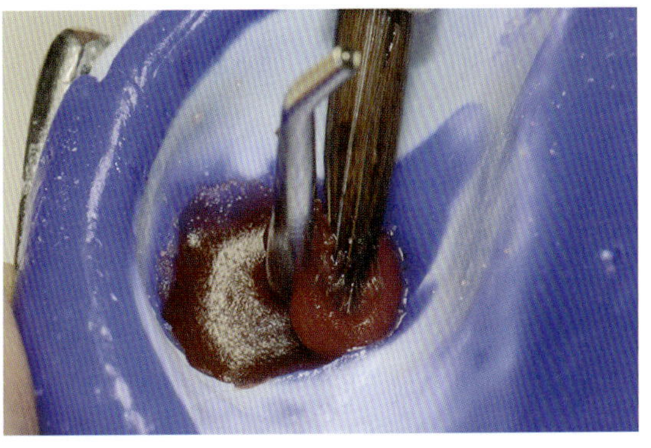

图 10-37　在代型钉周围添加少许树脂

2. 灌注石膏　一般选用Ⅲ型硬石膏，按厂家提供的水粉比调拌，真空搅拌 30～60 秒。把托盘放到振荡器上，用探针取少量石膏，先灌注细长的牙，然后从托盘的一侧开始灌注，让石膏流向对侧（振荡不要太大，注意石膏的流速，以免过快出现气泡），直至把牙列灌满（图 10-38）。在事先选好的底座内灌入石膏，把托盘放平，对准中线，模型厚度不小于 1cm（图 10-39）。

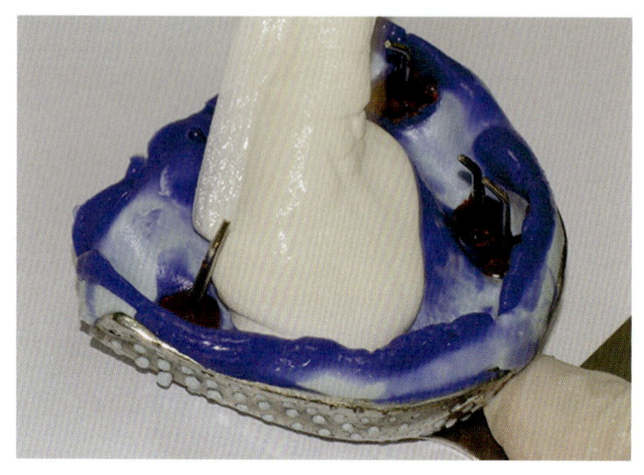

图 10-38　灌注硬石膏

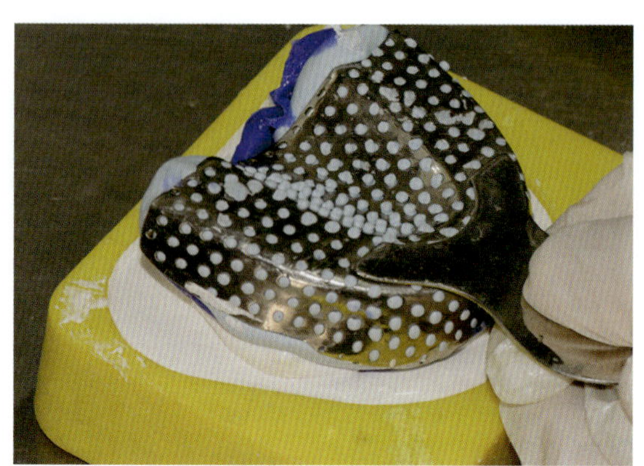

图 10-39　将托盘放入底座成形器

（二）分离、修整模型

石膏凝固后，将模型从托盘中取出。上颌是由后向前取模型，下颌是由前向后取，注意不要将基牙折断。取出后用干磨机修整模型，模型的边缘伸展区一定要保留完整，以便制作基托时充分伸展（图 10-40，图 10-41）。

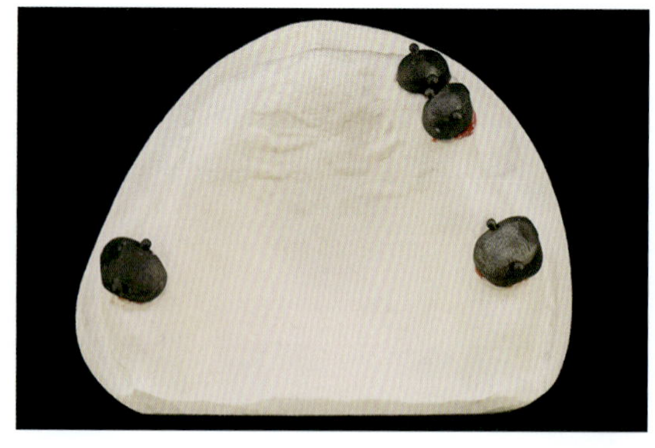

图 10-40　上颌模型

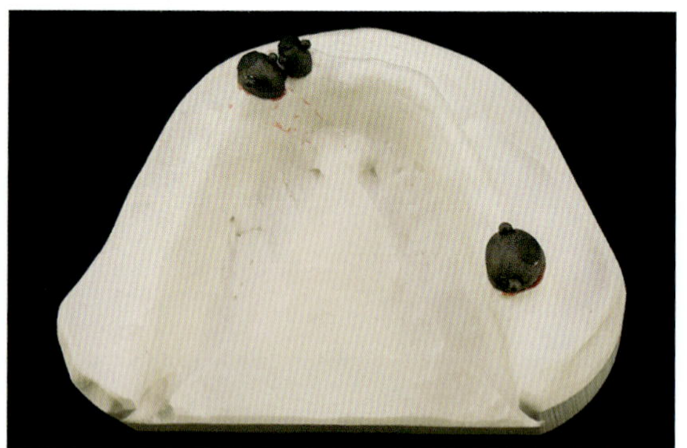

图 10-41　下颌模型

（三）模型安装

1. 如果医师采用面弓转移了颅颌位置关系，技师在殆架上先安装上颌模型，然后根据颌位关系记录安装下颌模型。这样完成的义齿咬合精度更高。

2. 如果医师仅提供颌位关系记录，技师根据记录上标记的中线、笑线、口角线以及模型上的解剖标志先安装下颌模型，再安装上颌模型（图 10-42，图 10-43）。模型安装时选用零膨胀石膏。本章选择的殆架为模型安装专用殆架，安装完成后，转移至半可调殆架。

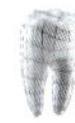

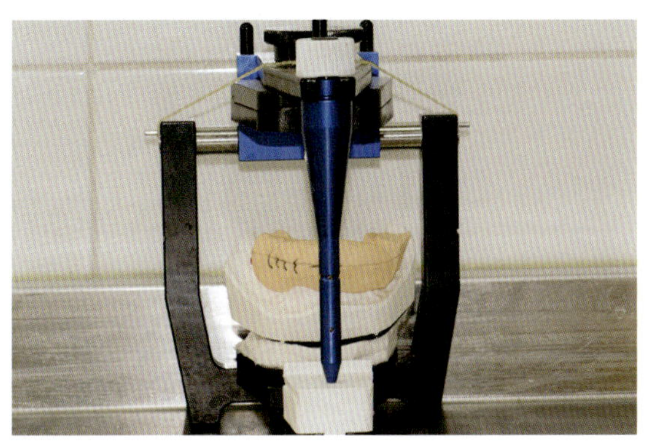

图 10-42　安装下颌模型

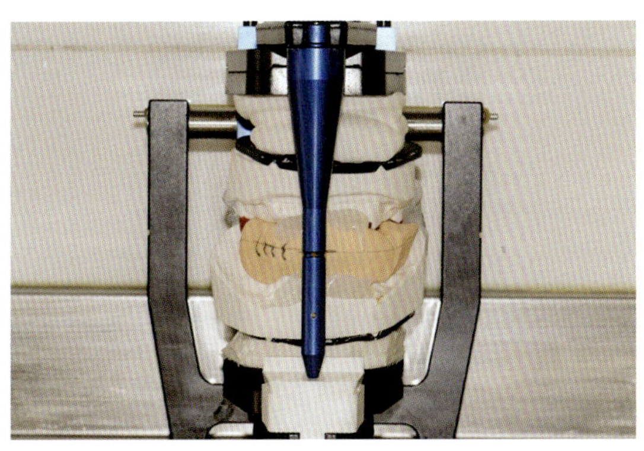

图 10-43　安装上颌模型

（四）研磨金属内冠

1. 检查内冠位置是否正确　将内冠取下后逐个戴入相对应的石膏代型上检查是否一致，防止医师在试戴内冠时戴错或取第二次印模时移位（图 10-44）。制作蜡型时，技师将铸道都安放在内冠唇、颊侧，可以通过此类方法来检查内冠颊舌侧有无戴反、戴错。

2. 修整内冠边缘处石膏　用裂钻贴着内冠修整石膏，要求修整到内冠边缘下 0.5～1.0mm，尽量不要损伤两牙之间的龈乳头（图 10-45）。将边缘处石膏少量去除后，能准确的观察到内冠是否完全就位，制作外冠时不会阻碍外冠就位。

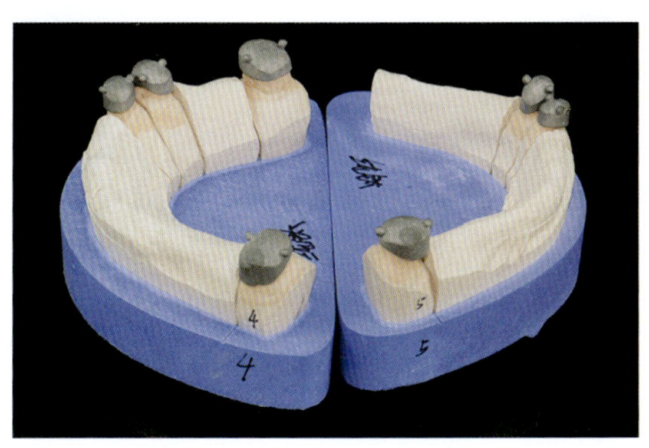

图 10-44　检查内冠位置

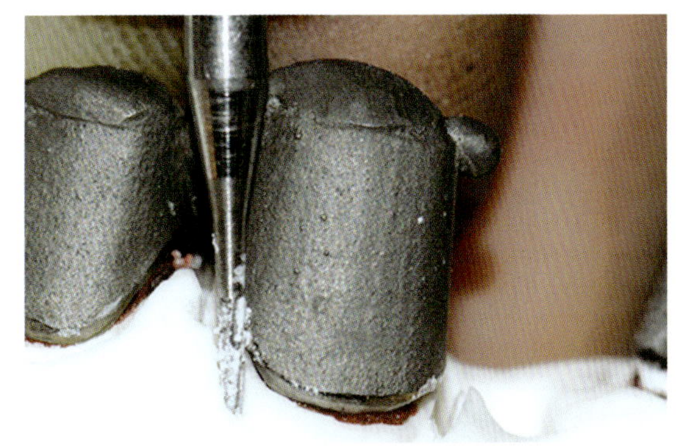

图 10-45　修整内冠边缘处石膏

3. 研磨内冠（grinding the coping）　将内冠表面的氧化层去除，并使其表面光滑平整，以便制作外冠。

（1）轴面研磨（axial surface grinding）：去除内冠近远中位置的金属球以及未磨除干净的铸道。石膏模型固定在观测台上，内冠就位于代型。选择与蜡型研磨时同锥度的粗研磨车针正向研磨，速度 8 000～12 000 转 / 分（图 10-46，图 10-47）。表面研磨平整后换细研磨车针，速度 5 000～10 000 转 / 分，将内冠表面磨成镜面状即可（图 10-48，图 10-49）。研磨过程中及时检查内冠的厚度，以免磨除过多或将内冠磨穿。粗磨速度不要过快，过快容易使表面形成纹路，不平整。研磨时压力不应过大，一方面可能导致代型折断；另一方面研磨手机在承受过大的压力时轴承会有微动，可能导致内冠的聚合度改变。

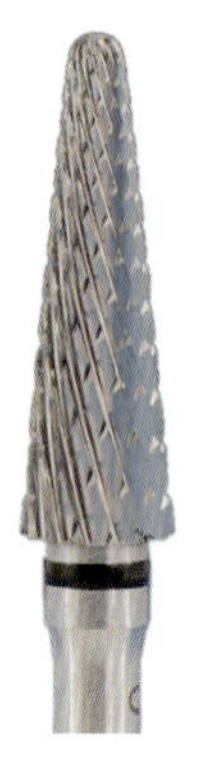

图 10-46　粗研磨车针

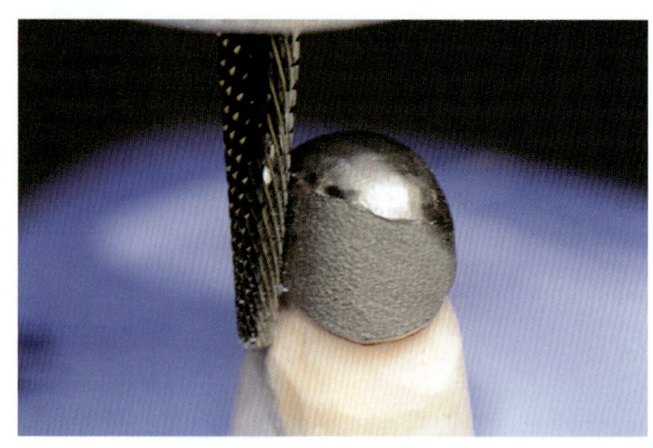

图 10-47　确定研磨角度

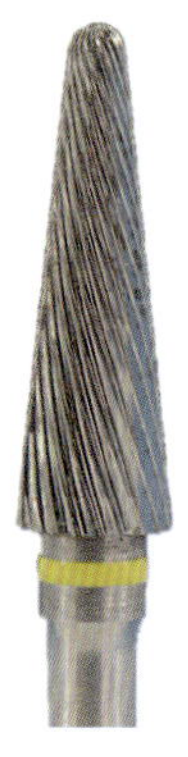

图 10-48　细研磨车针

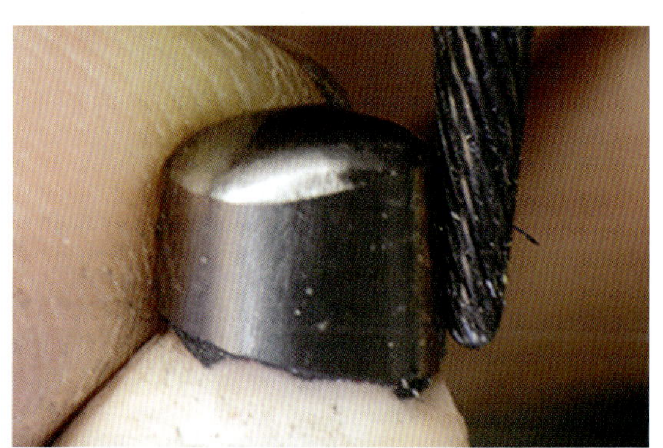

图 10-49　研磨内冠轴面

全瓷内冠研磨时使用专用的研磨仪及研磨车针，注意研磨时要用水冷却。研磨时压力要轻，否则内冠的聚合度会改变。抛光时选用专用的不产热橡皮轮，避免损坏。

（2）𬌗面及颈缘处理：根据咬合空间调整内冠的厚度并高度抛光，打磨时用卡尺测量厚度，以免磨穿（图 10-50，图 10-51）。颈部预留的小斜面用薄橡皮轮打磨，注意不能损伤边缘，以免影响内冠与基牙的密合度。

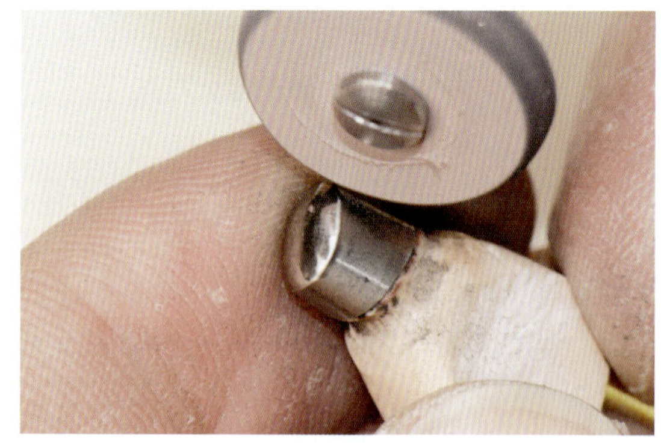

图 10-50　橡皮轮打磨

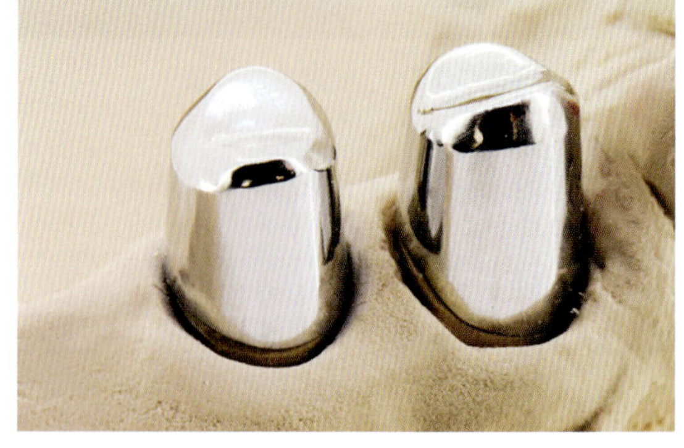

图 10-51　抛光完成

（五）制作外冠

1. 用毛笔取适量凡士林，均匀涂到内冠外表面，使外冠蜡型与内冠容易分离，只需要在

表面形成一层油状物即可（图 10-52）。

2. 在内冠表面用蜡或者自凝树脂制作外冠。用电蜡刀将蜡均匀的加在内冠表面，电蜡刀的温度约为 100℃。蜡型与内冠紧密贴合，蜡型的接口处不能形成接缝。根据咬合空间的大小，恢复外冠基底冠的形态。

3. 用蜡刀在基底冠舌侧加蜡形成金 - 瓷交界线。要求前牙交界线的宽度为 0.7mm，后牙为 1mm。为了增加外冠的强度，将交界线设计在远离龈缘处，前牙覆盖腭侧 2/3，后牙覆盖舌侧 2/3，可避免义齿受力时折断（图 10-53）。

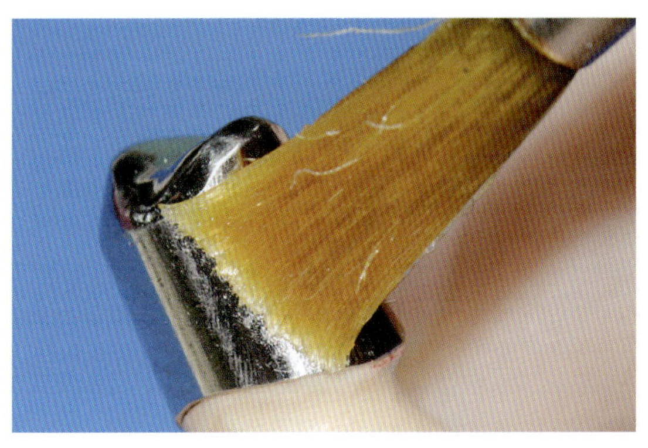

图 10-52　表面涂凡士林

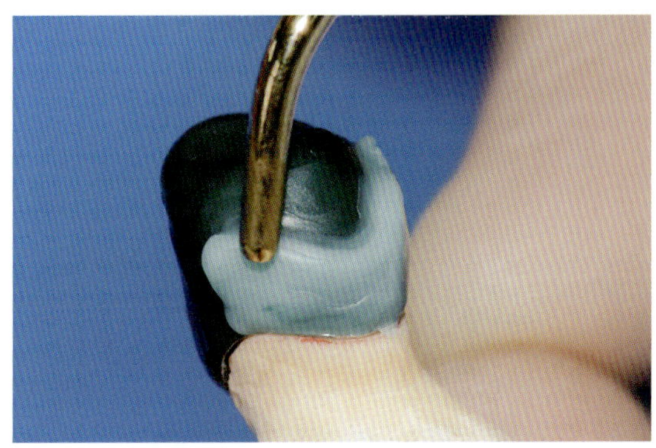

图 10-53　制作金 - 瓷交界线

4. 修整边缘　用手术刀或雕刻刀在放大镜下修整，去掉覆盖在内冠边缘斜面处的蜡，以免影响蜡型取出，使内外冠结合处更加密贴、移行。将蜡型从内冠上取下并检查内冠与蜡型的固位力，取下时应感觉有阻力（图 10-54）。

5. 连接　取下外冠蜡型，将内冠准确的就位于集合模型，外冠蜡型复位到内冠上，连接外冠（图 10-55）。连接时注意电蜡刀的温度调至 90℃左右，温度不能过高，以免连接后蜡型变形；连接完成后必须检查蜡型有无翘动、变形。

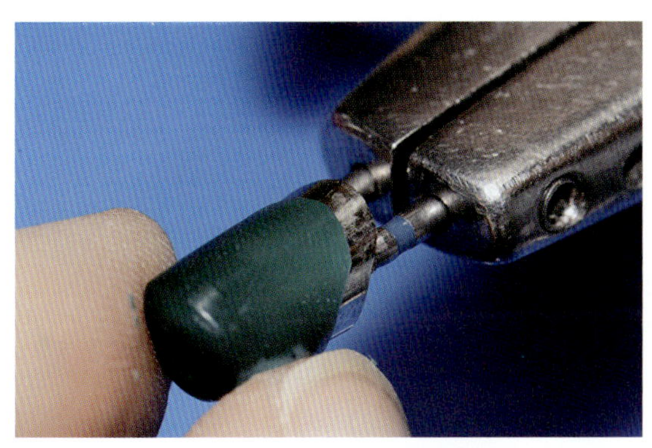

图 10-54　用内冠钳取出内冠

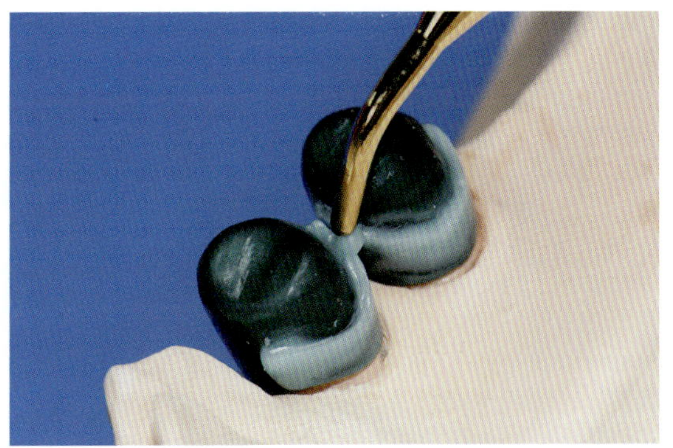

图 10-55　在集合模型上连接外冠蜡型

6. 制作小连接体　小连接体的作用是将外冠与支架连接在一起，一般是用激光电焊将其连接。在外冠的邻面或舌侧制作小连接体，应该位于邻面中 1/3 处，至少离开缺牙区黏膜 1.5mm，使金属支架与黏膜之间有基托塑料充填的空间。要求小连接体相互平行，连接处面积为 9～12mm^2，以保证强度（图 10-56）。

7. 安插铸道 与固定义齿方法基本一致。

8. 喷洒固位珠(spraying retention beads) 在基底冠蜡型表面均匀涂一层粘接剂。喷洒固位珠的笔与蜡型保持约5cm距离，将固位珠均匀的喷洒到冠表面。固位珠的作用是提供树脂材料与基底冠的结合力(图10-57)。粘接剂不能过厚，一方面会增加冠的厚度，另一方面，固位珠是圆球形的，如果粘接剂太厚，固位珠将被全部淹没而失去作用。固位珠太密或太稀都会影响其固位作用。

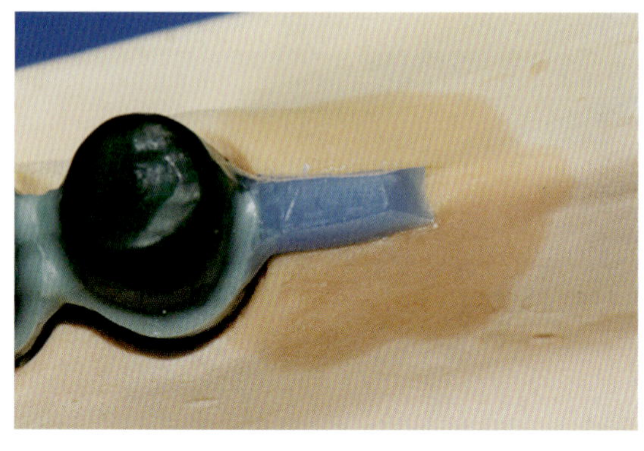

图10-56 制作小连接体蜡型

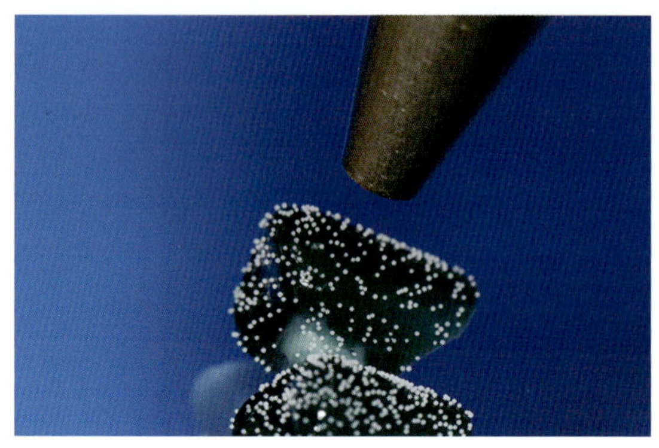

图10-57 喷洒固位珠

9. 包埋、铸造 与固定义齿金属基底冠的包埋、铸造方法大致相同。

套筒冠固位主要依靠内冠与外冠之间的固位力，所以对包埋、铸造的要求特别高，必须严格按照厂家的说明书进行操作。包埋材料粉、液比例为100∶25。为了获得适宜的固位力，经常需要调整液体的浓度。钴铬合金外冠的水、液比例为40∶60；贵金属外冠的水、液比例为80∶20；金沉积外冠的水、液比例为20∶80。

10. 外冠就位 磨除冠内金属瘤及冠的飞边，喷砂去除冠内氧化层。用内冠钳将内冠戴入外冠以检查固位力，内冠应容易取出，但又有一定的阻力。如果就位困难，可再次喷砂，反复几次，直到外冠能就位到底(图10-58)。

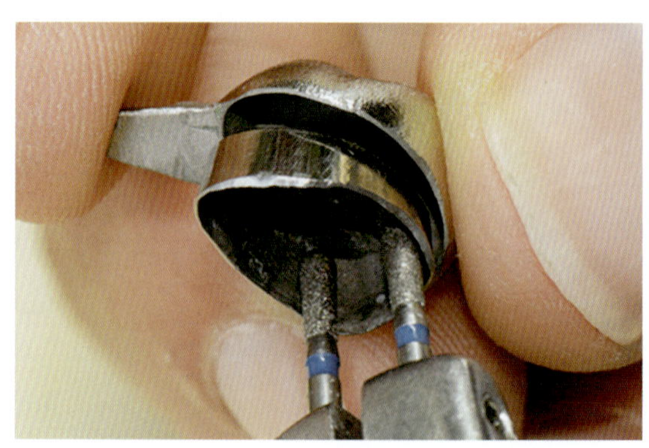

图10-58 检查内外冠之间的固位力

11. 制作外冠饰面树脂(resin veneering of the secondary crown) 参考固定义齿制作过程。

五、制作支架

操作步骤同“第四章 铸造支架技术”。

六、排牙、试戴

将完成的支架与外冠准确就位，无应力就位后，焊接支架与外冠。排牙、试戴同可摘局部义齿（图 10-59～图 10-62）。

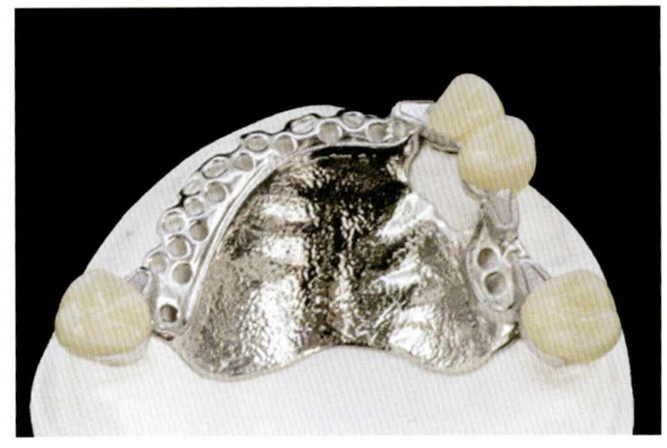

图 10-59 支架就位

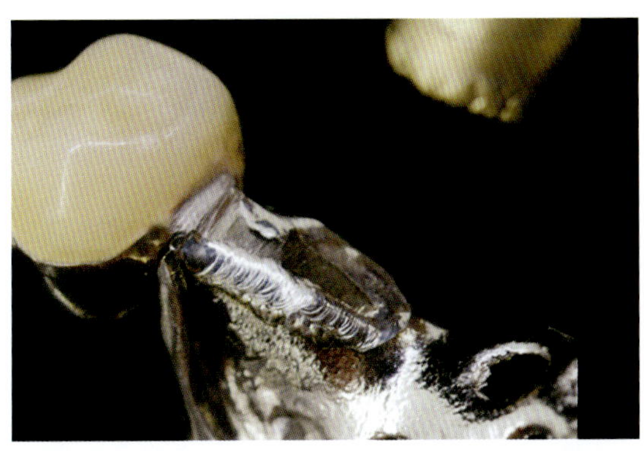

图 10-60 焊接支架

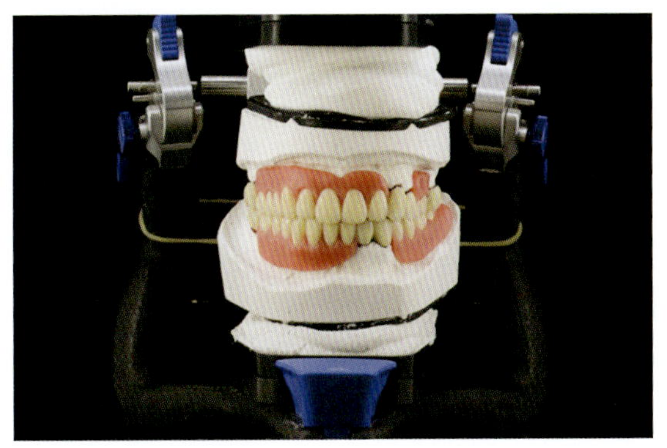

图 10-61 排牙完成

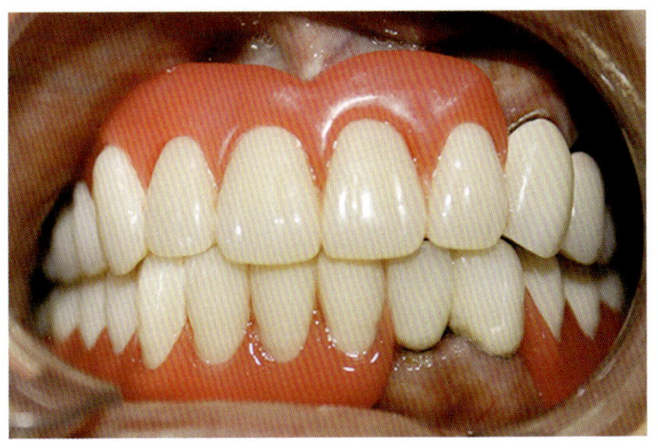

图 10-62 口内试戴

七、树脂基托成型

操作步骤同“第七章 树脂基托成型技术”。

八、质量目标

1. 制作内容与设计单要求一致。
2. 金属树脂冠（聚合瓷）无气泡、破损、裂痕，并高度抛光。
3. 金属树脂冠（聚合瓷）颜色、形态与树脂牙一致。
4. 义齿就位顺利，内、外冠密合，固位力合适，与模型密贴、无翘动。
5. 义齿表面触摸光滑，基托无缺陷、无气泡、无裂纹、无异物。

6. 人工牙无损伤，基托形态自然美观。

7. 组织面无小瘤子、石膏等异物。

8. 基托厚度约1.6～2.0mm，边缘圆钝。

9. 树脂牙位于牙槽嵴顶，后牙尖窝相对，咬合紧密，𬌗触点分布均匀，𬌗力沿牙体长轴方向传导。覆𬌗、覆盖、横𬌗曲线、纵𬌗曲线与余留牙协调，形成前牙导向𬌗或组牙功能𬌗，无𬌗干扰。

10. 模型与义齿干净整洁。

九、戴牙

具体操作见图10-63，图10-64。

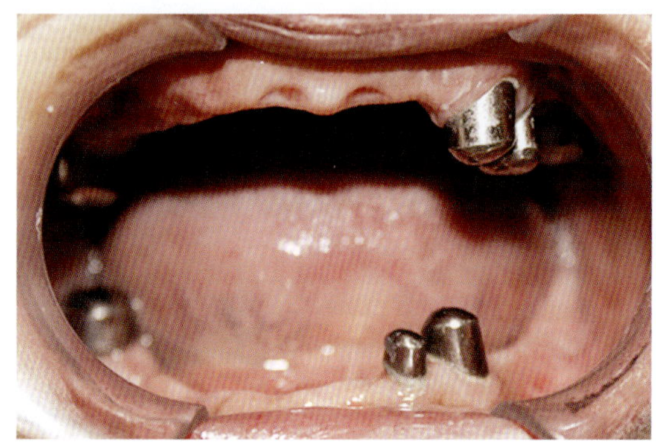

图10-63 粘接内冠

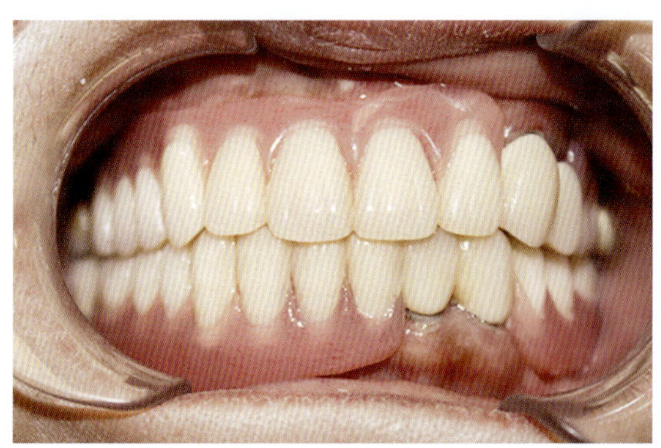

图10-64 完成的义齿口内观

第二节 附着体义齿

附着体义齿是以附着体为主要固位形式的固定-可摘义齿。通常由阴阳两部分组成，一部分与基牙结合，另一部分与可摘局部义齿结合，为义齿提供良好的固位、支持、稳定和美学效果。

一、取第一次印模

选用硅橡胶取第一次印模（first impression），以提高制作精度。

二、制作烤瓷冠及放置附着体

1. 制作工作模型 详见《固定修复体工艺技术》第五章。

2. 模型安装 详见《固定修复体工艺技术》第六章第二节。

3. 制作基底冠蜡型 在预备安放附着体的蜡型部位加研磨蜡，以利于带状卡环阴性结构的研磨（图10-65）。

4. 放置附着体及研磨对抗臂（place the attachments and grind the reciprocal arm） 根据咬合关系确定附着体颊舌向、𬌗龈向位置，不能影响支架制作及排牙（图10-66）。如果是双侧设计，除要满足上述条件外，还需两侧有共同就位道。

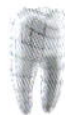

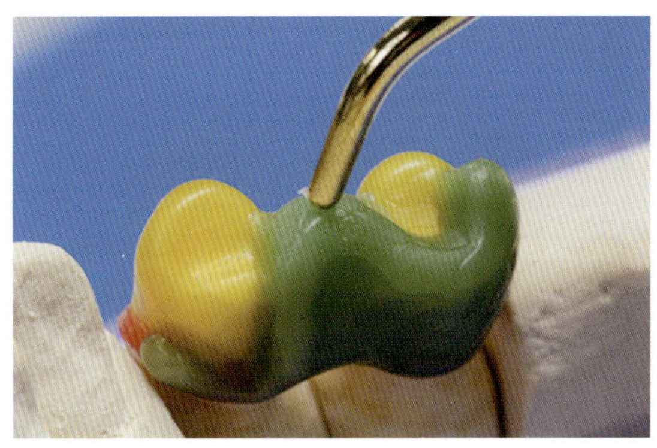

图 10-65　加研磨蜡

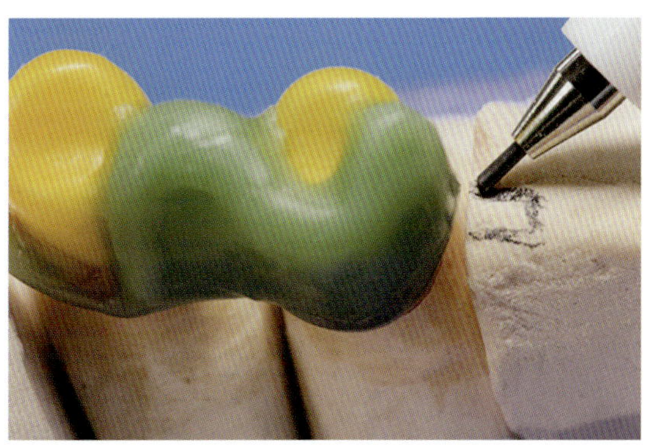

图 10-66　确定附着体位置

用直径 1mm 的 0°研磨车针研磨预备放置附着体处的蜡型呈平面状。用专用工具将附着体放于设计位置，用蜡固定，然后研磨舌侧对抗臂的阴性结构（图 10-67）。

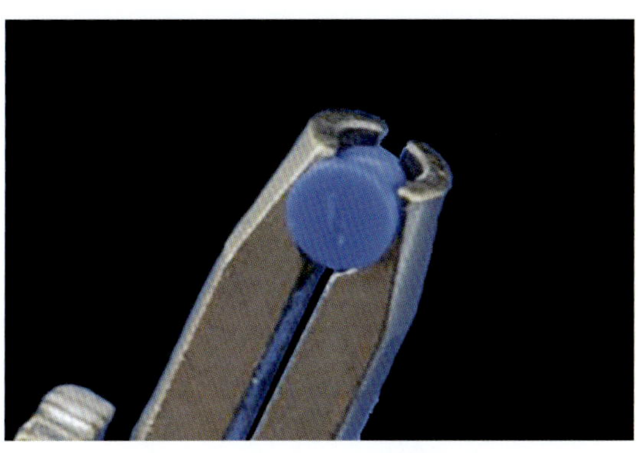

图 10-67　附着体放置专用工具

用直径 1.5mm 的 0°研磨蜡钻研磨舌侧对抗臂，钻速 3 000 转 / 分进行研磨，研磨时反向研磨，要求研磨后表面光滑，研磨面高度至少 3mm，保证其固位及对抗作用。要求研磨后形成宽约 0.8mm 的肩台。

在两个基牙邻间隙处制作针道，以防止义齿颊舌向摆动，与对抗臂同时起作用。针道应位于基牙近中或远中边缘嵴中点略偏舌侧（图 10-68）。扶稳代型，以钻速 3 000 转 / 分进行研磨，研磨时反向研磨，可使研磨后的蜡型表面光滑，深度至少 3mm，直径 1mm。研磨后该部位呈鸠尾形。针道完成后，用球钻研磨加强带（图 10-69），用雕刻刀修去边缘多余的蜡，并用电蜡刀烫平，完成蜡型制作（图 10-70，图 10-71）。

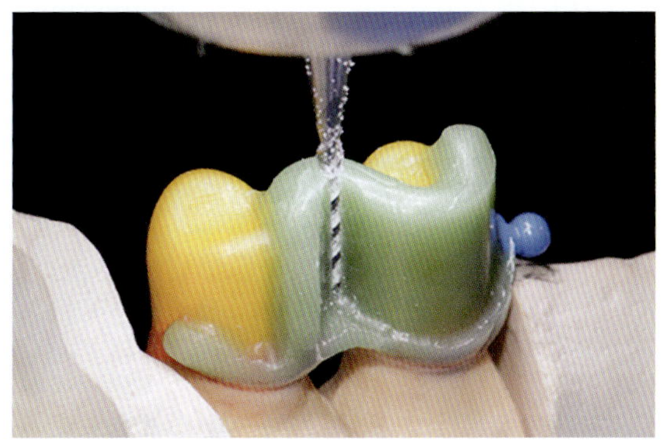

图 10-68　研磨针道

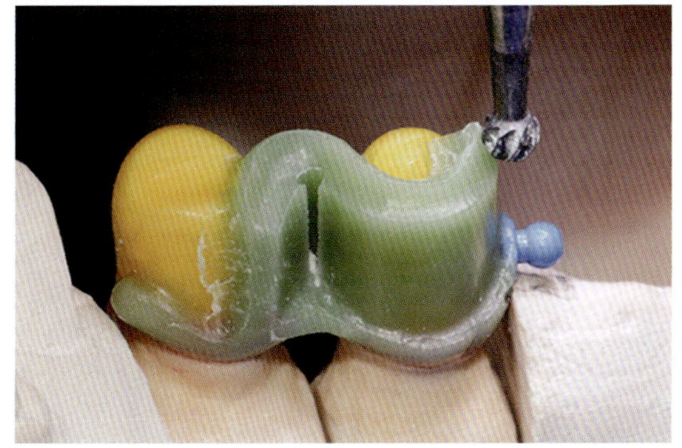

图 10-69　研磨加强带

5. 包埋、铸造、打磨　详见《固定修复体工艺技术》第八章，注意保护附着体（图 10-72）。

6. 堆瓷、外形修整　详见《固定修复体工艺技术》第九章（图 10-73）。

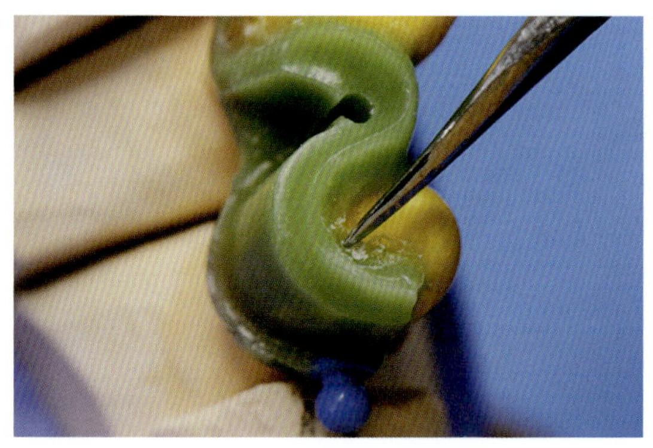

图 10-70　处理金-瓷交界线

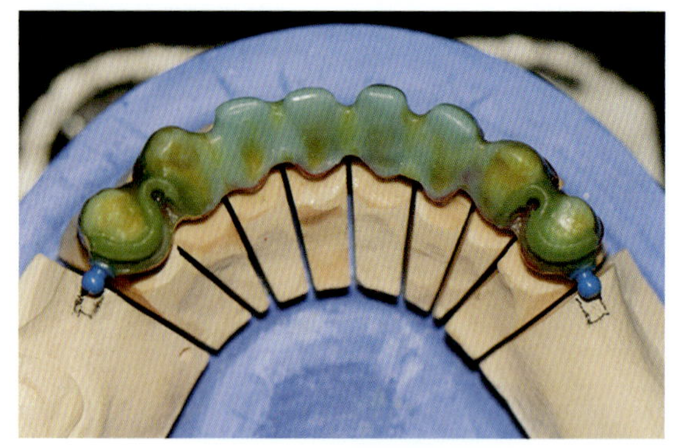

图 10-71　制作完成的蜡型𬌗面观

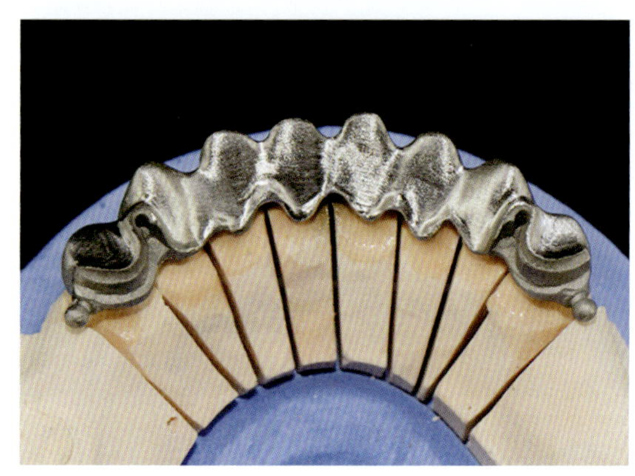

图 10-72　打磨完成

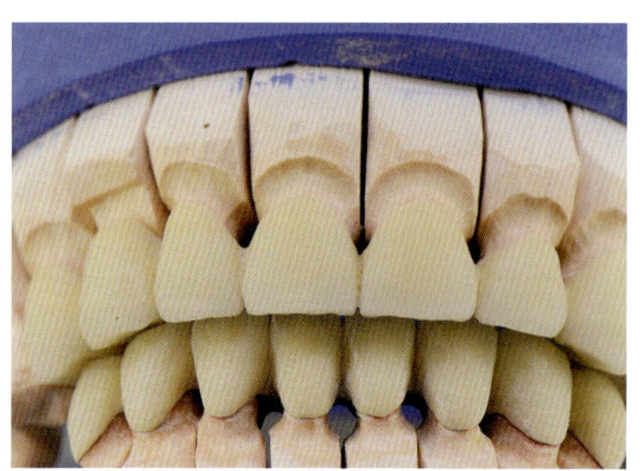

图 10-73　堆瓷、外形修整

三、试戴烤瓷冠、取第二次印模

在患者口内试戴烤瓷冠，完全就位后，检查边缘是否密合，咬合关系是否正确，颜色、形态患者是否满意。确认无误后，用硅橡胶取第二次印模（take the secondary impression）（图 10-74，图 10-75）。

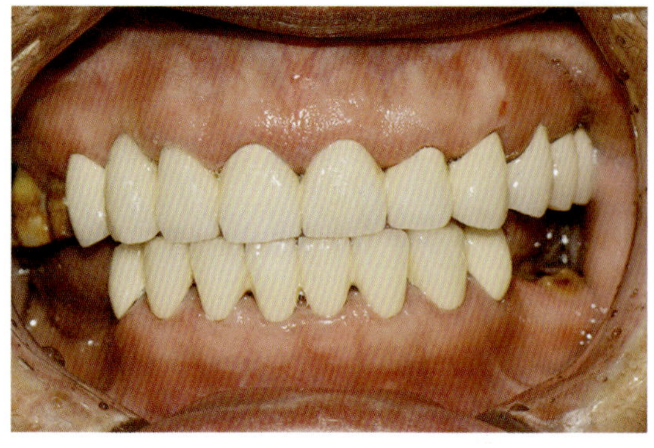

图 10-74　试戴金属烤瓷冠

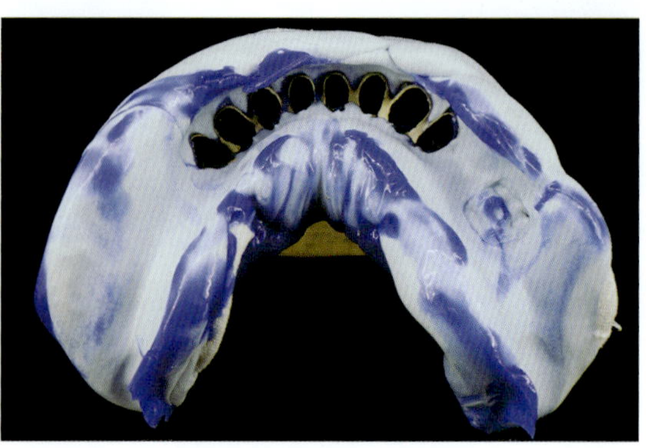

图 10-75　第二次印模

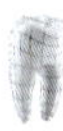

四、制作支架

1. 灌注、修整模型 烤瓷冠组织面均匀涂布一层凡士林，将树脂滴入冠内并插入固位钉，凝固形成树脂代型。如果是多单位烤瓷联冠，只需要制作3～4个树脂代型，其余冠内用蜡填塞。待树脂凝固后，灌注并修整石膏模型。

2. 研磨、抛光附着体 用直径1.5mm的0°先用粗研磨车针正向研磨带状卡环阴性部分，后用细研磨车针反向研磨（图10-76），加强带处用直径2.35mm的车针研磨（图10-77）。研磨完成后，用纤维轮由粗到细抛光，并用鬃轮光洁抛光（图10-78，图10-79）。

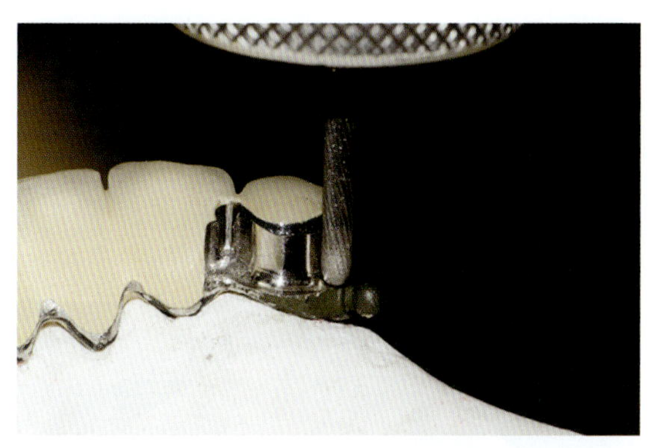

图10-76 研磨带状卡环阴性部分

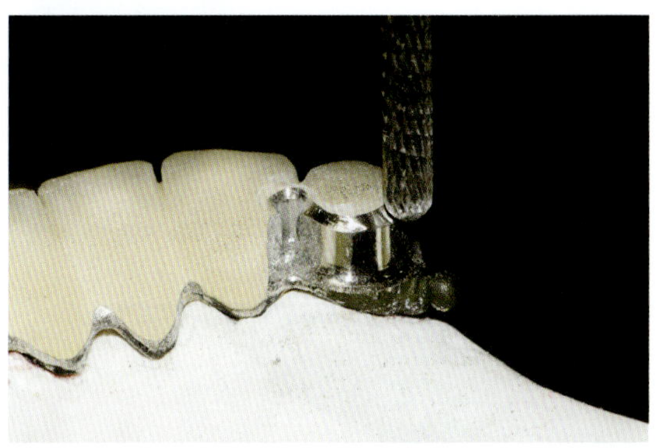

图10-77 研磨加强带

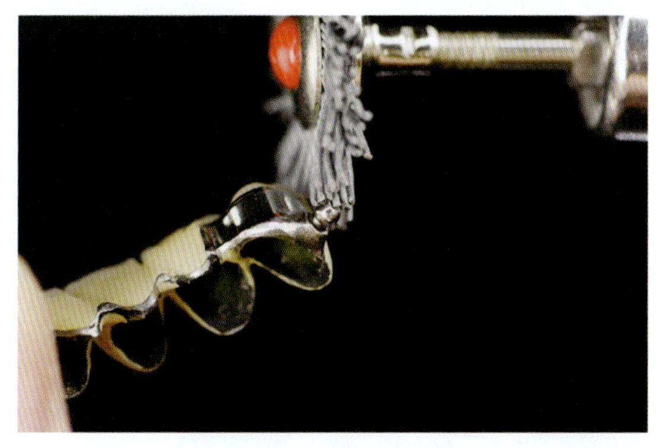

图10-78 纤维轮抛光

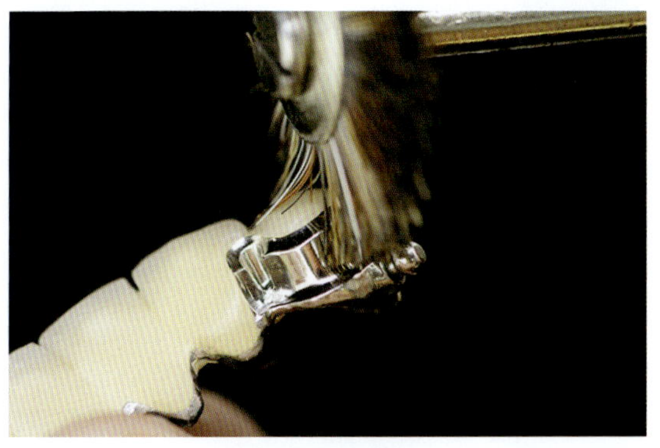

图10-79 鬃轮抛光

3. 放置橡胶固位垫（set the rubber retainer pad） 将橡胶固位垫就位于附着体，并与带状卡环阴性部分平行，用蜡将橡胶固位垫与模型之间的空间封闭（图10-80，图10-81）。

4. 制作支架 操作步骤同“第四章 铸造支架技术”，要求耐火模型的带状卡环阴性部分及橡胶固位垫部位完整、清晰（图10-82，图10-83）。

将舌侧带状卡环与栓道嵌合就位，就位过程中如果遇到阻力或不能就位，在舌侧带状卡环组织面喷涂高点指示剂。放大镜下磨除高点，打磨、抛光。检查橡胶固位垫卡槽内有无异物及金属瘤，以免橡胶垫不能就位到底。用专用工具将橡胶垫放入卡槽内，确认就位到底后，将支架就位于模型（图10-84～图10-87）。

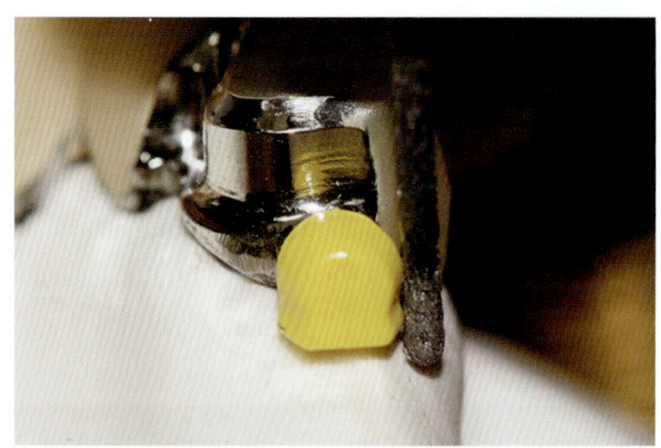

图 10-80　就位橡胶固位垫

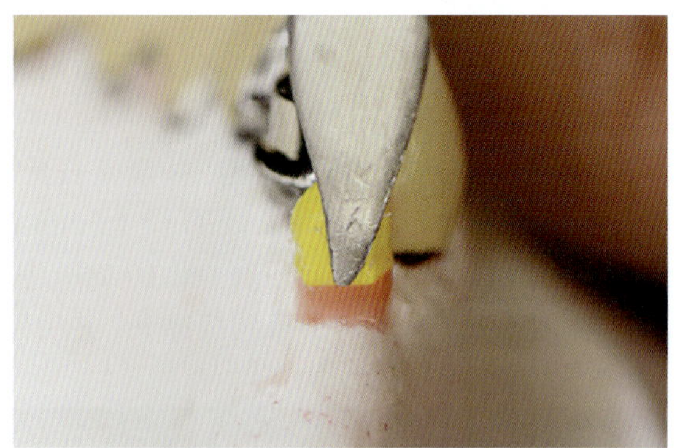

图 10-81　封闭橡胶固位垫与模型间隙

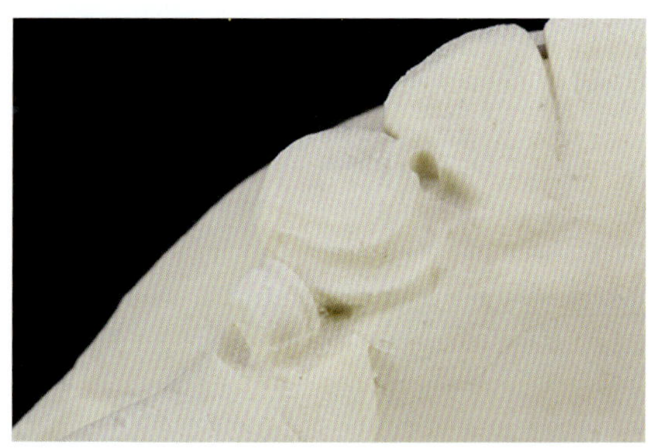

图 10-82　耐火模型

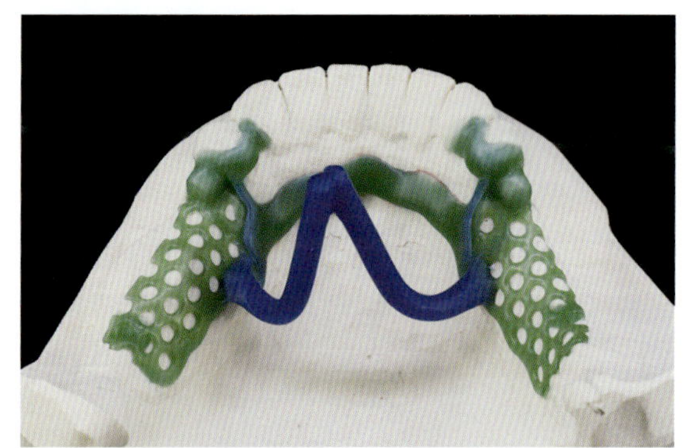

图 10-83　制作蜡型

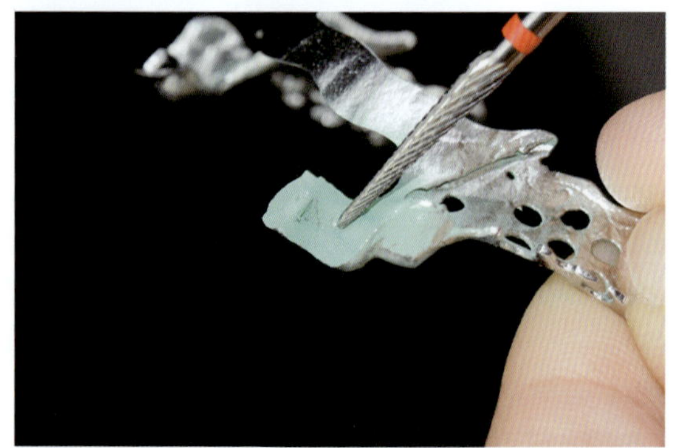

图 10-84　调磨阻挡点

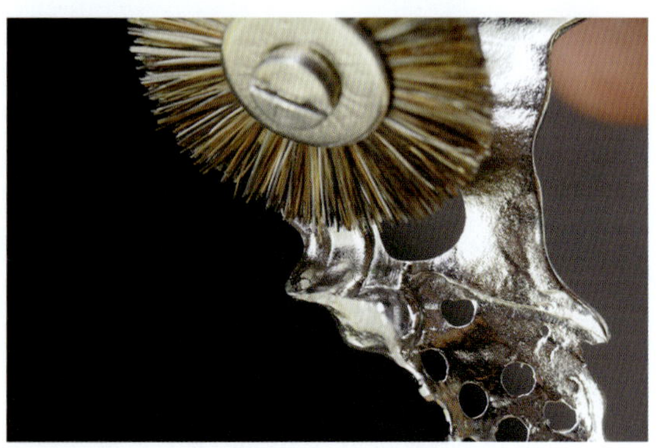

图 10-85　鬃轮抛光

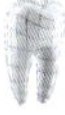

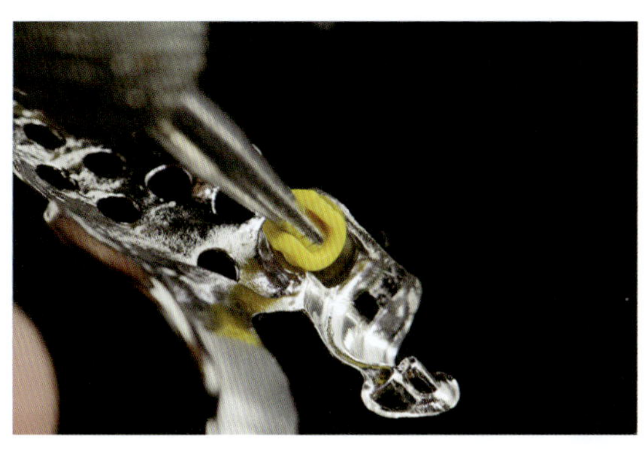

图 10-86 放置橡胶垫

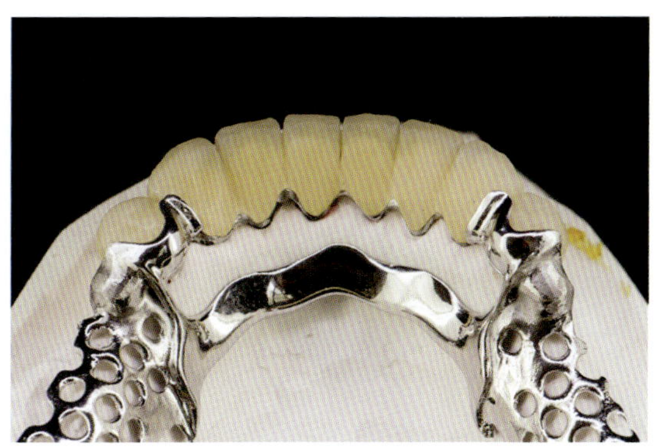

图 10-87 支架就位

五、排牙

1. 模型安装 利用试戴金属烤瓷冠时制取的颌位记录将模型安装于𬌗架（图 10-88，图 10-89）。

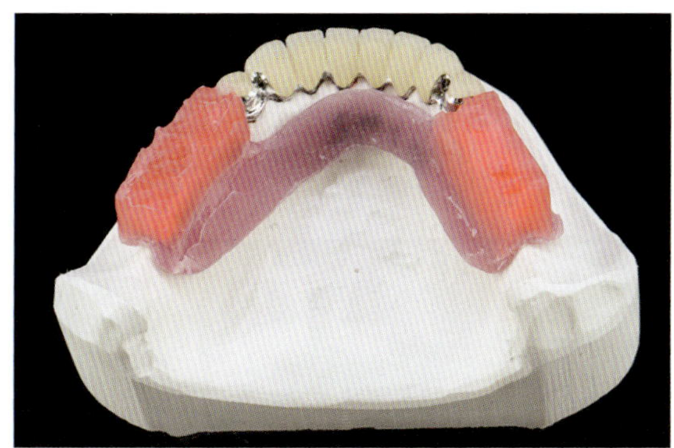

图 10-88 颌位记录

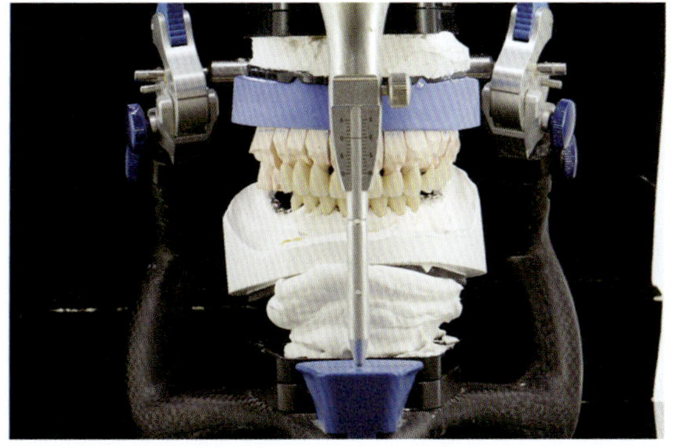

图 10-89 模型安装

2. 排牙 同“第六章 排牙与蜡基托塑形技术”（图 10-90，图 10-91）。

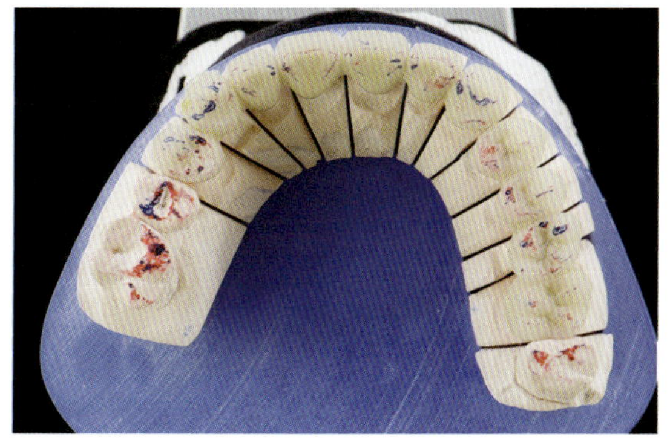

图 10-90 前伸运动时上颌的接触点

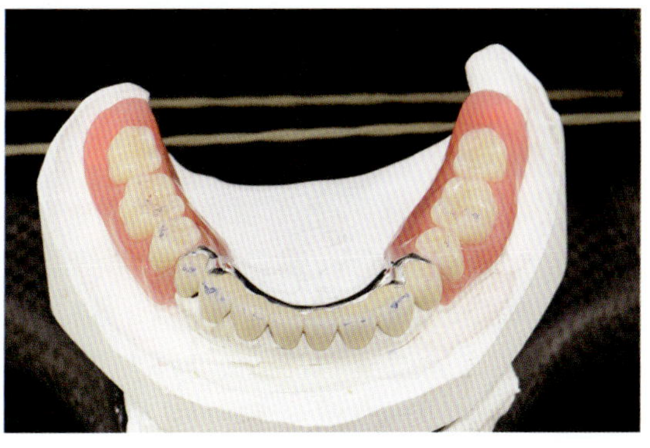

图 10-91 前伸运动时下颌的接触点

六、树脂基托成型

同“第七章 树脂基托成型技术”(图 10-92，图 10-93)。

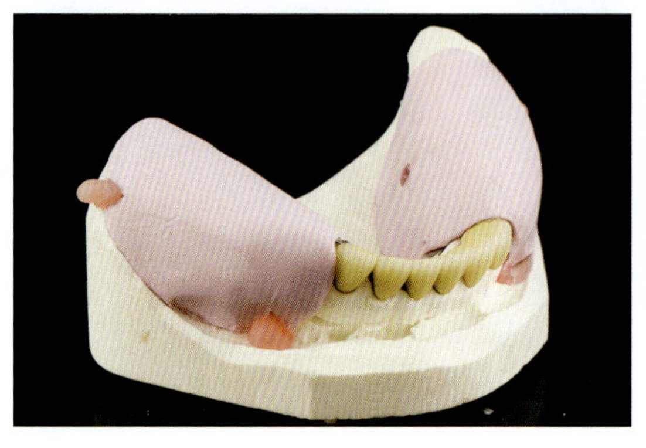

图 10-92　注入树脂

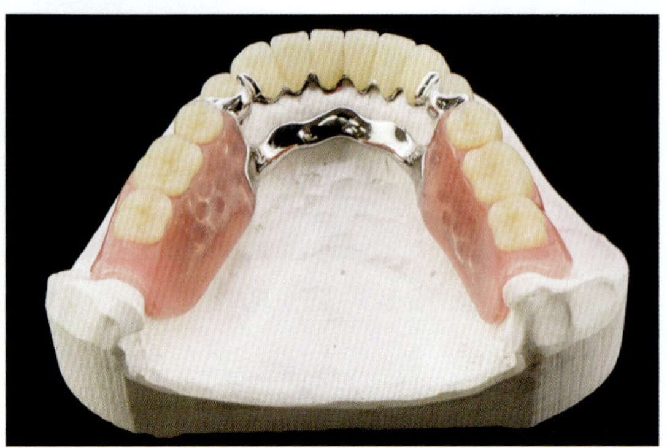

图 10-93　抛光完成

七、烤瓷冠上釉

详见《固定修复体工艺技术》第十章第三节。

八、义齿完成

检查支架与模型、烤瓷冠是否密合，并于𬌗架上检查咬合(图 10-94，图 10-95)。

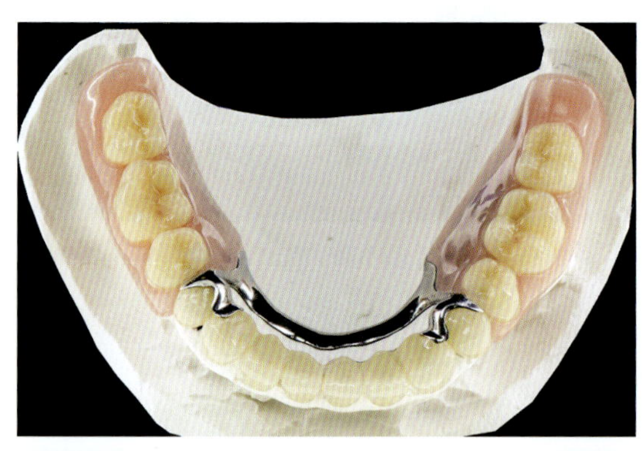

图 10-94　检查密合度

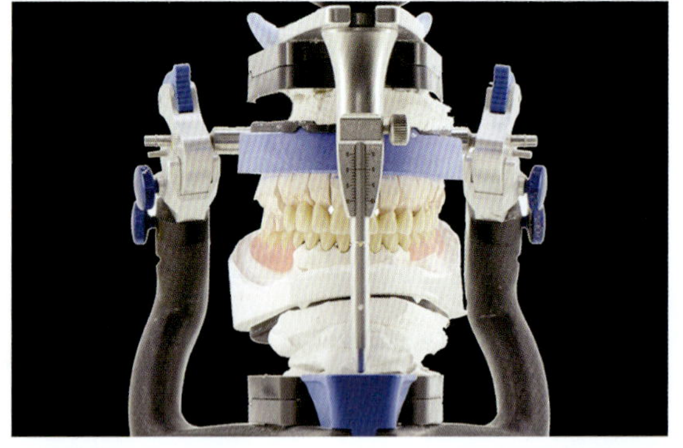

图 10-95　检查咬合

九、质量目标

1. 制作内容与设计单要求一致。

2. 烤瓷冠无气泡、崩瓷、裂痕，并上釉。

3. 烤瓷冠颜色、形态与树脂牙一致。

4. 义齿就位顺利，带状卡环与烤瓷冠研磨部分密合，固位力合适，与模型密合、无翘动。

5. 义齿表面触摸光滑，基托无缺陷、无气泡、无裂纹、无异物。

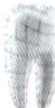

6. 人工牙无损伤，基托形态自然美观。

7. 组织面无小瘤子、石膏等异物。

8. 基托厚度约 1.10～2.0mm，边缘圆钝。

9. 树脂牙位于牙槽嵴顶，后牙尖窝相对，咬合紧密，𬌗触点分布均匀，𬌗力沿牙体长轴方向传导。覆𬌗、覆盖、横𬌗曲线、纵𬌗曲线与余留牙协调，形成前牙导向𬌗或组牙功能𬌗，无𬌗干扰。

10. 模型与义齿干净整洁。

十、戴牙

将义齿戴入口内后，检查支架与黏膜是否贴合，舌侧带状卡环与烤瓷部分是否密合（图 10-96）。先调整牙尖交错𬌗，再检查各个功能运动方向有无𬌗干扰，应形成前牙导向𬌗或组牙功能𬌗（图 10-97～图 10-99）。

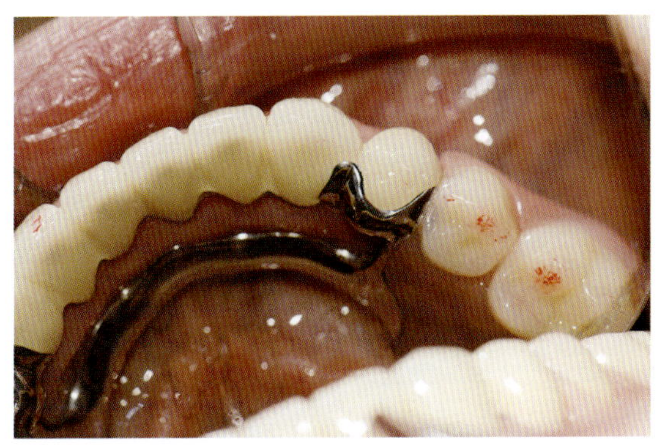

图 10-96　检查支架与黏膜密合度

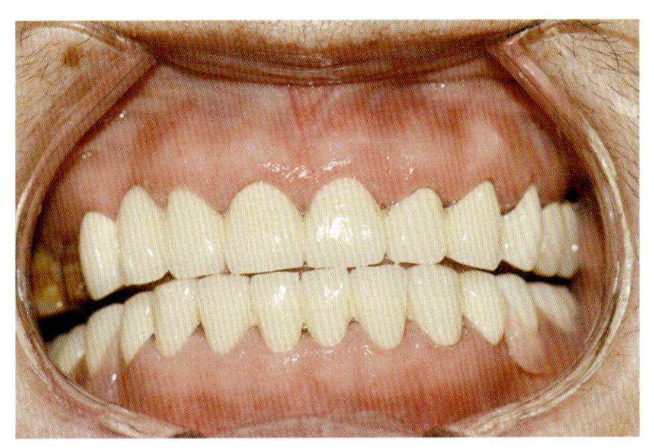

图 10-97　前伸𬌗检查

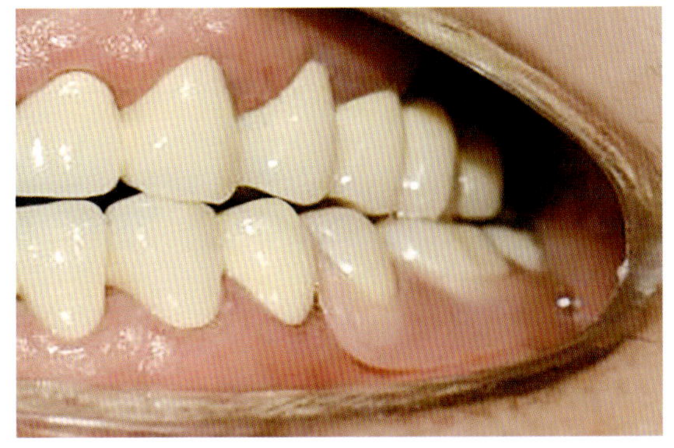

图 10-98　左侧侧方运动检查

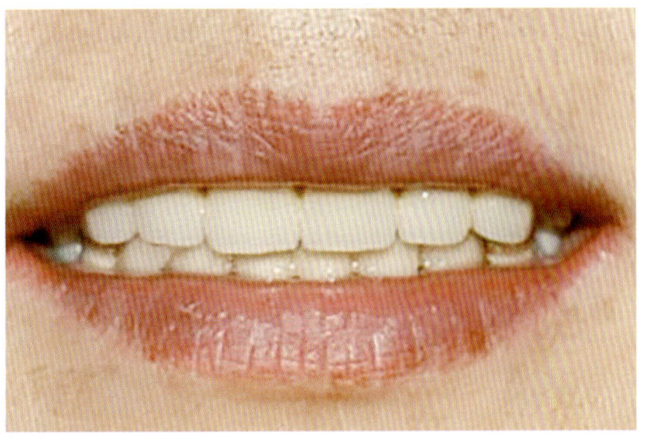

图 10-99　戴牙后正面观

（张兴明　常　江）

思　考　题

1. 列举制作套筒冠内冠时常用蜡及制作时需要的厚度。

2. 简述套筒冠外冠制作流程。
3. 简述套筒冠义齿质量目标。
4. 简述放置附着体操作流程。
5. 简述附着体义齿质量目标。

附录：实 训 教 程

实训一　个别托盘的制作

【目的和要求】

掌握自凝树脂制作个别托盘的要求与方法。

【实训内容】

在上、下颌研究模型上制作个别托盘。

【实训学时】

4 学时

【实训用品】

石膏分离剂、自凝牙托粉 / 液、上颌或下颌牙列缺损模型 1 副、红蓝铅笔、基托蜡片、酒精灯、蜡刀、调杯、玻璃板、蒸汽清洗机等。

【方法与步骤】

（一）示教

1. 确定托盘边缘范围　在上、下颌研究模型上用红笔画出个别托盘伸展的范围。余留牙区域，边缘应全部覆盖，在缺牙区，边缘伸展至距前庭沟底 3mm 处，唇、颊系带要避让，上颌后缘为两侧翼上颌切迹与腭小凹后约 2mm 处的连线。下颌舌系带、颊系带处要形成与之相应的切迹，后缘为覆盖磨牙后垫。

2. 填补倒凹　在观测仪上画出模型上余留牙及牙槽嵴的倒凹，用蜡填补托盘边缘线内倒凹，便于个别托盘顺利取戴。

3. 模型上预留空间　在处理过的模型上按照划出的边缘线铺贴基托蜡片。余留牙、缺牙区铺蜡片。铺好蜡片后，在余留牙的𬌗面、切缘或义齿承托区部位的蜡片上，用蜡刀切开约 2mm×2mm 的圆形小窗作为终止点，注意避开支托、隙卡部位。

4. 制作托盘　在模型上均匀涂布石膏分离剂，调拌自凝树脂至面团期，上颌捏制成圆饼状，铺在上模型腭顶处，用大拇指或中指向四周推压直至全部覆盖画线范围，下颌捏制成与牙弓长度一致的圆条状置于牙槽嵴顶或𬌗面处用向大拇指或中指向颊舌侧推压直至全部覆盖画线范围，注意压力要均匀不可过大以免压薄，保持各部位约 1.5mm 厚度，并无皱褶。在形成的个别托盘前部中线牙槽嵴顶区，用剩余的树脂形成手柄. 注意不能妨碍口唇的运动。

5. 打磨　自凝树脂固化后，按照划定的边缘线打磨修整个别托盘。

6. 清洗、完成　用蒸汽清洗机清洗托盘备用。

（二）学生操作

学生按上述示教进行操作。

【注意事项】

操作中不应损伤石膏模型。

实训二　制取印模和灌注模型

【目的和要求】

1. 了解印模材料和模型材料的性能特点。

2. 了解制取印模时医师与患者的体位。

3. 熟悉托盘选择的要求及方法。

4. 掌握制取印模和灌注模型的方法、步骤。

【实训内容】

1. 学生分组操作，相互制取印模。

2. 用各自制取的印模灌注模型。

【实训学时】

4 学时

【实训用品】

口腔检查器械（检查盘、口镜、探针、镊子）、治疗巾、各型托盘、技工钳、酒精灯、打火机、雕刻刀、红蜡片、橡皮碗、石膏调拌刀、藻酸盐弹性印模材料、石膏、小刀、漱口杯、石膏模型修整机等。

【方法与步骤】

（一）示教

1. 制取印模

（1）调整体位：①医师：取上颌印模时站立于患者的右后方，取下颌印模时站立于患者的右前方；②患者：调整牙椅靠背和头靠，使患者张口时使䝰平面与地面平行，医师肘部与患者口腔基本等高。

（2）托盘选择：①全牙列托盘：平底有孔或圆底无孔，平底有孔用于有牙颌、圆底无孔用于无牙颌取印模；②部分牙列托盘：用于取局部牙列印模。

每两名同学为一组，每人选择 1 副合适的有孔平底托盘。要求托盘的形状与牙弓形状相适应，托盘内表面与牙弓内外侧应有 3～4mm 的间隙，以容纳印模材料，保证印模有足够厚度。托盘的边缘距黏膜转折处约 2mm，不妨碍唇、颊、舌的活动。上颌托盘的后缘应盖过上颌结节和颤动线，下颌托盘的后缘应盖过磨牙后垫。若托盘边缘和长度伸展不够，可用蜡片加长。若托盘形状不合适，可用技工钳略作修改。

（3）制取印模

1）取上颌印模：调拌好适量藻酸盐弹性印模材料装入上颌托盘内，医师位于患者右后方，用左手持口镜或用左手示指牵拉患者的左侧口角，右手持托盘，从左侧口角将托盘旋转进入口内，左右对称对准牙列，并使托盘柄对准面部中线，由后向前轻轻均匀加压于托盘，使托盘就位。在印模材料未凝固前，嘱患者发呜音，进行主动肌功能修整；或者由医师做被动肌功能修整：医师双手中指和无名指固定托盘，拇指和示指将上唇向前、向下牵拉，做唇肌功能修整。然后再用左手固定托盘，用右手进行右侧颊组织的肌功能修整，同法右手固定托盘，用左手进行左侧颊组织的肌功能修整，最后用双手的中指和示指在相当于两侧前磨牙区将托盘固定，保持稳定不动，待印模材料凝固后，将印模由口内取出。一般先取后部，再沿前牙长轴方向取下印模。印模取至口外后，要对照口腔情况进行检查。印模要完整、清晰、边缘伸展适度，印模材料不得与托盘分离。如符合要求，即可用清水轻轻冲去唾液和碎屑，吹干后立即灌模。

2）取下颌印模：调拌好印模材料放入下颌托盘，医师位于患者右前方，用左手持口镜或用左手示指牵拉被操作者的右侧口角，右手持托盘，将托盘从右侧口角旋转进入口内，使托盘由后向前就位，让患者发鸣音，然后舌尖微抬，并向前伸和左右摆动，以确保舌侧、口底部印模边缘的准确。或者由医师进行被动肌功能修整，用左手固定托盘，右手做患者左侧肌功能修整，再换右手固定托盘，左手做患者右侧肌功能修整。最后用双手在前磨牙区将托盘固定，待印模材料凝固后取出并检查。

如果印模上出现较大气泡，则需要重新制取，如果符合要求则立即灌模。

2. 灌注模型

（1）灌注前的准备：印模上的气泡或小的缺损或较薄的边缘，可调拌少许印模材料予以填补和加固，以免印模变形。

（2）灌注模型的方法：先取适量清水放入橡皮碗，按合适的水粉比例加入石膏，普通熟石膏水粉比为（40～50）ml∶100g，硬石膏水粉比为（30～35）ml∶100g，超硬石膏水粉比为（20～25）ml∶100g，用调拌刀匀速调拌均匀，并震动橡皮碗，排除气泡。从印模较高处，上颌硬区部位或者下颌舌侧区慢慢将石膏注入并轻轻振动印模，使石膏从一侧流入印模的牙冠部位，不断添加石膏至所需的厚度，不能加压。注意不要将大量石膏直接倾注到印模的牙冠部分，以免形成气泡。

（3）分离模型：普通熟石膏灌注模型约 0.5～1 小时后，即可分离模型，硬石膏和超硬石膏应在灌注后约 1～2 小时再分离模型。此时的弹性印模材料仍有一定弹性，分离模型比较容易。一手拿住模型底部，一手拿托盘，顺着牙体长轴方向，轻轻用力，使印模和模型分离。若基牙倒凹较大，或存在孤立基牙时，为防止基牙折断，可适当延长脱模时间，脱模时可先将托盘与印模分开后再逐块剥去印模材料，分离模型。

（4）修整模型：模型刚分离时，石膏尚未达到最大强度，比较松软，便于修整。因此，分离后应及时地利用模型修整机磨去多余部分，用石膏刀修去影响咬合的小石膏瘤和刮除黏膜转折处的飞边或者填补小气泡，使模型整齐、美观，便于义齿的制作。

（二）学生操作

学生两人一组，按上述示教进行操作。

【注意事项】

1. 体位要正确，印模就位时由后向前就位，挤出多余的印模材料，以免刺激软腭，引起患者恶心、呕吐。

2. 取模过程中托盘在口内应保持稳定，以免印模变形，影响其准确性。

3. 分离模型时应注意力量及方向，防止牙冠折断。如果有牙冠折断，则需用胶水固定或者重新取印模灌模型。

（张兴明）

实训三　铸造支架设计

【目的和要求】

1. 理解 Kennedy 分类法各种牙列缺损的特点。
2. 掌握工作模型的观测方法与步骤。
3. 掌握模型倾斜方向与义齿共同就位道的确定。
4. 掌握大连接体与卡环的类型以及义齿稳定性的设计。

【实训内容】

老师讲解、示教后,学生实际操作。

1. 模型观测仪的组成和使用。
2. 工作模型观测。
3. 工作模型设计。

【实训学时】

8 学时

【实训用品】

各种 Kennedy 分类的牙列缺损工作模型及对颌模型、模型观测仪、黑、红、蓝色铅笔、观测工具等。

【方法与步骤】

(一)模型观测仪

模型观测仪由观测架、观测台、观测描记针三部分组成。

1. 观测架　由水平基座、固定垂直臂与水平臂和活动垂直臂组成。固定垂直臂位于水平基座的边缘,固定水平臂的末端位于水平基座的正上方。活动垂直臂套在固定水平臂末端,可垂直上下拉动,并有固定螺丝可将活动垂直臂固定。活动垂直臂下端有卡槽,可垂直向固定各种标记针。

2. 观测台　其下部为底面平滑的基座,上部为固定模型平台。将模型卡在平台上,松开万向关节的旋钮,模型可向各个方向不同程度倾斜,旋紧旋钮可保持其倾斜的位置。观测台可水平向自由滑动。

3. 观测描记针　包括分析杆、描记铅芯与金属套管、倒凹测量尺、蜡刀。

(1)分析杆:分析牙冠及牙槽骨倒凹位置,确定义齿就位道。

(2)描记铅芯与金属套管:在模型上描记观测线、倒凹区边界线。

(3)倒凹测量尺:测量基牙倒凹的深度,有 0.25mm、0.5mm、0.75mm 三种。

(4)成形蜡刀:用于修整倒凹蜡的表面,使之与就位道平行。

(二)模型观测

1. 观测前的准备

(1)模型观测仪调整:调整活动垂直臂固定螺丝,在较高位置固定活动垂直臂。将分析杆固定在活动垂直臂的卡头上。

(2)模型固定与初始位置调整:将观测台上部的螺丝松开,把模型置于观测台上,扭紧螺丝固定模型。然后松开观测台万向关节旋钮,倾斜观测台上部,调整模型殆平面与水平

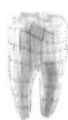

面平行，再重新扭紧万向关节旋钮。

2. 确定义齿就位道

（1）松开活动垂直臂固定螺丝，调整活动垂直臂及分析杆的垂直高度，观测台在基座上水平移动，使分析杆侧方与基牙轴面接触，环绕基牙轴面移动，观察基牙各部位倒凹区的位置。同方法观察牙槽嵴部位倒凹区的位置。

（2）再次松开观测台的万向关节旋钮，改变模型及基牙倾斜方向和角度，观察软硬组织倒凹的变化，直至模型上每个与缺隙相邻的主要基牙颊侧均获得有利的固位倒凹，倒凹的位置和深度适宜，基牙轴面易于获得导平面，尽量消除基牙缺隙侧邻面过大倒凹，尽量避免出现软硬组织倒凹而干扰义齿支架和基托的伸展。此时分析杆方向即为义齿就位道方向，旋紧万向关节旋钮将模型固定在此倾斜位置。

3. 描记观测线、确定倒凹深度

（1）取下分析杆，换上描记铅芯。铅芯侧面应平直，末端磨成斜面。将铅芯较长的侧面与牙面接触，尖端与牙龈接触，水平移动观测台，使铅芯沿牙面移动，铅芯即在牙面描记出观测线，尖端在牙龈处描记出倒凹边界线。

（2）同法画出牙槽嵴倒凹的观测线和倒凹边界线。

（3）将描记铅芯换成倒凹测量尺，在固位卡臂尖位置用铅笔画一条垂线，然后将倒凹测量尺的轴面与垂线相贴，再向上移动至测量尺侧方突出的头部与牙面接触，用铅笔在接触点处画一条横线，此十字交叉点即为固位卡臂尖进入倒凹的位置。根据卡环固位臂的材料和制作方式选择不同型号的测量尺：铸造钴铬合金固位臂为 0.25mm，铸造金合金固位臂为 0.50mm，弯制钢丝固位臂为 0.75mm。

4. 可摘局部义齿设计　根据模型观测结果进行可摘局部义齿设计。分别在技工设计单和工作模型上画出可摘局部义齿设计图。

5. 义齿设计图的表示方法

（1）技工单：先在牙列图上标出缺失牙位置，然后画出支托、固位体、连接体和基托的位置和形态。铸造支托和卡环用粗线或涂黑，弯制钢丝卡臂用单线表示（或文字标注），支架部分画斜线表示，树脂基托只画出边缘线。最后用文字标注特殊制作要求。

（2）模型设计：用红、蓝、黑三色及不同图形简单明了地表示。

1）红色：义齿支架的金属部分（卡环、连接体、金属基托等）。画出边缘，内部均匀涂色。

2）蓝色：树脂基托的边缘线。

3）黑色：模型观测线、需填倒凹和缓冲的部位、倒凹深度定位点、模型位置记录点、卡臂尖在倒凹内的位置、需缓冲或填倒凹的部位。

（三）各种缺失类型的铸造支架设计

1. Kennedy 第一类牙列缺损　为牙弓双侧后牙游离端缺失，义齿由天然牙与黏膜混合支持，多为 Cummer 分类的横线式或斜线式。

（1）就位道的设计：双侧后牙游离缺失，可将模型向后倾斜，增加基牙的远中倒凹，利用Ⅱ型卡环或 T 型卡固位，以减轻基牙负担，并防止基托翘动。义齿就位道方向为由前向后。

（2）基牙固位体选择：采用双侧近缺隙基牙的 RPI 组合卡环设计。也可选用 A 型、T 型或其他类型卡环替换I型卡环及设计联合殆支托等。

（3）间接固位体设置：在支点线的对侧设置间接固位体，如第一前磨牙近中支托、尖牙舌隆突支托、前牙切钩等，以防止游离端义齿翘起等不稳定现象发生。

（4）连接体设计：一般上颌用腭杆，下颌用舌杆，或采用基托将两侧义齿部件相连。双侧后牙游离缺失较多或兼有前部缺牙间隙者，可采用前后腭杆、前基板后腭杆、双舌杆或舌板等连接。

（5）游离端缺牙间隙修复特点：制取功能印模，基托范围尽量伸展，人工牙减径减数，如必要时不排第二磨牙。

（6）特殊情况下，Kennedy第一类牙列缺损也可采用黏膜支持式义齿，如多数牙缺失，个别前牙存留或余留牙健康较差时，不设殆支托。

2. Kennedy第二类牙列缺损　为牙弓单侧后牙游离端缺失，义齿设计为混合支持。多个后牙缺失的修复常设计成Cummer分类的斜线式，单个后牙缺失修复则多为纵线式。

（1）就位道的设计：同Kennedy第一类牙列缺损的设计。

（2）基牙固位体选择：采用后牙游离端的近缺隙基牙RPI或RPA型固位卡环组设计。另一个固位卡环一般设置在牙弓对面的后牙上，以大连接体或基托连接。

（3）间接固位体设置：双侧设计的义齿间接固位体放置在支点线的对侧，防止游离端义齿翘起等不稳定现象发生，如第一前磨牙近中殆支托、尖牙舌隆突支托等。

（4）游离端缺牙间隙修复的特点：制取功能印模，尽量伸展基托，人工牙减径减数，如在必要时可不排第二磨牙。

单侧义齿修复可以通过设计舌腭侧高基板，或调整就位道方向如采用后斜方就位道，来获得基板与基牙间的制锁状态，减少游离端义齿翘起、摆动、旋转等不稳定现象的发生。

3. Kennedy第三类牙列缺损　为牙弓一侧后牙缺失，缺牙间隙两端均有天然牙存在，义齿主要设计为牙支持式。缺牙少、义齿不跨牙弓者采用线支承型；缺牙多、义齿跨牙弓者采用面支承型。

（1）就位道的设计：后牙缺失，缺隙前后都有基牙时，应根据基牙健康程度来决定模型向前或向后倾斜。

（2）基牙固位体选择：固位卡环设置在双侧近缺隙基牙，根据导线的类型来确定卡环的类型，常采用圆环形卡环。当牙弓双侧后牙非游离端缺损，义齿由大连接体连接时，直接固位体数目不宜超过4个，避免摘戴困难损伤基牙。

（3）间接固位体设置：一侧牙弓多个牙缺失时，间接固位体要设置在牙弓的对侧，多为设间隙卡环，防止义齿发生旋转。

（4）连接体设计：牙支持式义齿的基托和大连接体在保证强度、良好传力的前提下，设计可得适当小巧，增加患者的舒适度和义齿的美观性。

4. Kennedy第四类牙列缺损　为牙弓前部牙跨中线连续缺失，天然牙在缺隙的远中。义齿多设计为混合支持式，某些特殊情况下也可设计为黏膜支持式义齿。

（1）就位道的设计：模型的倾斜取决于基牙及余留牙倒凹区的大小。

1）前牙缺失，牙槽嵴丰满，唇侧倒凹较大时，将模型向后倾斜，以减少牙槽嵴的唇侧倒凹。义齿由前向后斜向就位，减小余留人工牙与前牙间的间隙，利于美观。

2）若唇侧组织倒凹不大，不影响义齿就位，将模型向前倾斜，倒凹集中在基牙的近中侧，义齿固位较好，义齿由后向前倾斜就位。

（2）基牙固位体选择：在双侧前磨牙设置固位卡环 - 间隙卡环。

特殊情况下如缺牙少、美观要求高者，可不设卡环，利用基托与余留牙腭舌面的制锁作用或借助弹性树脂基板的弹性卡抱作用来固位。

（3）连接体设计：采用基托将前部人工牙及卡环连接在一起。

基托覆盖余留前牙的舌隆突以增加牙支持作用；也可延伸至第二前磨牙的远中，利用基托与天然牙舌腭侧的制锁作用增强义齿的固位和稳定。

当设计磨牙间接固位体时，可用大基板或前基板后腭杆连接。

（4）间接固位体设置：前部牙缺失较多时，可在磨牙上增设具有间接固位作用的卡环及𬌗支托，通过大基板或前基板后腭杆连接起来。

【注意事项】

1. 按正确的操作方法描记观测线和倒凹边界线。

2. 根据需要调整倒凹，以利于义齿固位和摘戴。

3. 各种缺失类型的固位体设计应考虑患者口腔具体情况。

4. 操作中避免损伤模型。

实训四　6|缺失的铸造支架的模型复制

【目的和要求】

1. 了解耐火模型材料（磷酸盐）与琼脂材料的组成及理化性质。

2. 熟悉耐火模型材料与琼脂材料的使用方法和注意事项。

3. 掌握模型观测、确定义齿就位道的方法。

4. 掌握带模整体铸造的耐火模型复制方法。

【实训内容】

老师讲解、示教后，学生实际操作。

1. 示教6|缺失的模型设计、模型观测仪的使用方法、填倒凹方法。

2. 示教应用耐火材料复制模型的方法。

【实训学时】

4学时

【实训用品】

平行观测仪、琼脂搅拌机、琼脂复模型盒、真空搅拌机、振荡器、黑红蓝三种颜色铅笔、工作刀、基托蜡、小排笔、橡皮碗、调拌刀、调拌杯、琼脂、磷酸盐包埋料、纸巾、人造石、6|缺失的石膏工作模型及对颌模型等。

【方法与步骤】

（一）模型设计、填倒凹、缓冲处理

1. 模型准备　模型的缺牙区及义齿覆盖部分的相应部位应无气泡和小石膏瘤，如有石膏“小瘤”，应予修除；工作模型与对颌牙确定咬合关系后，在中线和两颊侧用有色铅笔划上咬合标记线。

2．模型观测　确定共同就位道，绘制基牙 75┘的观测线和倒凹边界线，设计三臂卡环，用有色的铅笔精细画出基牙颊侧固位臂、舌侧对抗臂及𬌗支托的位置，画出颊、舌侧基托的范围和边缘。要求标志线准确、清楚，为义齿支架蜡型的制作提供明确的标志。

3．填倒凹　用填倒凹蜡将基牙和组织倒凹填平，将模型重上观测仪，对倒凹进行刮平。

4．工作模型缓冲处理　在缺牙区的牙槽嵴顶铺一层薄蜡片，蜡片周围与模型不能有缝隙，同时确定清晰的终止线的位置。

（二）翻制耐火材料模型

1．翻制琼脂阴模

（1）将凝胶状琼脂印模材料切成小块放入琼脂熔解机中熔化待用。如无琼脂熔解机，将大小合适的琼脂放入搪瓷罐内，隔水水浴加热使其熔化，边加热边搅拌，待琼脂熔化均匀后．让其自行缓慢降温至 50～55℃。

（2）复制耐火材料模型前，将工作模型与琼脂复制型盒一起放在 38℃水中浸泡 10 分钟，避免工作模型吸取印模材料中的水分后与其发生粘连，并增加模型的湿润性，用纸巾吸去表面水分，把工作模型（咬合面向上）放入琼脂复制型盒的中间，其四周空隙尽量一致，特别是需制作固位体的重要部位，确保琼脂印模材料的厚薄均匀，以免印模收缩不一致而变形。将适宜温度的琼脂印模材料从复制型盒上端的孔中以缓慢、小水流式的速度灌入型盒中，直至灌满。

（3）琼脂印模材料的冷却方法有两种：①将复制型盒置于室温下自然冷却至完全凝胶化。此法适宜在冬季使用；②灌注 20 分钟后，将复制型盒置于水中冷却，水深约为型盒高度的 1/3，使琼脂印模材料自下而上逐渐冷却。20 分钟后再加水，使整个型盒浸泡在水中，直至琼脂完全达到凝胶后从水中取出。

（4）翻转型盒，使其底面向上，去除型盒底。

（5）用蜡刀在模型底面两侧边缘处，切下两块琼脂印模材料，适当暴露模型侧面，用手夹住模型侧面，将工作模型从琼脂印模中取出，复位两块琼脂。检查印模有无裂隙、气泡等。如不符合要求，则需重新翻制琼脂印模。

2．灌注耐火材料模型

（1）取适量的磷酸盐耐火模型材料，按生产厂家规定的粉液比例调拌。

（2）先手工调拌使粉液均匀，再用真空搅拌机抽真空搅拌，在 60 秒内调拌均匀。启动振荡器，将调拌好的磷酸盐耐火材料注入琼脂印模内，注满为止。

（3）灌注好的模型放置约 40～45 分钟完全凝固后，方可从琼脂印模中脱出。

（4）检查耐火模型的完整性和表面的光滑程度，如有缺陷应重新翻制，修整小瘤时，注意不能损伤耐火模型。

【注意事项】

1．模型上画的设计线要准确、清楚。

2．熔化琼脂印模材料时，可加少量水，以补偿蒸发的水分。

3．灌注模型时须防止气泡的产生。

4．复制过程中要避免损伤模型。

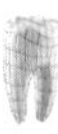

实训五　6|缺失的铸造支架的蜡型制作

【目的和要求】

1. 初步掌握耐火模型表面的强化处理方法。

2. 掌握带模铸造支架蜡型的制作方法及铸道的安插方法。

【实训内容】

老师讲解、示教后，学生实际操作。

1. 耐火模型表面的强化(浸蜡)处理。

2. 带模铸造支架蜡型的制作。

3. 带模铸造支架蜡型铸道的安插方法。

【实训学时】

4 学时

【实训用品】

观测仪、烤箱、电炉、浇铸口形成器、硬化剂、各色铅笔、滴蜡器、工作刀、蜡刀、薄蜡片、网状蜡、各型蜡线条、酒精灯、纸巾、6|缺失的耐火模型及对颌模型。

【方法与步骤】

(一)耐火模型表面的硬化处理

将耐火模型放入 200～220℃烤箱内干燥 45 分钟，放入已熔化的蜂蜡(硬化剂)中浸泡 5～10 秒。从硬化剂中取出耐火模型放入烤箱内烘烤 5 分钟，使模型上硬化剂均匀吸收，取出耐火模型自然冷却后备用。

(二)制作支架蜡型(熔模的制作)

1. 根据工作模型上的设计，用有色铅笔将设计方案复绘在耐火材料模型上。

2. 切取适当大小的蜡网，粘固在缺隙区牙槽嵴顶部。

3. 选用成品卡环蜡条(蜡钩)形成卡环臂、连接体、支托。也可用铸造蜡在模型的相应部位，按照设计分别形成卡环臂、连接体、支托等，滴蜡使其与蜡网连成一整体。

4. 在设计为腭侧金属基托的部位，均匀铺一薄层熔化的热蜡，厚度约 0.3～0.5mm，然后熔接蜡网。

5. 用直径 1mm 的蜡线条制作与树脂基托连接的外终止线。将蜡线条放置在金属基托蜡型与树脂基托相连的部位，加蜡，使其与金属基托蜡型衔接流畅，再用雕刻刀在该线的颊侧形成锐角线，该线即为终止线，是金属基托与树脂的连接部位。

6. 选择一厚度适宜的薄蜡片(或皱纹蜡片)烘软，在画好的基托范围内，用手指压蜡片使之与模型贴合．用蜡刀切除多余部分，并封闭其边缘。

7. 修整蜡型，使蜡型表面平滑、连续。卡环小连接体、蜡基托、蜡网等结合处角度圆滑，用酒精喷灯喷光。

(三)铸道的设置

本实训采用正插法安置铸道：

用直径 3～4mm 的蜡线安插在外终止线处，另一端弯曲向上，并将其固定在铸杯上。

【注意事项】

1. 蜡型应与模型密合。

2. 推压半成品铸造蜡要用力适度，注意方法，避免损坏半成品蜡。

3. 压贴蜡型的位置要正确。

4. 注意铸道安插的部位并与蜡型熔接。

5. 操作过程中要避免损伤模型。

实训六　6|缺失的铸造支架的打磨

【目的和要求】

熟悉打磨手机的使用、保养常识，掌握打磨金属铸造支架的技能。

【实训内容】

老师讲解、示教后，学生实际操作。

1. 介绍打磨手机的使用、保养知识。

2. 示教打磨支架。

【实训学时】

4 学时

【实训用品】

喷砂机、打磨手机、电解机、蒸汽清洗机、各种打磨车针、橡皮轮、橡皮棒、抛光膏、抛光鬃轮、口罩、防护镜等。

【方法与步骤】

1. 讲解打磨手机的工作原理、操作说明、清洁维护。

打磨手机是通过皮带把电机和固定车针的机头连接起来实现高速运转，同时电源开关控制照明，另有开关控制正反转。皮带在使用过程中会磨损掉落，用后及时打扫清洁。

2. 打磨支架

(1) 粗磨：用较粗的磨头去除飞边及铸道，用小球钻或裂钻去除表面的瘤状物和多余部分，用金刚石磨头除边缘。

(2) 细磨：用氧化铝的绿砂石和红砂石或红标的钨钢钻将支架表面重新打磨一遍。

(3) 喷砂：把粗磨完的支架放入自动或手动喷砂机进行全方位的喷砂，直至表面的打磨痕迹消失为止。

(4) 电解抛光：把支架用铜线钩住放入电解机的电解液内，根据电解液的新旧和电解液的温度确定电解时间，到支架表面光亮为止，一般 5～10 分钟。

(5) 抛光：用橡皮轮、橡皮棒抛光一遍，再用毛刷蘸上抛光膏抛光一遍，大毛刷抛不到的位置用小鬃轮，直至表面光亮如镜。

(6) 清洁：把抛光完成的支架浸泡在加入少许食品级清洁剂的开水中约 3 分钟，并用牙牙刷刷洗支架表面，以去除黏附的抛光膏，最后用蒸汽清洗模型和支架。

(7) 就位：将清洁后的支架就位在模型上。

【注意事项】

1. 打磨过程中始终要有支点，手牢牢握持支架。

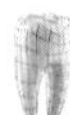

2. 喷砂机的压力控制在400～500kPa，支架距喷嘴的距离约5cm。

3. 电解过程中及时观察，防止过度电解导致卡环变细，强度不足。

4. 新的橡皮轮、橡皮棒在使用时要先慢速修整，使轴心一致再加速，否则就会打弯车针伤及操作者。

5. 就位时切记不可使用暴力，仔细观察影响就位的部分，打磨调整至完全就位。

实训七　6|67缺失的铸造支架设计与蜡型制作

【目的和要求】

1. 熟悉单侧游离缺失模型的设计。

2. 掌握腭杆的位置、形态与蜡型制作。

【实训内容】

老师讲解、示教后，学生实际操作。

1. 6|67缺失支架义齿的设计。

2. 6|67缺失工作模型的准备。

3. 6|67缺失耐火材料模型的复制。

4. 6|67缺失支架义齿的蜡型制作。

【实训学时】

8学时

【实训用品】

模型观测仪、琼脂溶解机、琼脂复模盒或型盒、振荡器、真空搅拌机、橡皮碗、石膏调拌刀、雕刻刀、滴蜡器、酒精灯、石膏打磨手机、浇铸口形成器、酒精喷灯、电烤箱、有色铅笔、薄蜡片、基托蜡、琼脂、磷酸盐包埋材料、耐火材料模型表面强化剂或蜂蜡、铸造蜡、蜡型表面清洗剂、6|67缺失的石膏模型及对颌模型（要求基牙𬌗支托凹制备完成）。

【方法与步骤】

（一）模型设计

1. 模型观测　方法同实训三。

6|67缺失属于Kennedy分类的第二类第一亚类。采用混合支持式设计。模型观测时由前向后倾斜，义齿就位道为由后向前倾斜就位，选择75|5作为基牙，⌊4放置近中𬌗支托，按调节倒凹法画出75|54的观测线和倒凹边界线。

2. 设计　⌊5放置RPI卡环组，⌊4设计近中𬌗支托，5⌋采用三臂卡环设计，7⌋采用圈形卡环设计。近缺隙侧𬌗边缘嵴即5⌋远中和7⌋近中、远中放置𬌗支托。大连接体采用宽腭杆将左右两侧义齿连成整体。

（二）工作模型的准备

1. 根据观测线的位置和设计要求，首先在模型上用有色铅笔画出75|5基牙固位臂、对抗臂，7|54近中、75⌋远中𬌗支托、⌊5远中邻面板、金属支架、树脂基托等所在的位置。

2. 确定金属基托与树脂基托连接部位的终止线的位置　根据排列人工牙的舌面位置确定终止线的位置并记录。

3. 填倒凹　方法同实训四。

4. 在6|67缺牙区的牙槽嵴顶铺一层薄蜡片，在终止线的部位形成台阶。义齿所在区如有需缓冲的部位，铺一层薄蜡片。

5. 金属基托边缘封闭　沿腭杆的边缘用雕刻刀形成0.5～1.0mm的沟，以封闭边缘，减少异物感，同时增加义齿的固位。

（三）耐火材料模型的复制和处理

方法同实训四。

（四）蜡型的制作

支架蜡型的制作

（1）将支架的结构用有色铅笔在耐火材料模型上描画，避免损伤耐火材料模型。

（2）铺宽腭杆底层蜡，形成中间厚边缘薄的形态，表面光滑，同时用滴蜡法形成支托、小连接体蜡型。

（3）在双侧缺隙区牙槽嵴顶的部位铺置蜡网，并与板状小连接体连接。

（4）用0.3～0.5mm的花纹蜡片按宽腭杆形态贴附在底层蜡上，烫实边缘。

（5）用直径1mm的蜡线条在大连接体与网状连接体之间形成外终止线，并在|67部位的网状连接体部位加蜡，形成加强带。

（6）用不同形态的卡环蜡分别形成卡环臂和小连接体等，并与网状连接体和大连接体连成一整体。

（7）完成上述操作后用酒精喷灯使蜡型表面光滑，检查支架蜡型各部位的完整性和光滑度。

【注意事项】

1. 支架应根据患者口腔具体情况而设计。
2. 支架蜡型应与模型密合。
3. 操作过程中要避免损伤模型。

实训八　76|67缺失的铸造支架设计与蜡型制作

【目的和要求】

1. 掌握RPI卡环组的设计和蜡型制作要点。
2. 掌握下颌大连接体的蜡型设计与制作要点。

【实训内容】

老师讲解、示教后，学生实际操作。

1. 76|67缺失带模铸造整体支架的设计。
2. 76|67缺失支架蜡型制作。

【实训学时】

8学时

【实训用品】

模型观测仪、琼脂熔解机、琼脂、复模成型盒、振荡器、真空搅拌机、磷酸盐包埋材料、各种半成品铸造蜡条、蜡片、蜡网、橡皮碗、石膏调拌刀、蜡刀、酒精灯、酒精喷灯、有色铅笔、薄蜡片、模型表面强化剂或蜂蜡、蜡型表面清洗剂、76|67缺失的石膏模型1副。

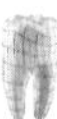

【方法与步骤】

（一）模型设计

$\overline{76|67}$ 缺失为 Kennedy 第一类，本实训义齿设计为粘膜支持式。模型观测时由前向后倾斜，义齿就位道由后向前倾斜就位。选择 $\overline{5|5}$ 为基牙，设计 RPI 卡环组为直接固位体。大连接体用舌杆将两侧义齿部件相连。

（二）带模铸造支架蜡型的制作步骤和方法

1. 模型准备

（1）观测模型，确定共同就位道，绘制观测线，用蓝色铅笔在模型上划出大连接体的位置和形状：在 $\overline{5|5}$ 上画出 RPI 卡环组的形态，双侧缺牙区鞍基部分画出网状连接体形态，形成整体支架结构。

（2）常规填倒凹，下颌前庭区和舌侧口底加蜡；对舌杆分布区域和 I 型杆经过的黏膜部位要缓冲；在缺牙区铺厚约 0.5mm 的底层蜡片，形成内终止线和支持钉。在模型口底中央位置打孔，在复制的耐火模型上形成铸道的预留位置。

2. 复制耐火材料模型和处理　方法同实训四。

3. 制作支架蜡型　按照设计用蓝色笔在耐火模型上复绘出支架各部分的形状和位置；选择各种形状基本适合的半成品蜡条、蜡片和蜡网在酒精灯火焰上微加热软化后，黏附于铸模支架设计的相应位置，注意舌杆上下缘的密封和外终止线的形成，最后根据支架各部分要求修整成形。

4. 安插铸道　本实训采用反插法安放铸道。

从蜡型向铸模中心作 2 个分铸道，连接后形成主铸道从模型孔穿至模型背面，与铸道成型底座相连。在 I 型杆蜡型上可设置分铸道。

【注意事项】

1. 结合患者口腔具体情况设计支架。
2. 支架蜡型制作完成后，应与模型密合。
3. 操作中避免损伤蜡型。

（张京峰）

实训九　弯制卡环义齿的模型观测和用石膏填倒凹

【目的和要求】

1. 熟悉模型观测的方法。
2. 掌握填倒凹的方法与步骤。

【实训内容】

1. $\underline{61|1}$ 缺失可摘局部义齿的模型观测。
2. $\underline{61|1}$ 缺失可摘局部义齿模型填塞倒凹。

【实训学时】

4 学时

【实训用品】

$\underline{61|1}$ 缺失的石膏模型 1 副；模型观测仪、水盆、锥度规；雕刻刀；粘固剂调拌刀；小橡

皮碗；毛笔；毛巾；着色的硬石膏粉等。

【方法与步骤】

（一）示教

1. 模型观测

（1）检查模型：要求模型完整，无气泡，咬合关系好，如有石膏小瘤，则应修除，上、下颌模型对位于牙尖交错位，画出咬合标志线。

（2）固定模型：把工作模型固定在观测仪的观测台上。

（3）确定就位道：根据义齿设计的类型，并参考基牙情况，确定就位道。实训中，6|缺失可以选择垂直向就位，把倒凹平均到5|和7|上。1|1缺失一般牙槽嵴唇侧存在过大倒凹，可将模型向后倾斜，将唇侧过大倒凹调小。

（4）描绘观测线：就位道确定后，固定观测台，在分析杆末端安装描记铅笔芯，转动分析杆，在基牙轴面及软组织上画出观测线。

（5）测量倒凹深度：拆下分析杆末端的铅笔芯，换上倒凹量规，测量各个基牙的倒凹深度。

2. 填补倒凹

（1）浸泡模型：把模型从观测仪上取下，放入盛水的水盆中，浸泡10分钟，充分吸水。浸泡完毕后，取出模型并用干毛巾轻轻吸干表面水分。

（2）用雕刻刀在模型上要填补的倒凹区刻出花纹。

（3）用粘固粉调拌刀在小橡皮碗内调拌着色的硬石膏粉，调拌均匀后，用调拌刀取适量硬石膏糊剂填入5|和7|牙冠轴面倒凹区，从龈缘向𬌗方进行填补。填塞牙冠轴面倒凹时，应注意刀面与就位道保持一致。1|1缺失则需填补牙槽嵴唇侧的过大倒凹。

（4）在硬石膏固化前用雕刻刀刮除多余的硬石膏。不足处再添加，使完全合适。

（5）用小排笔沿就位道方向，从龈方到冠方将硬石膏刷平。

（6）观测线以上的非倒凹区，尤其是𬌗支托凹内若有填塞的硬石膏，需清除干净。

（7）硬石膏初步凝固后进行精修。将模型放回到观测仪的观测台上，按模型的设计原则，顺就位道方向，用带刃的分析杆去除多余的硬石膏，但要求适量、适度。也可使用锥度规修整填塞处，牙冠长的基牙采用4°锥度杆，牙冠短的基牙采用2°锥度杆。

（二）学生操作

学生按上述示教进行操作。

【注意事项】

1. 注意仔细检查并修整模型。

2. 填塞倒凹前，模型要浸泡10分钟充分吸水。

3. 填凹硬石膏稀稠度要适当，并注意从龈缘向𬌗方填补倒凹。

4. 观测线以上的非倒凹区，尤其是𬌗支托凹内若有填塞的硬石膏，需彻底清除干净。

实训十　后牙缺失的𬌗支托弯制

【目的和要求】

1. 熟练使用各种弯制卡环的器械。

2. 掌握殆支托的弯制方法。

【实训内容】

在工作模型上按设计要求弯制殆支托。

【实训学时】

4 学时

【实训用品】

6| 缺失的牙列缺损石膏模型 1 副、尖头钳、日月钳、平头钳、切断钳、雕刻刀、蜡片、酒精灯、打火机、扁钢丝或 1.2mm 不锈钢丝、打磨手机等。

【方法与步骤】

（一）示教

1. 第一种弯制方法

(1) 目测缺牙间隙的大小，取一段长短合适的扁钢丝或者直径 1.2mm（18 号）不锈钢丝，将其锤扁，把钢丝放在缺牙间隙比试，取稍短于缺牙间隙的中间段钢丝，用记号笔在稍靠近缺隙两侧邻牙近缺隙面的地方作标记，在标记点位置用尖头钳将两端向上弯曲约 60°，与中间水平部分形成约 120° 夹角，形成殆支托连接体的水平段。

(2) 将扁钢丝放在模型缺牙区上比试，调整钢丝水平部弧度，使连接体的水平段离开牙槽嵴顶 0.5～1.0mm，同时调整钢丝两端，使其与两侧基牙殆支托凹边缘处轻轻接触，形成殆支托连接体的垂直段，在钢丝与两侧基牙殆支托凹边缘接触处用记号笔做标记。

(3) 在殆支托凹标记点处，用尖头钳将钢丝向下弯曲，形成殆支托，再放在模型上比试，调整钢丝的弯曲角度，使殆支托长度与支托凹长度贴合。然后用剪断钳切断钢丝的多余部分。

(4) 将殆支托末端磨成圆三角形，底面与基牙呈球凹接触关系，殆支托由殆边缘嵴处向殆面中央逐渐变薄。调整，使之与支托凹进一步密贴。

(5) 用雕刻刀滴蜡将殆支托固定于模型上，滴蜡位置位于连接体的垂直段，注意不要在殆支托凹处滴蜡固定。

2. 第二种弯制方法　弯制殆支托时，也可从一侧基牙的殆支托凹处开始，按顺序弯制到另一侧基牙的殆支托凹处，各拐角之间做比试，拐角处做标记，连接体水平段与垂直段成 120° 夹角。

（二）学生操作

同学按示教内容练习操作。

【注意事项】

1. 殆支托连接体的水平段距离牙槽嵴顶 0.5～1.0mm，不宜太远，以免影响排牙，也不宜太近，以免影响基托树脂填塞，同时殆支托水平部走行与牙槽嵴顶部一致。

2. 殆支托连接体垂直段不能进入基牙邻面倒凹，并与基牙邻面保持一段距离。

3. 殆支托与支托凹完全密合，不能影响咬合。不可在殆边缘嵴处与支托凹接触，而殆面中央翘起，或殆面中央与支托凹接触，而殆边缘嵴处不贴合。

4. 殆支托各部分转角成钝角，并且应减少钳痕，避免在同一部位反复弯折。

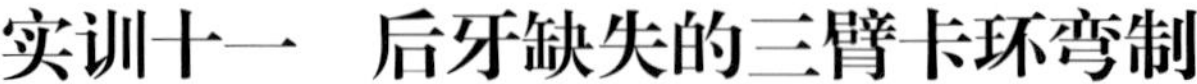

实训十一　后牙缺失的三臂卡环弯制

【目的和要求】

1. 熟练使用各种弯制卡环的器械。

2. 掌握三臂卡环颊、舌臂的弯制方法。

【实训内容】

在工作模型上按设计要求弯制三臂卡环颊、舌臂。

【实训学时】

12 学时

【实训用品】

6⌋缺失的牙列缺损石膏模型 1 副、尖头钳、日月钳、平头钳、切断钳、三喙钳、雕刻匙、蜡片、酒精灯、打火机、0.9mm 不锈钢丝、打磨手机等。

【方法与步骤】

（一）示教

1. 弯制卡环臂　首先目测基牙牙冠弧形的大小，取一段直径 0.9mm 不锈钢丝（20 号），按照基牙上所画的卡环线，右手握尖头钳夹紧钢丝的末端，左手中指、无名指、小指抓住钢丝，示指和拇指捏住钢丝靠近尖头钳的地方，用示指指尖或者指尖内侧顶住钢丝，两手同时用力向外旋转．使钢丝弯曲成弧形。放到模型上比试、调整弧度大小，使钢丝的弧度与卡环臂设计线走行一致，并与基牙颊面或舌面贴合。

2. 弯制卡环体和连接体的下降段　卡环臂弯制完成后，放到模型上比试。按照牙面上画的卡环体线，在钢丝颊舌面和邻面的轴角转弯处做标记，然后弯制钢丝形成卡环体和连接体。转弯有正手、反手之分。5⌋的舌侧臂和 7⌋的颊侧臂为正手转弯。5⌋的颊侧臂和 7⌋的舌侧臂为反手转弯。

（1）正手转弯：左手持钢丝，卡环臂弧形开口朝向内侧，右手握钳夹紧卡环臂，钳喙靠近卡环臂弧形标记处，如果卡环臂弧度较小就用钳夹住卡环臂弧面。用左手中指、无名指抓住钢丝，示指抵住钳喙和钢丝，拇指用力向内、向下（龈方）弯曲钢丝约 120°，并将钢丝向远中微拉少许，以免连接体下降段进入基牙邻面的倒凹区，形成卡环体和连接体的下降段。

（2）反手转弯：左手持钢丝，卡环臂弧形开口朝向外侧，右手握钳夹紧卡环臂，钳喙靠近卡环臂弧形标记处，如果卡环臂弧度较小就用钳夹住卡环臂弧面。用左手中指、无名指抓住钢丝，拇指抵住钳喙和钢丝，示指用力向外、向下（龈方）弯曲钢丝约 120°，并将钢丝向远中微拉少许，以免连接体下降段进入基牙邻面的倒凹区，形成卡环体和连接体的下降段。

（3）弯制连接体的水平段及上升段：连接体的下降段弯制好后，目测缺隙区高度，或者将卡环体部朝下，放在缺隙邻牙的近缺隙面比试殆龈高度，在适当位置作标记点，在标记点处将钢丝向水平方向弯曲，形成连接体的水平段。再目测，钳夹适当的部位，将水平段向上弯曲约 90° 角，形成连接体的上升段，使其距离牙槽嵴顶 0.5～1.0mm。然后放到模型上比试、调整，使水平段与殆支托的连接体水平段平行，再将连接体上升段向外下弯曲使其搭在殆支托的连接体上，切断多余钢丝，卡环臂尖端磨圆钝。最后在卡环臂末端处滴蜡将其固定在基牙上。

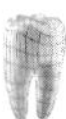

（二）学生操作

学生按示教内容练习操作。

【注意事项】

1. 严格按照设计弯制卡环，卡环臂与模型轻轻接触，不能磨损模型。

2. 钢丝各部分转角成钝角，最好一次弯制完成，避免在同一部位反复弯折，以免钢丝受损易折断。

3. 钢丝各部分转角、弯曲尽量用手指弯制而成，同时选用对钢丝损伤小的器械，减少钳夹的痕迹。

4. 卡环弹性部分位于基牙倒凹区，坚硬部分及卡环体位于非倒凹区，且不能影响咬合。

实训十二　前牙缺失的间隙卡环弯制

【目的和要求】

1. 进一步了解各种弯制卡环的器械，会熟练使用各种器械。

2. 掌握间隙卡环的弯制方法。

【实训内容】

1|1 缺失的牙列缺损，在工作模型上按设计要求弯制 43|34 间的间隙卡环。

【实训学时】

12 学时

【实训用品】

1|1 缺失的牙列缺损石膏模型 1 副、尖头钳、日月钳、平头钳、切断钳、三喙钳、蜡刀、蜡片、酒精灯、打火机、0.9mm 不锈钢丝、打磨手机等。

【方法与步骤】

（一）示教

1. 弯制卡环臂　将钢丝弯制成与 4|4 牙冠颊面画线一致的弧形，方法同三臂卡环。然后放在模型上比试，卡环臂尖端在基牙与邻牙的颊外展隙处，稍做弯曲，使卡环臂进入颊侧外展隙，并与之密贴。

2. 弯制卡环体　卡环臂形成后放回模型上比试，在钢丝上颊侧外展隙与𬌗外展隙的交界处做记号，用钳夹紧钢丝弧形处，钳喙夹在记号稍下方，将钢丝向下弯曲，与弧面成略大于 90° 夹角，使其与𬌗面隙卡沟的方向一致。然后调整钢丝角度，并使其与隙卡沟密合。

3. 弯制连接体　用笔在钢丝对准基牙𬌗外展隙舌侧边缘处做记号，钳夹记号稍下方，使钢丝沿舌外展隙下降，并顺着舌外展隙进入舌腭侧基托范围内，调整钢丝的走向，沿连接体的设计线逐渐延伸到 1|1 缺牙间隙，钢丝走行与模型组织面的形态大体一致，且保持约 0.5mm 的距离。隙卡的连接体通常较长，埋入基托内起到加强丝的作用。

4. 固定隙卡　同法弯制另一侧间隙卡环。

（二）学生操作

同学按示教内容进行操作。

【注意事项】

1. 隙卡的卡环体应与隙卡沟密合，不可影响咬合。

2. 连接体不能进入基牙舌侧和牙槽嵴的倒凹区内，以免影响义齿的摘戴。

3. 弯制过程中哪一步弯制不当，就修改哪一步，切勿修改已弯制合适的部分。

4. 连接体转弯处为钝角，选用对钢丝损伤小的器械，减少钳夹的痕迹。

（康　洁）

实训十三　前牙缺失的人工牙排列和基托蜡型制作

【目的和要求】

1. 掌握前牙排列技术。

2. 掌握可摘局部义齿蜡基托成形技术。

【实训内容】

1. 排列人工前牙。

2. 可摘局部义齿蜡基托成形。

【实训学时】

4 学时

【实训用品】

1|1 缺失的牙列缺损石膏模型 1 副、打磨手机、蜡刀、雕刻刀、酒精灯、基托蜡、人工牙、喷火枪、咬合纸等。

【方法与步骤】

（一）示教

1. 1|1 人工牙的排列　根据缺牙间隙的大小选择人工牙，将人工牙盖嵴部磨改合适；如果人工牙过宽，调磨其邻面和舌面边缘嵴；如果过长，调磨其盖嵴面，尽量不磨改切端，排好的 1|1 中线与面部中线一致，弧度与牙弓弧度一致，倾斜方向和角度与邻牙协调，并与对颌模型形成良好的咬合关系。

2. 蜡基托的制作

（1）添加基托蜡：用蜡刀切取大小合适的红蜡片，在酒精灯上烤至初步熔化的程度，按照预先设计的基托范围添加于人工牙的唇舌侧。蜡基托的厚度约 2mm。用热的蜡刀将基托表面烫平整，并在相当于人工牙牙根之间的位置去除少量蜡，模拟形成牙根凸度。

（2）去除人工牙上多余的蜡：将人工牙上多余的蜡烤软后用棉花擦除，保持牙面洁净。擦除时避免用力过大，造成人工牙移位。

（3）修整蜡基托范围：蜡型冷却后，用雕刻刀将基托设计范围以外的蜡切除，在唇系带处形成 V 形切迹，边缘修整圆钝。基托边缘与牙龈衔接的部位应自然过渡，不可形成台阶或刃状边缘。

（4）雕刻 1|1 龈缘：参照 2|2 牙冠的龈缘线位置，用雕刻刀修整 1|1 的龈缘形态和位置，使其略高于 2|2，并与之协调，弧度自然。

（5）完成基托外形后，用喷火枪喷光蜡基托表面。

（二）学生操作

学生按示教内容进行操作。

【注意事项】

1. 排牙时不能使支架移位。

2. 前牙的美观要求较高，注意美观功能的恢复，同时恢复正常的覆𬌗、覆盖关系。

3. 用喷火枪喷光蜡型表面时，不应距离太近，防止人工牙焦化，同时应让基托表面蜡熔而不流，防止破坏蜡基托的形态。

实训十四　后牙缺失的人工牙排列和基托蜡型制作

【目的和要求】

1. 掌握后牙排列技术。

2. 掌握可摘局部义齿蜡基托成形技术。

【实训内容】

1. 排列人工后牙。

2. 6|缺失可摘局部义齿蜡基托成形。

【实训学时】

4 学时

【实训用品】

6|缺失石膏工作模型 1 副、人工牙、咬合纸、蜡刀、基托蜡、雕刻刀、酒精灯、喷火枪、打磨手机、𬌗架等。

【方法与步骤】

（一）示教

1. 6|人工牙的排列　根据缺牙间隙的大小选择人工牙，将人工牙盖嵴部与邻面阻挡部分磨改合适排列于缺隙内。牙冠的倾斜与扭转与余留牙协调，建立良好的邻接关系，遵守后牙排列的倾斜规律，形成协调的牙弓弧度及𬌗曲线。人工牙的功能尖应排在牙槽嵴顶上，并在𬌗架上进行调𬌗与对颌模型形成良好的咬合关系。

2. 蜡基托塑形

（1）添加基托蜡：用蜡刀切取大小合适的红蜡片，在酒精灯上烤至初步熔化的程度，按照预先设计的基托范围添加于人工牙的颊舌侧。两次加蜡应紧密融合，防止蜡基托中出现气泡等缺陷。蜡基托的厚度约 2mm。用热的蜡刀将基托表面烫平整，并在颊侧形成牙根突度。

（2）去除人工牙上多余的蜡：将人工牙上多余的蜡烤软后用棉花擦除，保持牙面洁净。注意，人工牙在火焰上方不可停留，以免灼伤。擦除时避免用力过大，造成人工牙移位。

（3）修整蜡基托范围：蜡型冷却后，用雕刻刀将基托设计范围以外的蜡切除，边缘修整圆钝。基托边缘与牙龈衔接的部位应自然过渡，不可形成台阶或刃状边缘。

（4）雕刻 6|颈龈缘：参照 75|牙冠的颈龈缘线用雕刻刀修整 6|的颈龈缘形态和高低位置，使其与邻牙协调，弧度自然。

（5）完成蜡基托塑形后，用喷火枪喷光基托表面。

（二）学生操作

学生按示教内容进行操作。

【注意事项】

1. 排列过程中不能使支架移位。

2. 恢复正常的咬合关系。

3. 用喷火枪喷光蜡型表面时，不应距离太近，应让表面蜡熔而不流，防止破坏蜡基托的形态。

实训十五　可摘局部义齿的树脂基托成型技术

【目的和要求】

1. 掌握树脂基托成型技术的方法与步骤，熟悉操作方法。

2. 掌握硅橡胶包埋法的注意事项。

【实训内容】

老师讲解、示教后，学生实际操作。

1. 模型准备。

2. 硅橡胶准备。

【实训学时】

8 学时

【实训用品】

工作模型、自凝牙托粉、自凝牙托水、硅橡胶、藻酸盐分离剂、粘接剂、钨钢钻、手术刀、镊子、雕刻刀、注射器、小瓷碗、玻璃板、量杯、电子秤、冲蜡机、蒸汽清洗机、压力聚合器等。

【方法与步骤】

（一）检查模型

检查模型基托的形态、范围及边缘封闭性，如有问题，及时修整。

（二）制作硅橡胶印模

取适量的硅橡胶加入对应比例的催化剂，用干净的手快速揉捏均匀，然后从颊侧向舌侧覆盖基托和人工牙。硅橡胶要与人工牙与蜡基托密贴，厚度 3～5mm，硅橡胶边缘与模型应移行密合。待硅橡胶凝固，小心从模型上取下，仔细检查印模是否完整清晰。若有问题应重新制作。

（三）制作注塑孔道和排溢口

用钨钢钻在基托较大一侧的中部，垂直于硅橡胶印模，磨出注塑孔道，在注塑孔道对侧基托边缘转角处用手术刀切出两个 V 形排溢口。

（四）冲蜡

1. 冲蜡　用冲蜡机将基托蜡冲洗干净，模型、支架和人工牙分别用蒸汽清洗机彻底清洗残。

2. 涂分离剂　将冲洗干净的模型在温水中浸泡 3～5 分钟，取出模型用压缩空气除去表面水分，用毛笔均匀涂布分离剂。

（五）复位人工牙

将清洗干净的人工牙逐个找出，用粘接剂将人工牙粘接于印模内。

（六）复位支架和硅橡胶印模

待分离剂干燥后将支架准确就位于模型上，连接体位置用粘接剂粘接防止移位，再将

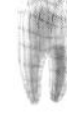

硅橡胶印模连同人工牙一起复位于模型上，用粘接剂粘接印模边缘与模型。

（七）调拌树脂

严格按厂家说明量取一定比例的粉和液，在小瓷碗内用干净调拌刀搅拌均匀，加盖防止单体挥发。

（八）注塑

待树脂到达稀糊期时，用注射器抽取树脂注入。

（九）聚合成形

向压力聚合器内加水至其深度的1/2，设定温度55℃，压力0.2～0.25MPa，时间30分钟将注塑完成的模型放入聚合器内。

【注意事项】

1. 硅橡胶和催化剂的比例根据室温及季节变化及时调整，温度高催化剂少，温度低催化剂多。

2. 人工牙的盖嵴面要用单体擦拭溶胀或在盖嵴部磨出浅的沟槽。

3. 用蜡刀检查人工牙与硅橡胶的粘接是否粘牢。

4. 在稀糊期注入树脂。

5. 聚合过程中保持压力恒定，否则基托内会形成大量气泡。

实训十六　树脂基托打磨及抛光

【目的和要求】

1. 掌握打磨、抛光的方法与步骤。

2. 掌握打磨器械的使用方法。

【实训内容】

老师讲解、示教后，学生实际操作。

1. 拆除硅橡胶印模、脱位义齿与模型。

2. 打磨和抛光。

【实训学时】

8学时

【实训用品】

石膏刀、气凿、铣刀、钨钢磨头、纸砂片、橡胶磨头、石英砂、硅藻土、浮石粉、抛光轮、毡轮、毛刷轮、打磨手机、抛光机、蒸汽清洗机等。

【方法与步骤】

（一）拆除硅橡胶印模、脱位义齿与模型

用手或蜡刀从模型上取下硅橡胶，将倒凹明显的基牙用铣刀去掉，用石膏刀轻撬基托唇、颊侧与舌、腭侧较厚的部位，同时观察阻力位置，小心地取下义齿。

（二）打磨

1. 粗磨

(1) 用铣刀磨除基托边缘的菲边及妨碍义齿就位的邻面树脂，并对唇、颊、舌系带处相应的切迹进行修整，注意基托边缘应圆钝。注意保留唇颊面的牙根突度外形。

(2) 用纸砂片磨除卡环臂与基托交汇处多余树脂，将卡环尖至卡环体从基托中分离出来，避免卡环弹性受到影响，同时可将邻近的基托边缘修磨整齐。

(3) 用小球钻或裂钻磨除人工牙颈缘、牙间隙及基托组织面的树脂瘤。磨除组织面与龈缘附近的尖锐突起，龈缘和龈乳头处做缓冲。

2. 细磨　用橡胶磨头慢速轻压打磨义齿磨光面和边缘，反复交叉地磨除切削纹路，使基托表面光滑平整。

(三) 抛光

1. 在抛光机上，用湿布轮蘸石英砂、浮石粉等糊剂，反复交叉磨光。

2. 用细软毛刷抛光整个义齿表面。

3. 用小鬃轮蘸抛光膏抛光牙间隙。

4. 将抛光好的义齿置于温热的清洁剂溶液中浸泡。用牙刷刷洗，并用干净的水清洗用蒸汽清洗机彻底清洁义齿。

【注意事项】

1. 打磨时使用器械和磨光材料应由粗到细，先平后光，循序渐进。使用橡胶磨头时应按照颗粒度由粗到细的顺序进行。

2. 打磨基托时，应变换义齿角度和打磨部位，使基托表面均匀受力，避免长时间不间断打磨产生的热量使树脂基托变形。修整基托磨光面时，不可将唇颊面的牙根突度磨除，不能损伤人工牙之间的龈乳突。

3. 打磨过程中，不能损伤卡环、𬌗支托及人工牙。

4. 为防止义齿抛光时产热，导致树脂基托焦化或变形，应不断变换义齿抛光角度和部位。使用浮石粉糊剂抛光时，须将布轮浸湿，并不断加入抛光糊剂；光洁抛光时，应间断进行并不断蘸取抛光膏，起降温作用，减小摩擦产热。

5. 在抛光机上抛光时，应握稳义齿，注意使布轮的旋转方向尽量与卡环臂的弯曲方向一致，以防卡环被布轮挂住而致牵拉变形，甚至将义齿甩出致使基托折断。

（吴邵波）

实训十七　企业见习

一、指导思想

口腔医学技术专业的教学既要注重专业技术的理论学习，更要注重技能的培养和锻炼。企业见习是口腔医学技术专业教学计划中的重要组成部分，其目的是通过见习真实感受义齿加工过程，巩固所学理论，进一步加深对理论知识的理解，获取义齿加工操作基本技能，树立良好的职业意识，培养学生严肃认真的科学态度和严谨求实的工作作风，为学生实习就业打下良好的基础。

二、时间安排

课堂教学计划完成后集中安排见习或随课堂教学同步安排。

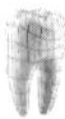

三、组织

学校应指定专人负责企业见习工作，同各见习单位指定人员及相关科室共同安排见习计划、组织落实等工作。各见习单位应派出具有一定技能的技师带教见习学生，认真落实见习计划，严格执行见习学生考勤制度。学生进入生产见习单位时，需进行岗前培训，内容包括熟悉见习单位情况及相关规章制度、了解见习期间的专题讲座安排和考试考核办法等，并进行职业道德和组织纪律方面的教育。

四、学生职责

学生见习期间，接受学校和见习基地的双重领导与管理。见习上岗前应查阅见习相关内容的书籍，复习相关的理论知识，为见习做好准备。严格遵守见习基地的各项规章制度，遵守操作规范，按照程序办事。认真完成好教学大纲规定的各项学习任务。

五、见习内容

着重学习口腔石膏模型的灌制技术、卡环弯制技术、人工牙排列技术、义齿基托蜡型制作技术、树脂成型技术、铸造支架制作技术等。

（张兴明）

教 学 大 纲
（供口腔医学技术专业用）

一、课程的性质和任务

《可摘局部义齿工艺技术》是高等职业教育口腔医学技术专业的一门重要的专业课程。本课程的内容包括可摘局部义齿的基本理论和系统的工艺操作流程，对固定-可摘义齿工艺技术也有介绍。本课程的任务是培养学生运用可摘修复理论，较熟练地掌握各种可摘局部义齿的制作技能，具有从事口腔医学技术的职业能力。

二、课程目标

1. 了解该课程的基本概念、特点和学习方法。
2. 了解目前可摘局部义齿技术和相关修复体的临床应用。
3. 熟悉与可摘局部义齿相关的基础理论知识。
4. 掌握可摘局部义齿的基本结构和基本设计。
5. 掌握可摘局部义齿的基本制作工艺技术。
6. 培养学生理论联系实际的能力、刻苦认真的工作作风和严谨、踏实的工作态度。

三、教学内容和要求

理论模块

单元	教学内容	教学要求		
		了解	熟悉	掌握
绪论	一、义齿制造技术发展史	了解		
	二、现代义齿		熟悉	
	三、义齿品质与未来	了解		
	附　义齿基底部成形技术	了解		
第一章 可摘局部义齿 基本理论	第一节　概述			
	一、适应证、禁忌证和优缺点	了解		
	二、组成与结构			掌握
	三、牙列缺损及可摘局部义齿的分类		熟悉	
	四、制作设计单	了解		
	第二节　力学基础			

续表

单元	教学内容	教学要求		
		了解	熟悉	掌握
第一章 可摘局部义齿 基本理论	一、生物力学分析		熟悉	
	二、义齿材料的力学性能	了解		
	第三节　殆学原则			
	一、保证准确的牙尖交错位			掌握
	二、控制殆力大小与方向，实现轴向受力			掌握
	三、建立适宜的动态殆			掌握
第二章 印模与模型 技术	第一节　印模			
	一、托盘的选择	了解		
	二、印模的种类			掌握
	三、质量目标			掌握
	第二节　模型			
	一、模型的分类	了解		
	二、灌注模型			掌握
	三、修整模型			掌握
	四、检查模型			掌握
	五、注意事项		熟悉	
	六、质量目标			掌握
第三章 颌位关系转移 技术	第一节　确定颌位关系			
	一、颅颌关系	了解		
	二、上、下颌位关系	了解		
	第二节　模型安装			
	一、殆架的种类	了解		
	二、模型安装			掌握
	三、质量目标			掌握
第四章 铸造支架技术	第一节　铸造支架的结构			
	一、支托		熟悉	
	二、卡环		熟悉	
	三、连接体		熟悉	
	第二节　铸造支架的设计原则			
	一、固位与固位体设计原则		熟悉	
	二、义齿稳定性设计原则		熟悉	
	三、义齿就位道的设计与确定		熟悉	
	第三节　模型观测与设计			
	一、模型观测			掌握
	二、确定卡环臂的位置与形态			掌握

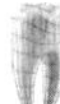

续表

单元	教学内容	教学要求		
		了解	熟悉	掌握
第四章 铸造支架技术	三、铸造支架其他结构的设计		熟悉	
	四、质量目标			掌握
	第四节　复制耐火材料模型			
	一、模型准备		熟悉	
	二、模型复制		熟悉	
	三、质量目标			掌握
	第五节　制作蜡型			
	一、材料与工具	了解		
	二、步骤与方法		熟悉	
	三、质量目标			掌握
	第六节　包埋与铸造			
	一、材料与器械	了解		
	二、步骤与方法		熟悉	
	三、质量目标			掌握
	第七节　支架打磨与成型			
	一、材料与器械	了解		
	二、打磨基本原则		熟悉	
	三、步骤与方法		熟悉	
	四、个人防护	了解		
	五、质量目标			掌握
第五章 弯制支架技术	第一节　制作前准备			
	一、材料与器械	了解		
	二、前期准备	了解		
	第二节　卡环的种类及弯制原则			
	一、卡环的种类		熟悉	
	二、弯制原则		熟悉	
	三、弯制要点		熟悉	
	第三节　卡环弯制技术			
	一、三臂卡环		熟悉	
	二、间隙卡环		熟悉	
	三、圈形卡环		熟悉	
	四、长臂卡环		熟悉	
	五、质量目标			掌握
	第四节　成品连接杆弯制技术			
	一、腭杆	了解		
	二、舌杆	了解		

续表

单元	教学内容	教学要求		
		了解	熟悉	掌握
第六章 排牙与蜡基托 塑形技术	第一节　排列人工牙			
	一、人工牙的作用	了解		
	二、人工牙的种类	了解		
	三、排列人工牙的要求		熟悉	
	四、排牙前准备		熟悉	
	五、排列前牙			掌握
	六、排列后牙			掌握
	七、几种异常情况的排牙		熟悉	
	八、容易发生的问题及原因	了解		
	第二节　塑形蜡基托			
	一、基托的作用		熟悉	
	二、基托的分类	了解		
	三、基托的要求		熟悉	
	四、制作蜡基托			掌握
	五、检查咬合关系		熟悉	
	六、试戴	了解		
	七、质量目标			掌握
第七章 树脂基托成型 技术	第一节　常用成型法			
	一、热聚合填压法			掌握
	二、冷聚合注射法		熟悉	
	三、热聚合注塑法	了解		
	第二节　打磨与抛光			
	一、打磨	了解		
	二、抛光			掌握
	三、清洁、完成义齿			掌握
	四、质量目标			掌握
	五、戴牙	了解		
第八章 可摘局部义齿 的修理	一、人工牙修理		熟悉	
	二、固位体修理		熟悉	
	三、连接体修理	了解		
	四、基托修理	了解		

续表

单元	教学内容	教学要求		
		了解	熟悉	掌握
第九章 固定-可摘义齿基本理论	第一节　套筒冠义齿			
	一、定义及分类	了解		
	二、刚性支持理论	了解		
	三、基牙分类及义齿结构设计	了解		
	四、适应证、禁忌证和优缺点	了解		
	五、固位原理及应用	了解		
	六、组成	了解		
	第二节　附着体义齿			
	一、分类	了解		
	二、适应证、禁忌证和特点	了解		
	三、组成	了解		
	四、常用附着体	了解		
第十章 固定-可摘义齿制作技术	第一节　圆锥型套筒冠义齿			
	一、义齿设计及初次取模	了解		
	二、制作内冠		熟悉	
	三、试戴内冠、取第二次印模	了解		
	四、制作外冠		熟悉	
	五、制作支架		熟悉	
	六、排牙、试戴		熟悉	
	七、树脂基托成型		熟悉	
	八、质量目标			掌握
	九、戴牙	了解		
	第二节　附着体义齿			
	一、取第一次印模	了解		
	二、制作烤瓷冠及放置附着体	了解		
	三、试戴烤瓷冠、取第二次印模	了解		
	四、制作支架		熟悉	
	五、排牙		熟悉	
	六、树脂基托成型		熟悉	
	七、烤瓷冠上釉	了解		
	八、义齿完成	了解		
	九、质量目标			掌握
	十、戴牙	了解		

实训模块

单元	教学内容	教学要求		
		了解	熟悉	掌握
实训一 个别托盘的制作	在上、下颌研究模型上制作个别托盘			掌握
实训二 制取印模和灌注模型	1. 学生分组操作，相互制取印模 2. 用各自制取的印模灌注模型	了解		 掌握
实训三 铸造支架设计	1. 模型观测仪的组成和使用 2. 工作模型观测 3. 工作模型设计		熟悉	 掌握 掌握
实训四 6|缺失的铸造支架的模型复制	1. 示教6|缺失的模型设计、模型观测仪的使用方法、填倒凹方法 2. 示教应用耐火材料复制模型的方法			掌握 掌握
实训五 6|缺失的铸造支架的蜡型制作	1. 耐火模型表面的强化（浸蜡）处理 2. 带模铸造支架蜡型的制作 3. 带模铸造支架蜡型铸道的安插方法			掌握 掌握 掌握
实训六 6|缺失的铸造支架的打磨	1. 介绍打磨手机的使用、保养知识 2. 示教打磨支架		熟悉	 掌握
实训七 6|67缺失的铸造支架设计与蜡型制作	1. 6|67缺失支架义齿的设计 2. 6|67缺失工作模型的准备 3. 6|67缺失耐火材料模型的复制 4. 6|67缺失支架义齿的蜡型制作			掌握 掌握 掌握 掌握
实训八 76|67缺失的铸造支架设计与蜡型制作	1. 76|67缺失带模铸造整体支架的设计 2. 76|67缺失支架蜡型制作		熟悉	 掌握
实训九 弯制卡环义齿的模型观测和用石膏填倒凹	1. 61|1缺失可摘局部义齿的模型观测 2. 61|1缺失可摘局部义齿模型填塞倒凹		熟悉	 掌握
实训十 后牙缺失的𬌗支托弯制	在工作模型上按设计要求弯制𬌗支托			掌握
实训十一 后牙缺失的三臂卡环弯制	在工作模型上按设计要求弯制三臂卡环颊、舌臂			掌握
实训十二 前牙缺失的间隙卡环弯制	1|1缺失的牙列缺损，在工作模型上按设计要求弯制43|34间的间隙卡环			掌握
实训十三 前牙缺失的人工牙排列和基托蜡型制作	1. 排列人工前牙 2. 可摘局部义齿蜡基托成形			掌握 掌握
实训十四 后牙缺失的人工牙排列和基托蜡型制作	1. 排列人工后牙 2. 6|缺失可摘局部义齿蜡基托成形			掌握 掌握
实训十五 可摘局部义齿的树脂基托成型技术	1. 模型准备 2. 硅橡胶准备		熟悉 熟悉	

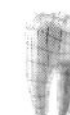

续表

单元	教学内容	教学要求		
		了解	熟悉	掌握
实训十六 树脂基托打磨及抛光	1. 拆除硅橡胶印模、脱位义齿与模型 2. 打磨和抛光			掌握 掌握
实训十七 企业见习	着重学习口腔石膏模型的灌制技术、卡环弯制技术、人工牙排列技术、义齿基托蜡型制作技术、树脂成型技术、铸造支架制作技术等	了解		

四、学时安排

教学内容与顺序	学时数		
	理论	实践	合计
绪论	2		
第一篇　可摘局部义齿			
第一章　可摘局部义齿基本理论	6		
第二章　印模与模型技术	4	8	
第三章　颌位关系转移技术	2	4	
第四章　铸造支架技术	12	36	
第五章　弯制支架技术	4	30	
第六章　排牙与蜡基托塑形技术	6	12	
第七章　树脂基托成型技术	6	12	
第八章　可摘局部义齿的修理	2		
第二篇　固定-可摘义齿			
第九章　固定-可摘义齿基本理论	4		
第十章　固定-可摘义齿制作技术	6		
合计	54	102	156

五、大纲说明

（一）适用对象与参考学时

本教学大纲主要供高等职业教育口腔医学技术专业教学使用。教学内容与课时的安排仅供参考，具体以各校的条件而定。

（二）教学要求

本课程理论部分教学要求分为掌握、熟悉、了解三个层次。掌握：指对基本知识、基本理论有较深刻的认识，并能综合、灵活地运用所学的知识解决实际问题。熟悉：指能够领会概念、原理的基本涵义，会应用所学的技能。了解：指对基本知识、基本理论能有一定的认识，能够记忆所学的知识要点。

（三）教学建议

1. 教师在教学中应理论联系实际，由浅入深，循序渐进，激发学生兴趣，调动学生学习的积极性，鼓励学生创新思维，引导学生综合运用所学知识独立解决实际问题。

2. 教师可采用灵活多样的教学方法，提高教学效果。本课程的第一章至第三章以理论讲授为主，第四章至第九章可采用先理论随后紧跟实践，甚至先实践随后理论的教学模式。

3. 本课程重点强调对学生能力水平的培养。评价方法可采用理论测试与实践考核结合、必考与抽查结合的形式，培养学生具备良好的职业道德和基本职业能力。

参 考 文 献

1. 赵铱民. 口腔修复学. 第7版. 北京：人民卫生出版社，2012.
2. ALAN B.Carr，GLEN P.McGivney，DAVID T.Brown.McCracKen 可摘局部义齿修复学. 张富强，主译. 第11版. 北京：人民军医出版社，2007.
3. HANS H.Caesar. 牙科技术工艺学. 林文元，主译. 北京：北京大学医学出版社，2005.
4. 林雪峰. 可摘义齿修复工艺技术. 第2版. 北京：人民卫生出版社，2009.
5. 米新峰，农一浪. 可摘义齿修复工艺技术. 第2版. 北京：人民卫生出版社，2008.
6. 王宝成. 现代牙科铸造技术. 西安：世界图书出版西安公司，2000.
7. 吴景轮，王忠义. 口腔矫形技工教材. 西安：陕西科学技术出版社，1984.
8. 姚江武. 口腔修复学. 第2版. 北京：人民卫生出版社，2010.
9. 胡山力. 可摘义齿修复工艺技术. 北京：科学出版社，2008.
10. 张富强. 圆锥型套筒冠义齿. 上海：上海科学技术文献出版社，2002.
11. 姚江武. 冠内冠外精密附着体. 北京：人民卫生出版社，2001.